普通高等教育案例版系列教材

供临床、预防、基础、口腔、麻醉、影像、药学、检验、护理、法医等专业使用

临床药学概论

案例版

主　　编　蒋学华　李　华

副 主 编　肇丽梅　叶　云　马满玲

编　　者　（以姓氏笔画为序）

马　国　复旦大学

马满玲　哈尔滨医科大学附属第六医院

王　丽　大连医科大学

王　凌　四川大学

叶　云　西南医科大学

刘琳娜　空军军医大学第二附属医院

李　华　大连医科大学

李欣燕　上海交通大学

吴宜艳　牡丹江医学院

张抗怀　西安交通大学第二附属医院

张景勍　重庆医科大学

徐　萍　中南大学湘雅二医院

蒋学华　四川大学

谢海棠　皖南医学院弋矶山医院

肇丽梅　中国医科大学附属盛京医院

科学出版社

北　京

郑 重 声 明

为顺应教学改革潮流和改进现有的教学模式，适应目前高等医学院校的教育现状，提高医学教学质量，培养具有创新精神和创新能力的医学人才，科学出版社在充分调研的基础上，首创案例与教学内容相结合的编写形式，组织编写了案例版系列教材。案例教学在医学教育中，是培养高素质、创新型和实用型医学人才的有效途径。

案例版教材版权所有，其内容和引用案例的编写模式受法律保护，一切抄袭、模仿和盗版等侵权行为及不正当竞争行为，将被追究法律责任。

图书在版编目（CIP）数据

临床药学概论：案例版/蒋学华，李华主编.—北京：科学出版社，2022.12
普通高等教育案例版系列教材
ISBN 978-7-03-072690-2

Ⅰ.①临… Ⅱ.①蒋…②李… Ⅲ.①临床药学–高等学校–教材
Ⅳ.①R97

中国版本图书馆 CIP 数据核字（2022）第 117263 号

责任编辑：周　园/责任校对：宁辉彩
责任印制：赵　博/封面设计：陈　敬

科学出版社 出版
北京东黄城根北街 16 号
邮政编码：100717
http://www.sciencep.com
三河市骏杰印刷有限公司印刷
科学出版社发行　各地新华书店经销
*
2022 年 12 月第　一　版　开本：850×1168　1/16
2024 年 7 月第二次印刷　印张：15
字数：495 000
定价：**65.00** 元
（如有印装质量问题，我社负责调换）

前　言

临床药学与临床药师是顺应社会发展与科学技术进步，以药为源、以人为本、医药融合、以合理用药促进人类健康而产生和发展形成的新学科与新职业。

为贯彻落实《"健康中国 2030"规划纲要》和《"十三五"卫生与健康规划》，顺应深化医药卫生体制改革要求，2017 年 7 月，国家卫生计生委办公厅、国家中医药管理局办公室联合印发了《关于加强药事管理转变药学服务模式的通知》，明确了以合理用药为核心的药事服务是诊疗服务的重要内容。加强药事管理，促进药学服务模式转变，是实现合理用药、保障医疗质量与安全的重要内容，是提升服务能力、加强药师队伍建设的必然要求，也是提高药学服务水平、保障人民群众健康的重要举措；2018 年 11 月，为进一步明确新时期药学服务发展方向，不断满足人民群众的健康需求，国家卫生健康委和国家中医药管理局联合印发了《关于加快药学服务高质量发展的意见》，再次明确"药学服务是医疗机构诊疗活动的重要内容，是促进合理用药、提高医疗质量、保证患者用药安全的重要环节。药师是提供药学服务的重要医务人员，是参与临床药物治疗、实现安全有效经济用药目标不可替代的专业队伍"。并要求药学服务模式实现"两个转变"：从"以药品为中心"转变为"以病人为中心"；从"以保障药品供应为中心"转变为"在保障药品供应的基础上，以重点加强药学专业技术服务、参与临床用药为中心"。时代呼唤着临床药师作为临床医疗团队的成员之一，担负起促进合理用药的责任，并且通过高质量的药学服务与高水平的临床用药管理，参与临床医疗实践，促进医疗技术整体水平提升，为构建和谐社会、实施健康中国战略发挥积极作用。

本教材以临床医学类专业学生为重点对象，兼顾药学、临床药学、预防、基础、护理等专业学生需求，以临床药学学科体系和临床药学服务内容为主线，秉承科学出版社首创的临床案例与教学内容相结合的编写模式，以丰富、翔实的临床案例突出临床药师在临床治疗团队中的工作职责，是国内首部主要面向临床医学类专业的创新型的临床药学教材。

本教材主要特色如下：

1. 对临床药学学科体系及临床药师的工作职责进行了较系统的概述。

2. 丰富、翔实的临床案例，突出以临床实践为指导的基础理论学习及基础和临床紧密结合的指导思想。

3. 临床案例的编写由以往疾病 - 药物治疗模式改为患者 - 疾病 - 临床治疗团队 - 药物治疗模式。将以往案例以治疗疾病为主的模式改为临床治疗团队以服务患者为主的模式，进一步强化临床治疗团队理念，提高临床医师对临床药师的职业角色认同感，突出以患者为中心（不是以疾病为中心）的医学人文思想。

4. 每章配有学习要求、知识链接及二维码数字化资源，提供相关的知识拓展内容，调动学生主动学习的积极性。

本教材的编写团队主要由具有多年临床药学教学经验的教授和临床药学从业经验的主任药师组成，在编写过程中得到了各参编单位、编委及科学出版社的大力支持和帮助，在此表示衷心的感谢！由于经验和水平有限，教材中难免存在不足之处，恳切希望广大师生和读者批评指正！

蒋学华　李　华

2020 年 11 月

目　录

第一章 临床药学与临床药师

学习要求：

1. 掌握临床药学与临床药师的基本概念。
2. 熟悉临床药学的学科体系、学科特色及临床药师的职业特征。
3. 了解临床药学的发展及临床药学与相关学科的关系。

临床药学（clinical pharmacy）是以合理用药为目标，以药物、疾病、人体相互关系为核心，研究和实践药品临床应用方法与管理方法的综合性应用技术学科。

临床药师（clinical pharmacist）是以系统临床药学专业知识为基础，熟悉药物性能与应用，了解疾病治疗要求和特点，能参与药物临床评价，提供以合理用药为核心的药学服务与药品临床应用管理的专业技术人员。

临床药学与临床药师是顺应社会发展与科学技术进步，以药为源，以人为本，医药融合，以合理用药促进人类健康而产生和发展形成的新学科与新职业。

第一节 临床药学的产生与发展

一、临床药学产生的背景

（一）人类健康的需求

人类对健康的需求是临床药学产生的根本原因。

伴随着工业化、城镇化、老龄化进程的加快，人类生活方式、生态环境、食品安全状况等对人类健康的影响显著加大，慢性非传染性疾病（简称"慢性病"或"慢病"）、共患病及联合用药的情况越来越普遍，人类面临的用药问题也越来越复杂。慢病发病、患病及死亡人数不断增加，已逐渐成为人类健康的主要威胁之一（图 1-1）。2016 年全球总死亡人数为 5700 万，其中有 4100 万死于慢病，占总死亡人数的 72%。《中国居民营养与慢性疾病状况报告（2020）》数据显示，2019 年我国因慢病导致的死亡人数占总死亡人数的 85%，防控工作面临巨大挑战。

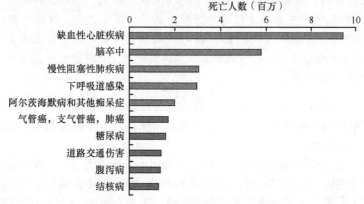

图 1-1　2016 年全球前十位死亡原因

慢病具有患病人数多、患病时间长、医疗成本高、服务需求大的特点。心脑血管疾病、癌症、慢性呼吸系统疾病及糖尿病作为引起死亡的主要慢病所导致的死亡人数占慢病总死亡人数的 80%。根据《中国心血管病报告 2018》，我国心血管疾病患者人数约 2.9 亿，其死亡人数占居民疾病死亡人数的 40% 以上，位居各病因之首。2019 年国家癌症中心最新发布的癌症数据显示：2015 年恶性肿瘤发病约 392.9 万人，死亡约 233.8 万人。平均每天超过 1 万人被确诊为癌症，每分钟有 7.5 个人被确诊为癌症。与历史数据相比，恶性肿瘤发病率每年保持约 3.9% 的增幅，死亡率每年保持 2.5% 的增幅。慢性阻塞性肺疾病（chronic obstructive pulmonary disease，COPD）作为慢性呼吸系统疾病中

1

最为常见的一种，40 岁以上人群的患病率约为 9.9%。由于 COPD 进展较为隐秘，早期较难诊断，当症状明显时疾病往往已发展至中晚期，5 年内死亡率可高达 20% ～ 30%，是全球第三位死亡病因。糖尿病是影响人类健康的全球性疾病，2019 年全球糖尿病患者人数为 4.63 亿，预计到 2045 年将达到 7 亿，即相当于每 10 名成年人至少有 1 名糖尿病患者。中国作为糖尿病患者人口最多的国家，糖尿病患病率达 10.9%，同时糖尿病患者已开始显现其年轻化趋势。

疾病是人类健康的最大威胁，因此，保护健康、消除疾病成为人类发展史中的永恒话题。目前，对抗疾病的方法众多，但药物治疗始终是其中最重要、最常用的一种。慢病对健康的挑战，不仅加大了人类对高质量、高效率的药品保障的需求，更加大了对高水平药学服务的需求。因此，临床药学学科和临床药师职业的产生便成为必然。

（二）合理用药的需求

合理用药的需求是临床药学产生的内在动因。

合理用药（rational use of drug）系指以安全、有效、经济、适当为指标，对适时的药品信息、疾病信息和患者信息进行综合分析、权衡利弊后，选择和实施的临床药物治疗。

药品作为一种特殊的商品，具有治疗作用和不良反应双重属性。合理用药可以缩短疗程，提高治愈率，达到治病救人的目的。反之则影响疗效，延误治疗，加重病情，甚至引起不良反应和激发药源性疾病，危及患者生命。

案例 1-1　　　　　　　　　　老年人合理用药

患者，女性，82 岁，因"咳嗽、咳黄色脓痰一个月，复发加重伴发热 3 天，最高 38℃"入院，院外胸部 CT 显示双肺斑片影、条索影。入院诊断初步考虑为双肺肺炎。在询问患者院外用药情况时发现，该患者因长期失眠，具体表现为入睡困难，且每日只能睡 4 ～ 5h，凌晨 3：00 ～ 4：00 醒来后无法再次入睡，院外长期应用氯硝西泮和佐匹克隆，但其睡眠改善情况仍一般。

问题　在临床针对肺炎进行镇咳与抗菌治疗的同时：

（1）患者的院外药物使用是否合理？

（2）应提出怎样的建议？

分析

（1）目前，相当数量的老年患者会出现睡眠障碍，改变失眠老人的不良睡眠习惯、行为、生活方式和饮食调节是改善老年患者睡眠情况的首要途径。无法通过心理治疗改善失眠症状的老年患者可以给予适当的药物进行治疗，使用药物前应权衡镇静催眠药物的风险和获益。

（2）基于上述原因，建议应先排查该老年患者失眠的原因，先调整和改善其生活方式和饮食习惯，非药物治疗无效时可考虑使用药物治疗失眠，用药应谨慎，权衡利弊后使用。如必须使用苯二氮䓬类药物时，因老年人对长效的苯二氮䓬类药物（氯硝西泮）代谢减慢，易增加药品不良反应发生率，可考虑换用短效、中效的苯二氮䓬类药物，如阿普唑仑、艾司唑仑等。如使用佐匹克隆应注意疗程不宜过长。

伴随着人类疾病谱的不断演变及药物信息的急速增加，人类面临的用药问题越来越严峻，合理用药需求加大、难度也加大。

自 21 世纪以来，威胁人类健康的主要疾病转变为以心脑血管疾病、恶性肿瘤、慢性呼吸系统疾病及糖尿病为代表的慢病。慢病作为一种长期存在的疾病状态，主要表现为逐渐的或进行性的器官功能衰退，治疗效果不明显，大部分慢病不能完全治愈。于个人而言，慢病将造成患者重要器官功能的损害，甚至致残，严重影响患者的劳动能力和生活质量；于社会而言，慢病患者常需终生用药，且治疗费用往往极其昂贵，这给患者家庭及社会带来沉重的经济负担。慢病患者人数众多、治疗成本高、服药时间长，常合并多种疾病，联合使用多种药物。药物的长期暴露及多种药物间的相互作用，使得慢病患者成为药物相关问题（drug related problems，DRP）暴露的主要对象。因此，慢病患者的药物治疗将更加依赖于合理用药。

图 1-2 展示了 1997 ～ 2016 年美国食品药品监督管理局（Food and Drug Administration，FDA）受理和批准上市的新分子实体（new molecular entities，NME）的个数。新药的不断上市给临床药物的选择带来了更多的可能，但同时也增加了临床药物选择与应用的难度，增加了药品不良反应的不可预知性，使得患者的用药风险急剧增加。

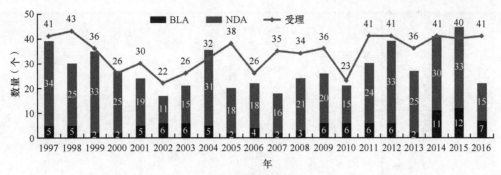

图 1-2　1997 ～ 2016 年 FDA 受理和批准上市的新分子实体的个数

BLA. biologic license application，生物制品许可申请；NDA. new drug application，新药申请

资料显示，2018 年我国药品不良反应监测网络共收到药品不良反应/事件报告表 149.9 万份。其中，新的和严重的药品不良反应/事件报告 49.5 万份，占同期报告总数的 33.1%。1999 ～ 2018 年，全国药品不良反应监测网络累计收到药品不良反应/事件报告表 1368 万份。

除了疾病，药物不合理使用成为人类健康面临的另一主要威胁。因此，针对药物临床应用中出现的问题开展研究，加强药品临床应用管理，在医疗机构中构建结构合理的药物治疗团队，成为减少用药差错、实现合理用药目标的重要条件。这种需要促使药师全方位参与药物治疗活动，临床药学学科与临床药学职业迅速地发展起来。

药源性疾病（drug-induced disease，DID）系指由药物诱发引起机体组织器官发生功能性或器质性损害而出现的各种临床异常症状。据世界卫生组织（World Health Organization，WHO）报道，全球死亡人数中将近 1/7 死于不合理用药，以及由不合理用药诱发的药源性疾病。因此，不合理用药所致的药源性疾病已然威胁到公众的健康，应引起社会广泛的关注。

知识链接 1-1　　　　　　　　　抗菌药物的滥用

20 世纪 60 年代抗菌药物的临床应用逐渐增加，特别是抗生素类，如青霉素、链霉素、四环素、庆大霉素、克拉霉素等，使药品不良反应急速增加。以氨基糖苷类抗生素引起的儿童耳神经的损害及四环素类抗生素所引起的"四环素牙"等为代表的不良反应较为普遍。抗菌药物广泛使用的同时，伴随着多药耐药菌（multidrug-resistance bacteria，MDRB）的快速出现。中国作为抗菌药物用量大国（图 1-3 和图 1-4），细菌耐药率较高（图 1-5），这极大地增加了我国乃至人类有效对抗致病菌的难度。早在 2012 年，WHO 就已经向世界发出了滥用抗菌药物的风险警告，由于抗生素的滥用，许多细菌产生了对抗生素的耐药性。受耐药性细菌感染的疾病死亡率比原来增加了 50%。如果不制止抗生素滥用，人类将面临擦破膝盖都可能致命的风险。

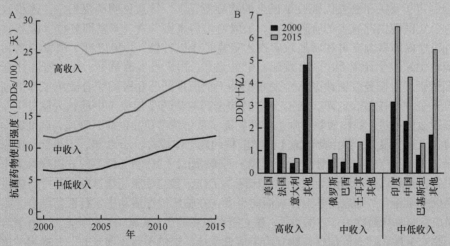

图 1-3　不同收入国家抗生素使用量情况

A. 不同收入水平国家抗生素使用强度随时间的变化；B. 不同国家在特定年份抗生素消耗量

DDD. 限定日剂量（defined daily dose）：某一特定药物为治疗主要适应证而设定的用于成人的平均日剂量。某个抗菌药物的 DDD 数（DDDs）= 该抗菌药物消耗量（g）/DDD；抗菌药物消耗量（累计 DDDs）= 所有抗菌药物 DDDs 之和。抗菌药物使用强度：每 1000 人或 100 人每天消耗抗菌药物的 DDDs

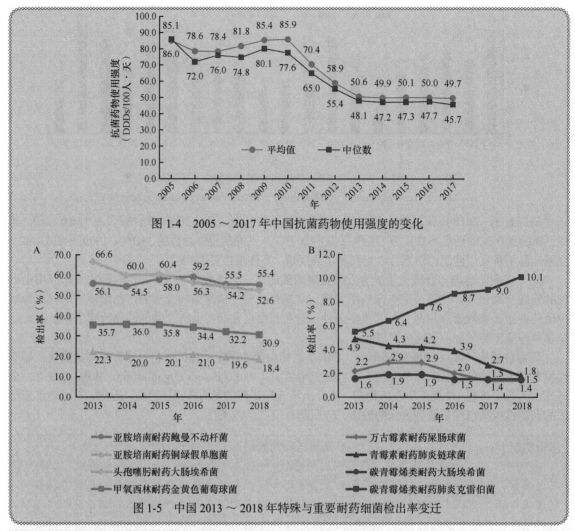

图 1-4　2005～2017 年中国抗菌药物使用强度的变化

图 1-5　中国 2013～2018 年特殊与重要耐药细菌检出率变迁

（三）医药卫生体制改革的需求

医药卫生体制改革的需求为临床药学发展创造了条件。

医药卫生体制改革的众多举措都与药学工作相关。2010 年，卫生部、中央机构编制委员会办公室（简称中央编办）、国家发展和改革委员会（简称国家发展改革委）、财政部和人力资源社会保障部联合制定了《关于公立医院改革试点的指导意见》，该意见明确提出，"逐步取消药品加成政策，对公立医院由此减少的合理收入，采取增设药事服务费、调整部分技术服务收费标准等措施，通过医疗保障基金支付和增加政府投入等途径予以补偿"。2017 年，国家卫生和计划生育委员会（简称国家卫生计生委）、财政部、中央编办、国家发展改革委、人力资源社会保障部、国家中医药管理局、国务院医改办联合发布《关于全面推开公立医院综合改革工作的通知》，要求"全面推开公立医院综合改革，所有公立医院全部取消药品加成（中药饮片除外）"。

随着新医改的推进，我国医院药师工作开始逐步从传统的药品供应、管理、调剂转向"以患者为中心"的临床药学服务，并由此形成了药学监护的新工作模式。2002 年，卫生部和国家中医药管理局共同制定的《医疗机构药事管理暂行规定》明确指出，"药学部门要建立以病人为中心的药学保健工作模式，开展以合理用药为核心的临床药学工作，参与临床药物诊断、治疗，提供药学技术服务，提高医疗质量""临床药学工作应面向患者，在临床诊疗活动中实行医药结合。临床药学专业技术人员应参与临床药物治疗方案设计；建立重点患者药历，实施治疗药物监测，开展合理用药研究；收集药物安全性和疗效等信息，建立药学信息系统，提供用药咨询服务"并提出"逐步建立临床药师制"。2011 年，卫生部、国家中医药管理局、总后勤部卫生部联合制定了《医疗机构药事管理规定》，这是总结各地近 10 年《医疗机构药事管理暂行规定》实施情况的基础上修订完善的一部法规性文件，标志着我国医院药学发展在深化医药卫生体制改革及药事管理工作面临新形势下的又一个新的起点，同时也标志着我国医院药事管理事业走上了新的里程。该规定进一步丰富了医院药事管理的内涵，对临床用药监管、促进药物合理应用，保障患者用药权益，提升药学专业技术服务水平具有重大意义，对医院药学的转型与发展起到重要的作用。2017年，《关于加强药事管理转变药学服务模式的通知》中进一步明确了"药学部门是医疗机构提供药学专业技术服务的重要部门，药师是提供药学专业技术服务的重要医务人员，以合理用药为核心的药事服务是诊疗活动的重要内容"。并要求"各地要结合医学模式转变，推进药学服务从'以药品为中心'转变为'以病人为中心'，从'以保障药品供应为中心'转变为'在保障药品供应的基础上，以重点加强药学专业技术服务、参与临床用药为中心'。促进药学工作更加贴近临床，努力提供优质、安全、人性化的药学专业技术服务"。

医药卫生体制改革与临床药学发展之间存在着共同的目的，即通过合理用药与药品应用管理，提高医疗技术水平，保障人民群众健康。医药卫生体制改革的深入，加速促进医院药学部门从以药品保障和医院制剂配制为主的工作模式向以药学服务与药品应用管理为主的新工作模式转变，给临床药学的发展创造了重要的外在条件与发展基础。随着临床药学的大力发展，药学服务与药品应用管理在临床药物治疗水平提高过程中所发挥的积极作用，必将促使医院药学工作在传统的药品保障工作基础上，进一步推进医药卫生体制改革，为健康中国建设助力。

（四）药学学科发展的需求

药学学科发展的需求是临床药学产生的必要条件。

学科的产生及发展与社会发展、科学技术进步是密切相关的。药学是与人类健康密切相关的一个重要学科；药学职业，也是与人类健康密切相关的神圣职业。人类健康的重要性与医疗活动的复杂性，要求药学学科发展与药学职业发展要适应人类健康需求和医疗活动需求的不断变化。历史已经证明，中国的药学专业人员经过不懈努力，基本满足了我国人民健康所需的药品保障，基本摘掉了中华人民共和国成立之初的缺医少药的帽子，无愧于社会对我们的期待。在当今人类健康面对老龄化、城镇化、现代化带来的日益复杂和沉重的慢病挑战时，更加需要我们担负起以优良药品保障与优良药学服务促进人类健康和社会和谐发展的重任。

解决在创新药物研发、药品质量控制与保障、合理用药等药学实践中不断出现的新问题，则成为药学学科自身完善的内在需求。

在科学发展的大环境中，各个学科只有互相借鉴、互相融合才能得到长足的发展，闭门造车只会故步自封。药学作为一个集科学之大成的多学科融合交汇点，是一个充满了生机与活力的学科，其发展过程同样需要不断吸收和融合其他学科发展的成果，借鉴其他学科相应的科学研究思路、方法与技术。医学与药学作为生命科学的重要组成部分，有着密不可分的联系。医学与药学共同面临人类健康需求的变化，需要共同应对复杂的药物应用问题，需要通过新药创制、合理用药与药品应用管理，实现以有限的医疗资源满足不断增长的人类健康需求，这些促使药学与医学相互融合，催生了临床药学的产生，把药学学科的发展推向了新的高度。

临床药学促使传统药学的关注点从"药"转向"人"，使药学形成以药品保障和药学服务促进人类健康与社会和谐发展的新目标。这种社会责任的转变和关注点的转变，必然导致学科内涵、学科思路、学科方法和学科体系的创新，为药学学科发展注入了新动力，为药学职业提供了更加广泛的发展空间。

临床药学倡导药师参与药物治疗过程，关注治疗结果，促使药学人才培养的目标与要求有了创新的思考，临床药物治疗学、临床药理学、临床药动学、生物药剂学、药物流行病学、药物经济学、药物基因组学、循证药学、医药伦理学等新学科应运而生，一方面完善了药学学科体系；另一方面，这些新学科的研究方法、研究思路与研究结果成为药学学科发展和完善的新动力。

二、临床药学的发展

（一）国外的临床药学

美国作为临床药学的发源地，其临床药学的发展历时半个多世纪，已形成发展完善、模式成熟的临床药学教育与服务体系。因此，美国临床药学的发展模式成为其他国家临床药学发展借鉴的主要对象。

1. 美国药学教育　1945 年，美国药学院校协会（American Association of Colleges of Pharmacy，AACP）提出以"合理用药"为核心的临床药学教学体制和设立临床药师岗位的建议。1957 年 Donald Francke 首先提出高等院校需要设置 6 年制临床药学博士（doctor of pharmacy，Pharm. D）学位教育的要求，以此培养能参与临床药物治疗的临床药师。之后美国药学教育迎来了全面改革，由最初的"化学模式"逐步转变为"生物医学模式"，后又改变为目前的"生物 - 心理 - 社会医学模式"。1990 年，Hepler 等明确提出药学监护是药学实践的宗旨。1993 年决定将 Pharm. D 学位作为药师的唯一上岗资格。1997 年 7 月，美国决定自 2000 年 6 月 1 日起全面实施 Pharm. D 专业教育，并于 2005 年开始停止其他药学教育。

目前，美国的 Pharm. D 教育大多按照"2+4"学年的课程体系进行（图 1-6）。即首先经历 2 年的基础课程学习，在完成数理基础和实验科学两方面的学习，并通过药学院准入考试（the pharmacy college admission test，PCAT）之后，才有机会申请进入后续为期 4 年的专业学习。这种严格的资格与能力考查制度，有助于甄别有能力完成后续专业学习的申请者，是对行业、科学及学生未来负责的一种表现。进入专业学习阶段的学生，前 3 年的时间主要学习包括药理学、药物化学、药物治疗学、药动学等各个方面的药学知识。最后 1 年内，学生需完成相应的药学实践培训，包括各种药学机构的实践，如医院、社区药房、药品咨询处和门诊。对于顺利完成 6 年学习计划的学生，将被授予 Pharm. D 学位，随后通过国家执业考试便可成为一名临床药师。

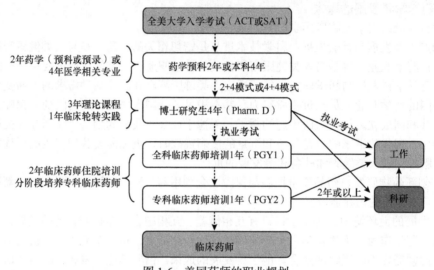

图 1-6　美国药师的职业规划

近年来，随着药师行业的不断发展，社会对药学服务的要求越来越高，仅有 Pharm. D 学位已不能完全胜任日益复杂的工作需求。于是，美国药学教育委员会（American Council on Pharmaceutical Education，ACPE）决定自 2020 年起开始强制实行继续教育，并逐渐将其作为美国临床药师职业资格准入培训。即要求已经获得 Pharm. D 学位者继续完成为期 2 年的临床药师住院培训：毕业后第一年（postgraduate year one，PGY1）为全科临床药师培训，毕业后第二年（postgraduate year two，PGY2）为专科临床药师培训。PGY1 主要培养药师在药物使用管理和优化药物治疗方案方面的一般能力，侧重培养全科临床药师；PGY2 是在完成 PGY1 的基础上进行的专科培训，注重培养的深度，侧重培养专科临床药师，培养的学员可以选择在心脏病学、重症监护病房（ICU）、急诊医学、实体器官移植、肿瘤学、感染疾病和儿科等各专业领域进行深度学习，尤其注重重复训练复杂病例的管理，旨在提高临床药师在药物治疗决策方面的专业水平。

美国 Pharm. D 项目严苛的准入制度、"2+4"的长学程规划、不同阶段之间严格的资格和能力考查，以及与职业紧密结合的继续教育体系，共同保证着 Pharm. D 项目毕业生的职业素养及其专业资格的权威性和可信度，从而大大提升了美国临床药师的社会地位。

表 1-1 展示了美国与其他国家在临床药学培养模式上的差异，提示各国的临床药学教育均是建立在本国临床药学服务要求和人才培养模式基础之上。

表 1-1　国外临床药学培养模式的比较

国家	项目						
	培养目标	学历学位	学制	本科专业结构	大学普通教育	授课方式	临床实习
美国	主要培养学生毕业后从事专业工作所必需的知识和技能，专业面较宽	本科→研究生（硕士、博士）预科→药学博士。唯有获药学博士学位者，方能申请国家执业药师资格从事药房工作、参与临床医疗、医药保健	灵活的学分制	主要设有药学专业	本科期间系统学习化学、生物学和药学专业的毕业生可申请药学博士教育，药学预科班毕业生也可申请药学博士教育	主要开设"以问题为导向教学"（PBL）课程，由教师进行指导，学生掌握学习主动权	时间较长，药学博士教育从第一年开始即接触临床
英国	主要培养临床药学服务的药师	本科、研究生和博士生教育。在职博士入学条件是注册药师，有临床药学毕业生或临床药学硕士学位	学分制4～5年	主要开设与临床药学相关专业和研究方向	本科期间系统学习化学、生物学和药学专业	以学习参与讨论为主，教师起引导和启发作用	一般为 1 年
法国	主要培养临床药师及药学管理人员	本科和研究生教育	6 年制	主要开设临床药学及相关领域的专业学习与研究	本科教育主要分为 3 个周期，每个周期 2 年	教师指导和自由讨论同步进行	实习时间为 2 年，有些研究方向需要 5 年
日本	主要培养临床药剂师和制药研发人才	本科和研究生教育	4 或 6 年制	主要开设药学科学与技术教育等相关学科	系统学习药学及其相关基本专业知识	教师指导和自由讨论同步进行	实习期分为 1 年和 2 年制

2. 美国的临床药师工作　美国临床药师的工作内容大致经历了三个阶段。第一阶段（20 世纪 50～80 年代）：以医院药学被动服务为主的临床药学阶段。此阶段的临床药师主要在医院内开展工作，基本工作内容为保障药品的供应和质量安全，临床药师对患者的药物治疗结果不负有直接责任。第二阶段（20 世纪 80～90 年代）：临床药学向药学监护的过渡时期。此阶段临床药学的工作范围逐渐扩大，临床药师参与对患者的具体治疗工作，强调直接对患者提供服务，并开始将目光延伸到院外患者的药物治疗。第三阶段（20 世纪 90 年代以后）：药学监护阶段。此阶段强调用药个体化，临床药师应当负责地为患者提供安全、有效、经济的药物治疗方案，以确保药物治疗效果，改善患者生活质量。

知识链接 1-2　　　临床药师的患者服务过程

　　美国药学从业者联合委员会（Joint Commission of Pharmacy Practitioners，JCPP）在内的 11 个协会在 2014 年联合提出以患者为中心的药学服务流程框架。该流程规定药师在实践过程中需要遵循循证的原则，具体包括：采集—评估—计划—实施—随访（监测和评价），见图 1-7 和表 1-2。

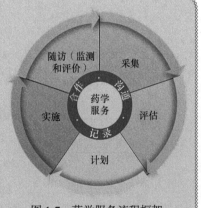

图 1-7　药学服务流程框架

表 1-2　JCPP 提出以患者为中心的临床药学服务流程的具体步骤

流程	具体内容
1.采集	采集内容包括患者用药史及目前使用的药物；疾病史、体格检查等医疗数据；患者生活习惯、喜好、信仰、对身体健康状态的目标等主观信息
2.评估	评估内容包括每个药物使用的适当性、有效性、安全性和患者的依从性；患者的健康、文化、认知等状况；患者的免疫状态和对预防性或医疗照料服务的需求
3.计划	制订计划来寻找用药相关的问题，并优化药物治疗方案；设定患者整体医疗目标；制订鼓励患者加入治疗团队的计划；制订计划使服务持续化
4.实施	实施计划的内容包括寻找用药和医疗相关的问题，并参与到制订预防性服务策略中；药师经过许可后可开始、修改、终止或管理药物治疗；药师给患者或陪护人提供教育与自我管理的训练
5.随访（监测和评价）	制订随访日程表；通过可获得的医疗数据、生物学检查结果和患者的反馈来监护和评估药物治疗的适宜性、有效性和安全性，以及患者的依从性；临床结局的评价取决于患者整体身体状况的改善

　　目前，美国临床药师集中在住院部和门 / 急诊部开展工作。住院部临床药师主要从事治疗药物监测（therapeutic drug monitoring，TDM）和药物剂量调整等工作；急诊部临床药师在药物重整（medication reconciliation）中发挥主要作用，并在急救过程中扮演重要角色；门诊是一个提供持续健康监护的地方，主要提供预防性治疗和慢病管理服务。随着临床药师工作的顺利开展，临床药师的价值逐渐得以彰显，临床药师职业已开始步入新的发展方向，门诊医疗、家庭医疗及团队协作医疗成为临床药师发展的新突破口。

知识链接 1-3　　　　　　　　药物重整

　　许多慢病或高龄患者需要服用多种药物，在患者医疗转诊（如入院、转科或出院）的过程中，由于治疗方式的改变，重新开具原来正在使用的或者新增的药物，容易出现用药差错。药物重整是指临床药师在患者入院、出院等转诊监护时，确认用药历史和当前药物清单准确性的过程（图 1-8）。

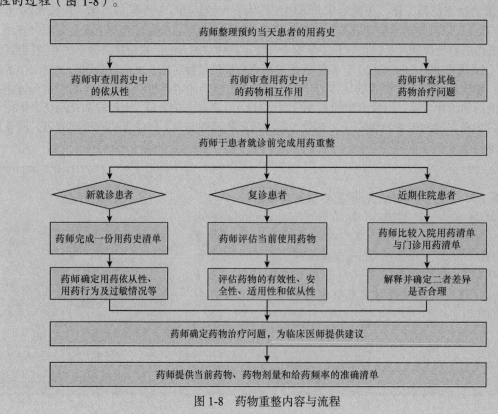

图 1-8　药物重整内容与流程

药物重整的主要作用是避免发生潜在重复用药、药物相互作用、不良反应等，从而达到提升医疗质量和保障患者安全的目的。其过程要求医务人员（医师、临床药师和护士），尤其是临床药师详细、准确地了解用药史，在药物治疗不同阶段，详细全面地记录患者服用的药物、过敏史等，避免患者进入下一阶段治疗时发生用药错误。药物重整从真正意义上践行了以患者为中心的理念。

药物治疗管理（medication therapeutical management，MTM）是在药学服务实践的基础上发展而来的一种服务策略，作为门诊药师的工作职责，在美国开展已近三十年。MTM 系指具有药学专业技术优势的药师对患者提供用药教育、咨询指导等一系列专业化服务，从而提高用药依从性（medication adherence）、预防患者用药错误，最终培训患者进行自我用药管理，以提高疗效。MTM 包括 5 大核心要素：药物治疗评估（medication therapy review，MTR）、个人用药记录（personal medication record，PMR）、药物治疗行动计划（medication-related action plan，MAP）、药师干预和（或）转诊、文档记录和随访（图 1-9）。MTM 主要面向慢病、使用多种药物及药费过高的患者，由药师通过面对面或电话方式提供。研究显示，门诊临床药师提供的 MTM 能提高医疗服务的协调性，减少药物相关问题，降低发病率和死亡率，同时节约患者的医疗成本。家庭药师（family pharmacist）随着家庭化医疗的开展而产生，被定义为通过与患者签约，建立契约式服务关系，为患者居家药物治疗提供个体化、全程、连续的药学服务和普及健康知识的药师。早在 2006 年 WHO 与国际药学联合会就进一步强调药师对患者的直接照顾，因此，居家 MTM 便随之开展，MTM 也成为家庭药师的服务重点。

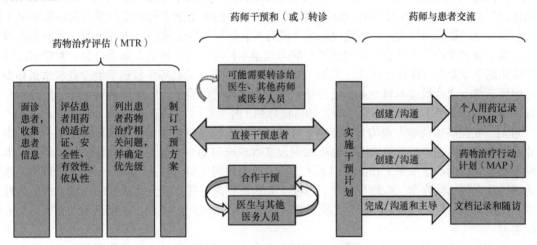

图 1-9　MTM 服务模式的流程图

临床医学的专科化发展，不利于患有多种疾病的患者尤其是慢病或高龄患者的诊疗。多学科诊疗（multi-disciplinary treatment，MDT）模式建立以患者为中心的服务理念，规避单一学科背景的专业人员在疾病认识过程中的片面性，实现为患者提供最佳个体化诊疗的目的。多学科诊疗的具体含义是指临床多个学科针对同一患者疾病，依托多学科团队，通过多学科的讨论，重点讨论患者在疾病诊断和治疗中的问题，制订最合理的规范化、个体化、连续性的综合治疗方案。德国、意大利和美国作为多学科诊疗开展较好的国家，其多学科诊疗已广泛应用于临床恶性肿瘤、呼吸内科、神经外科、耐药菌控制及新兴的代谢外科等领域。临床药师在多学科诊疗中的重要价值在于通过发挥其专业所长，与其他专业人员形成互补，以保证患者获得合理的药物治疗。在多学科诊疗模式中，临床药师的具体工作包括：①通过运用其丰富的药学知识和药物治疗经验，获得患者全面的用药信息，为临床药物治疗提供充分的药品与用药信息；②通过对特殊患者多重用药进行评估，提出合理用药意见，减少用药差错及不良反应；③通过参与多学科查房及会诊，深入了解患者诊疗情况，为患者提供个体化的药学服务；④通过参与药物治疗实施的全过程，对处方医嘱和药品使用的正确性及患者的依从性等多方面进行监护，保证患者用药的安全性与有效性。多学科诊疗中的临床药学服务是在团队需要的前提下产生的，因此，其在临床上极易被接纳。

（二）国内的临床药学

1. 我国临床药学教育 20 世纪 50 年代至 20 世纪末期，限于当时的社会发展状态与医药技术发展水平，保障药品供应成为药学职业的主要责任，为此，我国早期的药学教育均以培养药物研究型人才和制药工业技术应用型人才为主，前者的培养目标是能从事药学基础科学研究和药物研发的药学人才，后者的培养目标是能在医药企业从事药品生产、流通、质量控制及经营管理的药学人才。以药学服务型人才为培养目标的临床药学教育起步相对较晚。1989 年，华西医科大学药学院（现为四川大学华西药学院）在国内率先设置五年制的临床药学本科专业，我国临床药学教育踏上了早期的探索之路。遗憾的是，1999 年，国家专业调整，临床药学专业从高等学校本科专业目录中被取消，持续了 10 年的临床药学本科教育受到了严重的影响。但部分地方医药院校坚持了对临床药学人才的培养，华西医科大学药学院等采用"早期趋同，后期分流"等方式，在药学专业内，设置了临床药学方向，不懈地坚持了对临床药学教育的关注。2003 年，四川大学华西药学院设置了临床药学专业博士与硕士研究生培养点，开始了临床药学博士与硕士研究生的培养，而此前，临床药学均作为研究方向在药剂学或药理学等专业内进行研究生的招生及培养。

2006 年，五年制临床药学作为少数院校试办专业恢复设置，2007 年开始招生。由此，我国临床药学学校教育进入了快速发展时期。2006 年 7 月，全国高等学校临床药学专业（方向）教材评审委员会成立，我国第一套针对临床药学专业而建设的教材由人民卫生出版社开始启动。2012 年 9 月教育部正式颁布实施的《普通高等学校本科专业目录（2012 年）》中，将临床药学专业作为国家特设专业和国家控制布点专业列入。截至 2018 年 3 月，我国临床药学专业设置院校已达 48 家。2014 年 7 月，教育部高等学校药学类专业教学指导委员会临床药学专业协作组成立，启动了统一的临床药学专业建设工作；2014 年 10 月开始，陆续制订并发布了《临床药学本科专业教学质量国家标准（试行）》和《全国临床药学实践基地建设标准（试行）》等规范性文件；2016 年 9 月，教育部高等学校药学类专业教学指导委员会与中国药学会联合组建本科专业认证评估专家委员会，对哈尔滨医科大学临床药学专业进行认证评估试点工作；2017 年 11 月，教育部高等学校药学类专业教学指导委员会与中国药学会联合组建本科专业认证评估专家委员会与工作委员会对中国药科大学临床药学专业进行认证评估，开始了我国临床药学专业的认证评估工作。

目前，我国临床药学专业均为五年制。《临床药学本科专业教学质量国家标准（试行）》中，培养目标确定为：培养具备临床药学基础知识、基本理论和基本技能，具有创新思维，能够从事以合理用药为核心的药学服务工作的专门人才。专业核心课程主要包括：药理学、临床药理学、临床药动学、临床药物治疗学、生物药剂学、诊断学和药事管理学等。充分考虑到临床药学的实践性，安排了实践课程与见习、实习、社会实践等实践教学，要求不少于 42 周，包括药学与临床两部分的毕业实习。

为了满足临床药学职业发展要求，学校教育与岗位培训的有机结合将为临床药学专业学生毕业后胜任医院临床药学岗位工作奠定坚实的基础。构建由学校教育、岗位培训和继续教育组成的临床药学教育体系，是我国临床药学可持续发展的需要。

2. 我国的临床药学工作 我国的临床药学工作起步相对较晚，虽于 20 世纪 60 年代就已开始萌芽，但限于当时的社会发展状态与医药技术发展水平，保障药品供应成为药学职业的主要责任，临床药学的发展未受到足够的关注。直到 1982 年，临床药学内容才开始被列入《全国医院工作条例及医院药剂工作条例》中，成为医院药学工作的内容之一。

2002 年 1 月，卫生部、国家中医药管理局联合制定《医疗机构药事管理暂行规定》，提出"逐步建立临床药师制"。2005 年 11 月，卫生部办公厅发布了《卫生部办公厅关于开展临床药师培训试点工作的通知》；2007 年 10 月，卫生部医政司在北京召开临床药师制试点工作会议，在 18 个省（自治区、直辖市）的 44 家医院开展临床药师制的试点工作。临床药师培训与临床药师制的试点工作，推动了我国临床药学工作的大发展。历经十余年的发展，我国临床药师培训已设置了包括 ICU、肠外肠内营养、妇产科、儿科、呼吸内科、抗感染药物、抗肿瘤药物、抗凝药物、免疫系统药物、肾脏内科、内分泌、神经内科、消化内科、心血管内科、疼痛药物和临床药师通科在内的共计 20 个专业。培训内容主要由综合素质培训、临床知识与技能培训、药物知识与临床用药实践技能培训、沟通与交流技能培训、专业理论知识培训等组成。参与培训的学员要求全脱产完成培训，在规定时间内完成且通过考核的学员将被颁发"临床药师岗位培训证书"。考核的主要内容包括：理论考试、临床技能考核、结业考核（包括问诊考核、案例考核）、作业评估四个方面。自 2005 年临床药师培训试点工作开始，中国医院协会在国家卫生健康委员会的支持与药事专业委员会的有效组织下，开创了临床药师岗位培训模式。截至 2021 年 5 月，在全国 31 个省（自治区、直辖市）共建立了临床药师培训基地 275 家，制定了 20 个专业的教学大纲和标准化管理规范，共培养结业临床药师 17 089 名。此外，中华医学会自 2016 年开始临床药师培训工作，至 2021 年 9 月，共建有 36 家师资培训中心，155 家学员培训中心，共培养结业临床药师 491 名。

临床药学工作开展的核心是临床药师制的建设，药师参与临床用药，促进合理用药。2017 年 7 月，国家卫生计生委办公厅与国家中医药管理局办公室联合印发《关于加强药事管理转变药学服务模式的通知》，要求"各地要大力培训和合理配备临床药师，发展以病人为中心、以合理用药为核心的临床药师队伍。临床药师要积极参与临床药物治疗，实施药学查房和药师会诊，提供药品信息与用药咨询，开展临床药学教学和药学应用研究等，发挥在合理用药中的作用"，再次强调了"加强临床药师队伍建设"。目前，我国医疗机构临床药师的工作除了承担药师基本工作职责，向公众提供优质药学服务外，还参与药物治疗活动、药物应用管理，针对临床用药问题开展临床药学研究，承担临床药学的教学与带教工作及合理用药宣传教育。

> **知识链接 1-4　　　　　　药 师 法**
>
> 药师法保障着药师的权利与义务，表 1-3 展示了部分国家的药师法立法现状。随着临床药师工作的逐步开展，临床药师的价值逐渐被社会认可。2017 年国家卫生计生委发布征求《中华人民共和国药师法（草案征求意见稿）》意见函，征求社会各界对药师法的意见，包括药师考试和注册、业务范围及权利、义务、考核、培训等与药师息息相关的内容。可以期待，伴随药师法的制定与实施，我国临床药学工作将迎来大发展的美好未来。
>
> **表 1-3　部分国家的药师法立法现状**
>
> | 国家 | 立法时间 | 法律名称 |
> | --- | --- | --- |
> | 美国 | 1869 年制定，20 世纪 70 年代制定《标准州药房法》，现每年 8 月发布更新版 | 《标准州药房法》及州药房法 |
> | 英国 | 1852 年制定《药房法》，2010 年最新修订；2007 年制定《药师与药房技术员法》 | 《药师与药房技术员法 2007》《药房法 2010》 |
> | 新加坡 | 1979 年制定，2007 年最新修订 | 《药师注册法 2007》 |
> | 日本 | 1925 年制定，2007 年最新修订 | 《药剂师法》 |

自我国公立医院综合改革措施实施以来，医院药学服务便面临着新的机遇与挑战。2017 年，从我国公立医院全面取消药品加成开始，各地医疗机构相继开设药学门诊，临床药师开始直接面向患者提供药学服务。药学门诊的重点任务是帮助患者实现药物治疗自我管理，解决多种药物、多个疾病同时存在时的复杂用药问题，并对服药后发生不良反应的患者提供释疑及处理建议的服务。国外实践经验已证明，药师通过开设药学门诊，直接面向患者开展药学服务，对提高药物治疗水平、降低药物治疗费用具有显著作用。广东省是目前国内开设药学门诊最多的省份。2018 年 8 月 20 日，广东省药学会率先发布《药学门诊试行标准》，规定了药学门诊开设条件，服务对象及服务内容等。2018 年，上海 77 家医院也陆续开设药学门诊，包括 MTM 门诊、多学科诊疗药师门诊和特定专科药学门诊。药学门诊的开展，对推动临床药学加速发展，助力医院药学转型，具有深远意义。同时，为了解决社区患者的合理用药问题，尤其是出院和门诊患者的用药问题，2018 年 8 月，我国推出了首部《家庭药师服务标准与路径专家共识》。该共识界定了家庭药师的内涵、服务内容及服务标准，为家庭药师的人才培养明确了方向和方法。这对建立适合我国国情的标准化家庭药师服务体系、保障居家患者用药安全、提高治疗效果、帮助减轻患者的疾病负担、提高国民健康水平，具有重要的推动作用。

临床药学学科与临床药师职业的产生符合人类健康、合理用药、医药卫生体制改革及药学学科自身发展的需求。相比于发达国家，我国临床药学的发展尚处于起步阶段，还需要国家相关管理部门、医药界人士及全社会的共同努力，以使药学服务尽早成为医疗一线促进患者生命质量改善的利器。

第二节　临床药学的学科体系与学科特色

一、临床药学的学科体系

临床药学是一个与医学或药学有着密切联系，但又有区别的、独立的、有特点的学科体系。

临床药学作为医药结合的产物，是以药为源，以人为本，医药融合，以追求合理用药为目标而发展起来的。强调参与临床药物治疗活动，关注药物应用结果是其有别于传统药学的显著特征。临床药学学科体系尽管保留了诸多药学与临床医学的课程名称，但其教学要求、内容与方法，因培养目标的不同而有所差异。在《临床药学本科专业教学质量国家标准》中，临床药学的学科基础包括了化学类、生物学类、临床医学类和药学类的诸多课程，具体有：由无机化学、有机化学、物理化学及分析化学等组成的基础化学课程群；由生物化学与分子生物学、微生物与免疫学、生理学等组成的生物学课程群；由医学伦理学、人体解剖学、病理生理学、诊断学、内科学、外科学、妇科学、儿科学等组成的临床医学课程群；由药物化学、药剂学、药理学、药物分析、生物药剂学、药动学、药事管理学等组成的药学课程群，以及在临床药学发展过程中，产生和建设的临床药物治疗学、临床药理学、临床药动学、医患沟通技巧等专业特色课程。培养方案充分考虑了临床药学的实践性特征，安排了实践课程与见习、实习、社会实践等实践教学内容，并要求实习不少于42周，包括药学与临床两部分。所有课程与实践教学环节都在直接或间接地为药物临床应用与药物应用管理积累业务知识与专业技能。

二、临床药学的学科特色

临床药学是一门以促进合理用药为己任的综合性应用学科。在临床药学的每一次具体实践过程中，药物治疗决策均要基于疾病信息、患者信息、药物信息及临床治疗目标进行综合考虑。与其他学科相比，临床药学具有创新性、综合性、实践性和人文社会性等特点。

（一）创新性

临床药学展示了药学学科参与药物治疗、关注药物应用结果的新理念。促使药学工作者正在或已经把人作为关注重点，以满足人类健康对药品与药学服务的需求作为药学工作的全部内容，并努力在应用环节体现药品和药学工作的价值。临床药学促使药学由单纯"研究药物的科学"，转变为探索药物与人体、健康、疾病相互关系，以药品保障与药学服务促进人类健康的科学。这种关注点与社会责任的转变，必然导致药学学科内涵、学科思路、学科方法和学科体系的创新。为了能够培养胜任合理用药工作的临床药师，需要创新的人才标准、教育理念、教育思想、教育内容与教育方法，临床药学教育成为药学教育最具活力的重要内容。同时，基于临床药学学科的临床药师，在工作职责、工作内容和工作方法上都明显有别于传统的药学职业，与临床医学有了深度的融合，成为现代医疗团队中合理用药的中坚力量，这对药学人员自身提出了挑战，同时也需要创新工作模式。

（二）综合性

临床药学学科内涵丰富、涉及面广，其内容除涉及医学与药学外，还涉及社会学、法学、经济学、心理学、管理学等多门学科。同时，其学科目的、药物治疗、临床实践等方方面面也都体现着临床药学学科的综合性特色。

临床药学的学科目的是促进"合理用药"，实现这一目标的途径包括针对药物临床应用问题开展临床药学研究；参与药物治疗活动，提供药学服务。

围绕药物、机体与疾病三者关系开展药物临床合理应用方法的研究，所涉及的科学问题非常广泛，需综合性地运用各个相关学科的科学研究方法、思路与结果。

药物治疗（pharmacotherapy，drug therapy）是以实现控制疾病发展、促进身体康复为目的，运用药物对人体或病原体的形态和功能进行干预的过程。药物治疗结果的影响因素众多，主要包括机体、药物和药物应用方法等方面。机体因素包括遗传、年龄、性别、精神、心理、生理、疾病类型和疾病状态等；药物因素包括药物结构表现出的所有性质与制剂特点，主要涉及构-效关系和构-动关系；药物应用方法包括给药途径、给药剂量、给药时机、给药频率、疗程及联合用药等。因此，在面对具体患者及疾病的药物治疗时需要结合多方面的影响因素进行综合考虑。临床药师参与药物治疗、提供药学服务，需要具备系统的临床药学思维。临床药学思维（clinical pharmacy thinking）是通过收集和评价药物、疾病、患者信息，综合分析三者关系对治疗结果的影响，而不断优化药物治疗方案与药学监护计划的决策思维过程。药物治疗是一个动态的发展过程，临床药学要达到合理用药的目的，就必须基于临床药学思维进行药物治疗方案的实时调整。

临床药师作为医疗团队中的一员，其职业发展要求其必须与患者及医务人员建立良好的合作关系，这便要求临床药师具备丰富的社会学理论知识和交流沟通技能，具体涉及法律与法规、伦理、心理、管理学及经济学等。可见，临床药学是一门综合性很强的应用学科。

（三）实践性

临床药学的实践性由临床药学的学科目的所决定，临床药学的学科价值则通过临床药师的临床实践所体现。临床药师的临床实践内容构成了临床药学的核心部分，离开了临床药师的临床实践，临床药学学科就失去了赖以存在与发展的基础。

参与治疗活动，关注治疗结果，要求临床药师作为医疗团队的一员，通过药物应用方法的优化、药学监护的实施、用药教育及药品应用管理等多种途径，追求合理用药目标。

参与治疗活动，关注治疗结果，临床药师就能在临床药物应用过程中主动发现药品应用存在的科学问题，并针对这些科学问题开展研究，从而通过药品研发、药品生产、药品质量保障与药品监管等药学活动的优化，促进合理用药。

可见，临床药学要想实现促进合理用药的学科目的，必须通过临床实践来完成。

（四）人文社会性

临床药学以合理用药为追求的目标，以实施药学服务促进人类健康为己任，体现了学科对国家、民族、人类命运的持续关注，向社会展示了学科的人文关怀。

临床药学所关注的对象是同时具有自然属性和社会属性的人。无论是临床药学研究还是实践，都体现了与社会之间的紧密联系。

伴随着社会与科学的进步、经济与文化的发展，心理与社会因素对人类健康的影响日益受到重视，临床药学教育需要尽快进入到生物 - 心理 - 社会医学模式。临床药学的主要任务是向临床提供优质的药学服务，这要求临床药师必须具备高尚的职业道德，而具有丰富的人性关怀与人文素养是高尚职业道德的重要内涵。在药物治疗过程中不仅需要考虑人的生物属性，还要高度重视人的社会性，关注心理、环境、社会因素对药物治疗结果的影响。此外，医疗服务是多部门协作、以患者健康为导向的工作。临床药学研究与实践除了基于药学与医学相关学科的思路、方法、技术与结果来解决临床药物应用问题，追求合理用药目标以外，还需考虑法律与法规、伦理、心理、管理学及经济学等方面对临床用药结局的影响。可见，临床药学学科的人文社会性特色相当明显。

第三节　临床药学与相关学科的关系

临床药学是一个与医学或药学有着密切联系，但又有区别的、独立的、有特点的学科体系。

临床药学作为医药结合的产物，是在以药为源，以人为本，把药学向药物应用领域扩展，融入医疗活动，以合理用药促进人类健康的过程中发展起来的。

临床药学作为一门综合性很强的应用学科，学科基础除医学与药学外，还涉及其他多门社会学科。临床药学与传统药学、医学之间的关系密不可分，但各自侧重点又有所不同。传统药学注重对药品本身的关注，以药物研发、制造、质量控制与药品管理等为其主要工作，以保障药品供应为己任；医学注重对疾病的认知，以疾病诊断、疾病预防与基本治疗等为其主要工作，以为患者解除病痛、维护其健康为己任；而临床药学注重对药物、机体与疾病三者关系的认识，探索药物治疗结果的影响因素与药物治疗规律，以促进合理用药为己任。临床药师通过发挥专业所长，以系统的临床药学知识服务于临床，借助药物解决临床问题，使得临床药学成为沟通药学与医学两大学科的重要桥梁。

一、临床药学与药学

临床药学将传统药学的关注点从"药"转向"人"，促使药学形成以药品保障与药学服务促进人类健康与社会和谐发展的新目标。这种社会责任的转变和关注点的转变，必然推动学科内涵、学科思路、学科方法和学科体系的创新，为药学学科发展注入新动力，为药学学科发展提供更加广阔的空间。

对药物的深刻认知，尤其从临床应用的角度认识和评价药品，是临床药学的基础，也是临床药学的特色。以合理用药的目标与理念思考药学问题、解决药学问题，成为临床药学对药学学科与药学职业发展带来的最重要贡献，扩展了药学的视野，丰富了药学研究的内容和药学学科体系，让我们重新思考和定位药学，让药学闪耀出人性关怀的光辉。基于此，将促使药学工作者正在或已经认识到：药学学科与药学职业的价值是在药品应用环节体现的；所有的药学工作都是为了实现"合理用药"这一目标；药品研发、生产、流通等药品保障工作是为了人类健康获得优质药品；药品质量控制与管理是为了在药品的全生命周期确保药品满足临床应用要求。

临床药学充分体现了药学学科的人性关怀。临床药学的产生与发展，完善了药学概念的表达：药学（pharmacy）是探索药物与人体、健康、疾病相互关系，通过药物的发现、开发、生产、流通、使用与管理的研究与实践，以药品保障与药学服务促进人类健康的科学。

临床药学的产生与发展促进了药学教育的变革。临床药学教育的目标是培养能够从事以合理用药为核心的药学服务工作的专门人才。在强调临床药学基础知识、基本理论和基本技能的同时，强调对学生进行服务理念和责任意识的培养。

临床药学的发展使得药学研究更多地着眼于临床药物应用问题的解决。对疾病发生发展、疾病治疗目标的认知，成为药品研发的基础；满足临床疾病治疗的要求，成为药品研发的目标。临床药学的观点认为，药品质量（drug quality）是药品能满足使用要求的程度。对药品质量的这种认识，创新了药品质量控制与管理的理念与方法，药品质量控制与管理的工作，将不局限在药物设计、药品注册、药品生产、药品流通与药品检验，而是贯穿在药物设计到应用的所有药学工作环节，持续在药品的全生命周期。

临床药学为药学学科注入了新的理念、新的方向、新的策略，成为药学学科发展的新动力，促进药学学科的健康发展。

二、临床药学与医学

临床药学关注药物临床应用的结果，临床药师参与药物临床应用的全过程，促进药学与临床医学的紧密结合。

临床药学以提高临床药物治疗水平为宗旨，对疾病的认识必然是学科的基础。临床药师通过医学相关课程了解机体的生理结构与功能，了解疾病的发生、发展与转归；通过临床实践培养临床药学思维及疾病处置的基本技能；通过临床研究揭示影响药物应用结果的因素，提升对疾病与药物的认识，提升解决临床用药问题的能力。可见，临床药学在理论体系建设，以及临床药学研究与实践过程中，都与临床医学有着密不可分的联系。另外，临床药学对临床医学的发展也起着积极的推动作用。临床药学学科的发展和临床药师的临床实践，促进了临床用药问题的解决，改善了医疗团队的知识结构，极大地提升了医疗服务的整体水平。

临床药学综合运用医学和药学两个学科的研究成果与研究方法进行药物应用相关科学问题的研究，探索药品应用规律，促使药学和医学能够更深一步融合，共同应对人类健康所面临的问题，携手提升医疗技术水平，造福人类。

三、临床药学与社会科学

临床药学关注人，人的社会性决定了临床药学与社会科学之间具有密切关系。社会因素对临床药学学科发展和临床药学职业发展具有重要影响；临床药学顺应社会发展而产生，并为社会进步发挥积极的推动作用。例如，临床药学倡导合理用药，通过对合理用药理念、方法的宣教，提升全社会对药品应用合理性的关注；临床药师通过参与临床药品应用管理，努力节约医疗成本，使有限的医疗资源满足日益增长的健康需求；临床药师通过持续地对药品进行临床综合评价，加深对药品的认识，为药品监管决策、处方集制定、基本药物目录的优化提供信息。

伴随着社会发展与科学技术的进步，人类健康需求的持续提高，促使医疗服务从以疾病为主导、以单个患者为中心、以诊断治疗为重点、单纯依靠医药科技的传统个体医疗模式向以健康为主导、以社会群体为中心、以预防保健为重点、依靠众多学科和全社会主动参与的现代医疗模式转变。临床药学正是为满足日益增长的人类健康需求，顺应医疗模式转变而产生和发展起来的。

生物 - 心理 - 社会医学模式使得临床药学更加注重人的社会属性及人的社会心理需求。法学、伦理学、心理学、管理学成为临床药学知识体系中的重要部分，为临床药师解决职业活动中的法律、伦理及道德问题提供了基本的思路与方法。

临床药学关注人的社会性，关注社会、心理、环境等因素对药物应用结果的影响，对患者身心健康和生活质量的影响。在临床药学实践中，临床药师作为药物治疗团队的一员，要与医师、护士、营养师、患者及其家属等社会人群团结合作、沟通交流，提供优质的药学服务，实施专业的用药管理，就要求临床药师具有高尚的职业道德和丰富的人文素养，充满人性关怀。以患者为中心的药学监护模式就是临床药学社会性的重要体现。

专业的药品应用管理，需要以人为本，以患者为中心，还要考虑有限的医疗资源如何合理使用，如何让医药事业可持续发展，如何满足日益增长的人类健康需求，如何兼顾眼前与未来。可见，道德素质、法律素质、专业素质和协调管理能力，均被视作一名合格临床药师所必备的条件。

第四节　临床药师的职业特征与职业发展

一、临床药师的职业特征

临床药学产生的背景及临床药学的学科特色使得临床药师职业具有专业性、服务性和社会性的特征。

（一）专业性

2011 年，卫生部、国家中医药管理局、总后勤部卫生部制定的《医疗机构药事管理规定》中明确规定了医疗机构药师的工作职责。具体内容为以下八项：①负责药品采购供应、处方或者用药医嘱审核、药品调剂、静脉用药集中调配和医院制剂配制，指导病房（区）护士请领、使用与管理药品。②参与临床药物治疗，进行个体化药物治疗方案的设计与实施，开展药学查房，为患者提供药学专业技术服务。③参加查房、会诊、病例讨论和疑难、危重患者的医疗救治，协同医师做好药物使用遴选，对临床药物治疗提出意见或调整建议，与医师共同对药物治疗负责。④开展抗菌药物临床应用监测，实施处方点评与超常预警，促进药物合理使用。⑤开展药品质量监测，药品严重不良反应和药品损害的收集、整理、报告等工作。⑥掌握与临床用药相关的药物信息，提供用药信息与药学咨询服务，向公众宣传合理用药知识。⑦结合临床药物治疗实践，进行药学临床应用研究；开展药物利用评价和药物临床应用研究；参与新药临床试验和新药上市后安全性与有效性监测。⑧其他与医院药学相关的专业技术工作。由此可见，基于药品应用的技术服务与管理成为现今医疗机构药师的主要职责。

如今，伴随着临床药师制的逐步建立，广大医疗机构药师纷纷寻找临床的最佳切入点，使得临床药学工作内容变得日益丰富和专业化，药学门诊、药学查房、药学会诊、药品应用管理等临床药师工作，在提高医疗水平中的积极作用正在展现。针对具体患者，临床药师基于临床药学思维，提供药学监护，利用治疗药物监测及基因检测技术等实现个体化用药（personalized medicine/individualized medication）已成为临床药师凸显专业特征的重要工作。

（二）服务性

新医改的推进，使得药师工作向以"患者为中心"的临床药学服务转型，并由此形成了药学监护的新工作模式。药学监护（pharmaceutical care，PC）是指以维护用药者健康、改善其生活质量为目的而提供的直接的、负责的、全程的药学服务。临床药师的服务对象是人，主要工作内容是向用药者、药物治疗团队及社会提供专业的药学服务，以达到促进合理用药、促进人类健康的目的。

临床药师直接面向用药者提供药学服务，开展用药教育，为提升用药者依从性，促进合理用药提供了保障。我国 2011 年施行的《医疗机构药事管理规定》中明确要求"医疗机构应当配备临床药师。临床药师应当全职参与临床药物治疗工作；对患者进行用药教育，指导患者安全用药"。同时，要求药学部门"开展以病人为中心，以合理用药为核心的临床药学工作，组织药师参与临床药物治疗，提供药学专业技术服务"。如今，临床药学工作内容已得到了极大的丰富，药学门诊及家庭药师的逐步普及使得临床药师可以直接面向患者，尤其是对慢病患者或联用多种药物、合并多种疾病的患者提供专业的药学服务，以减少用药差错，避免药物相关问题的发生。

目前，针对用药者提供的药学服务主要包括：①通过交流获取患者的疾病情况、过敏史、用药史及当前用药信息，了解患者用药的依从性；②为患者设计合理的给药方案，提醒患者用药的注意事项，告知可能发生的药品不良反应及预防、避免药品不良反应发生的措施，告知预期的治疗效果，以提高患者用药的依从性；③提供药学监护，随访药物应用结果，尤其是不良反应的发生情况，对药物治疗做出综合评价，及时调整给药方案，及时处理药品不良反应；④对自我药疗的患者进行药学教育，开展非处方药的推介及宣传工作；⑤解答用药者提出的有关药物应用的问题。

临床药师作为药物治疗团队中的一员，通过直接向医务人员提供专业的药学服务，使其在药物临床应用中的作用日益凸显。临床药师直接参与药物临床应用，在查房、会诊、疑难病例讨论和治疗药物监测工作中为临床提供药学服务、解决临床用药问题、促进合理用药。其主要服务内容包括：①综合分析药品、患者及疾病信息，为优化给药方案出谋划策；②选择并实施适宜用药方法以促进合理用药目标的实现；③发现、解决、预防潜在的或实际存在的用药问题；④为医疗团队解答药物治疗中的问题；⑤检索收集药学信息，提供最新的药学情报。

临床药学学科与临床药师职业是为了满足人类日益增长的健康需求而产生和发展起来的，其通过各种途径为社会提供健康相关的药物应用知识，服务于社会，推动医疗水平的整体提升。通过对药品应用的专业管理，使有限的医疗资源能为更多的人提供服务。临床药师将临床药物治疗学、临床药理学、临床药动学、生物药剂学、药物流行病学、药物经济学、循证药学和药物临床评价等方面的研究结果应用于新药开发研究、基本药物目录制定、医疗保险用药目录制定、临床诊疗指南制定及卫生政策等方面，通过对卫生政策、医疗保险政策、药品政策及药物开发与应用等方面的影响，服务于社会。

（三）社会性

临床药师职业的社会性由其服务对象和其所扮演的社会角色所决定。临床药学通过不同的工作内容，为全社会提供药学服务，促进社会进步。

临床药师在医疗活动中为患者解答用药过程中各种疑问，解除患者的用药顾虑，提高患者的用药依从性，为改善医疗环境发挥积极作用。由于患者在文化背景、经济水平及预期治疗目标方面各不相同，所以，临床药师在向各类患者提供药学服务时，需要根据患者理解能力等方面的差异，将所掌握的临床药物应用知识转变成患者易于理解的语言来进行表达，以便加深与患者沟通交流的程度，及早发现和解决患者用药过程中存在的疑点。同时，临床药师必须做到对每位患者一视同仁，关心患者的疾病状况与心理活动，尊重和保护在职业活动中获取的敏感信息，获得患者的信任，以便顺利开展药学服务。正确地理解临床药师职业的社会性特征，有助于临床药师服务意识和服务理念的培养，使其具备以人为本、高度人文关怀的社会心理。

以专业能力促进治疗团队整体水平提升、缓解日益紧张的医患关系需要团队中每位成员的共同努力，恰当地把握医、药、护及相关专业人员之间的关系，营造专业互利互补的合作氛围，使得团队中每位成员都能在药物治疗过程中充分发挥作用。

二、临床药师的职业发展

特色鲜明的临床药学专业，培养了具有合理用药理念、临床药学视野与临床药学思维的临床药学专业人才。具有系统临床药学知识的临床药学专业人才拥有广泛的职业发展领域，包括医疗机构临床药学相关的职业发展，健康服务与慢病管理相关的职业发展，药品研发机构临床药学相关的职业发展，制药企业临床药学相关的职业发展，药品流通领域临床药学相关的职业发展，卫生管理、医院管理及药品管理临床药学相关的职业发展，社保、医保及商业保险部门临床药学相关的职业发展……此处重点介绍医疗机构临床药学相关的临床药师职业发展。

随着临床药师制的逐步建立，医院药学的工作内涵与工作模式发生着深刻的变化。以患者为中心与追求合理用药目标成为临床药学工作开展所必须秉承的理念，提供药学服务与药物应用管理成为医疗机构临床药师工作的基本方式。在实际临床工作中，临床药师通过参与药物治疗活动、承担药物应用管理任务、针对临床用药问题开展科学研究、参与教学与培训、开展合理用药知识的宣传与教育等，来促进合理用药和整体医疗水平的提升，达到预防、诊断和治疗疾病，促进人类健康的目的。

（一）参与药物治疗活动

临床药师的工作以提高药物治疗水平，促进合理用药，使患者获得优良的药学服务为目的。

临床查房是临床药师了解患者情况与疾病情况、实施并评估治疗方案、开展用药教育、实施药学监护的重要手段。药师查房的内容包括：①通过浏览病历了解患者病情变化，包括查阅实验室检查的各项指标、病程记录等；②整理疾病相关的药物治疗问题；③评估病情进展，如既往医疗记录、实验室检查指标、影像学检查报告等；④评估当前药物治疗方案，提出建议；⑤制订药学监护计划，如基于患者肝/肾功能情况的剂量调整方案的患者监护，监护计划中的监测指标包括患者的体温、谷丙转氨酶、谷草转氨酶、血清肌酐及血常规等。通过临床查房，熟悉监护对象的基本情况与用药情况，基于临床药学思维为患者制订个体化用药方案和药学监护计划，从而减少药物不良事件的发生，促进合理用药。

案例 1-2　　　　　　　　　药学会诊——多重用药

患者，男性，29岁，因"腹泻3年余，发现肝功能异常3年余，腹胀腹痛2年余"入院治疗。入院诊断为非酒精性脂肪性肝炎、高脂血症、胆囊结石。因患者生化检查中：总胆红素（TBIL）29.3μmol/L↑，直接胆红素（DBIL）7.2μmol/L，间接胆红素（IBIL）22.1μmol/L↑，谷丙转氨酶（GPT）140IU/L↑，谷草转氨酶（GOT）89IU/L↑，碱性磷酸酶（ALP）74IU/L，谷氨酸转肽酶（GGT）50IU/L，提示肝功能异常，故医师同时开具了注射用还原型谷胱甘肽钠、多烯磷脂酰胆碱注射液和复方二氯醋酸二异丙胺注射液三种保肝药物。

问题

（1）该患者的治疗方案是否合理？将如何考虑？

（2）如果不合理，作为临床药师，将如何进行个体化治疗方案的调整？

分析　还原型谷胱甘肽钠具有保护肝细胞膜、清除氧自由基作用，对于各种原因引起的肝损害均具有较好疗效。多烯磷脂酰胆碱注射液通过直接影响膜结构使受损的肝功能和酶活力恢复正常；调节肝脏的能量平衡；促进肝组织再生，将中性脂肪和胆固醇转化成容易代谢的形式；稳定胆汁。复方二氯醋酸二异丙胺注射液可改善肝细胞的能量代谢，通过促进膜磷脂的序贯甲基化，增强肝细胞膜的流动性，提高作为胆汁分泌和流动之主要动力的 Na^+、K^+-ATP 酶的活性；促进受损肝细胞的功能修复。三种药物同为保肝药，三者联用属于联用药品不合理。并且过多使用药物本身会加重患者肝脏负担，不利于患者肝功能恢复，同时增加不良反应发生风险。建议减少保肝药物使用，保留一种药物即可，并积极针对病因治疗，控制血脂，加强锻炼。

为此，建议将保肝药物调整为仅使用复方二氯醋酸二异丙胺注射液，并尽早将给药途径由注射改为口服，同时适度增加运动，合理饮食。

药学门诊的开展，使得 MTM 能够在我国落地实施。临床药师通过直接面向患者提供药学监护，帮助门诊或社区慢病患者、合并多种疾病或联用多种药物的患者进行 MTM，从而提高患者用药依从性，促进合理用药。MTM 已被实践证明能够减少不良事件发生，是降低治疗成本的最为经济、有效的药师服务策略。目前，我国 MTM 的开展还处于起步阶段，未来，MTM 将成为我国临床药师开展临床药学工作，向患者提供专业药学服务的主要方式。

对于治疗窗窄、不良反应大又需要长期应用的药物需要实施治疗药物监测。临床药师通过开展治疗药物监测，在用药过程中检测患者血液或其他体液中的药物浓度，以此信息结合临床观察判断治疗方案的合理性，并依据此信息优化治疗方案，或进行药物中毒的诊断和治疗。治疗药物监测的开展对实施个体化用药、保障药物治疗的合理性，具有重要意义。

知识链接 1-5　　　　　临床常需开展治疗药物监测的药物及相关浓度范围

临床常需开展治疗药物监测的药物及相关浓度范围见表1-4。

表 1-4 临床常需开展治疗药物监测的药物

类别	药品名称	治疗浓度范围	潜在中毒浓度
抗癫痫药	苯妥英钠	$10 \sim 20\mu g/ml$	$25\mu g/ml$
	卡马西平	$3 \sim 8\mu g/ml$	$12\mu g/ml$
	丙戊酸	$50 \sim 100\mu g/ml$	
	乙琥胺	$30 \sim 50\mu g/ml$	$150\mu g/ml$
	拉莫三嗪	$3.0 \sim 7.9\mu g/ml$	
	奥卡西平	$3.0 \sim 32\mu g/ml$	
	托吡酯	$3.4 \sim 5.2\mu g/ml$	
氨基糖苷类	庆大霉素	C_{max}: $5 \sim 12\mu g/ml$	
		C_{min}: $< 2\mu g/ml$	
	阿米卡星	C_{max}: $15 \sim 25\mu g/ml$	
		C_{min}: $< 5\mu g/ml$	
	妥布霉素	C_{max}: $4 \sim 10\mu g/ml$	
		C_{min}: $0.5 \sim 2\mu g/ml$	
多肽类	万古霉素	C_{max}: $20 \sim 40\mu g/ml$	
		C_{min}: $5 \sim 10\mu g/ml$	
免疫抑制剂	环孢素	骨髓移植: $100 \sim 200ng/ml$	
		肝移植: $200 \sim 300ng/ml$	
		肾移植: $100 \sim 200ng/ml$	
	他克莫司	$10 \sim 20ng/ml$	
抗肿瘤药	甲氨蝶呤		
抗躁狂药	碳酸锂	$0.5 \sim 1.5mEq/L$	$2.0mEq/L$
平喘药	茶碱	$10 \sim 20\mu g/ml$	$20\mu g/ml$
抗心力衰竭药	地高辛	$0.9 \sim 2ng/ml$	$2.4ng/ml$
	洋地黄毒苷	$14 \sim 30ng/ml$	$34ng/ml$
抗心律失常药	胺碘酮	$0.7 \sim 1.6\mu g/ml$	$2.5\mu g/ml$
	奎尼丁	$2 \sim 5\mu g/ml$	$5\mu g/ml$
	利多卡因	$1.5 \sim 5\mu g/ml$	$6\mu g/ml$
	美西律	$0.5 \sim 2.0\mu g/ml$	
抗凝血药	华法林	$2 \sim 5\mu g/ml$	

（二）药物应用管理

处方与医嘱审核和处方点评是临床药师的最基本工作，也是药物临床应用管理的重要手段。通过对处方点评中发现的问题（重点是超常用药和不合理用药）实施干预和跟踪管理，以保障用药者的合理用药，促进医疗机构用药水平的持续提升。对医师医嘱或处方进行审核的重点内容包括：用药方案是否和诊断相符，是否有明确的用药指征；选择的药物品种是否最佳，给药剂量、给药途径是否正确；单个患者所有医嘱用药是否存在相互之间的配伍禁忌；选择溶媒是否合适等。处方点评是我国近年来医院管理系统中发展起来的一种用药监管模式，药师根据国家有关处方的法律、法规和相应的技术规范与用药适应证、药物选择、给药途径、用法用量、药物相互作用、配伍禁忌等进行综合评价，杜绝不规范处方、用药不适宜处方和超常处方以提高处方质量，从而促进合理用药。通过处方点评，揭示了不合理处方的主要项目包括：联合用药不适宜、重复给药、配伍禁忌、潜在的具有临床意义的药物相互作用等，为用药教育、规范处方行为及提升用药水平打下了基础。

为规范医疗机构处方审核工作，促进临床合理用药，保障患者用药安全，国家卫生健康委员会

笔记栏

（下文简称国家卫生健康委）、国家中医药管理局、中央军委后勤保障部三部门于 2018 年 6 月联合制定了《医疗机构处方审核规范》，内容共包括七章二十三条，对处方审核的基本要求、审核依据和流程、审核内容、审核质量管理、培训等做出规定。通过规范处方审核行为，一方面提高处方审核的质量和效率，促进临床合理用药；另一方面体现药师专业技术价值，转变药学服务模式，为患者提供更加优质、人性化的药学服务。（见二维码 1-1　《医疗机构处方审核规范》）

参与临床用药的专项整治是临床药师实施药物临床应用管理的重要手段之一。抗菌药物是临床上使用较为广泛的药物之一，然而近年来，多药耐药菌的出现已严重威胁到人类安全。规范抗菌药物的使用，延缓多重耐药菌的出现，成为临床药师开展临床药学工作、促进临床合理用药的切入点。2012 年卫生部发布的《抗菌药物临床应用管理办法》明确规定："临床药师负责对本机构抗菌药物临床应用提供技术支持，指导患者合理使用抗菌药物，参与抗菌药物临床应用管理工作。"目前，临床药师参与抗菌药物应用管理的具体工作包括：开展抗菌药物处方点评；参与临床查房与会诊，协助临床合理使用抗菌药物；开展抗菌药物专项培训；参与细菌耐药性监测工作等。数据显示，临床药师参与治疗后，可显著减少药物不合理使用情况的发生，缩短患者住院时间，并提高药物治疗效果。临床药师除了参与抗菌药物应用管理全过程外，也参与其他治疗窗窄、易成瘾或引起严重不良反应及需要特殊管制的其他药物的临床应用过程，包括毒性药品、麻醉药品、精神类药品及治疗窗窄的药品等。临床药师通过发挥专业特长，积极参与药物临床应用管理的全过程，协助药物治疗团队合理用药，促进医疗团队治疗水平的提升。

（三）针对临床用药问题开展临床药学研究

临床药学研究是针对临床用药问题，为实现药品合理使用目标，从宏观到微观揭示药物应用结果影响因素与影响规律而进行的研究。临床药学研究的涉及面很广，其核心内容包括影响药物治疗结果的因素、各种因素对治疗结果影响的规律、各种因素对治疗结果影响的机制、药物的临床评价、药品临床应用管理方法、临床药学工作模式等。

开展临床药学研究，是临床药物治疗需要，也是临床药学学科发展与临床药师自身发展的需要。

临床药学研究在课题的产生、研究目的、研究内容及研究方法上都有别于传统的药学研究，具有自身的特点。

目前，临床药学科学研究主要涉及的领域包括如下几点。

1. 研究药物治疗结果影响因素。以医疗大数据与健康大数据为基础，以真实世界研究思路与方法，揭示影响药物治疗结果的因素及其影响规律。

2. 开展药物流行病学研究和药品不良反应监测，对上市药品开展临床综合评价研究，探寻上市药品临床应用规律，尤其在不同人群的应用特点。

3. 利用药物经济学研究方法，结合临床疗效，评价疾病的处置方法和药物治疗方案，为提高药物应用管理水平、节约卫生资源、制定国家药品政策提供科学依据。

4. 开展循证药学研究工作，为临床药物治疗决策、医院处方集制定和基本药物目录制定提供科学依据。

5. 研究重点患者的药学监护计划、主要疾病的治疗指南。

6. 针对患者药物治疗依从性、用药教育的内容与方法等开展研究工作。

7. 进行联合用药的基础研究，尤其是体内药物相互作用研究，获取合理的临床联合用药依据。

8. 结合临床开展临床药动学和药效学研究，揭示药物在患者体内的药动学和药效学规律，为患者设计个体化给药方案提供科学依据。

9. 研究临床药学工作模式、药学服务路径与标准、临床药师工作业绩评估指标与方法、药学伦理、职业道德，促进临床药学服务质量提高。

10. 根据临床实际需要，进行新制剂、新剂型研究，对医院所用药品质量评价进行研究。

11. 利用转录组学（transcriptomics）、蛋白质组学（proteomics）、基因组学（genomics）、代谢组学 / 代谢物组学（metabolomics）等新学科的研究方法，探索个体化用药的分子生物学基础和临床合理用药方法。

在上述领域开展的临床用药问题相关的临床药学研究，满足了临床药学服务需求，促进了临床药学学科发展，同时，推动了医药科学与医疗技术持续发展。

（四）承担临床药学的教学与带教工作

人类健康的重要性与医疗活动的复杂性，对药学教育和药师队伍建设提出了非常高的要求，临床药学的教学工作成为临床药师职业发展的重要内容。

在人们对健康需求日益增长的前提下，医院药学教学与培训的目标是否适应医院及社会对药学人才的需求，是决定教学培训成功与否的重要前提。目前，在医疗机构中，已逐步建立起健全的以患者为中心，以合理用药为导向，不断适应医院药学发展趋势的岗位需求的人才培养模式。教学与带教是临床药师日常工作的重要组成部分，包括对学校临床药学专业学生及其他相关专业学生的教学与培训，以及对新入职人员及基层医疗机构进修学员的培训。在临床药学学生的教学中，临床药师将承担与临床相关的许多专业课程讲授与带习，如临床药物治疗学、医院药事管理等；在实习与见习教学活动中，帮助学生初步了解医疗活动的各环节及临床药师工作模式，组织学生针对典型临床用药案例展开讨论，引导学生从多角度、多层面思考临床药物应用问题，以便初步建立临床药学思维和培养药学监护的能力。在新入职人员及基层医疗机构进修学员的培训中，临床药师以所在机构临床药学工作模式、药事管理案例分析、临床用药案例分析、处方医嘱点评问题解析、药品制剂调剂及质量问题等为基础，重点培养学员用药风险防范能力和临床思维的建立，以便学员能够结合医、药、护、患治疗团队的优势，灵活地在诊疗活动中运用药学知识进行药物治疗方案的设计。

（五）合理用药宣传教育

伴随着工业化、城镇化、老龄化进程的加快，人类生活方式、生态环境、食品安全状况等对人类健康的影响显著加大，慢病、共患病及联用药物的情况越来越普遍，人类面临的用药问题也越来越复杂。

面向医疗团队与社会，以介绍药品信息、宣传药品应用管理规定、传播合理用药理念、宣传合理用药知识与技能成为临床药学职业发展的主要内容。

临床药师通过药物咨询工作、查房、会诊及医疗机构用药管理等多种途径，向临床医师详细介绍药品尤其新药信息，具体包括药物的临床应用方法、特点、注意事项、不良反应，尤其是严重不良反应等信息，也宣传药品应用的管理规定，并以适宜的方式提出治疗方案的优化建议。护士作为药物治疗团队中的一员，针对他们在药品领取、分发与使用时所需要的合理用药知识进行宣传，是提高治疗团队治疗水平的有效途径，如在使用中经常遇到药物配伍时出现难溶或外观变化，静脉滴注药组交替时在输液中出现浑浊等用药问题，临床药师可根据其掌握的药物特性及配伍禁忌等相关知识做当面回答并提出解决办法。患者普遍缺乏用药的基本知识，临床药师可通过查房、药物咨询门诊同患者直接接触，了解其用药史、过敏史、合并疾病、肝/肾功能等情况，在整合患者信息后为患者解释治疗方案，同时告知药物的正确用法、用量和注意事项，以解除患者的用药顾虑，提高患者用药依从性。

为进一步明确新时期药学服务发展方向，不断满足人民群众的健康需求，2018年11月，国家卫生健康委和国家中医药管理局联合印发了《关于加快药学服务高质量发展的意见》，针对当前存在的问题，从五个方面提出了要求，一是进一步提高对药学服务重要性的认识；二是推进分级诊疗建设，构建上下贯通的药学服务体系；三是加快药学服务转型，提供高质量药学服务；四是加强药师队伍建设，充分调动药师队伍积极性；五是积极推进"互联网＋药学服务"健康发展。这些意见为促进临床药师的职业发展，并促进药学服务的高质量发展奠定了基础。（见二维码1-2 《关于加快药学服务高质量发展的意见》）

临床药学学科和临床药师职业是顺应社会与时代发展需要而产生的，其重点关注个体在药物应用后所产生的结果，目的在于促进临床合理用药，提高人类健康水平。各方面的数据均已显示临床药师所提供的药学服务在控制不合理用药事件的发生率、缩短患者住院时间及减轻疾病治疗的经济负担等方面具有重要作用。国内的临床药学经历了艰难的起步，现已步入了健康发展的时期。我国临床药师的工作内容开始与国际接轨，家庭药师的提出，MTM、治疗药物监测及基因检测等方面工作的开展使得临床药师的工作变得越来越丰富和不可替代。临床药学对维护人类健康的积极作用正在持续展示。

（蒋学华）

本章二维码资源

第二章 临床药学服务

学习要求：

1. 掌握临床药学服务、药学查房、多学科诊疗、药物治疗管理及慢病管理的基本概念。

2. 熟悉临床药学服务的主要内容和形式。

3. 了解临床药学服务的意义。

第一节 临床药学服务概述

一、基本概念

临床药学服务（clinical pharmacy service）是指临床药师应用药学专业知识和技能，向公众（包括医疗团队成员、患者及家属等）提供直接、负责任、与药物使用有关的服务，旨在发现和解决与临床用药相关的各种问题。专业的临床药学服务，可提高药物治疗的安全性、有效性、经济性和依从性，从而改善和提高人类的健康水平及生活质量。

20世纪90年代初，美国Hepler教授等就提出药师应向公众提供负责任的药物治疗，目的是改善和提高人类生存质量。这就要求药师不仅应向公众提供治疗性、预防性、保健性用药相关的专业服务，还应向公众提供有关疾病的预防，身心健康的指导，正确生活方式的引导、干预等服务。WHO对药学服务的定义：以患者利益为药师活动中心的行为哲学。

优质的临床药学服务具有可获得性、连续性、高质量、有效性等特性。可获得性要求临床药学服务必须直接面向有需求的人员，并能覆盖医疗保健行为的方方面面；连续性要求药学服务贯穿患者用药整个过程；高质量要求药师自身的专业知识及技术扎实过硬，确保患者能得到最佳治疗效果；有效性则是保障所提供的药物治疗的安全、有效、经济、依从或落实。

二、临床药学服务产生的背景

随着医药卫生事业的不断发展进步，人类疾病谱的改变和人类对疾病认识的不断深入，新的治疗药物和治疗手段层出不穷；同时随着生活水平的不断提高，公众健康意识不断增强，对合理用药的需求也日益强烈。因此，药师必须树立"以人为本"的药学服务理念，将向公众提供专业优质的药学服务变成日常基本职责，这其实也是社会经济发展的必然趋势。

随着社会的发展，人类疾病谱发生了较大改变，恶性肿瘤的发生率逐年增加，耐药细菌甚至超级耐药细菌引起的难治性感染日趋严重，各类慢病（如心血管疾病、代谢性疾病、神经系统疾病等）患病率逐年上升，已成为常见病和多发病。这些疾病通常高度依赖药物治疗，甚至是长期依赖药物治疗。如何安全、有效、经济地使用药物，需要医疗团队成员中的药师给予科学的用药建议或专业指导。

同时，随着社会的进步、经济的发展，公众的自我保健、自我药疗意识不断增强，试图通过药物提高生命质量。但由于相关药学专业知识的缺乏，常常会导致药物滥用和误用的发生。同时大量新药的问世和老药新用，导致临床用药越来越复杂，药品不良反应和不良事件时有发生，使得药物已不单是治疗疾病的一种手段，也将成为一种可能危害公众健康的危险因素。因此，药师直接、有效、连续地提供药学服务已成为公众的迫切需求之一。

三、临床药学服务的意义

开展有效的临床药学服务具有重要的实践意义，具体概括如下。

1. 提高医疗质量 临床药师通过协助医师制订恰当的药物治疗方案，并在药物治疗的过程中对患者进行药学监护和用药教育，及时评估药物治疗的效果和不良反应，从而提高药物治疗效果，减少不良反应的发生，最终提高医疗质量。

2. 提高合理用药意识和水平 临床药师通过对公众进行合理用药知识的宣教，促进公众选择合适的药物治疗或预防疾病，识别存在或潜在的药品不良反应，避免不良事件的发生，提高公众合理用药的意识和水平。

3. 节约医药卫生资源 用药的经济性属于合理用药范畴的一个重要方面。现阶段医疗保健和药物治疗费用的不断增加与社会医疗保险支付能力不足的矛盾日益突出。临床药师可通过药物应用评价与研究，对药物使用情况进行评估，合理配备资源，为医疗卫生政策的制定和调整提供证据和支持。

4. 实现药师的专业价值 临床药师通过提供专业的药学服务，为患者、公众和社会做出了有益的贡献，获得社会的尊重和认可，从而实现自身的价值。

四、临床药学服务的主要内容和形式

临床药学服务包括以下主要内容和形式。

1. 用药咨询 用药咨询是临床药师的基本职责之一，临床药师可接受来自患者及家属、医护人员及社会公众的与用药相关的咨询。

2. 用药教育与用药指导 药师通过直接或间接与患者及其家属沟通和交流，帮助患者更好地了解药物的用法用量、用药禁忌和注意事项等，提高大众合理用药意识，为患者更加安全、有效地使用药物提供保障。

3. 药学查房 临床药师可与医生一起或单独对患者进行查房。根据患者对药物治疗的需求和关注点的不同，临床药师可进行针对性的药学查房和宣教。

4. 药学会诊 和医学会诊一样，药学会诊也分为科内会诊、科间会诊、院内大会诊、院外会诊、远程会诊等类型和形式。药学会诊的最主要职责是帮助医疗团队选择合适的药物并制订恰当的给药方案，并协助该治疗方案的实施。

5. 药学监护 药师在患者接受药物治疗之前，应对其用药医嘱的合理性进行审核监护；在药物治疗的过程中，应对用药医嘱的执行和实施、药物疗效及不良反应、用药风险、用药依从性等进行监护与评估；必要时还应及时对患者的用药方案提出调整或修改的建议，以确保患者接受最适宜的药物治疗。

6. 参与多学科诊疗 随着以患者为中心的多学科诊疗模式的发展，药师也越来越多地参与到多学科诊疗团队中，在药物的选择、用药方案的制订、用药后的监护和随访等方面，逐步体现和发挥出药师的专业作用和地位，亦有助于整个团队为患者提供最佳的诊疗服务。

7. 药物治疗管理 当前，医药卫生费用快速增长已成为国际关注的焦点，其中药品费用是医疗费用增长的重要因素之一。而在服用药品的患者中，有 50% 以上存在药品相关问题，其中药品不良反应、患者用药错误、用药目的不明确、药品选择不当是最常见的问题。通过实施药物治疗管理（medication therapeutical management，MTM），可以显著提高患者的用药依从性，减少药品相关问题，从而降低医药费用，并改善患者健康水平。

8. 慢病管理 随着我国老年人口数量越来越多、多种慢病的发病率越来越高，药师作为医疗团队成员之一，为慢病患者提供有效的 MTM，参与慢病管理与宣教，也是顺应时代发展的需求。

9. 社区药学服务 临床药师可通过深入社区开展药学科普知识讲座、印发合理用药相关宣教材料等形式，为社区广大群众介绍常见病、慢病用药知识及注意事项、药品正确储存知识等，提高民众的用药常识和合理用药意识。

第二节 用药咨询

用药咨询（medication consultation）是药师应用所掌握的药学知识和药品信息，向患者及家属、医护人员、社会公众提供药物治疗和合理用药相关的咨询服务。

一、患者用药咨询

药师作为药学专业技术人员，利用自己所掌握的专业知识，向患者及家属详细交代药物的适应证、用法用量、不良反应、注意事项及禁忌证等，最大限度地提高患者的药物治疗效果，提高用药依从性，从而保证用药安全有效。

患者用药咨询主要针对门急诊患者。过去，医疗机构通常会设立单独的用药咨询室或咨询窗口；现在，越来越多的医院专门开设了单独的药物咨询门诊，为有需要的患者及家属提供相关用药咨询和 MTM 服务。

患者用药咨询涉及的内容非常广泛，大致可以分为以下几种。

1. 一般问题 主要包括药品名称、规格、成分、储存条件、有效期、价格、报销及可获得性等方面。

2. 适应证 有些药品如抗菌药物、免疫抑制剂、某些中药等，药品说明书中对该药适应证的描述有时较为晦涩难懂，临床医生往往因为就诊患者太多而没有足够时间为患者进行详细解释。临床药师在详细了解患者的病情等相关信息后，可以为患者准确解答此类疑问。

3. 用法用量 包括口服药品的正确服用方法、服用时间等，气雾剂、栓剂、滴眼剂等外用剂型的正确使用方法，缓释制剂、控释制剂、肠溶剂型、口腔崩解片、分散片等特殊剂型的用法等。对于初次使用或理解接受能力较差的患者，需要药师进行详细讲解说明，有时还需进行现场演示，以帮助患者真正理解。对于药物的给药剂量、用药频次、间隔时间、是否需要给予负荷剂量、如何减量、具体疗程等，药师都需对患者进行详细交代。

4. 不良反应 药物是把双刃剑，它既能治病，也能致病。大部分药品说明书都会非常详细列举该药的不良反应，而有些药品（如部分中成药）说明书在药品不良反应一栏只写有"尚不明确"几个字。这既有可能导致患者因为害怕不良反应而拒绝用药，延误治疗；也有可能导致患者对用药过程中发生的不良反应无法及时识别而加重损害。药师可结合患者的具体情况，向其耐心解释可能发生的药品不良反应。大多数不良反应都是可预知、可预防的，药师可告知患者可能会出现的不良反应及其预防措施。例如，对于服用头孢类抗菌药物的患者，应告知如出现皮疹，甚至心慌气短、呼吸困难等异常情况，极有可能是发生了过敏反应，应立即停药并及时就诊。

5. 注意事项 药师应向患者介绍相关注意事项，如缓释、控释等特殊剂型是否能够掰开服用、服药后是否影响驾车及高空作业、药物漏服后的补救方案、使用吸入剂后是否需要漱口、不同药物是否需要分开服用以避免相互作用、服药后何时开始起效及疗效维持时间等。又如，对于服用阿仑膦酸钠的老年患者，药师应嘱咐患者在早餐前至少 30min 用 200ml 温水服用，服药后至少 30min 方可进食，服药时应采取坐位或半坐位，以避免食管灼伤等不良反应的发生。

6. 禁忌证 对于妊娠或哺乳期患者、儿童患者、肝肾功能不全者等特殊人群可能存在的用药禁忌，合用的不同药物之间因组方成分相同或相近而可能造成的用药重复或剂量加倍，以及其他可能存在的用药禁忌，药师在患者用药咨询中可给予提示和纠正。

二、医生用药咨询

由于专业限制，临床医生通常更关注疾病的诊疗进展，而对于具体药物的药动学、药物治疗作用及不良反应、药物相互作用等药学专业知识，尤其是不常用药、新药、特殊人群的药物选择或是复杂疾病的药物治疗等往往需要临床药师的协助。

1. 药物信息 作为商品上市的化学药品有 10 万余种，经常使用的有 7 万多种，每年全世界新出现的化学药品近 1000 种。面对如此繁多的药品，医生很难做到对每种药品的药动学、药效学特点都及时掌握。临床药师可通过及时为医生提供最新的药品信息、整理最新的循证证据、对使用的药品进行再评价，为临床医生提供专业、有效的药学信息支持，为临床合理用药提供依据和参考。

2. 药品不良反应和药源性疾病 开展药品不良反应和药源性疾病方面的咨询服务，有利于提高临床医生合理用药的意识和能力，防范和规避发生药品不良反应和药害事件的风险。在诊疗过程中，临床药师可协助临床医生判断可能出现或已经出现的药品不良反应并及时处理。对于由药品不良反应、药源性疾病引发的医疗纠纷，临床药师可帮助医生与患者及家属沟通，解释药品不良反应及药源性疾病发生原因并安抚其情绪；同时还需要做好药品不良反应、药源性疾病的整理和上报工作，并及时搜寻国内外有关药品不良反应、药源性疾病的最新进展和报道，提供给临床医生作为诊疗参考。

3. 药物相互作用 患有多种疾病或慢病的患者，往往需要同时使用多种药物。使用的药品种类和数量越多，发生药物相互作用的风险越大。调查表明，每年因药物相互作用而导致的患者死亡在住院患者致死原因中列第 4～6 位。因此，提高对药物相互作用的重视迫在眉睫。临床药师通过加强与医生的沟通，可帮助患者最大限度地避免不良药物相互作用的发生，并可借助有益的药物相互作用而最大限度提高药物治疗效果。

4. 治疗药物监测和精准用药 随着精准医学的发展，公众对精准用药的需求也越来越高。治疗药物浓度监测和个体基因检测是实施精准用药的重要手段。临床药师在治疗药物浓度监测和基因检测血样标本采集的时间、频率，样本的保存，药物有效浓度范围，危急时的处理及个体化基因检测结果的解读等方面，都可为临床医生提供支持和帮助，从而有利于提高临床合理用药水平。

三、护士用药咨询

临床药师可为护理人员提供关于药品的正确配制、使用、保存，输注浓度、速度，以及输液药物的稳定性和配伍禁忌等相关信息的咨询服务。

1. 药品的配制与使用 药物治疗医嘱的执行落实是护理人员的主要职责之一，不同的注射剂溶解或稀释时需选择相应的溶媒。溶媒选择或使用不当，可导致药物发生沉淀、浑浊、结晶或变色等理化反应而降低药物效能，甚至造成不良后果，延误治疗，给患者造成伤害。例如，注射用胺碘酮只能用 5% 葡萄糖作为溶媒，奥美拉唑注射剂需要将其自带的溶媒全部注射进西林瓶中，否则可能因为 pH 的影响而发生结晶或变色。

2. 输注浓度与速度 除严重脱水或失血过多引起休克时需要快速补液外，成年人输液时滴注速度通常为 40～60 滴/分，儿童、老年人不宜超过 20～40 滴/分。滴注速度过快容易加重心脏负荷诱发心力衰竭或肺水肿。有些药物需要严格控制滴注速度，滴速过快，单位时间内进入体内的药量过多过大，会引起不良反应。例如，硝酸酯类，一般浓度下常按 8～15 滴/分进行滴注，若滴注过快，会引发颜面潮红、搏动性头痛、血压下降，心率加快等；万古霉素单次滴注时间不能少于 1h，滴注过快容易引起组胺样反应——红人综合征。注射剂的浓度与其安全性、有效性、稳定性也有直接关系，如长春西汀注射液的浓度应低于 0.06mg/ml，即 30mg 长春西汀至少溶于 500ml 溶媒中，否则容易引起溶血。

3. 配伍禁忌 很多药物不宜同时配制、混合滴注，否则会影响药物的效价甚至导致损害。药师可对护士进行药物配伍方面的指导和培训，如头孢曲松与含钙药物联合配制或滴注时可形成头孢曲松-钙盐沉淀，容易导致致死性不良事件发生。

4. 药物的稳定性 药物一般应现配现用，避免配制后放置时间过长引起药物降解或变质而影响药效或造成不良反应。对于部分稳定性差、对光线或温度较敏感的药物，应采取特殊措施保证药品稳定有效。例如，胺碘酮和硝普钠注射液配制后稳定性较差，见光易分解，应全程避光输注。

5. 其他 药师还可以接受护士关于药物的适应证、给药途径、不良反应及用药后的反应等方面的咨询，有助于提高药物疗效及安全性，达到预期的治疗目标。

第三节 用药指导与用药教育

用药指导（medication guidance）与用药教育（medication education）是指药师通过直接或间接与患者或其家属进行沟通与交流，用简洁清晰、通俗易懂的语言将药物的用法用量、配伍禁忌和用药注意事项等信息准确具体地告知患者，并解答患者及家属用药方面的各种疑问，包括与药物和疾病相关的各种基础知识等。

一、用药指导与用药教育的目的及意义

用药教育与用药指导作为保障患者用药安全、有效的重要手段之一，具有以下重要的目的和意义。

1. 提高用药依从性 药师通过用药教育与用药指导，向患者及家属讲解接受治疗并按照医嘱用药的必要性，提高患者用药依从性的内在动力。

2. 提高用药安全性 通过用药教育与用药指导，使患者了解治疗过程中可能出现的不良反应及正确处理方式，可降低药物对患者的不良影响或伤害。

3. 提高用药有效性 药师通过加强患者及家属对药物的用法、用量、用药注意事项等方面的专业指导与教育，增强患者对疾病和药物的了解，有助于患者更好地配合治疗、提高药物治疗的有效性。

4. 避免用药错误 通过对患者进行规范的用药教育与用药指导，可以避免或减少患者在使用药物过程中可能发生的用法、用量、配伍禁忌等方面的用药不当，而避免用药错误的发生。

5. 提高患者及公众对合理用药的意识 用药教育和用药指导对提高患者及公众对疾病用药的正确认识、对促进合理用药有积极的影响。很多患者对用药存在不少误区，如有些糖尿病或高血压患

者认为将血糖或血压控制稳定一段时间后即可停用降糖药或降压药。殊不知糖尿病和高血压都是慢病，均需长期用药，突然停药可能导致血糖或血压的异常升高，甚至引发某些临床急危重症。药师在用药教育与用药指导的过程中，应通过通俗易懂的语言和方式让患者或公众了解疾病及用药的相关知识，更好地配合治疗，提升大众合理用药的意识。

二、用药指导与用药教育的程序及内容

临床药师对患者进行用药教育与用药指导可采用"一对一"的形式，也可对患有同类疾病的患者采用座谈会、专题讲座等形式。用药教育与用药指导的方式包括口头直接讲解和运用视频、音频、网络、媒体、信件等多种多样的形式。总之，用药教育与用药指导的基本原则就是"以人为本""以病人为中心""以促进合理用药为核心"。

1. 用药教育与用药指导的程序

（1）了解患者疾病及用药情况：通过与患者或其家属交流，了解患者的疾病及用药情况，评估患者的知识水平及主要需求，明确用药教育与用药指导的方向和重点内容。

（2）明确教育和指导的目标：根据患者的疾病及用药情况，告知患者或家属本次用药教育与指导的明确目标，并确保患者和家属能够理解并接受。

（3）选择适合的教育与指导方式：结合患者的知识水平、理解能力、教育及指导的内容、需达到的目标等选择适合患者的最有效的教育和指导的方式。对特殊人群可采用多种方式联合进行以保证效果。

（4）实施教育与指导计划：告知患者和家属疾病的基础知识、用药方案、药物正确储存方法、预防不良反应的办法、其他用药注意事项等。

（5）随访评估：必要时药师可制订随访计划，对患者定期进行效果评估，以便后续对患者进一步进行用药教育与指导。

2. 用药教育与用药指导的内容

（1）疾病相关知识：药师通过讲解使患者和家属对所患疾病相关知识有正确的认识和了解，有助于患者更好地按照医嘱用药。

（2）药物使用方法：药物使用正确与否，会直接影响药物的疗效，或将导致不良反应的产生。例如，在服用大部分缓释制剂、控释制剂时，应告知患者需整片吞服，不能嚼碎或掰开后服用，以免药物过快释放造成不良反应增加或过快失效。

（3）药物剂量和给药间隔：应根据药物的药动学特点和患者的病理生理特点确定最适给药剂量和间隔。例如，阿米卡星是浓度依赖性抗菌药物，对于成人通常可将一日的剂量一次性给予；而阿莫西林为时间依赖性抗菌药物，因其半衰期短，每日需服用 3 ～ 4 次，给药间隔时间应尽量相同。

（4）服药的适宜时间：服药时间对药物的疗效和安全性均有密切的关系。例如，肾上腺皮质激素类药物在清晨服用疗效佳，且不良反应小；而调脂类药物，如阿托伐他汀片在睡前服用，才能更好地发挥治疗作用。

（5）药物的安全信息：药师应告知患者服药后可能出现的不良反应，如何发现、判断及防治。例如，对服用阿托伐他汀等他汀类药物的患者，应告知其在用药过程中可能出现厌油、厌食、巩膜黄染、肌肉疼痛等症状，一旦出现这些症状，应停药和及时就诊。

（6）药物的正确储存：药品的正确储存对保证药品质量有着重要的意义。临床药师应指导患者及家属妥善保管好药品，如采取密闭、防潮、避光、低温、冷藏等措施。

（7）特殊人群的用药教育与用药指导：对于老年人、妊娠期及哺乳期妇女、婴幼儿及肝肾功能受损者等特殊人群，由于其病理生理特点导致药物药动学和药效学与一般患者有较大差异，应对其重点进行用药教育与用药指导。例如，对于肝肾功能受损的患者，多数情况需要调整给药剂量或给药间隔；有些药物在妊娠不同阶段使用对胎儿造成的影响不同。

第四节　药学查房与宣教

药学查房是临床药师对患者提供药学服务的重要形式和内容。通过药学查房，临床药师可对患者的药物治疗过程进行追踪，评估患者的药物治疗效果和反应，有利于针对性进行药学监护、用药教育及指导，保证患者药物治疗的顺利进行，促进临床合理用药。

一、药学查房的目的与意义

通过药学查房，临床药师可直接了解患者的药物治疗情况，如用药后的反应，是否有不良反应出现，用药途径和用药时间是否正确等，并可监测用药后的有效性和安全性。同时，临床药师在药学查房过程中还可提出改进药物治疗的具体建议，制订药学监护计划并给予患者针对性的用药教育，有助于提高药物治疗的效果和水平。

临床药师在进行药学查房的过程中，与医疗团队中的其他成员，如医生、护士、营养师等进行沟通、讨论，共同为患者商定最适宜的治疗方案，体现专业优势互补，有效地促进各学科的协作与发展。

此外，通过药学查房，可使临床医护人员更加重视药物的理化性质、不良反应、禁忌证、药物相互作用等相关药学专业知识，逐步认可临床药师的专业水平，接受临床药师是医疗团队中不可或缺的一员，最终提升临床药师的专业价值和地位。

二、药学查房的形式

临床药师既可以参与医疗团队共同查房，也可以进行独立药学查房。独立药学查房，重点是针对用药复杂、潜在或存在药物相互作用多、出现严重不良反应、肝肾功能不全等特殊重症或依从性不佳的患者。这两种形式的药学查房各有特点，应互为补充，共同发挥作用。面对不同住院阶段的患者，药学查房和用药宣教的侧重点则有所不同。

三、新入院患者的查房与宣教

对于新入院患者，临床药师在药学查房过程中应着重了解患者既往用药情况及用药反应、用药依从性、医疗保险、经济水平及心理状况等，做好对患者用药相关问题的初步评估，以便下一步治疗方案的制订和实施。同时临床药师应向患者及家属详细介绍疾病相关知识、初始治疗方案的必要性、药物的具体用法用量、用药后可能出现的反应及相关注意事项等，如有必要需制订切实可行的药学监护计划。新入院患者的查房与宣教，目的在于提高患者对疾病和药物相关知识的了解和认识，提高其治疗的依从性。

案例 2-1　　　　　　　对新入院患者的查房及宣教

患者，男性，31 岁，体检发现血压达 180/130mmHg（1mmHg=0.133kPa），总胆固醇高达 9.33mmol/L，心电图检查提示窦性心动过速、电轴左偏，Ⅱ、Ⅲ、aVF 导联异常 QS 波形，不排除下壁陈旧性心肌梗死。患者为求进一步明确诊治而入院。入院时查体：体温 36.7℃，脉搏 126 次/分，呼吸 22 次/分，血压 187/129mmHg，体型肥胖，一般情况可，无其他明显不适，无食物药物过敏史，家族史无特殊。

1. 入院诊断：①高血压病 3 级，极高危；②冠心病，陈旧性下壁、后壁心肌梗死；③高脂血症；④胆囊结石伴胆囊炎；⑤脂肪肝。

入院后初始治疗方案为替米沙坦片每次口服 40mg qd、比索洛尔片每次口服 5mg qd、左旋氨氯地平片每次口服 2.5mg qd、瑞舒伐他汀钙片每次口服 10mg qd、阿司匹林肠溶片每次口服 100mg qd、多烯磷脂酰胆碱胶囊每次口服 456mg tid。

2. 查房及宣教过程

（1）第一次查房——医疗团队查房：临床药师注意到在上级医生询问病史时，患者介绍 6 年前体检血压为 140～150/90～95mmHg，且近两年有夜尿增多，但患者一直未重视，也未到医院就诊；最近常规体检突然发现血压达 180/130mmHg，患者自述比较紧张害怕、夜间睡眠不佳。

（2）第二次查房及宣教——独立药学查房及宣教：临床药师当天下午对该患者进行了独立药学查房，给患者讲解了高血压和药物的相关知识和注意事项，并关注到患者有潜在的用药依从性问题，及时予正确引导，明显缓解了患者的紧张情绪。临床药师在与患者交流沟通的过程中，了解到患者和妻子近期正在积极备孕中，对目前所用的药物可能对精子质量、受孕过程甚至胚胎发育的影响而担心和焦虑。因此，临床药师有针对性地向患者讲解在受孕早期药物等外界因素对胚胎影响的"全或无"原则。

（3）第三次查房及宣教：药师将患者使用的每个药物对男性生育方面的影响进行了全面检索、整理成文交给患者并逐一解释。患者对自身疾病和所用药物有了较清楚的认识，非常积极配合治疗。

四、住院患者的查房与宣教

在药学查房过程中，临床药师对住院一段时间的患者，重点是核实其药物治疗方案的具体执行情况，明确是否存在影响患者药物治疗方案落实的内因或外因，仔细分析和评估患者接受治疗后的病情及状态，并向医疗团队给出是否继续原方案或更改方案的建议。同时，临床药师要和患者及家属确认其对所患疾病和药物治疗方案的认识、接受程度，了解患者是否存在用药相关的问题或困难，在前期治疗中是否发生过用法用量错误，是否发生过用药遗漏现象等。根据患者的具体情况，临床药师可给出具体解答或建议，并在后续药学查房中对患者及家属进行进一步关注和宣教。

案例 2-2 **对住院患者的查房及宣教**

患者，男性，26 岁，因发热咳嗽 4 个月，水肿 2 个月，加重伴气促 1 个月入院。患者自诉 4 个月前无明显原因出现发热，自测体温 37.4℃，未超过 38℃。有阵发性咳嗽，有黄色黏痰，无咯血、胸痛等症状。在当地医院治疗后（具体不详），病情日渐加重，近 2 个月逐渐出现双下肢水肿、腹胀、左胸部胀痛，未进行治疗。近 1 个月双下肢水肿、腹胀、左胸部胀痛明显，并伴有气促。再次在当地医院治疗 3 天后无明显好转，第 4 天转到某省级三甲医院急诊就诊。急诊心电图示：窦性心动过速。心脏彩超提示：三尖瓣隔瓣瓣尖高回声物象，考虑赘生物形成并三尖瓣关闭不全、右心增大、心动过速、心包腔积液，左心功能测值正常。B 超提示：双侧胸腔积液内探及暗液区，分别深 64mm、87mm。急诊以"感染性心内膜炎"收入院。入院时体温 37.8℃，脉搏 117 次 / 分，呼吸 20 次 / 分，血压 167/88mmHg。患者精神较差、贫血面容、半坐卧位、腹胀纳差；双下肺叩诊实音，双下肺呼吸音低，双下肺可闻及细湿啰音；心界无扩大，心率 117 次 / 分，律齐，奔马律，三尖瓣区可闻及收缩期喷射样杂音，向心底心尖部传导；腹部膨隆，腹部移动性浊音阳性，双下肢中度水肿。实验室检查示：白细胞计数为 $16.38×10^9/L$，中性粒细胞比值 86.4%，红细胞计数 $2.85×10^{12}/L$，血红蛋白 79g/L，血小板计数 $123×10^9/L$；白蛋白 25.6g/L，尿素氮 9.1mmol/L，肌酐 135.8μmol/L，脑利钠肽 24 246pg/ml，尿蛋白定量 1g/L。

1. 药物治疗：医生给患者继续使用急诊的经验性抗感染治疗方案为万古霉素每次 1g，每 12h 一次（q12h）静脉滴注。

2. 查房及治疗调整过程

（1）医疗团队查房：入院第 3 天查房时患者 24h 尿量仅 280ml，急查患者肾功能发现血肌酐为 367.2μmol/L。主治医生询问临床药师下一步用药方案。临床药师在与患者及家属详细确认外院及本院急诊治疗经过，并对患者进行整体评估后，建议如下：①立即停用万古霉素；②采集外周血测定万古霉素药物浓度；③尽量减少和避免造成肾脏进一步损伤的可能因素（包括药物、检查、手术等），必要时行肾脏替代治疗；④患者经济比较困难，尽量减少不必要的诊疗开支。

（2）万古霉素血药浓度监测过程及治疗方案的调整：2h 后万古霉素血药浓度测定结果为 49.51mmol/L，临床药师建议暂时停用万古霉素，待 24h 或 48h 后再次采血测定万古霉素浓度。同时临床药师与患者及家属进行沟通，介绍后续的治疗选择，指导家属给患者选择合适的食物，鼓励患者树立战胜疾病的信心。

48h 后再次测定患者万古霉素血药浓度结果为 29.6mmol/L，临床药师推算出万古霉素在该患者体内半衰期延长了将近 10 倍，据此建议万古霉素停用 4 ～ 5 天后再启用其他合适的抗菌药物进行治疗。在医疗团队的共同努力下，患者经过有效内科治疗后，终于平稳转到心外科接受了手术治疗，术后平稳出院。

分析 万古霉素临床常见不良反应为红人综合征、耳毒性、肾毒性等。当用药剂量过大（浓度过高）或合并使用其他具有肾毒性的药物（如氨基糖苷类）时，万古霉素的肾毒性风险更高。美国感染病学会（IDSA）推荐万古霉素治疗感染性心内膜炎的谷浓度范围是 15 ～ 20μg/ml，而由于细菌毒素、免疫反应等因素的影响，大多数感染性心内膜炎患者会出现不同程度的肾脏损害。因此，在使用万古霉素过程中，临床药师会密切关注患者的疾病进展、肾功能和尿量，适时监测万古霉素血药浓度，及时提醒医生调整给药剂量或给药间隔，在有效治疗的同时，避免进一步加重患者肾功能的损伤，为后续手术治疗创造条件。

五、出院前患者的查房与宣教

对于病情稳定，即将出院的患者，临床药师在药学查房中的重点是针对患者的出院用药进行指导和教育，并根据住院过程中患者所呈现出的与用药相关的问题（如依从性不佳）进行提醒或给出解决的措施或办法，如给患者制订明确的服药清单，协助患者解决药品无法获得的障碍等，以保证患者尽可能持续达到最佳治疗效果。

第五节 药学会诊

药学会诊（pharmacy consultation）是临床药师受邀与临床医生共同分析和解决患者用药相关的问题，使患者的药物治疗更加有效、安全、经济、适宜的药学服务模式。2011 年制定的《医疗机构药事管理规定》指出参加会诊是药师工作职责之一，药学会诊已逐渐成为临床药师的重要日常工作之一。

一、药学会诊的目的

通过药学会诊，临床药师与临床医师共同探讨、发现、解决和预防患者用药过程中存在或潜在的与用药有关的各种问题，为患者的药物选择、给药方案的制订和实施等提供具体、明确的意见，避免和减少用药差错，促进药物应用的安全、有效、经济、依从。药学会诊既能体现和提升药师的专业素质和能力，有利于药师更好地服务于临床，也有利于提高临床合理用药的水平和质量。

二、药学会诊的类型

1. 科内会诊 对本专科内疑难、用药存在困难或问题、对教学科研有意义的病例，由主管临床医师提出，经科室上级医师同意后，召集本科有关人员参加，进行会诊讨论，以进一步明确诊断和治疗方案。参与科内会诊的一般为本专科临床药师。

2. 科间会诊 根据患者来源不同，可分为门诊会诊、病房会诊、急诊会诊。参与科间会诊的临床药师，在全面了解和评估患者病情和目前治疗问题后，应将具体会诊意见详细记录在患者相应的门、急诊病历或住院患者会诊申请单上，并同时签署全名和具体会诊时间，以确保会诊的真实、有效。

3. 院内大会诊 对于部分病情危重、诊治存在困难或复杂的病例，需要多学科协作进行诊治。临床药师需与其他多学科团队共同商讨，就患者当前的药物治疗困难或问题、下一步药物选择、具体给药方案、相关注意事项等提出具体意见。

4. 院外会诊 经双方医院同意后，临床药师可接受外院特殊、疑难、复杂病例的会诊邀请，到外院进行会诊。

5. 远程会诊 是指利用远程网络、视频、电话等现代通信工具，为患者完成临床诊治的一种方式。随着无线网络等现代通信工具的发展，院外会诊逐渐以远程会诊的方式来实现。借助远程会诊，可以一定程度弥补某些基层医院对临床药师的迫切需求。

三、药学会诊的内容和职责

临床药师参加药学会诊的主要职责是帮助医师为患者选择最适宜的药物、制订符合患者需求的个体化给药方案并协助具体实施。同时，对于药源性肝肾功能损害、各种类型的药物过敏反应、药疹和药物热等的鉴别及处理，也是临床药师在药学会诊中需要解决的常见问题。此外，药物超说明书或超剂量使用、配制方法、配伍禁忌、药物 – 药物 / 食物相互作用、药物的安全性评价、用药有关的医患矛盾或医疗纠纷等，均是临床药师进行药学会诊的内容。（见二维码 2-1 案例：药学会诊）

知识链接 2-1 　　　　　　　　　　**恶性综合征**

恶性综合征是临床少见疾病，主要发生在抗精神病药联合应用、加量过快或突然停药时，少数见于使用多巴胺受体拮抗剂药物或帕金森病患者突然停用抗震颤麻痹药物。抗精神病药物导致恶性综合征的发病率约为 3%，病死率高达 20%～38%。该类患者常因为昏迷、抽搐、发热而按"癫痫"或"发热待查"治疗。因此，需警惕抗精神病药物的不良反应，详细询问患者病史、用药史，增强对"抗精神病药所致的恶性综合征"的认识。

1. 可能引起恶性综合征的药物 主要包括：第一代抗精神病药（氯丙嗪、氟哌啶醇、氟奋乃静等）、第二代抗精神病药（氯氮平、利培酮、奥氮平、喹硫平）、其他（舒必利、阿莫沙平、碳酸锂、氟哌利多、丙氯拉嗪、甲氧氯普胺及部分多巴胺受体拮抗剂等）。

2. 临床表现 恶性综合征以持续发热、肌肉强直、震颤、严重心血管症状和自主神经系统症状最具特征性。

自主神经系统症状：大量出汗、尿潴留、心搏快（超过基线 50%），心动过速（超过基线 25%），血压波动（在 24h 内，收缩压变化 > 25mmHg 或舒张压 > 20mmHg）、流涎及皮脂腺分泌增多等。

意识障碍：昏睡、谵妄、昏迷。开始以意识范围缩窄、注意受损、行为紊乱为主，逐渐从兴奋转向抑制，直至昏迷。

严重锥体外系症状：肌肉强直、木僵、缄默、构音或吞咽困难。

3. 检查 目前尚无特异指标，下述指标仅供参考：白细胞增高、肌酸激酶增高（常为正常值的 4 倍以上）、肌红蛋白增高、肝功能受损、代谢性酸中毒、缺氧、血清铁浓度降低、儿茶酚胺水平增高。脑脊液分析和神经影像学检查一般正常。脑电图检查显示为与代谢性脑病相一致的弥漫性慢波。

第六节 药学监护

一、药学监护的定义

药学监护（pharmaceutical care，PC）最初定义是指药师为获得改善患者生命质量的肯定结果而提供的直接和负责任的药物相关治疗。此定义涵盖了以下方面：①药学监护是与药物治疗有关的服务。②在药学监护的实践模式下，药师直接给患者提供服务，药师与患者之间是直接的医患关系，是一对一、面对面的服务。③提供药学监护的目的是实现肯定的治疗结果，包括治愈疾病，消除或减轻疾病症状，阻止或延缓疾病进程，预防疾病或症状发生，最终达到提高患者生命质量的目的。④实施药学监护，要求药师承担对药物治疗结果应负的责任。⑤在药学监护的实施过程中，药师必须与其他医务人员（如医生和护士等）密切合作，共同设计、实施和监测治疗方案，最终获得提高患者生命质量的肯定结果。药学监护之后又被重新定义为药师对患者药物治疗有关需要承担责任并为满足这些需要负责的业务实践。新的定义中药学监护基本含义并没改变，只是更加强调药师对患者的责任，另外突出强调药学监护是一种专业性实践，同其他医疗执业者的实践一样，只不过药学监护实践内容是识别和解决药物治疗有关问题。

药师实施药学监护过程中，与医生一起决定患者是否需要进行药物治疗，明确治疗目标，为实现这一目标设计药物治疗方案（即个体化用药），监测患者用药全过程，对药物治疗做出综合评估与评价，教育、指导患者，发现和报告药品不良反应或不良事件，最大限度地提高药物治疗效果和降低药物不良影响。药学监护不仅涉及药物治疗过程，而且涉及每个患者的药物治疗决策。药学监护也不仅限于决定是否用药，还需要判断药物的选择、剂量、给药途径、给药方法、药物治疗监测及向患者提供与用药有关的信息和咨询服务。药师必须综合分析信息，根据与医疗团队其他人员交谈所获得的信息、患者情况、疾病类型和医生提出的治疗问题给出用药方案。概括来说，药师实施药学监护的具体任务就是在治疗全过程中发现、防止和解决与用药有关的问题。

二、药学监护的内容

（一）用药医嘱的审核与执行

用药医嘱的审核包括门诊处方和住院医嘱的审核。门诊处方的审核主要是由调剂药师完成，住院医嘱的审核则是由临床药师或静脉配制中心审方药师执行。越来越多医院的用药医嘱是在软件自动审方的基础上再进行人工鉴别和审核，这有利于提高审核的效率和质量。用药医嘱审核的内容主要包括：①药物选择是否正确无误；②用药指征是否明确适宜；③用药剂量及间隔，配制方法，给药途径，疗程是否恰当（依据药物的药动学和药效学参数及患者的病理生理状态来确定个体的剂量、用法及疗程）；④所用药物是否疗效可靠、价格适宜；⑤用药对象是否存在用药禁忌或潜在用药风险；⑥药品供应是否能够保障等。

在完成用药医嘱的审核后，临床药师还应督促用药医嘱的执行和实施。临床药师可协助护士解决药品的领取、准备、配制过程中可能存在的各种问题，保障用药医嘱执行准确、及时。为患者提供及时的药品供应保障或帮助，也是临床药师一个重要的工作职责。这一点，在实际工作中，往往容易被忽视，更需要被重视。

（二）用药风险评估与监护

临床药师在协助用药医嘱执行过程的前、中、后，可根据已有的药物安全性资料和患者当前的病理生理状态，评估其在用药后可能发生的相关不良风险，在用药过程中密切监测患者的反应并及时提醒临床医生。例如，肾病综合征患者需要较长时间使用肾上腺糖皮质激素，除了关注糖皮质激素导致的水盐代谢紊乱、消化道溃疡等常见副作用外，临床药师还应根据患者具体情况，充分评估、监测患者可能面临的以下风险：感染的诱发或加重、精神神经的异常、骨质疏松和压缩性骨折、高血压的诱发或加重等。此外，对于一些需要较长时间使用抗菌药物的患者，应充分评估、监测其继发二重感染的风险并采取相应的防治措施；对于已存在肝肾功能受损的患者，在给予具有肝肾毒性的药物时，应首先充分评估这些药物导致患者发生肝肾进一步损害的风险，并进行药物剂量的调整或药物品种的更换，以避免或减低该风险。

同时，临床药师应不断评估患者所用药物之间的相互作用及食物可能对药物产生的影响。例如，对一位诊断为慢性阻塞性肺疾病、脑梗死后遗症、泌尿系感染、动脉粥样硬化的79岁老年患者，使用头孢哌酮舒巴坦抗感染治疗的同时，给予丹红注射液进行活血化瘀治疗，极有可能提高患者发生出血的风险。药师可及时给予医生提醒以降低患者出血的风险。

（三）药物疗效评估与监护

随着治疗的持续进行，临床药师会根据患者接受治疗的时间、症状、体征及实验室检查等指标不断对患者接受治疗后的疗效进行综合评估，以协助医生明确下一步治疗方案。例如，发生全身感染的患者，通常其白细胞总数和中性粒细胞比值都会明显升高，在经有效的抗感染治疗后，白细胞总数和中性粒细胞比值会逐渐下降到正常。但如果一个重度感染的患者，在经抗感染治疗后，虽然白细胞总数和中性粒细胞比值明显下降，但全身中毒症状并没有发生明显好转，甚至有加重的表现，此时就不能仅根据其白细胞总数和中性粒细胞比值的下降来判断前期抗感染治疗是否有效。相反，此时白细胞总数和中性粒细胞比值的明显下降，特别下降到低于正常时，其实是提示患者感染的加重和进展，药师需要及时提醒医生关注和警惕。

在评估药物疗效时，药师还要根据药物的药动学和疾病本身的特点，考虑患者接受药物治疗的时间长短对疗效评估的影响。例如，抗菌药物的疗效评估通常可在给药48～72h后进行，这主要是依据大部分抗菌药物的半衰期和给药间隔而定；而他汀类调脂药通常在接受药物治疗后3～4周进行疗效评估，这与人体内胆固醇的代谢周期有关。

（四）不良反应评估与监护

药物是把双刃剑，既可治病，也可致病。在临床诊疗过程中，有些药品不良反应与疾病本身可能存在相互干扰，较难分析、判断和处理。例如，脓毒症和感染性心内膜炎的患者，在使用万古霉素过程中出现肾功能损害后，需要根据患者疾病进展过程、万古霉素血药浓度、肾功能指标和尿量变化趋势等进行综合分析、评估，明确是疾病本身导致的肾损害还是万古霉素引起的肾损害，以便优化治疗方案。

药学监护主要目的是促进药物的合理使用，提高药物疗效，减少药品不良反应，预防和监测药源性疾病的发生，提高生命质量。不良反应监测是药学监护的重要内容，有时甚至是临床诊治的关键。例如，一位63岁女性患者，平素体健，因全身顽固性湿疹使用复方甘草甜素片，约10天后，出现高血压、高血糖，并伴头晕乏力等不适。医生当时未考虑到高血压、高血糖可能为复方甘草甜素的类激素样副作用，加用硝苯地平缓释片和阿卡波糖片控制血压和血糖。在湿疹控制停用复方甘草甜素片后，患者多次监测血压、血糖均正常；停用硝苯地平缓释片和阿卡波糖片后血压血糖依然持续正常。上述案例提示，如果能够及早考虑到药物相关不良反应，就可及时为患者调整或更换治疗药物，减少患者痛苦。类似的案例在临床上并不少见，临床药师应保持警觉，及时提醒医生关注。

案例 2-3　　　　　　　　　　**干咳——"谁"之过**

　　患者，女性，67 岁，因持续性咽喉不适伴干咳 3 个月，反复就诊于当地诊所，以慢性咽炎、慢性扁桃体炎治疗 1 个月余无效。后转诊到某医院，查体血压 140/85mmHg，一般情况良好，咽后壁慢性充血，双侧扁桃体Ⅱ度肿大，慢性充血。心、肺、腹部无异常，血常规、胸片、心电图均无异常，考虑慢性扁桃体炎长期刺激咽部所致，行双侧扁桃体摘除术。但术后患者咽干不适、干咳无明显改善而到上级医院就诊。经详细询问病史，得知患者近 3 个月因高血压而服用卡托普利片。遂嘱其停用卡托普利，改服钙拮抗剂降血压。1 周后患者咽干不适、干咳等症状减轻，3 周后上述症状消失。

　　问题　分析患者的上述就医、用药过程，有哪些环节可避免对患者的误诊、误治？

　　分析　干咳是卡托普利最常见的副作用之一，但本患者因为卡托普利所致的干咳而行双侧扁桃体摘除，实属遗憾。在患者诊疗过程中，如果处方医生和调配药师能向患者清楚交代卡托普利的相关副作用，或者诊所医生及当地住院医生能详细询问患者病史及用药史，并向患者充分说明双侧扁桃体摘除术后可能带来的不利影响，或者当地医院治疗团队中有临床药师，可能患者就不会干咳 3 个月之久，更不会摘除双侧扁桃体。（见二维码 2-2　药源性咳嗽）

（五）用药依从性评估与监护

　　依从性，也称为顺从性、顺应性，是指患者按医、药、护人员规定进行治疗、与医嘱一致的行为。当患者能遵守治疗方案并服从医护人员和药师对其指导时，可认为患者依从性良好，反之则认为依从性差。疾病的治疗过程实际上是医患双方的合作过程，在治疗过程中，患者依从性的好坏对治疗效果有至关重要的影响。因此，药师如能与患者及时、良好地沟通，进行通俗易懂的宣教，可解除患者在用药方面的疑问和顾虑，使其从心理上接受药物治疗，从而提高患者的依从性和治疗效果。

案例 2-4　　　　**保健品便宜又安全有效吗？——高血压、冠心病用药一例**

　　患者，男性，56 岁，高血压 12 年，最高达 220/130mmHg，但一直未正规治疗。近期自觉头晕、胸闷，门诊以"高血压、冠心病"收入院。入院后予阿司匹林、硝苯地平缓释片、缬沙坦及氢氯噻嗪片治疗，血压控制良好后出院。院外曾坚持服用上述药物，自测血压正常。后经人介绍到药店自购某保健品服用，2 粒/日，同时停服上述降压药。用药第 1 天，患者监测血压为 110/70mmHg；经咨询药店销售人员，第 2 天改为 1 粒/日，服药后血压为 90/60mmHg；再次咨询后停药 1 天，第 4 天血压无回升，并感乏力、头晕、出汗，自测心率 42 次/分。遂到医院就诊。测血压 88/58mmHg，心电图示窦性心动过缓，室性早搏二联律。

　　药师查房及宣教：药师在查房过程中，发现患者因经济原因轻信他人不科学宣传后，擅自停用正规治疗而换用保健品，以致引发慢速型心律失常、血压过低。药师查房中多次耐心、细致告知患者高血压、冠心病规范、联合、长期治疗的必要性和重要性，并具体指导患者正确用药及自我监测方法、出现哪些异常情况应及时就医等，同时提醒患者可以通过申请特殊病种来减轻门诊医药费用负担。患者承诺以后一定坚持接受正规治疗、规范用药、定期复查。待血压控制良好、心律正常后出院。出院后患者病情控制平稳。

　　分析　用药依从性是影响临床疗效的重要因素之一。药师可以根据具体情况，分析患者存在或潜在哪些影响其依从性的因素，并针对性地给予患者相关疾病或药物知识的宣教、协助选择合适的药物、指导患者正确使用药物、保障药物的持续可及等，以此提高患者用药依从性。

（六）用药方案的调整与制订

　　临床药师协助医师为患者制订恰当的药物治疗方案，促进临床合理用药是开展临床药学工作的核心内容，也是进行药学监护的关键内容。临床药师可根据循证证据，从不同药物的药理学、药剂学特点等提出关于药物选择及给药方案的具体建议，协助医生为患者制订或调整用药方案，促进临床药物的合理应用。

除了参考药物应用的一般性规律外，临床药师还应搜集、评价相关文献证据，评估其在制订具体治疗方案中的作用，并以此作为临床药物治疗决策的依据。例如，难治性肾病综合征是目前肾脏疾病中治疗难度较大、预后较差的病种之一，根据国内外指南推荐，临床治疗中常会加用免疫抑制剂。但各种免疫抑制剂均有不同程度的不良反应，部分不良反应对儿童难治性肾病综合征患者远期生活质量的改善非常不利，因此临床医生对于难治性肾病综合征患儿具体免疫抑制剂的选择常会感到棘手。药师通过检索 MEDLINE、Cochrane 图书馆、Up To Date 等数据库后，发现钙调神经磷酸酶抑制剂——他克莫司在治疗儿童难治性肾病综合征的临床疗效上显示了一定的优越性。再进一步全面收集、分析国内外相关临床研究资料，并利用循证分析方法，得出他克莫司联合小剂量激素治疗儿童难治性肾病综合征总有效率优于环磷酰胺联合激素治疗组，不良反应发生率低于环磷酰胺联合激素治疗组；他克莫司联合小剂量激素组总有效率与环孢素 A 联合激素组并无差异，但不良反应及严重不良反应发生率均低于环孢素 A 联合激素组，为临床合理使用他克莫司治疗儿童难治性肾病综合征提供了参考。

案例 2-5 **年轻患者的降压药选择**

患者，男性，30 岁，入院诊断为"2 型糖尿病、糖尿病酮症酸中毒、肾移植术后"。除予患者胰岛素控制血糖并补液纠正酮症酸中毒外，继续规律服用他克莫司抗排异反应。不同时间多次测量血压均升高。经详细询问病史，确认无高血压家族史，同时排除其他原因，因此考虑他克莫司导致的继发性高血压。

药学查房：通常对于年轻高血压患者，血管紧张素转化酶抑制剂（ACEI）类或血管紧张素受体阻滞药（ARB）类会作为首选降压药物，因此主治医师建议予缬沙坦降压治疗。但临床药师通过查阅相关文献并结合药理学知识，认为钙拮抗剂可扩张肾小球入球小动脉、降低肾小管阻力、增加肾血流量，有助于肾移植术后患者恢复，同时还可直接对抗他克莫司收缩血管和升高血压的作用，建议医生使用钙拮抗剂进行治疗。在药师和医生讨论后，共同与患者进行了沟通，最终确定为患者选择苯磺酸氨氯地平片进行治疗。患者出院时血压维持在 120/80mmHg，控制良好。

分析 临床诊治强调循证和个体化相结合，临床药师可根据循证依据，结合患者的病情从药物的药理学、药剂学特点等提出关于药物选择及给药方案的具体建议，协助医生为患者制订个体化的用药方案，促进临床药物的合理应用。

第七节 参与多学科诊疗

多学科诊疗（multi-disciplinary treatment，MDT）模式与传统诊疗模式不同，它打破了传统临床专业和学科的划分界限，通过各专业和学科专家共同讨论来制订合理的临床诊断治疗方案，为患者提供规范的、个性化的多学科综合治疗方案。

各个病种的多学科诊疗模式为疑难复杂病例搭建了多学科专家共同讨论决策的平台，也为患者得到更合理的诊治开辟了路径。多学科诊疗专家组成员的构成根据疾病的特点而有所不同，通常包括内、外科，影像诊断科（放射、超声、核医学），病理科及药学、护理等专业专家。

一、临床药师参与多学科诊疗的必要性

早在 20 世纪 70 ~ 80 年代，国外就已经开始推行医师、护士、临床药师、心理咨询师、营养治疗师共同参与临床诊治的医疗模式。在国外，临床药师是重症监护多学科诊疗团队的核心成员之一，在降低医疗费用、提供连续的个体化治疗方案、进行有效的用药教育与指导、减少用药差错、缩短住院天数、减少住院率等方面都发挥了重要作用。

随着以患者为中心的多学科诊疗模式的发展，国内临床药师也越来越多地参与到重症监护、抗感染治疗、慢病管理、老年综合评估等多学科诊疗团队中。临床药师专业能力和服务水平的不断提高，使其在药物的选择、个体化用药方案的制订、用药风险的预估与防范、药品不良反应的防治、用

药教育与指导、用药后的监护和随访等方面，逐步发挥出了药师的专业作用，体现出药师的地位，有助于整个团队为患者提供最佳的诊疗服务。

二、临床药师参与多学科诊疗的挑战与价值

多学科诊疗模式的优势在于可以整合各专业力量，能够更加科学、合理、全面地为患者提供综合诊疗服务。目前，国内临床药学服务规范和标准、药事服务收费制度都尚未明确和建立，在一定程度上制约了国内临床药师业务能力和专业地位的提升。临床药师通过参与多学科诊疗，既有利于其真正融入整个治疗团队，为患者提供最适宜的药物治疗方案，也有利于提高其专业水平和专业地位的认可度。

在医药改革与药学服务转型的当下，临床药师利用自身的专业知识和多学科诊疗模式的平台，可从以下方面找准切入点，在多学科诊疗团队中充分发挥专业价值。

1. 全面收集患者信息，为药物治疗提供依据 在多学科诊疗模式中，临床药师可通过查阅病历、药学查房、与患者及家属直接交流等途径，第一时间收集患者基本信息、既往病史、用药史及食物药物过敏史等详细信息，通过运用其丰富的药学知识和药物治疗经验分析得到更加全面系统的信息，这是制订更加安全、有效的治疗方案的重要基础。

2. 多重用药评估，提出合理用药建议 患者信息收集完成后，临床药师会对患者当前治疗情况进行评估，检查和确定患者使用的所有药物，判断是否存在或有潜在的药物相关问题并提出具体调整建议。尤其是对那些老年患者和慢病患者，合用多种药物的情况十分常见，用药史是非常重要的参考信息。临床药师在收集详细信息后，应分析每种药物是否都有明确的用药指征、是否使用了正确的剂量，明确每种药物可能潜在的不良反应、所用药物之间是否存在药物相互作用等。

3. 参与多学科查房与会诊，整合用药方案 通过多学科查房及会诊，多学科诊疗团队内各专业成员在对患者信息进行全面综合分析的基础上，提出本专业意见，进行实时多专业共同探讨，实现各专业理论、技术和经验的融合，以期为每一位患者提供最佳的个体化诊疗方案。临床药师在这一过程中，综合各专业人员意见，将所有用药建议整合、合理化，最终为患者制订用药方案并实施。

4. 进行全程药学监护 在用药方案实施前、实施过程中及实施后，多学科诊疗团队中的临床药师全程参与管理药物治疗的过程，从处方医嘱、药物的使用、药物供应的保障协调、患者用药后的反应、药物相互作用、治疗药物监测、用药风险、患者用药依从性等多方面进行评估、监护与沟通反馈，尽力保障患者药物治疗方案的有效实施。

第八节 药物治疗管理

MTM 于 20 世纪 90 年代在美国兴起，经过二十余年的发展，已在美国临床药学服务中取得了较好的成果。

一、MTM 的基本概念

MTM 是指专业药师对患者提供用药教育、咨询指导等一系列药学专业服务，从而提高用药依从性、预防患者用药错误，最终培训患者进行自我用药管理，以提高疗效的服务模式。实施 MTM 可以增强药师与医生和其他医疗人员的合作，促进药师与患者及其他保健人员的交流，优化患者对于药物的使用，从而提高治疗效果，同时强调了患者在 MTM 中自我管理药物的重要性。

二、MTM 的核心要素

根据美国药师协会和美国连锁药店协会共同制定的药师 MTM 服务模式要点指南，MTM 的核心要素包括药物治疗评估、个人用药记录、药物治疗行动计划、药师干预和（或）转诊、文档记录和随访 5 个核心要素。这些核心药物为目标的完成提供了一个机制，即关注并解决与患者相关的药物治疗问题，并与其他医疗服务者合作。MTM 核心要素见图 1-9。

1. 药物治疗评估 也称药物治疗回顾，是全面收集患者信息的过程，包括列出患者之前所用药品目录清单、系统评价药物治疗反应、发现药品相关问题并确定优先解决顺序、制订解决问题的方

案等。药物治疗评估是药师与患者之间的互动，需要患者（监护人）配合药师完成这一过程。药师提供药物治疗评估的目的在于提高患者对治疗药物的认识，消除用药顾虑，进而提高患者自我管理药物和自身健康状况的能力。此外，药师提供的药物治疗评估可为各级保健医生提供参考，可缩短医生的问诊时间及患者的住院天数，降低患者的总医疗费用等。

2. 个人用药记录 是患者药物治疗的综合记录，其内容包括：药物名称、适应证、用法用量、开始服用日期、停止服用日期、处方信息、特殊注意事项等。记录可以由患者自己完成，也可以由药师助理或药师帮助患者完成，还可以在已存记录上更新。电子版或纸质版的记录都可以，但以电子版用药记录为宜。药师应鼓励和教育患者永久保存记录，每次随访或住院时应携带记录，以便相关医疗人员了解患者目前用药情况。需注意的是，每次更改药物或用药方案后，应及时更新个人用药记录，药师帮助核对。个人用药记录有利于增强药师与医生或其他医疗人员的交流与合作，实现患者的最佳治疗效果，也有助于患者在不同医疗机构就诊时提供信息的一致性，保障患者治疗的连贯性。

3. 药物治疗行动计划 是以患者为中心的列表文件，便于追踪患者治疗进展，鼓励患者主动参与自我管理疾病。药物治疗行动计划的具体内容包括：患者姓名、医生和药师信息、创建日期、患者需要实施计划的步骤、患者完成计划的记录、预约药师随访信息等。对患者而言，需要实施的计划应具有可操作性。在美国，药物治疗行动计划已成为医疗计划文件中重要的组成部分，由患者与药师共同完成。药物治疗行动计划包含的内容只是患者可以执行、药师实践范围内或经过医疗人员同意的内容，不包括医生或其他医疗人员参与的治疗措施。

4. 药师干预和（或）转诊 在MTM中，药师提供咨询服务，通过干预药物治疗以解决药物治疗相关问题。必要时，临床药师也可与医生和其他医疗人员进行沟通交流，合作解决药物相关问题。干预的目的在于优化药物的使用，提高患者治疗的连续性，并鼓励患者接受适宜的医疗服务以预防不良结局。药师与其他专业医疗服务人员交流沟通的内容主要包括：提出药物选择的建议、提出解决药物治疗问题的建议、建议随访照护的内容等，这些都是完整MTM服务中重要的干预内容。部分患者的疾病或药物治疗较为特殊复杂，因此，需要扩大MTM的范围以满足这部分患者的需求，药师需要接受其他医疗人员（如对相关问题擅长的医生或专科临床药师等）的意见。

5. 文档记录和随访 开展MTM服务，应规范（统一格式）完整地记录服务内容，并根据患者药物治疗的相关需求或患者转诊时进行MTM随访。MTM服务中的文档记录有助于药师与其他医疗人员沟通患者的药物相关问题，提高患者的疗效，提高患者治疗的连续性。保存患者文档记录合法合规，维护医疗人员权益，预防药疗纠纷，也为申报药事服务费提供依据。患者文档记录的重要组成要素见表2-1，实践中还可视具体情况做出适当调整，参见表2-2。

表2-1 MTM中患者文档记录的组成要素

记录分类项目	指标举例
患者资料	基本信息：地址、电话、电子邮箱、性别、年龄、种族、教育程度、患者的特殊需要、医保情况
主要指标	患病史、家族史、社会背景、主诉、过敏史、不良反应
客观指标	已知的过敏史、疾病、身体状况、化验结果、生命体征、诊断、体格检查结果、系统回顾
评估	问题列表、评价药物治疗相关问题
治疗方案	制订医疗实施方案帮助患者达到专业的治疗目标
患者教育	向患者解释药物治疗的目标和实施计划
合作	与其他医护专业人员交流、推荐、转诊，且通过书信等形式交换意见
个人用药记录	所有药物记录，包括处方药、非处方药、中草药及其他膳食补充剂
药物治疗行动计划	以患者为中心的方案列表，用于追踪患者自我管理情况
随访	转诊计划或者下次随访时间
账单	合计数额

表 2-2 药物治疗评估、个人用药记录和药物治疗行动计划样表

药物治疗评估

患者评估

姓名:	性别:	年龄:	身高:	体重:	职业:
居所: 独居/夫妻/子女	诊疗卡号:	联系电话:		家庭住址:	

用药情况列表

药物及医嘱	适应证	服用频次	患者对药物理解	依从性	剂量、频次合适	有无不良反应	有无服用障碍	问题备注

嗜好	药物过敏及药物不良反应史
吸烟情况（使用量）:	药物过敏史及表现:
饮酒情况（使用量）:	药物不良反应史及表现:
咖啡因（使用量）:	

个人用药记录

姓名		联系方式		家庭住址	

该清单应注明您所有使用的药品：包括处方药、非处方药、中草药和其他膳食补充剂

请随身携带您的个人用药记录，并向医生和药师出示

药品		适应证	服药时间				开始日期	停止日期	医生姓名	注意事项
名称	剂量		上午	中午	晚间	睡前				

药物不良反应: 有 □ 无 □	药品名称:	不良反应表现:
嗜好:	吸烟情况:	饮酒情况:	其他:

更新药师		创建/更新日期	

药物治疗行动计划

患者姓名:	医生姓名:	药师姓名:	制订计划日期:

以下列表中的行动步骤可以帮助您最大化获益于药物治疗方案

依照清单步骤操作帮助您更好地和您的医生和药师共同管理您的疾病治疗

方案步骤: 您需要做到（药物剂量、途径、频次、疗程）或（饮食、作息、生活方式改变或其他）	患者记录: 您如何完成? 何时完成?
□	□
□	□
□	□
□	□
□	□
医生签名:	患者签名:

三、MTM 的服务对象和服务项目

临床药师与其他医药专业人员鉴别需要 MTM 的患者的标准包括：需改变治疗方案或转诊到其

他医疗机构继续就诊的患者；同时接受不同医生开处方的患者；服用 5 种以上慢病药物的患者；至少存在 1 种慢病或为慢病亚健康状态（冠心病、糖尿病、高血压、高血脂、慢性阻塞性肺疾病等）的患者；不能正确坚持用药（包括不按时用药或过度用药等）的患者；需要降低医药费用的患者；近期经历了药品不良反应/事件的患者；服用高警示药品，包括治疗窗窄的药品，如华法林、甲氨蝶呤等的患者及认为自己需要接受 MTM 的患者等。

临床药师提供 MTM 的服务项目包括：对患者健康状态表现的必要评价；为患者制订治疗计划；选择、启动、修改或管理药物治疗方案；监测和评价药物治疗反应（安全性和有效性）；进行综合药物治疗回顾，以便鉴定、解决和预防药品相关问题；编制医疗转诊文件和患者与其他初级医疗人员所需的交流信息；提供口头教育和培训，增强患者对药物的了解，并且使其能够正确使用药物；提供信息、支持服务和资源，使患者坚持最佳的治疗方案；在整个医疗管理过程中协调和整合好患者的 MTM。MTM 不仅仅局限于上述项目，还需按照患者的个体情况进行针对性服务。

四、我国 MTM 发展现状

近年来，我国一直在积极探寻适用于我国国情的药学服务模式和发展方向。目前已经逐步在医疗卫生机构内取消了药品加成，药物按购进价格实行零差率销售，药品收入不再作为基层医疗卫生机构经费的补偿渠道，医院增设药事服务费及调整部分技术服务收费标准，明确了药事服务费纳入基本医疗保险报销范围。这些都确定了药学服务在医疗卫生机构中的地位和作用，推动药师从药品供应保障者转变为提供 MTM 服务的专业人员。

当前，医药卫生费用快速增长已成为国际关注的焦点，其中药品费用是医药卫生费用增长的重要因素之一。如何快速控制药品费用增长、减轻个人和社会医疗费用负担，对于中国这个人口大国更是急需解决的问题。尽管药品相关问题影响因素众多，但缺乏合理的用药指导是造成患者药品费用过高、用药依从性差甚至出现药品不良反应等问题的重要因素之一。临床药师通过实施 MTM，对患者进行有效的用药指导，可以显著提高患者的用药依从性，减少药品相关问题，从而降低医药费用，并改善患者健康水平。但目前，我国 MTM 工作尚处于起步阶段，还缺少对临床药师提供 MTM 的相关激励政策。可借鉴外国经验，在我国引入临床药师主导的 MTM，通过肯定临床药师的专业价值，提高临床药师的服务积极性，培养锻炼我国临床药师专业人才队伍；同时，有助于规范患者用药行为，促进患者合理用药，降低个人和社会的用药负担，起到一举多得的作用。

第九节　慢病药学服务

慢性非传染性疾病（noninfectious chronic disease，NCD），简称慢性病或慢病。它不是特指某种疾病，而是对一组起病隐匿、病程长、缺乏明确的病因证据，一旦发病即病情迁延不愈的非传染性疾病的总称。这类疾病往往病因复杂、发病机制不明且很难治愈。常见的慢病主要包括以慢性心脑血管疾病、糖尿病、恶性肿瘤、慢性呼吸系统疾病、精神异常等为代表的一组疾病，是目前世界主要的致死病因。

一、慢病管理的概念及管理模式

慢病管理（chronic disease management，CDM）是指组织与慢病相关的医生、药师、护士及营养师等人员，为慢病高危人群和慢病患者提供全面、连续、主动的管理，以达到促进健康、延缓疾病病程，预防慢病并发症、降低病残率、提高生活质量并降低医疗费用的一种科学管理模式。

目前一些发达国家已经逐步建立了相对成熟的慢病管理模式，主要包括以下三种。

1. 慢病照护模式（chronic care model，CCM）　CCM 是国际上目前应用最为广泛的慢病管理模式，德国、英国、美国、澳大利亚、加拿大等均参照 CCM 设计慢病管理。CCM 最大特点是政府、医药工作者、患者均参与到慢病的管理中。政府给予行政上的重视和政策上的支持；临床医师、护士、药师组成治疗团队，制订慢病管理计划，为慢病患者提供具体服务；慢病患者发挥自我管理作用。

2. 慢病自我管理（chronic disease self-management，CDSM）　CDSM 指临床医师、护士、药师等专业技术人员通过健康教育和指导，使慢病患者了解所患疾病的发病机制、疾病病程、并发症的预防及治疗措施，规范其所患慢病的治疗，实现患者自我管理目标。CDSM 的实质是患者健康教育项目，临床医师、护士、药师需要整理、分析、评估患者疾病及用药相关资料，制订出慢病健康计划，根据患者的年龄、知识水平、理解能力等差异，对患者开展针对性健康教育。

3. 创新性慢病照护框架（innovative care for chronic conditions framework，ICCC） 相比 CCM 和 CDSM，ICCC 更适合中低收入国家。ICCC 强调政府政策参与、统筹合作、增加慢病管理经费；以社区为单位，对慢病患者及家庭成员提供基本医疗服务，并将慢病随访、健康教育、康复指导等基本公共卫生服务落到实处；通过不同级别的医疗机构分工合作，建立双向转诊平台，转诊同时提供慢病患者相关信息，保障慢病管理的连续性和协调性。通过这种以预防为主，为慢病患者提供一体化、综合化的管理，可以增强患者自主管理意识及自我管理技能，从根本上实现初级卫生保健工作的目标。

二、我国慢病管理发展现状

2017 年 2 月 14 日，国务院办公厅印发了《中国防治慢病中长期规划（2017—2025 年）》，旨在针对目前慢病管理现状，进一步加强慢病防治工作，降低疾病负担，提高居民健康期望寿命，努力做到全方位、全周期保障人民健康。

随着中国经济社会快速发展，群众健康意识不断提高，为我国做好慢病防治工作奠定了基础。多年来在中国局部地区和示范地区开展的工作已经积累了很多经验，并初步形成了具有中国特色的慢病预防控制策略和工作网络。

1. 初步建立慢病防治体系 目前约 50% 的地区建有肿瘤、心脑血管病、口腔疾病等慢病防治工作室。上下联动、防治结合、中西医并重的慢病防治工作格局正在形成。

2. 着力构筑慢病与营养监测网络 在开展中国居民营养与健康状况调查的基础上，逐步整合、扩展监测内容与范围，初步形成覆盖居民死因、慢病及其危险因素、肿瘤随访登记、居民营养状况等领域的综合监测体系。

3. 不断完善慢病防治策略措施 积极推进重点癌症早诊、早治，脑卒中等心脑血管疾病筛查，儿童口腔疾病综合干预和重点人群干预等工作。将重点慢病纳入国家基本公共卫生服务项目，由基层医疗卫生机构免费向城乡居民提供高血压、糖尿病患者管理服务。

4. 积极探索慢病防治新机制、新举措 建立了"政府主导、部门协作、动员社会、全民参与"的慢病防治的新工作机制。

虽然我国慢病管理取得了一定的成绩，但还存在一些不足，如重治轻防，缺乏高层次、专业化慢病管理专业技术队伍等。针对目前慢病管理现状及存在的问题，在借鉴原有成效模式的基础上，还需要积极探索和发展更适合我国慢病流行现状、医疗卫生服务水平和患者特点的行之有效的慢病管理方法。

三、慢病管理中的药学服务

无论从国外的慢病管理模式，还是国内逐步完善的慢病防控策略和体系来看，临床药师都是慢病治疗管理团队中的重要一员。临床药师可通过多种药学服务方式参与慢病管理，在治疗指标改善和患者生活质量提高等方面均可发挥显著影响。由于慢病病程长等疾病特征和患者用药的多样性、长期性等用药特点，慢病患者的药学服务具有其特殊性。

1. 加强宣教，将控制慢病危险因素作为药学服务的首要任务 慢病存在多种病因，大部分危险因素都可通过改变生活方式减弱或消除。例如，冠心病可以通过合理饮食、适量运动、保持精神愉快、治疗高血脂等措施来有效预防。临床药师在对慢病患者进行药学服务时，应加强对防控致病危险因素的宣传，帮助患者了解慢病预防和改善的相关知识，教育患者养成健康合理的生活方式，从源头上减少慢病的发生。

2. 将改善用药依从性作为药学服务的重点 慢病患者通常需要长期甚至终身服用一种或多种药物来控制或缓解病情。如果患者依从性差，可导致病情反复、发生并发症等不良后果，严重影响患者的治疗和预后。临床药师在为慢病患者提供药学服务的过程中，可根据患者治疗需要将改善其用药依从性作为重点，告知患者按医嘱用药的重要性，并定期随访，了解和监督患者医嘱的执行情况，切实提高患者用药依从性，从而提高治疗效果和改善预后。

3. 消除用药误区，对慢病患者进行合理用药教育 部分慢病患者可能会持有"久病成良医"的想法，形成一些用药误区：例如认为进口药、贵药才是好药；迷信某些家传秘方、偏方甚至广告特效药等。针对患者存在的用药误区或认识不足，临床药师可以通过恰当形式的用药教育，引导患者逐步树立正确的用药观念，提高其合理用药意识，以保证用药效果。

4. MTM　慢病患者因为病程长、用药多且疗程长，医药费用开支较大，因此有必要针对慢病患者开展 MTM 工作，以降低医疗成本、提高慢病患者健康水平。药师可在医生协助下，面向患者提供MTM 服务，以优化药物治疗效果、减少药物不良反应的发生、降低药物治疗费用等。对于通过服用药物可以达到控制症状的慢病患者，出院后患者的用药指导和随访监护显得尤为重要。对慢病患者进行持续性的药学监护，可以极大地提高患者对药物治疗的认识，从而提高患者的用药依从性和主动性，减少患者的入院次数和住院天数。

5. 重视慢病患者的特殊性，针对性提供药学服务　慢病患者中老年患者众多。老年人的生理、心理特点使之成为特殊的用药群体。例如，老年患者的肝、肾功能减退，药物的代谢、排泄速度均不同程度降低，可引起药物蓄积，引起不良反应。因此，老年慢病患者的用药应选择较小起始剂量并根据个体反应确定最终用药方案。例如，老年高血压患者服用 β 受体阻滞剂，较易引起体位性低血压，故应告知老年患者用药后应平卧 30min 左右。老年人的记忆力明显减退，可能会忘记按时按量服用药物。因此对于老年慢病患者，临床药师可定期为其进行药物重整，制订个性化的用药提醒清单，也可以借助分药盒等工具来提醒老年患者规律服药，保证老年患者的治疗效果。此外，对于患有恶性肿瘤的慢病患者，除了关注其用药相关问题外，临床药师还应关注患者心理情绪状态，适时直接或间接给予心理支持，帮助患者树立坚持治疗的信心。

6. 借助专业方法学，保证药效降低费用　慢病患者需要长期用药，医药费用负担较重，临床药师可引入药物经济学理念和评价方法等，在确保药物安全、有效的前提下，为患者选择更加经济的药物，以最小的成本获得最大疗效收益，既为患者节约医药费用，也为社会节约医药卫生资源。

在慢病管理团队中，临床药师还可利用自己的专业药学知识，为慢病患者建立详细的用药档案，并提供长期、持续的药学服务，逐步有效地规范慢病患者的用药行为，降低慢病患者的用药风险，提高治疗收益。

第十节　社区药学服务

一、概　　述

随着我国医药卫生体制改革的不断推进，社区卫生服务体系的完善，原本需要在医院完成的部分诊疗活动逐渐向社区服务转移。与此相适应的社区药学服务也逐渐开展起来。社区药学服务（community pharmacy services）是以社区为载体的药学服务，是药学人员在社区卫生服务中心等部门为患者、患者家属、社会大众、医护人员提供直接、负责任、全程化的药学服务，以提高大众药物治疗的有效性、安全性、经济性，有助于提高和改善社区居民的生活质量。

社区药学服务是药学服务的一个重要组成部分，是医院药学服务的拓展和延伸。相对于医院药学服务，社区药学服务的对象更广泛、服务内容更丰富，对提高广大人民群众合理用药的意识和水平具有重要意义。

二、国内外社区药学服务的发展现状

发达国家的社区药学服务开展较早，体系相对成熟。社区药师直接为患者提供专业的药学服务，在公共健康规划、教育及慢病的管理等方面做了大量有意义的工作。例如，美国和加拿大的社区药师工作职责主要包括：明确患者治疗目标，参与治疗方案制订，并对整个用药过程进行监护；综合管理所有的药学服务资源；对患者进行用药教育与用药指导；对医疗团队中的其他医务人员进行培训和教育等。英国社区医院的药师提供配发药物、重复配药、回收药物、公众健康教育指导、转诊指导、自我保健等服务。澳大利亚的社区药师的工作主要包括药品调剂、用药咨询、社区就医转诊、慢病管理、老年保健机构的上门服务等。在德国，医疗保险基金可为药师的社区药学服务提供报酬。上述国家在社区药学服务方面的工作模式和经验值得我们借鉴。

随着医药卫生体制改革的推进，我国执业药师制度与药品分类管理制度的逐步实行，社区卫生服务中心和社会药房蓬勃发展，居民对社区药学服务的需求也不断增长。我国很多地区已经开展了社区药学服务，如以医院药师为主体，深入社区开展药学服务、解答社区居民用药相关的各种问题、为社区居民提供药物知识和科普宣传、帮助居民清理家庭药箱、指导药品正确储存保管的方法、开展药品不良反应监测等，在提升社区居民合理用药的意识和水平上发挥了重要的作用。

我国的社区药学服务还处于起步阶段，仍存在很多问题，如大部分社区服务中心软硬件设施落后，社区药师素质整体尚待提高等。因此，在政府相关部门不断完善社区卫生服务体系建设的同时，也应大力培养高水平的社区药学服务人才，更好地为社区民众服务。

三、社区药学服务的方式与内容

社区药学服务不仅包括为社区居民提供药物治疗相关的服务，还应提供疾病预防相关的保健知识，社区药学服务的形式和内容可以灵活多样。

1. 传统药学服务方式　药品的供应、保管、调配工作仍然是社区药学服务非常重要的工作内容。社区卫生部门应有严格的药品供应体系，药品的存储保管应严格按照相应制度执行，保证药品来源可靠、质量稳定。社区药师在审核、调配、调剂药品时一定要严格进行处方审核的"四查十对"，保证所发药品准确，并对患者进行用药指导，保证患者用药的安全有效。

2. 临床药学服务方式　在社区药学服务中，药师可以参与患者治疗方案的制订和修改，为患者选择合适的药物进行治疗；为重点患者建立药历，制订和实施具体可行的药学监护计划，解答患者用药咨询的相关问题，并针对性地进行用药指导；同时开展药品不良反应监控及上报等工作。

3. 慢病管理模式　对社区慢病患者，药师可通过为其建立健康和用药档案，对居民进行慢病相关教育等，参与到社区慢病管理中。药师可通过设立药物知识宣传专栏、定期出版合理用药宣传册等形式宣传药物相关知识，并对患者进行用药教育指导、MTM及定期随访，提高慢病患者的用药依从性，提高治疗的效果与质量。

4. 网络药学服务模式　伴随着现代通信网络的迅速发展，药师可借助网络平台，通过用药知识宣传教育、专题讲座报告、在线互动答疑等形式，为广大社区民众提供药学服务。

（徐　萍）

本章二维码资源

第三章　医疗机构药品应用管理

学习要求:

1. 掌握处方点评结果为不合理处方的各种情况；麻醉药品和精神药品品种、处方权、处方开具等药品管理内容；抗菌药物分级管理及处方权限；超说明书用药管理。

2. 熟悉医疗机构药事管理主要内容；医疗机构药品保障体系及流程；医院药品处方集及组成；特殊管理药品相关规定。

3. 了解医疗机构药品应用管理的主要内容。

第一节　医疗机构药事管理

一、医疗机构药事管理概述

医疗机构药事，泛指在以医院为代表的医疗机构中，一切与药品和药学服务有关的事务，涉及医疗机构中从药品的监督管理、采购供应、储存保管、调剂制剂、质量管理到临床应用、临床药学服务、药学情报收集和科研开发，从药学部门内部的组织构架、人员配备、设施设备、规章制度到与外部的学术交流、合理用药宣讲、专业技术支持等一切与药品和药学服务有关的事项。

2011 年 1 月，卫生部、国家中医药管理局和总后勤部卫生部联合制定的《医疗机构药事管理规定》中规定，医疗机构药事管理"是指医疗机构以病人为中心，以临床药学为基础，对临床用药全过程进行有效的组织实施与管理，促进临床科学、合理用药的药学技术服务和相关的药品管理工作"。与已废止的《医疗机构药事管理暂行规定》比较，更加突出和强调以患者为中心，以临床药学为基础的药物临床应用管理。

随着医药卫生体制改革的不断深入，药品零加成政策的全面实施，以破除"以药补医机制"为切入点和突破口的公立医院综合改革正在逐步推进，医疗机构药事管理与药学服务工作面临着新的任务和挑战。2017 年 7 月国家卫生计生委办公厅、国家中医药管理局办公室联合印发的《关于加强药事管理转变药学服务模式的通知》指出，"各级卫生计生行政部门（含中医药管理部门）和医疗机构要高度重视药事管理工作，不断提高药学服务能力。要适应新形势、新变化，采取有力措施，促进药事管理工作健康发展"。医院药事管理工作是医院工作的重要组成部分，其政策性、专业性、技术性、实践性和服务性均很强，是维护人民健康，保障患者用药安全、有效、适宜的重要环节。（见二维码 3-1　医院药事管理与药物治疗学委员会（组）及主要职能）

二、医疗机构药事管理主要内容

医院药事管理与药物治疗学委员会（组）是药事管理工作的主体监管机构，是对各项重要药事工作做出决定的专业技术组织，应根据医院的实际情况，建立健全工作制度及岗位职责，定期召开专题会议，研究药事管理工作。药学部门应以药品供应为基础，重点加强药学专业技术服务，参与以临床用药为中心的药学专业技术服务工作。医务部门指定专人负责与医疗机构药物治疗相关的行政事务管理工作，协调合作做好药事管理工作。

医疗机构药事管理的主要内容如下。

（1）药事管理组织的建立：医院应成立药事管理与药物治疗学委员会（组），健全规章制度与下设组织构架，构建与药品保障供应管理及药物临床应用监管相适应的多学科合作监督体系，科学指导药品管理和临床合理用药。

（2）药学部门建设：医院根据自身的功能、任务、规模设置相应的药学部门，落实《二、三级综合医院药学部门基本标准（试行）》《医院中药房基本标准》等规定，加强设备设施配备，推进智慧化药学服务建设。切实发挥药学部门在药品遴选、采购、处方审核、处方调剂、临床应用和评价等各个环节的专业职能与管理职能。

（3）药学人员队伍建设：建立药师激励机制，完善培养培训、绩效考核和分配机制，保障并逐步提高药师待遇，吸引优秀药学人才，稳定药师队伍。加强临床药师队伍建设，大力培训和合理配备临床药师，发展以患者为中心、以合理用药为核心的临床药师队伍。临床药师要积极参与临床药物治疗，实施药学查房和药师会诊，提供药品信息与用药咨询，开展临床药学教学和药学应用研究等，发挥药师在合理用药中的作用。

（4）药品供应与管理：医院药事管理与药物治疗学委员会（组）负责制订、优化医院药品处方集和基本用药供应目录，确保结构合理，能有效满足临床合理用药需求。药学部门要掌握新药动态和市场信息，制订药品采购计划，在保证药品供应前提下，加速周转，减少库存，做好药品储存养护和账务管理。开展医疗机构制剂研发、申报及配制工作，为临床诊疗提供更多的药物选择。

（5）临床用药行为监管

1）落实《中华人民共和国药品管理法》《麻醉药品和精神药品管理条例》《医疗机构药事管理规定》《处方管理办法》《医疗机构处方审核规范》《抗菌药物临床应用管理办法》《中成药临床应用指导原则》《医院中药饮片管理规范》等有关法律法规规定，加强管理，促进临床合理用药。

2）加强处方审核调剂工作，减少或杜绝不合理用药及用药差错。建立完善的处方事前审核制度，优化管理流程，保障患者用药安全。

3）加大处方点评力度，对超常用药和不合理用药等，进行有效干预和跟踪管理。将处方点评结果作为医务人员处方权授予、绩效考核、职称评定和药师处方审核质量评价的重要依据。

4）做好用药监测和报告，建立和完善临床用药监测、评价和超常预警制度，对药物临床使用安全性、有效性和经济性进行监测、分析、评估。建立药品不良反应、用药差错和药品损害事件监测报告制度，临床科室、药学部门、医务部门按照各自职责做好相关工作。

（6）开展静脉用药集中调配：医院根据需要建立静脉用药调配中心，将肠外营养液和危害药品静脉用药进行集中调配与供应，按照《静脉用药集中调配质量管理规范》和《静脉用药集中调配技术规范》，加强规范管理，保证用药安全。

（7）药学研究与转化：支持药学专业技术人员结合临床实际工作需要开展药学研究工作。对于有条件的医疗机构，可以设置专门的药学科研部门及配备专职科研人员，将血药浓度监测、药物基因组学检测等服务项目与新药发现与成药性评价研究、药理毒理研究、药动药效学研究、循证药学研究等进行科学衔接、有机整合，构建良好平台基础，促进成果转化。

（8）创新药学服务内涵：有条件的医疗机构可开设药师咨询门诊，为患者提供用药咨询和指导；加强信息化建设，将临床用药管理要求通过信息化手段予以体现。通过多媒体、自助查询机和微信平台等方式，加强合理用药宣传，保障患者用药更加安全；开展特色中药服务，根据患者委托，按医师处方制作丸、散、膏等剂型配制服务；挖掘整理传统中药加工方法，探索中药饮片代加工、配送等服务。

第二节　医疗机构药品保障

一、医疗机构药品保障体系

医疗机构药品供应保障体系，就是要确保药品的安全性和有效性，改善药品的可获得性和可支付性，为群众提供质量可靠、疗效确切、获取方便、定价科学的药品。

药品供应保障体系的实体系统主要包括药品生产系统、药品流通系统及药品监管系统。医疗机构药品保障体系作为药品流通系统中的重要组成部分，其体系是否科学、健全，直接决定了医疗机构临床诊疗在药品方面的可及性。20世纪以来，随着药品研发、生产的快速发展，药品价格出现了不合理上涨，导致医疗费用急剧增长，增加了患者的经济负担。为进一步规范药品流通秩序，确保药品质量，降低虚高药价，国家在医疗机构药品供应环节实行了药品集中采购政策。

1993年，我国药品集中采购政策最早在河南省试点；2001年，《医疗机构药品集中招标采购工作规范（试行）》印发标志着医疗机构药品集中招标采购工作在全国范围内推行；2009年，开始新一轮深化医药卫生体制改革及启动国家基本药物制度；2010年新修订的《医疗机构药品集中采购工作规范》及《药品集中采购监督管理办法》正式发布，进一步明确了我国以政府为主导、以省（自治区、直辖市）为单位，坚持质量优先、价格合理的药品集中招标采购模式与原则。

以省（自治区、直辖市）为单位的药品集中招标采购是我国对药品采购模式的重大探索与尝试，其在规范采购行为、保证药品质量、降低虚高药价等方面发挥了积极作用。但随着医疗机构药品零加成政策、两票制政策的实施，药品价格对生产企业的激励作用被进一步减低，药品配送企业的利益分配也处于劣势，以至于在医疗机构药品供应保障工作中，部分临床必需的基本用药、急救用药出现供应紧张或短缺现象。

近年来，我国一直针对实践中发现的问题，不断规范和完善医疗机构药品供应保障体系，2015年国家取消了大部分药品政府定价，完善药品采购机制，有效发挥市场竞争及医疗保险在控费中的作用。随着国家方案进一步细化，监管机构进行科学整合、重组，各省市继续试点创新，将会进一步完善医疗机构药品供应保障体系，探索出新的药品采购模式。（见二维码 3-2　药品（疫苗）集中采购交易系统简介）

二、医疗机构药品保障流程

医疗机构药品保障流程主要包括药品购进、验收、储存与养护、调剂与制剂等管理工作，其核心工作是要确保药品质量合格，保障患者用药安全。

（一）药品购进管理

医疗机构必须从具有合法资格的供货单位购进药品，建立并执行进货查验制度，验明药品合格证明和其他标识，对不符合规定要求的药品，不得购进和使用，并建立真实、完整的药品购进记录。医疗机构药学部门应当根据本机构《药品处方集》和《基本用药供应目录》及临床药品使用情况，编制药品采购计划交采购部门统一采购。除核医学科经药事管理与药物治疗学委员会（组）审核同意，可以购用、调剂本专业所需的放射性药品外，其他科室或者部门不得从事药品的采购、调剂活动。

（二）药品验收管理

医院药学部门根据进货验收制度和程序查验供货单位资质及所销售药品的批准证明文件，对到货药品逐批进行验收。对国家实行特殊管理的药品、进口药品、生物制品按相关规定进行验收。药品到货后，收货人员核实运输方式是否符合要求，对照随货同行单（票）和采购记录核对药品，做到票、账、货相符。其中需冷藏、冷冻的药品，还应当对其运输方式及运输过程的温度记录、运输时间等质量控制状况进行重点检查并记录。防止不合格药品入库。

（三）药品储存与养护管理

医院药学部门负责药品储存与养护管理工作，保证药品的储存条件符合说明书要求，确保在库药品质量合格。医院药学部门应有专用的场所、设施和设备储存药品，设置常温库、阴凉库、冷藏库。其中常温处温度为 10 ～ 30℃；阴凉处不超过 20℃；凉暗处不超过 20℃且避光；冷处温度为2 ～ 10℃，并采取必要的控温、防潮、避光、通风、防火、防虫、防鼠、防污染等措施。除此之外，麻醉药品、精神药品、医疗用毒性药品、放射性药品严格按照相关行政法规的规定存放，并具有相应的安全保障措施。对需要在医院急诊室、病区护士站等场所临时存放的药品，需配备符合药品存放条件的专柜。

医院应有药品养护人员，养护人员根据药品储存、养护管理相关制度及药品质量特性定期对在库药品进行养护、检查及效期管理。对近效期药品设置近效期标志，按月填报效期报表；不合格药品移入不合格品库（区）并明显标记，根据医院不合格药品管理相关制度进行处理。监测和记录储存区域的温湿度，维护储存设施设备，建立相应的养护档案。医院建立药品质量管理机构或者配备质量管理人员，定期对药库、调剂室及临床科室的药品质量进行检查。所在辖区的食品和药品监督管理局会同相关部门定期对医疗机构药品质量情况进行监督检查。

（四）调剂与制剂管理

医疗机构药学专业技术人员运用专业知识与实践技能，根据相关法律法规、规章制度与技术规范等，对医师在诊疗活动中为患者开具的处方（纸质处方、电子处方和病区用药医嘱单）进行合法性、规范性和适宜性审核。对存在用药不适宜、严重不合理用药或者用药差错的，应当告知处方医师，请其确认或者重新开具处方。处方经审核通过后方可进入划价收费和调配环节。

医疗机构制剂，是指医疗机构根据本单位临床需要经批准而配制、自用的固定处方制剂。医院配制制剂，需取得"医疗机构制剂许可证"及所配制剂批准文号后方可配制。医疗机构制剂管理有别于一般药品管理，配制的制剂应当是市场上没有供应的品种，不得在市场上销售或者变相销售，不得发布广告。

三、应急药品保障

应急药品指在发生灾情、疫情和突发事故等紧急情况下，为有效救治伤患群众，减少和控制人员伤亡的进一步发生发展，而快速提供的一系列治疗用药。应急药品保障供应不同于常规药品，通常具有时间与空间的不可预知性、药品供应及时性、药品需求易变性等特点。

应急药品是国家医药储备管理工作的重要内容之一，是及时挽救人民群众生命财产，维护社会稳定的基础保障。我国药品储备制度开始于20世纪70年代，1999年，国家经贸委办公厅印发的《国家医药储备管理办法》中要求中央和地方分别建立医药储备体制。医药储备作为政府职能，在中央统一政策、统一规划、统一组织实施的原则下，建立中央与地方（省、自治区、直辖市）两级医药储备制度，实行统一领导、分级负责、品种控制、总量平衡、动态管理、有偿调用的管理体制。中央医药储备主要负责储备重大灾情、疫情及重大突发事故和战略储备所需的特种药品、专项药品等；地方医药储备主要负责储备地区性或一般灾情、疫情及突发事故和地方常见病防治所需的药品等。2021年修订版《国家医药储备管理办法》中明确规定国家建立疫苗储备制度，分别纳入常规储备和专项储备。

医疗机构是灾情、疫情和突发事故中伤病员救治的主要单位，在应急药品目录的制定与更新工作中，要根据单位所在辖区省级主管部门制定的医药储备品种目录，以及所在区域各类传染病流行病学及突发公共卫生事件的发生历史等多方面因素，结合医疗机构的区域医疗服务定位，制定并及时更新应急药品供应目录。医疗机构药学部门是应急药品储备、养护、调拨等工作的直接负责部门，要协助本单位应急管理职能部门，建立完善的应急药品储备有关制度体系及应急预案，确保应急药品调拨、补充及供应联动机制顺畅。同时，加强应急药品日常管理工作，设定每种药品最低储备量，落实应急药品效期养护与更换工作流程。保证应急药品质量合格、品种合理、储备量适宜、供应及时，以满足突发公共卫生事件中伤病员的救治需要。

第三节　医院药品处方集

一、药品处方集概述

WHO将处方集定义为包含所选药物的重要药理摘要信息，亦可包含为处方人员提供的给药方法和剂量调整信息的处方汇编。处方集的目的在于指导临床医师处方用药。处方集可分为国家、社区、医院及各种医疗保险药品计划处方集，如《中国国家处方集》《国家基本药物处方集》《医院协定处方集》等。医院处方集是医疗机构根据患者治疗需要而制订的基本处方汇编。医院处方集必须根据医疗单位机构的性质、功能、任务来决定，应具有各自医院的医疗特点。医院处方集不是一个简单的药品目录，反映了医疗机构对合理用药的政策。

二、医院药品处方集的组织与编写

医院药品处方集的组织与编写依赖于医院各部门共同分工协作完成。医院应成立处方集委员会或药物治疗委员会，作为处方集系统的管理机构，负责组织制订、发展和维持医院药品处方集，建立和执行用药政策。委员会的建立和组成虽各不相同，但一般均应包括医生、药师和其他卫生保健方面的专家，其中药师与医学专家居于主导地位。

医院药品处方集的编写首先由各临床科室系统地根据本科室开展的项目、特点、日常住院人数（或就诊人数）、技术设备、技术力量、规模等现有情况，收集信息资料、用药反馈、评估疗效、提出初稿；然后汇总到医院的处方集委员会或药物治疗委员会，由该委员会组织有关人员进行修订、审核、编写；最后排版印刷制成手册。处方集应根据临床应用反馈，每0.5～1年更新或修改1次。

药学人员尤其临床药师在处方集的编写过程起到重要作用，临床药师通常参与以下工作：①文献检索与评价；②开展药物应用和药物流行病学研究与分析；③开展药物经济学研究与评价；④考察或评估伦理委员会计划中的临床试验；⑤参与临床试验；⑥医院药品处方集执行过程中的相关教育和管理。当一个处方被拒绝的时候，临床药师有责任去和临床医师联系并为处方集寻找一个新的处方。

三、医院药品处方集的组成部分

医院药品处方集内容一般包括如下组成部分。①前言：主要内容为药品处方集的遴选及编写的目的、原则、参考文献、编者寄语等。②正文：按照临床医学分支系统和学科，按章分类编写，具体包括本医院实际应用的各种药物（片剂、颗粒剂、胶囊剂、注射剂、气雾剂、软膏剂等）的基本信息，如药品名称（通用名）、适应证、注意事项、禁忌证、不良反应、用法用量、制剂与规格等。③附录：从应用性角度出发，同时作为各论的有益补充，具体包括常用药物的皮肤敏感试验、静脉输液注意事项、儿童与老年用药、妊娠与哺乳期妇女用药。④索引：以药品的通用名称编排的中文索引，方便检索和使用。

知识链接 3-1 　　　　　　　**构建医院药品处方集系统的具体原则**

1.处方集系统决策应体现用药合理、安全和药物治疗成本 - 效益的统一。

2.处方集必须实用，容易被使用者接受。

3.处方集系统应包括药物选择、用药回顾和其他辅助工具，从而在本医疗机构形成最佳的处方、调剂、给药和监测行为。

4.药物治疗委员会（或者是处方集委员会）是管理处方集系统的机构，其职能是发展和维护处方集、建立和执行用药政策等。

5.建立对处方集系统实施的长期监督管理机制及临床药师定期反馈制度。

6.处方集系统应制订对支付者（付款人）、开业医生和患者等有关角色及责任的教育计划。

7.处方集系统应明确医疗行为中使用非处方集药物的方法。

8.应定期公布处方集事件，突出强调处方集的重要部分、修正之处和可以提供的新药物。

9.处方集必须得到临床管理机构的支持。

第四节　处方管理

一、处方概述及组成

根据《处方管理办法》第二条规定：处方（prescription）是指由注册的执业医师和执业助理医师（以下简称医师）在诊疗活动中为患者开具的、由取得药学专业技术职务任职资格的药学专业技术人员（以下简称药师）审核、调配、核对，并作为患者用药凭证的医疗文书。处方包括医疗机构病区用药医嘱单。处方是医师为患者书写的用药书面文件，是药师调配药品的依据。

处方共有三部分：①处方前记，包括医院全称、科别、门诊号或住院号、患者姓名、性别、年龄、处方日期等；②处方正文，以"R"或"Rp"起头，意为拿取下列药品，接下来是处方的主要部分，包括药物的名称、剂型、规格、数量、用法（一次用量、给药途径、频率）；③处方后记，包括医生、药剂人员、计价员签名以示负责，签名必须签全名。

二、处方调配与审核

1.《处方管理办法》中关于处方调配与审核的规定　只有取得药学专业技术职务任职资格的人员方可从事处方调剂工作。药师可在执业的医疗机构取得处方调剂资格。药师签名或者专用签章式样应当在本机构留样备查。具有药师以上专业技术职务任职资格的人员负责处方审核、评估、核对、发药及安全用药指导；药士从事处方调配工作。药师应当凭医师处方调剂处方药品，非经医师处方不得调剂。药师应当按照操作规程调剂处方药品：认真审核处方，准确调配药品，正确书写药袋或粘贴标签，注明患者姓名和药品名称、用法、用量、包装；向患者交付药品时，按照药品说明书或者处方用法，进行用药交代与指导，包括每种药品的用法、用量、注意事项等。

知识链接 3-2　　　　　　　　处方调剂"四查十对"

药师调剂处方时必须做到"四查十对"。

1. 查处方，对科别、姓名、年龄。

2. 查药品，对药名、剂型、规格、数量。

3. 查配伍禁忌，对药品性状、用法用量。

4. 查用药合理性，对临床诊断。

2. 处方审核　处方审核是指药学专业技术人员运用专业知识与实践技能，根据相关法律法规、规章制度与技术规范等，对医师在诊疗活动中为患者开具的处方，进行合法性、规范性和适宜性审核，并做出是否同意调配发药决定的药学技术服务。审核的处方包括纸质处方、电子处方和医疗机构病区用药医嘱单。

处方审核依照处方药品的说明书、医药书籍及医学文献资料、《处方管理办法》等有关标准，实施严格的审核检查。审核项目包括一般性项目，主要是指处方前记内容是否存在缺项、剂型及规格、用法等错误或是否存在涂改等情况进行检查审核。合理用药项目，主要针对给药方案、药物相互作用及重复用药、诊断用药是否合理、抗感染药物应用、溶媒选择等项目进行检查审核。对审核结果进行逐项统计与分析，出具分析报告，并对存在不合理用药处方或存在疑问处方进行提交，由医院专家评委进行审核确定。

处方审核流程：①药师接收待审核处方，对处方进行合法性、规范性、适宜性审核。②若经审核判定为合理处方，药师在纸质处方上手写签名（或加盖专用印章）、在电子处方上进行电子签名，处方经药师签名后进入收费和调配环节。③若经审核判定为不合理处方，由药师负责联系处方医师，请其确认或重新开具处方，并再次进入处方审核流程。

3. 处方调剂的步骤　药学专业技术人员应按操作规程调剂处方药品，一般包括以下过程：认真审核处方，准确调配药品，正确粘贴标签，包装；向患者交付处方药品时，应当对患者进行用药说明与指导，具体流程如图 3-1 所示。

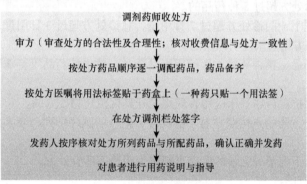

调剂药师收处方

审方（审查处方的合法性及合理性；核对收费信息与处方一致性）

按处方药品顺序逐一调配药品，药品备齐

按处方医嘱将用法标签贴于药盒上（一种药只贴一个用法签）

在处方调剂栏处签字

发药人按序核对处方所列药品与所配药品，确认正确并发药

对患者进行用药说明与指导

图 3-1　处方调剂的步骤

三、处方点评

合理用药是全球共同关注的重要社会问题。处方点评是近年来在中国医院管理系统中发展起来的用药监管模式，是医院在医生处方用药过程中对临床处方进行综合统计分析，从不同层面和不同角度反映医疗机构处方工作的整体和细分情况，为医疗机构管理层进行决策提供科学的数据支持，以达到合理用药、用药监测及管理的目的。卫生部于 2010 年印发了《医院处方点评管理规范（试行）》，要求医疗机构对处方书写的规范性及药物临床使用的合理性进行评价，发现存在或潜在的问题，制订并实施干预和改进措施，促进临床药物合理应用。

（一）处方点评的概念

处方点评是根据相关法规、技术规范，对处方书写的规范性及药物临床使用的适应性（用药适应证、药物选择、给药途径、用法用量、药物相互作用、配伍禁忌等）进行评价，发现存在或潜在的问题，制订并实施干预和改进措施，促进临床药物合理应用的过程。

笔记栏

（二）处方点评的管理及实施

处方点评是由医院药学部门会同医疗管理部门，根据医院诊疗科目、科室设置、技术水平、诊疗量等实际情况，确定具体抽样方法和抽样率，其中门急诊处方的抽样率不应少于总处方量的1‰，且每月点评处方绝对数不应少于100张；病房（区）医嘱单的抽样率（按出院病历数计）不应少于1%，且每月点评出院病历绝对数不应少于30份。

医院处方点评小组应当按照确定的处方抽样方法随机抽取处方，并按照"处方点评工作表"对门急诊处方进行点评；病房（区）用药医嘱的点评应当以患者住院病历为依据，实施综合点评，点评表格由医院根据本院实际情况自行制订。

（三）处方点评的结果

处方点评工作应坚持科学、公正、务实的原则，有完整、准确的书面记录，并通报临床科室和当事人。处方点评结果分为合理处方和不合理处方。不合理处方包括不规范处方、用药不适宜处方及超常处方。

1.不规范处方　有下列情况之一的，应当判定为不规范处方。

（1）处方的前记、正文、后记内容缺项，书写不规范或者字迹难以辨认的。

（2）医师签名、签章不规范或者与签名、签章的留样不一致的。

（3）药师未对处方进行适宜性审核的（处方后记的审核、调配、核对、发药栏目无审核调配药师及核对发药药师签名，或者单人值班调剂未执行双签名规定）。

（4）新生儿、婴幼儿处方未写明日、月龄的。

（5）西药、中成药与中药饮片未分别开具处方的。

（6）未使用药品规范名称开具处方的。

（7）药品的剂量、规格、数量、单位等书写不规范或不清楚的。

（8）用法、用量使用"遵医嘱""自用"等含糊不清字句的。

（9）处方修改未签名并注明修改日期，或药品超剂量使用未注明原因和再次签名的。

（10）开具处方未写临床诊断或临床诊断书写不全的。

（11）单张门急诊处方超过5种药品的。

（12）无特殊情况下，门诊处方超过7日用量，急诊处方超过3日用量，慢病、老年病或特殊情况下需要适当延长处方用量未注明理由的。

（13）开具麻醉药品、精神药品、医疗用毒性药品、放射性药品等特殊管理药品处方未执行国家有关规定的。

（14）医师未按照抗菌药物临床应用管理规定开具抗菌药物处方的。

（15）中药饮片处方药物未按照"君、臣、佐、使"的顺序排列，或未按要求标注药物调剂、煎煮等特殊要求的。

2.不适宜处方　有下列情况之一的，应当判定为用药不适宜处方。

（1）适应证不适宜的。

（2）遴选的药品不适宜的。

（3）药品剂型或给药途径不适宜的。

（4）无正当理由不首选国家基本药物的。

（5）用法、用量不适宜的。

（6）联合用药不适宜的。

（7）重复给药的。

（8）有配伍禁忌或者不良相互作用的。

（9）其他用药不适宜情况的。

3.超常处方　有下列情况之一的，应当判定为超常处方。

（1）无适应证用药。

（2）无正当理由开具高价药的。

（3）无正当理由超说明书用药的。

（4）无正当理由为同一患者同时开具2种以上药理作用相同药物的。

案例 3-1　　　　　处方点评——用药不适宜处方

处方如下所示。

定点医疗机构编码：

科别：呼吸内科　　病历号 00001　　　　×年×月×日

姓名	×	性别	女	年龄	65 岁

临床诊断：	R.	
复杂尿路感染	莫西沙星片 0.4g*3 片 *2 盒	Sig.0.4g po bid
过敏试验：无	医师签名（盖章）：×（副主任医师）	

金额：×　审核/调配签名（盖章）：×　核对/发药签名（盖章）：×

问题　请对该处方进行点评，该处方属于何种处方？为什么？

分析　该处方为不合理处方中的用药不适宜处方，存在以下情况。

（1）药物选择不合理：莫西沙星属于肝肾双通道排泄药物，在尿液中药物浓度低，不应使用莫西沙星来治疗尿路感染。

（2）用法用量不适宜：莫西沙星为浓度依赖性抗菌药物，消除半衰期约为13h，应 qd 给药。

案例 3-2　　　　　处方点评——用药不适宜处方

处方如下所示。

定点医疗机构编码：

科别：心血管内科　　病历号 00001　　　　×年×月×日

姓名	×	性别	男	年龄	66 岁

临床诊断：	R.	
急性心肌梗死	多索茶碱葡萄糖注射液	0.3g ivgtt　qd
支气管哮喘	吸入用复方异丙托溴铵溶液 2.5ml	
		雾化吸入 tid
	吸入用布地奈德混悬液　　2ml	
过敏试验：无	医师签名（盖章）：×（副主任医师）	

金额：×　审核/调配签名（盖章）：×　核对/发药签名（盖章）：×

问题　请对该处方进行点评，该处方属于何种处方？为什么？

分析　该处方为不合理处方中的用药不适宜处方，存在以下情况。

（1）药物选择不合理：多索茶碱严禁用于急性心肌梗死患者。

（2）配伍禁忌：吸入用复方异丙托溴铵溶液不能与其他药品混在同一雾化器中使用，应单独雾化。

案例 3-3　　　　　处方点评——超常处方及用药不适宜处方

处方如下所示。

定点医疗机构编码：

科别：心血管内科　　病历号 00001　　　　×年×月×日

姓名	×	性别	男	年龄	76 岁

临床诊断：	R.		
充血性心力衰竭	头孢呋辛酯片	0.5g*12 片 *1 盒	Sig.0.5g　　po bid
肋间神经痛	红霉素肠溶胶囊	0.25g*12 粒 *1 盒	Sig.0.5g　　po tid
	地高辛片	0.25mg*10 片 *1 盒	Sig.0.125mg po qd
	吲哚美辛缓释片	25mg*20 片 *1 盒	Sig.25mg　　po tid
过敏试验：无	医师签名（盖章）：×（副主任医师）		

金额：×　审核/调配签名（盖章）：×　核对/发药签名（盖章）：×

问题 请对该处方进行点评，该处方属于何种处方？为什么？

分析 该处方为不合理处方中的超常处方及不适宜处方，存在以下情况。

（1）无适应证用药：无适应证选用两种抗菌药物。

（2）药物选择不合理：吲哚美辛能导致水钠潴留，心力衰竭患者慎用。

（3）不良相互作用：红霉素为肝药酶的抑制剂，可减慢地高辛的代谢，使地高辛的血药浓度升高，诱发胃肠道、精神、心脏等的不良反应。

案例 3-4　　　　　　　处方点评——用药不适宜处方

处方如下所示。

定点医疗机构编码：000000000

科别：内分泌科　　病历号 00001　　　　　　　×年×月×日

姓名	×	性别	男	年龄	77岁

临床诊断：	R.		
室性心律失常	盐酸胺碘酮注射液 150mg：3ml 1 支	Sig.150mg　ivgtt　qd	
甲状腺功能亢进	0.9% 氯化钠注射液 500ml（袋）　1 袋	Sig.500ml　ivgtt　qd	
过敏试验：无	医师签名（盖章）：×（副主任医师）		

金额：×　审核/调配签名（盖章）：×　核对/发药签名（盖章）：×

问题 请对该处方进行点评，该处方属于何种处方？为什么？

分析 该处方为不合理处方中的用药不适宜处方，存在以下情况。

（1）药物选择不合理：甲状腺功能亢进患者禁用胺碘酮。

（2）用法不适宜：溶媒类型选择不适宜，胺碘酮注射液只能用 0.5% 葡萄糖注射液配制。

（3）溶媒用量不适宜：胺碘酮注射液 150mg（1 支）溶解于 250ml 以下的溶媒中。

第五节　特殊管理药品

一、特殊管理药品概述

特殊管理药品，是指根据国家法律法规对其种植、研制、生产、经营、使用、储存和运输等全过程实行比其他药品更为严格的监督管理的药品，包括麻醉药品、精神药品、医疗用毒性药品、放射性药品及易制毒化学品、兴奋剂和部分有特殊要求的生物制品。这些药品本身具有重要的医疗和科学价值，在防治疾病、维护公众健康等方面起着积极的作用，但由于其具有独特的不良反应，若管理、使用不当将危害使用者的身心健康，造成严重的公共卫生和社会问题。

二、特殊管理药品的管理制度简介

我国先后出台了《中华人民共和国药品管理法》《医疗用毒性药品管理办法》《放射性药品管理办法》《中华人民共和国刑法》《麻醉药品和精神药品管理条例》《易制毒化学品管理条例》《医疗机构麻醉药品、第一类精神药品管理规定》《处方管理办法》《药品类易制毒化学品管理办法》等法律法规，对特殊管理药品的品种范围、研制、生产、供应、进出口、运输、使用、包装标签等做出了相关管理规定。

三、麻醉药品和精神药品管理简介

（一）分类及品种

根据精神药品对人体产生依赖性和危害健康的程度，将精神药品分为两大类，其中第一类精神药品比第二类精神药品更易产生依赖性，且毒性和成瘾性更强，因此对其管理更加严格。

2013 年 11 月，国家食品药品监督管理总局、公安部、国家卫生计生委联合公布麻醉药品和精神药品品种目录（麻醉药品 121 个品种、精神药品 149 个品种），自 2014 年 1 月 1 日起施行。我国生产及使用的品种见表 3-1。

表 3-1　我国生产及使用的麻醉药品和精神药品品种（2013 版）

分类	品种数	品种
麻醉药品	22	可卡因、罂粟浓缩物、二氢埃托啡、地芬诺酯、芬太尼、氢可酮、氢吗啡酮、美沙酮、吗啡、阿片、羟考酮、哌替啶、瑞芬太尼、舒芬太尼、蒂巴因、可待因、右丙氧芬、双氢可待因、乙基吗啡、福尔可定、布桂嗪、罂粟壳
第一类精神药品	7	哌甲酯、司可巴比妥、丁丙诺啡、γ-羟丁酸、氯胺酮、马吲哚、三唑仑
第二类精神药品	27	异戊巴比妥、格鲁米特、喷他佐辛、戊巴比妥、阿普唑仑、巴比妥、氯硝西泮、地西泮、艾司唑仑、氟西泮、劳拉西泮、甲丙氨酯、咪达唑仑、硝西泮、奥沙西泮、匹莫林、苯巴比妥、唑吡坦、丁丙诺啡透皮贴剂、布托啡诺及其注射剂、咖啡因、安钠咖、地佐辛及其注射剂、麦角胺咖啡因片、氨酚氢可酮片、曲马多、扎来普隆

注：上述品种包括其可能存在的异构体、盐和单方制剂（除另有规定）

　　根据"关于将含可待因复方口服液体制剂列入第二类精神药品管理的公告"（2015 年 4 月），含可待因的复方口服液体制剂按第二类精神药品管理，自 2015 年 5 月 1 日起施行。

　　根据"关于将含羟考酮复方制剂等品种列入精神药品管理的公告"（2019 年 7 月），口服固体制剂每剂量单位含羟考酮碱大于 5mg，且不含其他麻醉药品、精神药品或药品类易制毒化学品的复方制剂列入第一类精神药品管理；口服固体制剂每剂量单位含羟考酮碱不超过 5mg，且不含其他麻醉药品、精神药品或药品类易制毒化学品的复方制剂列入第二类精神药品管理；丁丙诺啡与纳洛酮的复方口服固体制剂列入第二类精神药品管理，自 2019 年 9 月 1 日起施行。

（二）使用

1. 购用　医疗机构需要使用麻醉药品和第一类精神药品的，应当经所在地设区的市级卫生行政主管部门批准，取得麻醉药品、第一类精神药品购用印鉴卡。医疗机构取得印鉴卡应当具备下列条件：①有专职的麻醉药品和第一类精神药品管理人员；②有获得麻醉药品和第一类精神药品处方资格的执业医师；③有保证麻醉药品和第一类精神药品安全储存的设施及管理制度。医疗机构应当凭印鉴卡向本省的定点批发企业购买麻醉药品和第一类精神药品。

2. 储存　麻醉药品药用原植物种植企业、定点生产企业、全国性批发企业和区域性批发企业及国家设立的麻醉药品储存单位，应当设置储存麻醉药品和第一类精神药品的专库（柜）。专库应设防火、防盗设施并安装报警装置，报警装置应与公安机关报警系统联网；专柜应当使用保险柜。专库和专柜应当实行双人双锁管理，配备专人负责，建立专用账册，实行入库双人验收，出库双人复核，做到账物相符。专用账册保存至药品有效期满后不少于 5 年。

　　麻醉药品和精神药品的标签、包装和专库（柜）应当印有专用标志，如图 3-2 所示。

3. 处方权　医疗机构应对本机构执业医师进行麻醉药品和精神药品使用知识和规范化管理的培训、考核，经考核合格后取得相应的处方权，方可在本机构开具麻醉药品和第一类精神药品处方，但不得为自己开具该类药品处方。

4. 处方开具　门（急）诊癌症疼痛患者和中、重

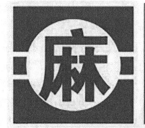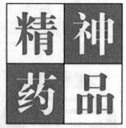

图 3-2　麻醉药品和精神药品专用标志

度慢性疼痛患者需长期使用麻醉药品和第一类精神药品的，首诊医师应当亲自诊查患者，建立相应的病历，要求其签署"知情同意书"，并每 3 个月复诊或者随诊一次。病历中应当留存下列材料复印件：①二级以上医院开具的诊断证明；②患者户籍簿、身份证或者其他相关有效身份证明文件；③为患者代办人员身份证明文件。

　　开具麻醉药品和精神药品应当使用专用处方，单张处方的最大用量应当符合《处方管理办法》的规定，详见表 3-2。第二类精神药品一般每张处方不得超过 7 日常用量；对于慢病或某些特殊情况的患者，处方用量可以适当延长，医师应当注明理由。

表3-2　麻醉药品、第一类精神药品单张处方的最大用量及相关规定

	注射剂	控缓释制剂	其他剂型
门（急）诊患者	一次	7日	3日
门（急）诊癌症疼痛患者	3日	15日	7日
门（急）诊中、重度慢性疼痛患者	3日	15日	7日
住院患者	1日	1日	1日
特别加强管制的麻醉药品	二氢埃托啡：一次常用量，仅限于二级以上医院内使用 哌替啶：一次常用量，仅限于医疗机构内使用		
麻醉药品注射剂	仅限于医疗机构内使用，但需长期使用麻醉药品和第一类精神药品的门（急）诊癌症疼痛患者和中、重度慢性疼痛患者除外		

注：哌甲酯为第一类精神药品，用于治疗儿童多动症时，每张处方不得超过15日常用量

> **知识链接3-3　　　麻醉药品和精神药品的"三级"和"五专"管理**
>
> 　　医疗机构对麻醉药品和精神药品实行"三级"和"五专"管理。
>
> 　　"三级"：库房、药房、病房，按照相关规定执行。
>
> 　　"五专"：专人负责、专柜加锁、专用账册、专用处方（印刷用纸为淡红色，处方右上角标注"麻、精一"，保存期限为3年）、专册登记（登记内容包括发药日期、患者姓名、用药数量等，保存期限为3年）。

四、医疗用毒性药品管理简介

（一）概念

　　医疗用毒性药品，是指毒性剧烈、治疗剂量与中毒剂量相近，使用不当会致人中毒或死亡的药品。

（二）品种

　　毒性中药品种（原药材和饮片）共28种：砒石（红砒、白砒）、砒霜、水银、生马钱子、生川乌、生草乌、生白附子、生附子、生半夏、生南星、生巴豆、斑蝥、青娘虫、红娘虫、生甘遂、生狼毒、生藤黄、生千金子、生天仙子、闹羊花、雪上一枝蒿、红升丹、白降丹、蟾酥、洋金花、红粉、轻粉、雄黄。

　　毒性西药品种（仅指原料药，不包括制剂）共11种：去乙酰毛花苷C、阿托品、洋地黄毒苷、氢溴酸后马托品、三氧化二砷、毛果芸香碱、升汞、水杨酸毒扁豆碱、亚砷酸钾、氢溴酸东莨菪碱、士的宁。

　　此外，亚砷酸注射液、A型肉毒毒素及其制剂也列入毒性药品管理。

（三）使用

　　收购、经营、加工、使用毒性药品的单位必须建立健全保管、验收、领发、核对等制度；严防收假、发错，严禁与其他药品混杂，做到划定仓位，专柜加锁并由专人保管。毒性药品的包装容器上必须印有毒药标志，如图3-3所示，在运输毒性药品的过程中，应当采取有效措施，防止发生事故。

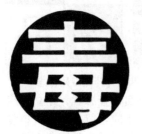

图3-3　医疗用毒性药品标志（黑底白字）

　　科研和教学单位所需的毒性药品，必须持本单位的证明信，经单位所在地县级以上卫生行政部门批准后，供应部门方能发售。

　　供应和调配毒性药品，必须凭执业医师签名的正式处方，每次处方剂量不得超过二日极量。调配处方时必须认真负责，计量准确，按医嘱注明要求，并由配方人员及具有药师以上技术职称的复核人员签名盖章后方可发出。对处方未注明"生用"的毒性中药，应当付炮制品。

五、医疗用放射性药品管理简介

（一）概念

　　放射性药品，是指用于临床诊断或治疗的放射性核素制剂或其标记药物，包括裂变制品、堆照

制品、加速器制品、放射性同位素发生器及其配套药盒、放射免疫分析药盒等。

（二）品种

放射性药品的国家标准由国家药典委员会制定和修订。《中华人民共和国药典》（2020 年版）共收载诊断及治疗用放射性药品 24 种：碘 [^{125}I] 密封籽源、邻碘 [^{131}I] 马尿酸钠注射液、碘 [^{131}I] 化钠口服溶液、诊断用碘 [^{131}I] 化钠胶囊；锝 [^{99m}Tc] 甲氧异腈注射液、锝 [^{99m}Tc] 双半胱氨酸注射液、锝 [^{99m}Tc] 双半胱乙酯注射液、高锝 [^{99m}Tc] 酸钠注射液、锝 [^{99m}Tc] 亚甲基二膦酸盐注射液、锝 [^{99m}Tc] 依替菲宁注射液、锝 [^{99m}Tc] 植酸盐注射液、锝 [^{99m}Tc] 喷替酸盐注射液、锝 [^{99m}Tc] 焦磷酸盐注射液、锝 [^{99m}Tc] 聚合白蛋白注射液；磷 [^{32}P] 酸钠盐口服溶液、磷 [^{32}P] 酸钠盐注射液、胶体磷 [^{32}P] 酸铬注射液；氙 [^{133}Xe] 注射液、枸橼酸镓 [^{67}Ga] 注射液、铬 [^{51}Gr] 酸钠注射液、氯化亚铊 [^{201}Tl] 注射液；氯化锶 [^{89}Sr] 注射液；氟 [^{18}F] 脱氧葡萄糖注射液；来昔决南钐 [^{153}Sm] 注射液。

（三）使用

所在地的省级公安、环保和卫生行政部门，应当根据医疗机构和医疗技术人员的水平、设备条件，为其核发相应等级的"放射性药品使用许可证"，许可证有效期为 5 年，无许可证的医疗单位不得临床使用放射性药品。持有"放射性药品使用许可证"的医疗机构应设置核医学科室（同位素室），必须配备与其医疗任务相适应的并经核医学技术培训的技术人员；必须负责对使用的放射性药品进行临床质量检验，收集药品不良反应等工作。放射性药品使用后的废物（包括患者排出物），必须按国家有关规定妥善处置。

第六节 高警示药品管理

近年来，高警示药品被广泛关注，其临床应用存在一定程度的安全风险，与医院安全用药及医疗质量息息相关。所以，医疗机构必须建立高警示药品的相关管理体系且保证有效实施，以确保高警示药品的安全使用。

一、高警示药品概述

美国安全用药协会（institute for safe medication pratices，ISMP）在 20 世纪 90 年代将部分因使用不当而造成患者严重伤害或致死的药物称为"高警示药品"。高警示药品（high-alert medication）亦称高危药物，即指若使用不当会对患者造成严重伤害或死亡的药物。

2001 年，ISMP 明确高警示药品的概念，最先确定的前五位高警示药品分别是胰岛素、安眠药及麻醉剂、注射用浓氯化钾或磷酸钾、静脉用抗凝药（肝素）、高浓度氯化钠注射液（> 0.9%）。

2003 年，ISMP 第一次公布了包含 19 类及 14 项特定药物的高警示药品目录并且在 2007 年、2008 年和 2012 年分别进行了更新。于 2012 年更新的高警示药品目录中包括 22 类高警示药品和 10 种特别强调的高警示药品。

我国对高警示药品的认识开始于 2009 年，2012 年 3 月，中国药学会医院药学专业委员会参照美国 ISMP 2008 年公布的高警示药品目录，结合我国医疗机构实际情况，制定了符合我国国情的高危药品目录和管理办法，并推荐了高危药品的专用标识和"金字塔式"分级管理模式。2015 年 5 月中国药学会医院药学专业委员会发布了《我国高警示药品推荐目录 2015 版》，指出基于遵从英文原文语义、切合管理文化及方便对患者进行用药交代、避免歧义等多方面考虑，对于在我国近年沿用的"高危药品"，更名为"高警示药品"，高警示药品是指药理作用显著而迅速、易危害人体的药品。高警示药品若使用不当会对患者造成严重伤害或死亡，其特点是出现的差错可能不常见，而一旦发生则后果非常严重。2019 年再次更新目录，《我国高警示药品推荐目录 2019 版》共包含 22 类、13 种药品，删除了腹膜透析液、血液透析液、心脏停搏液和依前列醇，加注了硫酸阿托品注射液的规格，并将加压素骨内注射的给药途径规范为骨髓腔内注射。

二、高警示药品分级及管理

为了切实加强高警示药品管理，同时结合我国医疗机构用药实际情况，中国药学会医院药学专业委员会用药安全目录组在给出推荐目录的同时，还推荐了高警示药品的专用标识和高警示药品分级管理策略。高警示药品专用标示用于医疗机构高警示药品管理，可制成标贴粘贴在高警示药品储存处，也可嵌入电子处方系统、医嘱处理系统和处方调配系统，以提示医务人员正确处置高警示药品。高警示药品可以采用"金字塔式"分级管理模式。

（一）高警示药品分级管理中各级别的特点

A 级高警示药品：高警示药品管理的最高级别，是使用频率最高，一旦用药错误，患者死亡风险最高的高警示药品，医疗单位必须重点监护和管理。

B 级高警示药品：是高警示药品管理的第二层，包含的高警示药品使用频率较高，一旦用药错误，会给患者造成严重伤害，但给患者造成伤害的风险等级较 A 级低。

C 级高警示药品：是高警示药品管理的第三层，包含的高警示药品使用频率较高，一旦用药错误，会给患者造成伤害，但给患者造成伤害的风险等级较 B 级低。

（二）各级高警示药品管理措施

1. A 级高警示药品管理措施

（1）应有专用药柜或专区储存，药品储存处有明显专用标识。

（2）病区药房发放 A 级高警示药品须使用高警示药品专用袋，药品核发人、领用人须在专用领单上签字。

（3）护理人员执行 A 级高警示药品医嘱时应注明高警示，双人核对后给药。

（4）A 级高警示药品应严格按照法定给药途径和标准给药浓度给药。超出标准给药浓度的医嘱医生须加签字。

（5）医生、护士和药师工作站在处置 A 级高警示药品时应有明显的警示信息。

2. B 级高警示药品管理措施

（1）药库、药房和病区小药柜等药品储存处有明显专用标识。

（2）护理人员执行 B 级高警示药品医嘱时应注明高警示，双人核对后给药。

（3）B 级高警示药品应严格按照法定给药途径和标准给药浓度给药。超出标准给药浓度的医嘱医生须加签字。

（4）医生、护士和药师工作站在处置 B 级高警示药品时应有明显的警示信息。

3. C 级高警示药品管理措施

（1）医生、护士和药师工作站在处置 C 级高警示药品时应有明显的警示信息。

（2）门诊药房药师和治疗班护士核发 C 级高警示药品应进行专门的用药交代。

（三）高警示药品的日常管理

1. 设置专药专区　专药专区是指对于高警示药品的储存环境要区别于普通药品存放，对于有特殊要求的药品满足其温度、湿度、光照等要求。这样的环境：一是不会造成与普通药品间的混淆，设置特别的警示区，单独集中存放，至少双人签字的保险制管理模式，保证药房的安全，闲人不得入内；二是合适的储存的环境，延长其保质期，有利于其发挥最佳的药效；三是快速出药，解决急诊患者的用药难题。

2. 建立详细的药品目录　药学部应从源头做起，对药品的"身份信息"进行全方位的详细的记录，包括药品的名称、对应的治疗病症、配比剂量、服用方式、药品出入库、药品的存量等内容。一份详尽清晰的药品目录，使得医师能够根据其属性与禁忌更加精准地施药。落实药品的目录，是清晰化管理过程中非常重要的一步，完整的记录是以后宝贵的经验资料，具有重要的价值，需要定期备份保存。

3. 完备医师培训与经验总结　药学部要定期举办学习讲座，所有药学部药师应加强自身理论学习，强化药剂师对于高警示药品管理工作的认识。学习各种高警示药品可能出现的不良措施。定期演练对于突发情况的处理措施，高警示药品用好了是患者的救命稻草，用错了则会造成不可挽回的伤害。所有的医师，要明确坚决地把好自己的一关，不能马虎。

4. 建立高警示药品监督员制度　监督员专门负责高警示药品的管理工作，对药剂科主任全面负责，定期向科主任汇报工作。日常负责督查和检查高警示药品的采购、管理、使用等工作，确保高警示药品的使用符合各项制度和要求，确保用药安全，防止差错事故的发生。深入与临床医护人员沟通，及时更新药品，定期组织清查，协助药学部主任工作，保证药品质量，加强对高警示药品不良反应的检测措施，落实各项记录的执行情况。

第七节 抗菌药物使用管理

一、抗菌药物概述

抗菌药物（antibacterial drugs）指对细菌有抑制或杀灭作用的药物，包括抗生素和人工合成抗菌药物（磺胺类和喹诺酮类）。抗生素（antibiotics）是由各种微生物（包括细菌、真菌、放线菌）产生的，能杀灭或抑制其他微生物的物质。抗生素分为天然抗生素和人工半合成抗生素，前者由微生物产生，后者是对天然抗生素进行结构改造获得的半合成产品。

抗菌药物的作用机制主要是通过特异性干扰细菌的生化代谢过程，影响其结构和功能，使其失去正常生长繁殖的能力而达到抑制或杀灭细菌的作用。

1. 抑制细菌细胞壁的合成 青霉素类、头孢菌素类、万古霉素、磷霉素等通过抑制细胞壁的合成而发挥作用。

2. 改变胞质膜的通透性 多黏菌素 E、两性霉素 B 等使膜通透性改变，细菌内的蛋白质、氨基酸、核苷酸等外漏，造成细菌死亡。

3. 抑制蛋白质合成 如氨基糖苷类、四环素类、氯霉素和林可霉素等。

4. 影响核酸和叶酸代谢 如喹诺酮类、利福平、磺胺类等。

理想的抗菌药物应具备以下特点：对细菌有高度选择性；对人体无毒或毒性很低；细菌不宜对其产生耐药性；具有很好的药动学特点；最好为强效、速效和长效的药物；使用方便；价格低廉。

二、抗菌药物使用管理相关政策及法规

为进一步加强医疗机构抗菌药物临床应用管理，促进抗菌药物合理使用，有效控制细菌耐药，保证医疗质量和医疗安全，国家相关部门针对抗菌药物使用管理出台一系列的政策和法规，首先是2004 年 8 月制定并施行《抗菌药物临床应用指导原则》（卫医发〔2004〕285 号）；随后于 2005 年建立全国"抗菌药物临床应用监测网"和"细菌耐药监测网"以加强医疗机构抗菌药物临床应用的监督和管理；2009 年印发《关于加强克林霉素注射剂临床使用管理的通知》（卫办医政发〔2009〕107号），并组织专家制定《克林霉素注射剂临床使用注意事项》以有效防范克林霉素临床使用风险，保障医疗安全和患者用药安全；2011 年组织起草《抗菌药物临床应用管理办法（征求意见稿）》，并向社会公开征求意见，同年又印发《关于做好全国抗菌药物临床应用专项整治活动的通知》，并决定自 2011 年至 2013 年在全国范围内开展抗菌药物临床应用专项整治活动。

2012 年卫生部令第 84 号发布《抗菌药物临床应用管理办法》，自 2012 年 8 月 1 日起施行。《抗菌药物临床应用管理办法》共六章五十九条，包括总则、组织机构和职责、抗菌药物临床应用管理、监督管理、法律责任和附则。重点规定了以下内容：一是建立抗菌药物临床应用分级管理制度；二是明确了医疗机构抗菌药物遴选、采购、临床使用、监测和预警、干预与退出全流程工作机制；三是加大对不合理用药现象的干预力度，建立细菌耐药预警机制；四是明确监督管理和法律责任。《抗菌药物临床应用管理办法》是对十余年来抗菌药物临床应用管理实践经验的提炼和固化，其发布标志着我国抗菌药物临床应用管理迈入法制化、制度化轨道，为逐步建立抗菌药物临床应用管理长效机制奠定了基础。

2015 年对 2004 年印发的《抗菌药物临床应用指导原则》进行了修订，形成了《抗菌药物临床应用指导原则（2015 年版）》并予以发布实施，该指导原则是抗菌药物治疗和抗菌药物合理应用的纲领性文件，其主要内容如下所示。

（1）抗菌药物临床应用的基本原则，包括抗菌药物应用指征、预防用药原则、治疗方案的确定等。

（2）抗菌药物临床应用管理，包括医疗机构设立抗菌药物管理工作组、建设抗菌药物临床应用管理专业技术团队、制订抗菌药物供应目录和处方集、制订感染性疾病诊治指南、开展抗菌药物临床应用监测等工作的具体要求。

（3）各类抗菌药物的适应证和注意事项，对抗菌药物的适应证、注意事项进行分类阐述。

（4）各类细菌性感染的经验性抗菌治疗原则，包括人体各器官、各部位细菌感染性疾病的病因、病理学分析、治疗原则和病原治疗的药物选择、疗程和用法用量等。

为积极应对细菌耐药带来的挑战，提高抗菌药物科学管理水平，遏制细菌耐药发展与蔓延，维护人民群众身体健康，促进经济社会协调发展，国家卫生计生委等 14 部门联合于 2016 年 8 月制定了《遏制细菌耐药国家行动计划（2016—2020 年）》，重申了抗菌药物临床应用管理的有关重点要求，强调了有关工作的落实；同时对碳青霉烯类抗菌药物和替加环素提出了管理措施，强化了特殊使用级抗菌药物管理的有关要求。

<h2 style="text-align:center">三、抗菌药物分级管理</h2>

《抗菌药物临床应用管理办法》第六条明确规定：抗菌药物临床应用实行分级管理。根据安全性、疗效、细菌耐药性、价格等因素，将抗菌药物分为三级：非限制使用级、限制使用级与特殊使用级。具体划分标准如下所示。

1. 非限制使用级抗菌药物　指经长期临床应用证明安全、有效，对细菌耐药性影响较小，价格相对较低的抗菌药物。

2. 限制使用级抗菌药物　指经长期临床应用证明安全、有效，对细菌耐药性影响较大，或者价格相对较高的抗菌药物。

3. 特殊使用级抗菌药物　指具有以下情形之一的抗菌药物：

（1）具有明显或者严重不良反应，不宜随意使用的抗菌药物。

（2）需要严格控制使用，避免细菌过快产生耐药的抗菌药物。

（3）疗效、安全性方面的临床资料较少的抗菌药物。

（4）价格昂贵的抗菌药物。

抗菌药物分级管理目录由各省级卫生行政部门制定，报卫生部备案。

《抗菌药物临床应用管理办法》针对抗菌药物临床应用管理和监督管理方面对非限制使用级、限制使用级与特殊使用级抗菌药物做出了相应规定。

1. 抗菌药物处方权限　具有高级专业技术职务任职资格的医师，可授予特殊使用级抗菌药物处方权；具有中级以上专业技术职务任职资格的医师，可授予限制使用级抗菌药物处方权；具有初级专业技术职务任职资格的医师，在乡、民族乡、镇、村的医疗机构独立从事一般执业活动的执业助理医师及乡村医生，可授予非限制使用级抗菌药物处方权。药师经培训并考核合格后，方可获得抗菌药物调剂资格。

二级以上医院应当定期对医师和药师进行抗菌药物临床应用知识和规范化管理的培训。医师经本机构培训并考核合格后，方可获得相应的处方权。

其他医疗机构依法享有处方权的医师、乡村医生和从事处方调剂工作的药师，由县级以上地方卫生行政部门组织相关培训、考核。经考核合格的，授予相应的抗菌药物处方权或者抗菌药物调剂资格。

2. 抗菌药物临床应用　医疗机构和医务人员应当严格掌握使用抗菌药物预防感染的指征。预防感染、治疗轻度或者局部感染应当首选非限制使用级抗菌药物；严重感染、免疫功能低下合并感染或者病原菌只对限制使用级抗菌药物敏感时，方可选用限制使用级抗菌药物。

特殊使用级抗菌药物不得在门诊使用。临床应用特殊使用级抗菌药物应当严格掌握用药指征，经抗菌药物管理工作组指定的专业技术人员会诊同意后，由具有相应处方权医师开具处方。特殊使用级抗菌药物会诊人员由具有抗菌药物临床应用经验的感染性疾病科、呼吸科、重症医学科、微生物检验科、药学部门等具有高级专业技术职务任职资格的医师、药师或具有高级专业技术职务任职资格的抗菌药物专业临床药师担任。因抢救生命垂危的患者等紧急情况，医师可以越级使用抗菌药物。越级使用抗菌药物应当详细记录用药指征，并应当于 24h 内补办越级使用抗菌药物的必要手续。

医疗机构应当按照要求对临床科室和医务人员抗菌药物临床应用情况进行汇总，并向其核发《医疗机构执业许可证》的卫生行政部门报告。非限制使用级抗菌药物临床应用情况，每年报告一次；限制使用级和特殊使用级抗菌药物临床应用情况，每半年报告一次。

3. 抗菌药物的监督管理　医疗机构应当对出现抗菌药物超常处方 3 次以上且无正当理由的医师提出警告，限制其特殊使用级和限制使用级抗菌药物处方权。（见二维码 3-3　慢性阻塞性肺疾病急性加重的经验性抗菌治疗原则）

第八节　超说明书用药管理

一、超说明书用药概述

超说明书用药是指临床实际使用药品的适应证、给药方法或剂量不在国家药品监督局批准的说明书之内的用法。它的具体含义包括年龄、给药剂量、适应人群、适应证、用药方法或给药途径等与说明书中不同的情况，又称超范围用药、药品未注册用药或说明书之外的用法。由于药物使用过程中不断有新的经验积累与发现，加之药物临床试验和药品说明书更新滞后，超说明书用药在医疗行为中不可避免，超说明书用药在各医疗机构普遍存在，约 20% 的医疗机构处方存在超说明书用药情况，且此比例在特殊人群中更高，如儿科患者超说明书和超注册用药的比例约为 50%，老年患者更高达约 80%。

目前普遍认为，为保障患者安全，临床用药原则上不得超出药品说明书规定的范围，但出于临床治疗的需要，超说明书用药是医师、药师所享有的一种国际通行职业权利，也是一种合法的用药行为。超说明书用药应满足五个条件：①在影响患者生活质量或危及生命的情况下，无合理的可替代药品；②用药目的不是试验研究；③有合理的医学实践证据；④经医院药事管理与药物治疗学委员会及伦理委员会批准；⑤保护患者的知情权。

二、超说明书用药管理规定简介

超说明书用药未经临床试验证实，患者使用风险高于说明书内用药，同时医疗机构及医务人员承担的风险也高于常规治疗的医疗风险，故医疗机构对超说明书用药应进行严格管理。目前医疗机构药事超说明书用药管理规定涉及用药申请、审批、备案、处方权限、患者知情权等各方面，目的均是为了最大限度地保障患者用药安全有效。

超说明书用药审批流程如下所示。①临床科室提交申请：确需超说明书用药应经科室讨论后，向医院药学部门提交超说明书用药申请表，并附超说明书用药方案、风险应急预案及超说明书用药依据，超说明书用药依据通常为循证医学证据，包括国内外说明书、政府文件、随机对照试验的系统评价或 Meta 分析文献、其他对照试验、病例观察文献、指南、专家共识等。②药学部门初审：对药品的超说明书用法进行循证医学评价，评价内容主要包括循证医学证据的有效性等级、推荐强度和证据等级。③医院药事管理与药物治疗学委员会（以下简称药事会）和伦理委员会审批：药事会应组织相关临床专家及药学专家讨论、审批，通过的药品可直接按批准方案使用，当超说明书用药风险较大时，除药事会同意外，还须提交伦理会审批。④医务部门备案：经药事会和伦理委员会审批通过的超说明书用药品种，统一在医务部门备案，目录保留在医务部门和药学部门。⑤临床使用：原则上所有超说明书用药均须有详细的病程记录，在使用前与患者签署知情同意书，明确告知其使用风险与获益。（见二维码 3-4　地塞米松治疗促进胎儿肺成熟的超说明书用药备案及临床使用）

超说明书用药处方权限及管理：在医务部门备案的超说明书用药可在全院范围内应用。经药事会审批通过的超说明书用药，需主治医师以上才具有处方权。需进一步提交经伦理委员会审批通过的药品，副主任医师以上才具有处方权。紧急情况下使用未经备案的超说明书用药方案，需科主任提出超说明书用药申请，报医务部门同意后可使用。确无时间提前申请的，可在抢救结束后补交申请资料，以上特殊情况下的超说明书用药，仍须尽快经药事会和伦理委员会审批。通过的可按批准方案使用，未通过的立即停止使用。

知识链接 3-4　　医学伦理与医院伦理委员会

医学伦理指运用一般伦理学原则解决医疗卫生实践和医学发展过程中的医学道德问题及医学道德现象，要求运用伦理学的理论、方法研究医学领域中人与人、人与社会、人与自然关系的道德问题。医药伦理学的规范体系应包括以下内容：①医药道德的基本原则是提高药品质量，保证药品安全有效；实现人道主义；全心全意为人民健康服务。②五个基本范畴：良心、责任、荣誉、诚信和职业理想。在所有的医疗行为中均应体现三个最基本的伦理学原则：患者利益第一、尊重患者（包括知情同意）、公正。

医院伦理委员会是在医院等卫生保健机构中设立的医学伦理委员会,又称医院伦理委员会,一般定义为建立在医院等基层卫生单位中,由多学科人员组成,为发生在医疗实践和医学科研中的医德问题和伦理难题提供教育、咨询等的组织,一般是由医学专业人员、法律专家及非医务人员组成的独立组织。其职责为核查临床试验方案及附件是否合乎道德,并为之提供公众保证,确保受试者的安全、健康和权益受到保护。该委员会的组成和一切活动不应受临床试验组织和实施者的干扰或影响。

知识链接 3-5 　　　　　　中华人民共和国医师法

（2021 年 8 月 20 日第十三届全国人民代表大会常务委员会第三十次会议通过,自 2002 年 3 月 1 日起施行）

第二十九条　医师应当坚持安全有效、经济合理的用药原则,遵循药品临床应用指导原则、临床诊疗指南和药品说明书等合理用药。

在尚无有效或者更好治疗手段等特殊情况下,医师取得患者明确知情同意后,可以采用药品说明书中未明确但具有循证医学证据的药品用法实施治疗。医疗机构应当建立管理制度,对医师处方、用药医嘱的适宜性进行审核,严格规范医师用药行为。

（叶　云）

本章二维码资源

第四章 药物治疗的药动学基础

学习要求：

1. 掌握药物体内过程及吸收、分布、代谢、排泄的基本概念。
2. 熟悉特殊人群的药动学特点。
3. 了解给药方案的药动学基础。

第一节 药物体内过程

一、概 述

药物的体内过程指药物从给药部位进入体内至排出体外的过程，是药物在体内吸收（absorption）、分布（distribution）、代谢（metabolism）和排泄（excretion）的过程（简称为 ADME 过程）。药物转运（transport）过程包括吸收、分布和排泄，药物处置（disposition）过程包括分布、代谢和排泄，药物消除（elimination）过程包括代谢和排泄。体内过程决定了体循环和靶部位中的药物浓度，会影响治疗效果。吸收和分布过程分别决定药物进入体循环和靶组织的速度与程度，代谢与排泄过程决定药物的体内滞留时间。研究体内过程有利于提高药物疗效及降低不良反应。同一种药物的剂型或给药途径不同，体内过程可能不一样，见图 4-1。

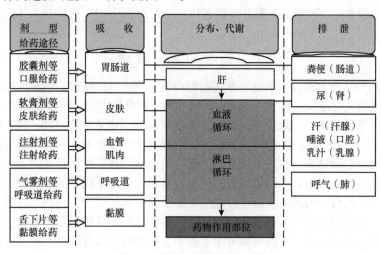

图 4-1 药物的体内过程示意图

药物跨膜转运指药物在体内跨越生物膜进行转运的过程，主要分为穿膜运输（被动转运和主动转运）和膜泡运输（胞吞和胞吐）两种方式。

生物膜由蛋白质和液态脂质双分子层（主要是磷脂）组成。蛋白质有些分布在脂质层的两侧，有些则嵌入膜内部或贯穿至膜两侧，构成膜孔及特殊的转运系统。生物膜具有脂质的特点，极性小、脂溶性大的药物较易通过；而极性大的药物，主要通过特殊载体转运。

1. 被动转运（passive transport） 又称为被动扩散（passive diffusion），药物从高浓度一侧"被动"向低浓度一侧跨膜转运，直至膜两侧药物浓度达到平衡。被动转运不消耗能量、不受饱和限速及竞争抑制，包括简单扩散和易化扩散。①简单扩散（simple diffusion）又称为脂溶扩散（lipid diffusion），类固醇激素等脂溶性药物先溶于脂质膜，而后从高浓度一侧向低浓度一侧被动转运。膜面积和药物在膜两侧的浓度差越大，扩散速度越快。药物脂溶性越高，扩散越快。非解离型药物的脂溶性较高，易于通过生物膜。药物的 pK_a 及药物所在环境的 pH 可以决定药物的解离度，从而影响药物扩散。解离型药物因脂溶性低，被限制在膜的一侧，形成离子障（ion trapping）。②易化扩散（facilitated diffusion）为膜蛋白介导的被动转运。一些非脂溶性或脂溶性低的药物在特殊膜蛋白的"帮助"下顺电－化学梯度跨膜转运。葡萄糖、氨基酸等非脂溶性小分子物质通过载体介导进行易化扩散，即依赖载体蛋白分子内部的变构作用被动转运，转运速率取决于膜两侧浓度差、载体数量及位点，转运具有高度特异性，存在饱和现象和竞争性抑制。离子型物质由通道介导进行易化扩散，借助贯穿脂质双层、中央带有亲水性孔道的膜蛋白离子通道进行扩散转运，对离子具有选择性，具有"闸门"启闭的特点。

2. 主动转运（active transport） 指由载体蛋白介导的物质逆浓度或电位梯度跨膜转运，可使药物聚集于特定组织器官。儿茶酚胺通过氢泵进入囊泡、青霉素从肾小管的主动排泌都属于主动转运。主动转运需要消耗能量，需要载体蛋白的介导，具有饱和性和竞争性抑制。例如，青霉素和丙磺舒合用时，因弱酸性药物在肾小管细胞中依靠相同载体排泌而发生竞争性抑制，青霉素的排出减少，治疗时间延长。

二、药物的吸收过程

药物吸收指药物从给药部位进入血液循环的过程。若药物经静脉或动脉给药，不存在药物吸收过程。口服给药、吸入给药、直肠给药、皮下注射、肌内注射等其他给药方式均存在吸收过程，需要经过一定时间才能进入血液循环。药物吸收速度的快慢影响药物起效时间，药物吸收程度决定血药浓度高低，进而影响药物作用的强度。

药物吸收受给药途径、药物剂型、药物特性及机体状况等多种因素影响。给药途径对药物吸收的影响很显著，吸收快慢顺序一般为：静脉注射＞吸入给药＞舌下给药＞直肠给药＞肌内注射＞皮下注射＞口服给药＞皮肤给药。吗啡直肠给药可使药物避免首过效应，且不良反应发生率更低，故适合于口服给药困难的癌痛患者。药物剂型对药物吸收的影响较大，剂型影响药物释放的速度与程度，进而影响药物的吸收快慢和生物利用度高低，通常口服给药常用剂型的生物利用度高低顺序为溶液剂＞混悬剂＞颗粒剂＞胶囊剂＞素片＞包衣片。（见二维码4-1 药物进入体内后一般多长时间开始发挥作用？）

三、药物的分布过程

药物分布指药物从血液通过毛细血管壁向组织间液，再通过细胞膜向细胞内液转运的过程。药物分布到达靶部位的速度越快，起效越迅速，药物和靶点结合越牢固，药效越持久。

血液循环对分布的影响主要取决于组织的血流灌注速率。通常药物向肝、肾、脑等血流量大、血液循环快的组织器官转运的速度和转运量最大，向血液循环较快的皮肤、肌肉等脏器转运次之，向血液循环较慢的脂肪和结缔组织转运较少。当药物随血液循环至作用部位时，分子量小、脂溶性高的药物较易通过毛细血管壁。不同组织器官的毛细血管通透性不同，肝脏血窦中毛细血管壁上缺口较多，可通过分子量较大的药物，脑与脊髓的毛细血管壁结构致密，药物难以透过。药物进入血液循环后只有未与血浆蛋白结合的游离药物才能透过毛细血管向各组织器官分布。血浆中的游离药物与结合型药物处于动态平衡，不同药物可相互竞争血浆蛋白的结合部位，使结合率低的药物游离型增多，药效和毒性反应增强。

四、药物的代谢过程

药物代谢又称为生物转化，指药物在体内酶系统或肠道菌群作用下，化学结构发生改变的过程，主要在肝脏中进行，反映了机体对外来药物的处置能力。部分药物通过Ⅰ相反应（包括氧化、还原和水解反应等）生成极性基团，再通过Ⅱ相结合反应与内源性物质发生结合，生成极性大的产物从体内排出，结合物通常没有活性。

有的药物代谢后失去活性或活性降低，如青霉素被水解后迅速失去活性。有的药物代谢后才产生药理效应或活性增强，如本身无活性的氯吡格雷、坎地沙坦酯、瑞舒伐他汀等前体药物，在体内代谢后生成有活性的产物。有的药物代谢后会生成毒性产物，如环磷酰胺由脱氢酶转变为羧基磷酰胺而失活或以丙烯醛形式排出，导致泌尿道毒性。

药物首次经过肝脏和胃肠道时被大量代谢，使进入血液循环的原型药物减少的现象称为首过效应。口服药物采用直肠给药可减少药物代谢，避免首过效应。大部分药物代谢需要细胞内的酶催化。少数药物代谢是在体液中发生水解等自发进行的化学反应，不需要酶催化。药物代谢酶分为微粒体酶系和非微粒体酶系，主要位于细胞内质网、溶酶体、核膜和胞浆膜中。通常增大给药剂量至达到酶的最大代谢能力时，代谢反应出现饱和现象，若继续增大剂量，体内血药浓度将异常升高，甚至引起中毒反应。药物代谢酶及药物受体具有立体选择性，故药物的不同光学异构体的代谢速度存在差异。

重复给药和合并用药时，要注意酶诱导剂可使药物的代谢增快，酶抑制剂则使代谢减慢（表4-1）。有的药物为自身的酶诱导剂或抑制剂。有的药物对某一药物来说是酶抑制剂，对另一药物却是酶诱导剂。例如，保泰松对苯妥英钠的代谢起抑制作用，却对洋地黄毒苷起诱导作用。药物代谢的个体化差异有时是因为遗传学差异影响了药物代谢酶的活性与数量，如欧美患者多为抗结核药物异烟肼的慢代谢者，亚洲患者则多为快代谢者。（见二维码4-2　常见的药物代谢酶及酶诱导剂和抑制剂）

表 4-1　部分药物的酶诱导剂

药物	酶诱导剂
双香豆素类	巴比妥类、苯妥英钠、保泰松、格鲁米特
皮质类固醇	巴比妥类、苯妥英钠、保泰松
苯妥英钠	巴比妥类
氯丙嗪	巴比妥类、奥芬那君
巴比妥类	巴比妥类
甲苯磺丁脲	苯妥英钠
氨基比林	保泰松
华法林	灰黄霉素

五、药物的排泄过程

药物排泄是将体内的药物原型或其代谢产物排出体外的过程，与药效及不良反应密切相关。疾病等因素致使药物的排泄速度减慢时，药物可能蓄积于体内产生不良反应；反之，药物排泄速度增大时，可能使血药浓度下降，药效降低或不产生药效，这些情况都需要及时调整给药剂量。

药物主要经肾脏排泄，也可以经胆汁、肠道、肺、唾液、乳汁、泪液等排泄。水溶性的、分子量小的药物原型或代谢物均可经肾排泄消除。正常人血液每天经肾小球滤过形成"原尿"约175L，99%被肾小管重吸收。肾小球滤过膜上存在不同大小的孔道，且毛细血管基膜和上皮膜因富含唾液酸糖蛋白而带负电荷，故带负电荷且有效半径较大的血浆蛋白不能通过滤过膜，但血液中带正电荷、浓度较高、小分子药物容易滤过到肾小管。脂溶性较大、非解离型、浓度较高的药物在肾小管内被动重吸收率较大。硫喷妥钠脂溶性大，经肾小球滤过后几乎全部通过肾小管重吸收，排泄极少。尿液 pH 和药物 pK_a 共同影响药物的解离型比例而改变药物在体内的滞留时间，大量喝水增加尿量可以降低药物浓度而加快药物排泄。抗肿瘤药环磷酰胺代谢后生成丙烯醛（可在酸性环境中形成结晶沉淀导致肾损伤），通过碱化尿液或大量补水可以增加解离型药物比例或降低药物浓度，从而减少重吸收，增加肾清除率（renal clearance，CL_r），加快药物排泄。青霉素等药物虽然可与蛋白质广泛结合，但可通过肾小管主动排泌而通过尿液迅速排出体外。水杨酸等有机酸药物可通过阴离子转运机制，多巴胺等有机胺类药物可通过阳离子转运机制在肾小管近曲小管处主动分泌而通过尿液排出体外。

第二节　给药方案的药动学基础

一、临床药物代谢动力学概述

药物代谢动力学（pharmacokinetics，PK）简称药动学，采用动力学原理与数学模式定量描述药物经各种途径进入体内的吸收、分布、代谢和排泄的药量/血药浓度–时间变化动态规律的学科。药品说明书的推荐剂量及药动学参数是通过一些正常人或普通患者获得的，不一定适合所有患者。将药动学与临床相结合形成了临床药物代谢动力学（clinical pharmacokinetics），简称临床药动学，根据治疗药物的监测数据对特定患者制订合理给药方案，可使临床用药更加安全有效。

笔记栏

1913 年 Michaelis L. 和 Menten M. 研究酶反应动力学后提出的米氏方程（Michaelis-Menten equation）是描述非线性动力学的基础。1924 年 Widmark 等首次用数学方法定量研究药物体内消除过程并提出开放式一室动力学模型。1929 年 Gold 通过研究洋地黄在患者体内的消除曲线提出了一级动力学概念。1932 年 Widmark 等发现乙醇体内消除符合零级动力学特征。1937 年 Teorell 提出二室动力学模型。1945 年 Oser 等提出生物利用度概念。1946 年 Shannon 首次提出以血药浓度变化判断药物作用强度。1953 年 Dost 首次提出 pharmacokinetics 一词，并于 1968 年出版专著 *Foundations of Pharmacokinetics*。1960 年 Bellman 等提出生理药动学模型。1980 年 Rowland 等出版了第一本临床药动学学科著作 *Clinical Pharmacokinetics*，1983 年 Mungall 等编著了 *Applied Clinical Pharmacokinetics*，概括了临床药动学的发展。1991 年美国临床药学会（American College of Clinical Pharmacy，ACCP）制定了"临床药动学咨询服务实践原则"。近年来，随着人类基因组学、蛋白质组学、细胞生物学和分子生物学等新兴学科的发展，临床药动学除研究药物在人体内的 ADME 过程外，还从分子水平探索药物的变化规律、机制和影响因素。

临床药动学是为满足临床用药需要而发展起来的，基本任务是以科学的方法揭示药物在人体内的动态变化规律，以正确认识与评价药物、制订合理的临床给药方案。其主要研究内容包括体内药物浓度与药物效应的关系，临床药物治疗方案的制订，疾病对药动学过程的影响，联合用药对药物 ADME 过程的影响研究，特殊人群的临床药动学，新药的临床药动学，药物制剂的生物利用度，群体药动学，时辰药动学，药动学个体差异的分子生物学基础，药物体内过程的立体选择性，治疗药物监测。

（一）血药浓度 – 时间曲线

血药浓度 – 时间曲线，简称药 - 时曲线，以血药浓度或其对数为纵坐标，以给药时间为横坐标。药 – 时曲线反映了药物在体内吸收、分布、代谢和排泄的动态关系（图 4-2），上升部分主要受吸收和分布影响（药物经吸收进入血液循环后主要为分布过程），下降部分主要受代谢和排泄影响（此时药物在各组织的分布处于动态平衡，代谢和排泄为主要过程）。

临床治疗时需要将药物浓度维持在治疗窗或安全有效治疗浓度，使药物浓度介于能够发挥疗效的最低有效浓度（minimal effective concentration，MEC）和药物蓄积产生中毒反应的最低中毒浓度（minimal toxic concentration，MTC）之间的血药浓度范围。

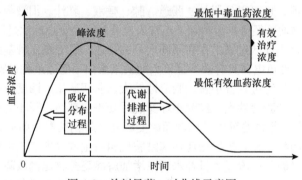

图 4-2　单剂量药 – 时曲线示意图

（二）药动学基本参数

由体内血药浓度与时间的关系，可计算药动学参数，定量地描述药物在体内的变化规律。

1. 消除速率常数（elimination rate constant，k）　k 越大，药物消除的速度越快。一级消除速率常数的单位为时间的倒数，如 0.2h^{-1} 表示每小时消除剩余药量的 20%。

总消除速率常数反映了机体内的总消除情况，包括经生物转化、经肾脏等所有可能途径的消除情况：

$$k=k_b+k_e+k_{bi}+k_{lu} \tag{4-1}$$

式中，k_e 为肾脏排泄速率常数，k_{bi} 为胆汁排泄速率常数，k_b 为生物转化速率常数，k_{lu} 为肺排泄速率常数。

一般药物消除途径主要是生物转化和肾脏排泄：

$$k=k_b+k_e \tag{4-2}$$

2. 消除半衰期（half-life，$t_{1/2}$） 指药物浓度或者药量在体内消除一半所需时间，反映了药物从体内消除的快慢，一般是恒定值，单位为时间。通常消除半衰期长的药物代谢和排泄慢。消除半衰期对于药物剂型选择和个体化给药方案设计具有重要意义。

如果药物的消除过程为一级动力学过程，消除半衰期计算公式：

$$t_{1/2}=0.693/k \tag{4-3}$$

如果药物的消除过程符合米氏动力学特征，消除半衰期计算公式：

$$t_{1/2} = \frac{C_0 + 1.386K_m}{2V_m} \tag{4-4}$$

式中，C_0 为起始药物浓度，K_m 为米氏常数，V_m 为理论上最大转运速度。

（二维码 4-3 老年人药物半衰期的变化）

3. 生物利用度（bioavailability，F） 指药物经血管外途径给药后吸收进入血液循环的速度和程度，用于衡量不同制剂剂型疗效的指标。药物粒径、晶型、赋形剂、制剂处方、生产工艺、患者生理病理状况等都会影响 F。

绝对生物利用度（F）是假设药物静脉注射时 100% 被利用，计算得到的血管外给药时药物被机体吸收利用的百分率，见式（4-5）；相对生物利用度（F_r）是假设以某种剂型非静脉给药为 100% 被利用，得到的其他剂型在相同条件下的百分率，见式（4-6）。

$$F=\frac{\text{AUC}_{\text{血管外给药}}}{\text{AUC}_{\text{静脉给药}}}\times100\% \tag{4-5}$$

$$F_r=\frac{\text{AUC}_{\text{供试药}}}{\text{AUC}_{\text{参比药}}}\times100\% \tag{4-6}$$

式中，AUC 表示药 – 时曲线下面积。

4. 表观分布容积（apparent volume of distribution，V_d） 指体内药量和血药浓度间的比例常数，反映药物的分布情况，单位通常为 L 或 L/kg。表观分布容积值是假设药物均匀分布于各种组织与体液中，以体内药物按血浆药物浓度分布时计算得到的理论上所需的体液容积，见式（4-7）。虽然表观分布容积值不是实际体液容积，但临床上仍可根据表观分布容积值和实际血药浓度算出体内药物总量，或根据预期血药浓度来推算所需药物剂量。

亲脂性药物在血液中浓度较低，表观分布容积值往往会超过体液总体积，药物排泄较慢，在体内存留时间较长，如地高辛的表观分布容积值高达 10L/kg，说明该药在特异性的组织大量储存，药物排泄慢。水溶性高、极性大的药物或与血浆蛋白结合型药物，不易进入细胞内或脂肪中，血液中的药物浓度比较高，表观分布容积值较小，药物排泄较快，在体内存留时间较短。通常，表观分布容积值高的药物毒性要比表观分布容积值低的药物大。

$$V_d = \frac{X}{C} \tag{4-7}$$

式中，X 代表体内药量，C 代表血药浓度。

5. 清除率（clearance，CL） 又称为体内总清除率（total body clearance，TBCL），是单位时间内血浆中药物被清除的体积。清除率可以用消除速度常数和半衰期来表达。CL 具有加和性，多数药物主要以生物转化和肾脏排泄两种途径从体内消除，见式（4-8）。临床上可根据患者的肝、肾功能选用药物或调整剂量，肝功能差的患者清除脂溶性药物的能力较低；肾功能差的患者清除水溶性药物的能力较低。

$$CL = CL_h + CL_r = V_d \times k = V_d \times \frac{0.693}{t_{1/2}} \tag{4-8}$$

式中，CL_h 代表肝清除率，CL_r 代表肾清除率。

6. 稳态血药浓度（steady state concentration，C_{SS}） 临床上多数患者需要多次给药，以达到并维持有效治疗浓度，见图 4-3。连续恒速给药或分次给予等剂量药物后，经 4～6 个半衰期给药速率与药物消除速率达到平衡，此时，相对稳定的血药浓度水平称为稳态血药浓度，又称为坪值。稳态时，血药浓度上下波动，并非恒定不变，其平均值为平均稳态浓度（$\bar{C}_{SS}$），最高值称为稳态峰浓度（$C_{SS,\ max}$），最低浓度称为稳态谷浓度（$C_{SS,\ min}$），计算公式如下：

$$C_{\text{SS,max}} = \frac{C_0}{1 - e^{-kt_{1/2}}} \tag{4-9}$$

$$C_{\text{SS,min}} = \frac{C_0}{1 - e^{-kt_{1/2}}} e^{-kt_{1/2}} \tag{4-10}$$

$$\overline{C}_{\text{SS}} = \frac{DF}{V_d k t_{1/2}} \tag{4-11}$$

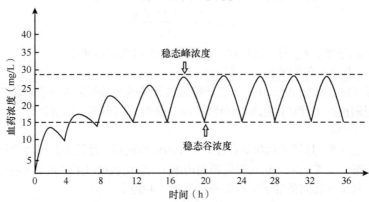

图 4-3　多次给药后的稳态血药浓度示意图

给药剂量与给药间隔影响稳态血药浓度水平，见图 4-4。增加给药剂量，可以提高稳态血药浓度值，但不能缩短达到稳态血药浓度的时间；减少给药间隔、增加给药次数可提高稳态血药浓度值，减小血药浓度波动，但也不能缩短到达稳态血药浓度的时间。临床上可通过测定稳态血药浓度值对给药剂量和给药间隔加以调整，以提高治疗效果或减少不良反应的发生。

达到稳态血药浓度的时间取决于半衰期，一般给药后 4～6 个半衰期到达稳态。临床上，当药物以一室模型一级动力学消除时，若每隔 1 个半衰期给药 1 次，可采用首次加倍剂量给药以加快到达稳态血药浓度的时间，即给予负荷剂量，使首次剂量后就能达到稳态血药浓度水平。当静脉滴注时，可采用第 1 个半衰期内滴注常用静脉注射剂量的 1.44 倍给药。给予的维持剂量应使稳态血药浓度维持在最低中毒浓度与最低有效浓度之间。因此，除恒速消除药物、治疗指数太小、半衰期超长或超短的药物外，快速、有效、安全的给药方法是每隔 1 个半衰期给予半个有效剂量，并将首次剂量加倍。

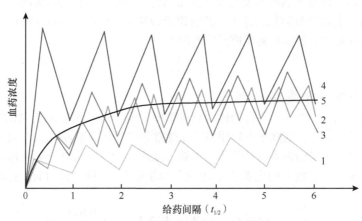

图 4-4　给药剂量和给药间隔变化后的稳态药–时曲线

设给药剂量按 X_0 计算，给药间隔按消除半衰期（$t_{1/2}$）计算，则曲线 1 给药剂量为 X_0，给药间隔为 $t_{1/2}$；曲线 2 给药剂量为 X_0，给药间隔为 0.5 $t_{1/2}$；曲线 3 给药剂量为 $2X_0$，给药间隔为 $t_{1/2}$；曲线 4 给药剂量为 $4X_0$，给药间隔为 $t_{1/2}$；曲线 5 采用静脉滴注方式给药

（三）药物消除动力学

1. 零级消除动力学（zero-order elimination kinetics）　零级消除动力学指药物在体内的消除速度在任何时间都恒定，见式（4-12）。当体内药物过多时，药物是恒速消除，因为机体已达到最大消除速度，此时消除能力与药物的量或浓度无关，如饮酒过度时，正常人的乙醇在体内只能以 10ml/h 恒

速消除。零级消除动力学中药物血浆半衰期随剂量增加而延长，故药物的消除速率取决于药物剂量。

$$-\frac{\mathrm{d}C}{\mathrm{d}t} = kC^0 = k \qquad (4\text{-}12)$$

2. 一级消除动力学（first-order elimination kinetics） 也称为线性药动学，指药物在体内某部分的消除速率与该部位的药量或血药浓度的一次方成正比，见式（4-13），能较好地反映常规剂量下药物的体内消除过程。药物按一级动力学消除时体内剩余的药物在单位时间内以恒定的百分比消除，是体内药物瞬时消除的百分率，不表示单位时间内的消除的实际药量。消除速率常数的单位是时间的倒数。血浆中药物半衰期为恒定值，与给药剂量无关。

$$-\frac{\mathrm{d}C}{\mathrm{d}t} = kC^1 = kC \qquad (4\text{-}13)$$

二、单剂量给药方案的非室模型应用基础

统计矩理论源于概率统计理论，在化学工程上被广泛地应用于数据分析。统计矩理论将药物体内转运过程看作随机过程，药-时曲线看作药物的统计分布曲线，通过考虑药物体内过程随机变量的总体效应而进行药动学和生物药剂学研究。统计矩理论是应用最为广泛的非隔室分析方法，不受数学模型的限制，适用于任何隔室模型。统计矩理论可克服隔室模型如下缺点：数学计算过程烦琐，不适合分布非常缓慢的药物，模型选择受血药浓度测定方法等的影响，参数计算可能产生偏差。

（一）统计矩概述

随机变量的总体均值，是将随机变量的所有可能值与对应的概率相乘后求和得到的数值。矩阵方程表达式为

$$\mu_k = \int_0^{+\infty} t^k f(t)\,\mathrm{d}t \qquad (4\text{-}14)$$

式中，t 为变量，k 为阶数，$f(t)$ 为概率密度函数。实际应用到临床药动学中，无论哪种给药途径，从统计矩理论可定义三个矩量。

1. 零阶矩（zero moment） 药-时曲线下面积定义为药-时曲线的零阶矩：

$$\mathrm{AUC} = \int_0^{\infty} C\,\mathrm{d}t \qquad (4\text{-}15)$$

一般受到检测技术的限制，血药浓度测到某一时间（t_x）便停止，此时血药浓度记为 C_x，故时间 t_x 至 ∞ 时曲线下面积由外推公式 $\dfrac{C_x}{\lambda}$ 计算，可按照式（4-16）进行计算。

$$\mathrm{AUC} = \int_0^{t_x} C\,\mathrm{d}t + \frac{C_x}{\lambda} \qquad (4\text{-}16)$$

式中，λ 为药-时曲线（$\lg C\text{-}t$ 曲线）末端直线部分求得的速率常数。

2. 一阶矩 指药物在体内的平均滞留时间（mean residence time，MRT），为消除给药剂量 63.2% 所需要的时间，见式（4-17）。若药物以线性动力学的指数衰减，则药-时曲线呈现线性动力学特征，统计学意义上的平均即为对数正态分布，发生在 63.2% 处。

$$\mathrm{MRT} = \int_0^{\infty} tC\,\mathrm{d}t \Big/ \int_0^{\infty} C\,\mathrm{d}t = \frac{\mathrm{AUMC}}{\mathrm{AUC}} \qquad (4\text{-}17)$$

$$\mathrm{AUMC} = \int_0^{\infty} tC\,\mathrm{d}t = \int_0^{t_x} tC\,\mathrm{d}t + \frac{C_x t_x}{\lambda} + \frac{C_x}{\lambda^2} \qquad (4\text{-}18)$$

式中，AUMC 为一阶矩曲线面积（area under the moment curve），可用公式（4-18）计算。

3. 二阶矩 平均滞留时间的方差（variance of mean residence time，VRT）表示药物在体内滞留时间的变异程度，公式如下：

$$\mathrm{VRT} = \int_0^{\infty} (t - \mathrm{MRT})^2 C\,\mathrm{d}t \Big/ \int_0^{\infty} C\,\mathrm{d}t \qquad (4\text{-}19)$$

但实际工作中二阶矩应用不多，原因是高阶矩的误差较大，结果不确定。

（二）统计矩理论的在单剂量给药方案中的应用

对于所有体内处置过程符合线性动力学的药物而言，都可以用统计矩分析法估算其药物动力学的某些参数，由此最终调整给药方案。

1. 生物半衰期 对于线性动力学药物而言，MRT 代表的是给药剂量或者药物浓度消除 63.2% 所需要的时间，即

$$\text{MRT}=t_{0.632} \tag{4-20}$$

因

$$\ln\frac{C_0}{C}=kt,\quad \ln\frac{C_0}{(1-0.632)C_0}=kt_{0.632}$$

合并上式得

$$\text{MRT}=t_{0.632}=\frac{0.997}{k}\approx\frac{1}{k} \tag{4-21}$$

具有线性动力学特征的药物经过静脉注射（i.v.）后，半衰期公式 $t_{1/2}=\dfrac{0.693}{k}$，结合式（4-21）得

$$t_{1/2}=0.693\text{MRT}_{\text{i.v.}} \tag{4-22}$$

式中，$\text{MRT}_{\text{i.v.}}$ 为静脉注射 MRT。

即生物半衰期为平均滞留时间的 69.3%。静脉滴注 MRT（MRT_{inf}）的值要大于 $\text{MRT}_{\text{i.v.}}$，具体计算公式如下：

$$\text{MRT}_{\text{inf}}=\text{MRT}_{\text{i.v.}}+\frac{T}{2} \tag{4-23}$$

式中，T 为输液时间。

2. 清除率 是药物消除过程的特征参数。具有线性动力学特征的药物经静脉注射后，其清除率可以用统计矩表示如下：

$$\text{CL}=\frac{(X_0)_{\text{i.v.}}}{(\text{AUC})_{\text{i.v.}}} \tag{4-24}$$

清除率一般通过静脉注射后获得，其可以定义为静脉注射后剂量标准化的药 – 时曲线的零阶矩量的倒数。

3. 表观分布容积 静脉注射药物后，稳态表观分布容积（V_{ss}）可以表示为 $V_{\text{ss}}=\dfrac{\text{CL}}{k}$，因为 $\text{MRT}=\dfrac{1}{k}$，故可以将 V_{ss} 定义为清除率与平均滞留时间的乘积，即

$$V_{\text{ss}}=\text{MRT}\cdot\text{CL} \tag{4-25}$$

又有 $\text{CL}=\dfrac{X_0}{\text{AUC}}$，综合可得

$$V_{\text{ss}}=\text{MRT}\cdot\text{CL}=\frac{\text{MRT}\cdot X_0}{\text{AUC}} \tag{4-26}$$

当静脉滴注时，静脉滴注时间为 T，滴注剂量为 X_0，等于滴注速率 k_0 乘以 T。可将式（4-17）和式（4-23）整理后代入式（4-26）中进行计算，得：

$$V_{\text{ss}}=\frac{k_0T\cdot\text{AUMC}}{\text{AUC}^2}-\frac{k_0T^2}{2\text{AUC}} \tag{4-27}$$

案例 4-1 临床用药的药动学参数计算

某种药物以 50mg/h 静脉滴注，滴注时间为 6h，监测的药 – 时数据如表 4-2 所示。

问题 请根据统计矩原理计算 MRT、CL、V_{ss}。

表 4-2 某药的药 – 时数据

t（h）	C（μg/ml）	$C_{中}\Delta t$	tC	$(tC)_{中}\Delta t$
0	0		0	
2	2.2	2.2	4.4	4.4
4	4.2	6.4	16.8	16.8
6	5.3	9.5	31.8	31.8
8	3.4	8.7	27.2	27.2
10	1.8	5.2	18	18
12	0.6	2.4	7.2	7.2

分析　根据表4-2数据，可以得到：

$$AUC=34.40[(\mu g/ml)\cdot h]$$

$$AUMC=203.60[(\mu g/ml)\cdot h^2]$$

以最后三点数据（消除相）进行$\lg C$-t线性回归，可以得到

$$\lambda=0.188(h^{-1})$$

由于血药浓度测到某一时间（t_x）便停止，结合式（4-16）和式（4-18）再得

$$AUC=\int_0^{t_x}Cdt+\frac{C_x}{\lambda}=34.4+0.6/0.188=37.59[(\mu g/ml)\cdot h]$$

$$AUMC=\int_0^{\infty}tCdt=\int_0^{t_x}tCdt+\frac{C_xt_x}{\lambda}+\frac{C_x}{\lambda^2}=203.6+12\times0.6/0.188+0.6/0.188^2=258.87[(\mu g/ml)\cdot h^2]$$

结合式（4-17）和式（4-23）可得到静脉滴注的平均滞留时间为

$$MRT_{inf}=\frac{AUMC}{AUC}=258.87/37.59=6.89(h)$$

则

$$MRT_{i.v.}=MRT_{inf}-\frac{T}{2}=6.89-6/2=3.89(h)$$

由此可求出各个药动学的参数：

$$k=\frac{1}{MRT_{i.v.}}=1/3.89=0.257(h^{-1})$$

$$CL=\frac{(X_0)_{i.v.}}{(AUC)_{i.v.}}=50\times6/37.59=7.98(L/h)$$

$$V_{ss}=\frac{k_0T\cdot AUMC}{AUC^2}-\frac{k_0T^2}{2AUC}=50\times6\times258.87/37.59^2-50\times6^2/(37.59\times2)=31.02(L)$$

三、单剂量给药方案的隔室模型应用基础

隔室模型（compartment model）又称为房室模型，是借助数学原理和方法建立的模型，以模拟药-时变化规律，简化动态的、复杂的药物体内转运过程的研究。隔室模型从速率论的角度，根据药物的体内过程和药物在体内各个部位接收或消除药物的速率常数，将药物转运速率相近的组织器官归纳为一个房室。隔室是指按照药物转运速度以数学方法划分的药动学概念，与组织器官的血液灌注量、隔膜的通透性、药物与组织器官亲和力等因素密切相关，但并不代表某个具体的解剖意义上分隔体液的组织器官。隔室模型理论假设同一隔室中的各组织器官的药物均处于动态平衡，药物在此隔室中的转运速率相似，药物只从中央室中消除，药物的分布和消除均属于一级速率过程。

（一）隔室模型分类

根据药物在体内的动力学特性，隔室模型可分为一室模型（one compartment model）、二室模型（two compartment model）及多室模型（multiple compartment model）。因受数学处理限制，一般不宜多于三个隔室数。

1.一室模型　也称为单室模型，药物进入体内后迅速分布到全身各组织器官，并很快在血液和各脏器之间达到动态平衡，此时药物分布呈现出药动学上的"均一状态"，药动学模型即为一室模型（图4-5）。一室模型药物的血药浓度变化量与器官组织内药物浓度定量变化一致，如血药浓度下降5%，则肝、肾等各组织器官的药物浓度也相应下降5%。

2.二室模型和三室模型　药物进入体内后很快进入某些部位，但是较难进入其他一些部位，药物在这些部位的分布需要一定时间。根据药物转运速度差异，可将机体分为药物分布均匀程度不同的两个独立系统，即为"二室模型"。在二室模型中，一般将血流丰富且药物分布能瞬时达到与血液平衡的部位（如心、肝、肾、肺等）划分为一个隔室，称为中央室；而将血流灌注低、药物分布达到与血液平衡时间较长的部分（如骨骼、肌肉、脂肪等）划分为周边室（图4-5）。假定药物消除只发生在中央室，中央室与周边室之间是可逆转运。

　　三室模型是二室模型的延伸，由一个中央室和两个周边室组成。三室模型即将二室模型中的周边室进行了深化细分，认为药物在机体组织中的转运速率应分为三个等级：最快、较快、最慢。药物先分布到中央室（第一室），再分布到周边室1（第二室），最后分布到周边室2（第三室）。与二室模型一样，药物消除只发生在中央室。但三室模型数学处理复杂，实际应用不多。

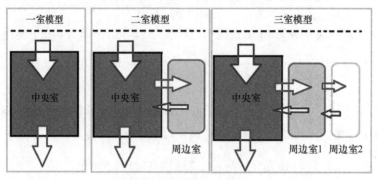

图 4-5　隔室模型示意图

　　3. 选择隔室模型　一室模型处理方法简单，适用于体内转运速率快、迅速达到血液－组织平衡的药物。缺点是准确度尚不足，应用有局限。实际上多数药物向体内各个组织器官转运分布的速度是有明显差异的，故二室模型能更准确反映药物的体内过程特征，但数学处理较单室更复杂。不同患者使用同种药物，或不同给药途径给予同种药物，体内药动学数据可能应选择不同的隔室模型进行拟合。隔室数由分布等动态特征所决定，以实验数据来验证（尽量提高药－时曲线拟合程度）并确认。

（二）隔室模型在单剂量给药方案中的应用

　　临床上镇静催眠药、止吐药等药物仅单次给药就可获得需要的疗效。单剂量给药为了维持疗效，常采用静脉滴注或输液等静脉恒速方式给药。体内药物量从开始时的零，逐渐增多，伴行药物消除，且消除速率逐渐增大，随着时间的延长，当消除速率（k）等于输注速率（k_0）时，体内药物量达到稳态血药浓度水平。此时体内药物量 X 为

$$X = \frac{k_0}{k} \tag{4-28}$$

　　将 $V_d = \dfrac{X}{C}$ 代入式（4-28）中可得稳态血药浓度方程：

$$C_{SS} = \frac{k_0}{k} \cdot \frac{1}{V_d} \tag{4-29}$$

案例 4-2　　　　　　　　肝素在急性心肌梗死时的滴注速度

　　肝素对某急性心肌梗死患者的 $t_{1/2} = 0.8h$，治疗所需的稳态血药浓度为 0.25U/ml。

　　问题　已知 $V_d = 5L$，最适宜的滴注速度应该为多少？

　　分析　由 $C_{SS} = \dfrac{k_0}{k\,V_d}$，$k = \dfrac{0.693}{t_{1/2}}$ 可得

$$k_0 = C_{SS} \cdot k \cdot V_d = 0.25 \times \frac{0.693}{0.8} \times 5 \times 1000 \approx 1083（U/h）= 18（U/min）$$

　　答：最适宜的滴注速度应该为18U/min。

案例 4-3　　　　　　　　美洛西林钠治疗细菌感染的药量

　　某细菌感染患者因治疗需要，美洛西林钠的血药浓度在 10h 内需维持在 15mg/100ml。

　　问题　该药符合一室模型，$t_{1/2} = 0.75\,h$，$V_d = 9.5L$，求所需药量。

　　分析　由 $k_0 = \dfrac{X}{T}$，代入 $C_{SS} = \dfrac{k_0}{k_e V_d}$，得 $X = C_{SS} V_d T \left(\dfrac{0.693}{t_{1/2}} \right)$（$T$ 为滴注时间）可得

$$X = 15 \times 10 \times 9.5 \times 10 \times \frac{0.693}{0.75} = 13\,167（mg）$$

　　答：所需药量为 13 167mg。

四、多剂量给药方案的药动学基础

多剂量重复给药在临床中最常用，有利于维持疗效。心血管等慢性疾病，需要按照一定剂量、设定的给药间隔，经过多次重复给药后才能达到并维持有效血药浓度。

多次给药方式包括静脉注射给药和血管外给药。给药间隔一般为1个半衰期。重复给药时，当给药间隔超过7个消除半衰期时，前一次给药后药物在体内已经完全消除，后一次给药后药物在体内的过程与单剂量给药相同。当给药间隔较小时，第二次给药前体内药物未完全消除，所以在重复给药后，血药浓度会持续升高。多次给药后，当药物在体内的消除速率等于给药速率时，血药浓度为稳态血药浓度。

一室模型条件下，重复给药血药浓度与时间的关系如下所示。

1. 当第 n 次静脉注射给药后，血药浓度 C_n 与时间 t（$0 \leq t \leq \tau$）（τ 为给药时间间隔）的关系如下：

$$C_n = \frac{X_0}{V_d}\left(\frac{1-e^{-nk\tau}}{1-e^{-k\tau}}\right)e^{-kt} \qquad (4\text{-}30)$$

2. 血管外重复给药后的血药浓度 C_n 与时间 t（$0 \leq t \leq \tau$）的关系如下，其中 k_a 为一级吸收速率常数。

$$C_n = \frac{k_a F X_0}{V_d(k_a-k)}\left(\frac{1-e^{-nk\tau}}{1-e^{-k\tau}}e^{-kt} - \frac{1-e^{-nk_a\tau}}{1-e^{-k_a\tau}}e^{-k_a t}\right) \qquad (4\text{-}31)$$

案例 4-4   **药物的血药浓度**

某种药物具有一室模型特征，一位患者每隔5h静脉注射该药，每次给药剂量均为500mg，其表观分布容积为20L，消除半衰期为3h。

问题 第三次静脉注射后第2h的血药浓度为多少？

分析 由 $t_{1/2}=0.693/k$ 可得药物消除速率 $k=0.23h^{-1}$

由式（4-30）$C_n = \dfrac{X_0}{V_d}\left(\dfrac{1-e^{-nk\tau}}{1-e^{-k\tau}}\right)e^{-kt}$ 得

第三次静脉注射后第2h的血药浓度为

$$C_n = \frac{1500}{20} \times \frac{1-e^{-3\times0.23\times5}}{1-e^{-0.23\times5}} \times e^{-0.23\times2} = 67.1(\text{mg/ L})$$

案例 4-5   **药物的血药浓度**

某药物每隔6h口服一次，每次0.5g。已知该药 k_a 为 $1h^{-1}$，k_e 为 $0.2h^{-1}$，V_d 为25L，$F=1$。

问题 请问服药第8次后2h的血药浓度为多少？

分析 由式（4-31）可得

$$C = \frac{1\times0.5\times1\,000\,000\times1}{(1-0.2)\times25\times1000}\left[\frac{1-e^{-8\times0.2\times6}}{1-e^{-0.2\times6}}e^{-0.2\times2} - \frac{1-e^{-8\times1\times6}}{1-e^{-1\times6}}e^{-1\times2}\right] = 20.6(\mu g/ml)$$

答：服药第8次后2h的血药浓度为20.6μg/ml。

五、非线性药物给药方案的药动学基础

当半衰期与给药剂量有关、药-时曲线下面积与剂量不成正比时，其速度过程被称为非线性速度过程，相应的消除过程为非线性消除动力学过程。

非线性消除动力学体内过程的特点：①药-时曲线下面积与给药剂量不成正比；②血药浓度与给药剂量不成正比；③半衰期不恒定，随给药剂量的增加而延长；④药物的消除过程遵循米氏方程；⑤容量限制过程的饱和会受其他竞争相同酶或载体系统的药物影响；⑥药物代谢物的组成及比例可能因剂量的改变而发生变化。

笔记栏

具有非线性消除动力学特征的药动学参数随剂量的增加而变化，用药过程中小幅度的剂量增加即可能引起血药浓度的急剧上升，导致毒性作用。因此非线性消除动力学现象应引起医疗工作者和药学人员的足够重视。苯妥英钠在临床应用时表现的药动学特征是非线性消除动力学的经典例子，改变其盐的形式（酸盐或钠盐）或改用不同生物利用度的剂型即可使其稳态浓度产生较大变化。例如，某患者每12h服用200mg某剂型该类药物时，其稳态血药浓度为12mg/L，若将所服剂型（生物利用度为0.85）改为生物利用度为0.95的剂型，其稳态血药浓度将增至25mg/L。

1. 米氏方程 这类药物体内过程可以用米氏方程描述。因此也称为 Michaelis-Menten 型消除动力学过程或米氏消除动力学过程。表达公式如下：

$$-\frac{\mathrm{d}C}{\mathrm{d}t} = \frac{V_{\mathrm{m}}C}{K_{\mathrm{m}}+C} \tag{4-32}$$

式中，$-\mathrm{d}C/\mathrm{d}t$ 为药物的消除速率，V_{m} 为药物体内过程的最大消除速率，K_{m} 为米氏常数，它反映酶或载体系统的催化或转运能力，其大小为药物的体内消除速率为 V_{m} 的一半时所对应的血药浓度。药物消除速率与血药浓度之间的关系见图4-6。

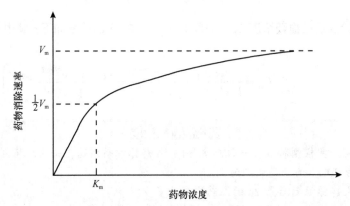

图 4-6 非线性消除动力学过程中药物消除速率与药物浓度间的关系

2. 米氏方程的药动学参数 当药物通过米氏消除动力学过程从体内消除时，先由药-时数据求算出 K_{m} 和 V_{m}；再由 K_{m} 和 V_{m} 求出其他药动学参数。

（1）K_{m} 和 V_{m} 的计算：通过药-时数据计算 K_{m} 和 V_{m}，有如下两种方法。

1）Lineweaver-Burk 法：将米氏方程直线化，即将式（4-32）移项，同时以血药浓度的平均变化速率（$\Delta C/\Delta t$）代替瞬间变化速率（$\mathrm{d}C/\mathrm{d}t$），以血药浓度的平均值（$C_{\text{中}}$）代替 C，得式（4-33）：

$$-\frac{1}{\Delta C/\Delta t} = \frac{K_{\mathrm{m}}}{V_{\mathrm{m}} \cdot C_{\text{中}}} + \frac{1}{V_{\mathrm{m}}} \tag{4-33}$$

在式（4-33）中，$C_{\text{中}}$ 为前后两点血药浓度的算术均值，即 $C_{\text{中}}=(C_n+C_{n+1})/2$，$\Delta C=(C_{n+1}-C_n)$，$\Delta t=(t_{n+1}-t_n)$。

将式（4-33）看作直线方程，以 $-\dfrac{1}{\Delta C/\Delta t}$ 对 $1/C_{\text{中}}$ 线性回归，可得到一条直线，由直线的截距和斜率可求得 V_{m} 和 K_{m}。这种方法适用于血管内给药，如果为血管外给药，则需以消除相的药-时数据估算表观 K_{m} 和 V_{m} 的值。

2）Hanes-Woolf 法：将式（4-33）等号两边同乘以 $C_{\text{中}}$，即得。

$$-\frac{C_{\text{中}}}{\Delta C/\Delta t} = \frac{K_{\mathrm{m}}}{V_{\mathrm{m}}} + \frac{C_{\text{中}}}{V_{\mathrm{m}}} \tag{4-34}$$

以 $-\dfrac{C_{\text{中}}}{\Delta C/\Delta t}$ 对 $C_{\text{中}}$ 进行线性回归，亦可得线性方程，由斜率求 V_{m}，截距求 K_{m}。

3）通过稳态时消除速率等于给药速率求算 K_{m} 和 V_{m}。

在不同时间给予两个剂量，直至达到稳态，测定稳态血药浓度。由于稳态时给药速率（R）等于消除速率（$\mathrm{d}C/\mathrm{d}t$），故有

$$R = \frac{V_{\mathrm{m}}C_{\mathrm{ss}}}{K_{\mathrm{m}}+C_{\mathrm{ss}}} \tag{4-35}$$

将对应的日剂量（R_1、R_2）的稳态血药浓度（C_{SS1}、C_{SS2}）代入式（4-35），解方程组，得

$$K_{\mathrm{m}} = \frac{R_2 - R_1}{\dfrac{R_1}{C_{SS1}} - \dfrac{R_2}{C_{SS2}}} \qquad (4\text{-}36)$$

可求得 K_{m} 和 V_{m}。

K_{m} 求出后，代入式（4-35）则可解得 V_{m}。

（2）计算药动学参数

1）生物半衰期：非线性消除药物的血药浓度增大，其生物半衰期延长，表达式为

$$t_{1/2} = \frac{C + 1.386 K_{\mathrm{m}}}{2 V_{\mathrm{m}}} \qquad (4\text{-}37)$$

当血药浓度下降到 $C \ll K_{\mathrm{m}}$ 时，$t_{1/2} = 0.693 \cdot \dfrac{K_{\mathrm{m}}}{V_{\mathrm{m}}}$，此时生物半衰期与血药浓度无关，表现为线性动力学特征。当血药浓度较高，$C \gg K_{\mathrm{m}}$ 时，$t_{1/2} = \dfrac{C}{2 V_{\mathrm{m}}}$，说明生物半衰期随血药浓度的增加而延长。

2）清除率：非线性消除药物的总体清除率与血药浓度有关，血药浓度越高，其总体清除率将降低。清除率表达式如下：

$$\mathrm{CL} = \frac{V_{\mathrm{m}} \cdot V}{K_{\mathrm{m}} + C} \qquad (4\text{-}38)$$

当血药浓度下降到 $C \ll K_{\mathrm{m}}$ 时，$\mathrm{CL} = \dfrac{V_{\mathrm{m}} \cdot V}{K_{\mathrm{m}}}$，此时清除率与血药浓度无关，相当于线性动力学总体清除率。当血药浓度较高，$C \gg K_{\mathrm{m}}$ 时，$\mathrm{CL} = \dfrac{V_{\mathrm{m}} \cdot V}{C}$，说明清除率随血药浓度的增加而降低。

3）药-时曲线下面积：从米氏方程可推得非线性动力学药物的从0时到无限时间（∞）的药-时曲线下面积（$\mathrm{AUC}_{0\sim\infty}$）计算公式如下：

$$\mathrm{AUC}_{0\sim\infty} = \int_0^\infty C \mathrm{d}t = \frac{C_0}{V_{\mathrm{m}}}\left(\frac{C_0}{2} + K_{\mathrm{m}}\right) \qquad (4\text{-}39)$$

当浓度足够小时，$K_{\mathrm{m}} \gg \dfrac{C_0}{2}$，式（4-39）可简化为

$$\mathrm{AUC}_{0\sim\infty} = \frac{K_{\mathrm{m}}}{V_{\mathrm{m}}} \cdot C_0 = \frac{K_{\mathrm{m}}}{V_{\mathrm{m}} \cdot V_{\mathrm{d}}} C_0 \qquad (4\text{-}40)$$

此时，药-时曲线下面积与给药剂量 X_0 成正比，与线性消除特征类似。

当浓度足够大时，$K_{\mathrm{m}} \ll \dfrac{C_0}{2}$，式（4-39）可简化为

$$\mathrm{AUC}_{0\sim\infty} = \frac{C_0^2}{2 V_{\mathrm{m}}} = \frac{X_0^2}{2 V_{\mathrm{m}} \cdot V_{\mathrm{d}}^2} \qquad (4\text{-}41)$$

此时，药-时曲线下面积与给药剂量不成正比关系，而是与给药剂量的平方成正比，故剂量稍有增加可能导致药-时曲线下面积的显著增大。

4）稳态血药浓度：当多次重复给药达到稳态血药浓度时，药物消除速率与给药速率相等，则稳态血药浓度表达式如下：

$$C_{SS} = \frac{K_{\mathrm{m}} X_0}{V_{\mathrm{m}} \tau - X_0} \qquad (4\text{-}42)$$

由式（4-42）可知，当增加给药剂量时，稳态血药浓度的增加比例将高于剂量增加比例。因此，对于非线性动力学药物，在调整剂量时必须注意，每次剂量的调整幅度不能太大，否则将引起稳态血药浓度的大幅增加，而导致严重的不良反应。例如，在用水杨酸进行抗风湿治疗中，当剂量从 0.5g 增至 1.0g 时，能使体内水杨酸盐稳态血药浓度增加 6 倍以上，很容易产生严重的不良反应。此外，由于浓度增加会引起半衰期的延长，因此药物达到稳态所需的时间也随着剂量的增加而延长，如高剂量水杨酸盐达到稳态所需的时间从 2 天增加至 7 天。

六、缓控释及靶向药物给药方案的药动学基础

缓释制剂（sustained-release preparations）系指用药后能在长时间内持续释药以达到长效作用的制剂，其药物释放主要是一级速率过程。而控释制剂（controlled-release preparations）系指药物能在

预定的时间内自动以预定的速度释放，使血药浓度长时间恒定维持在有效浓度范围之内的制剂，其药物释放主要是在预定的时间内以零级或接近零级速率释放。二者与普通制剂相比，给药频率大大降低，血药浓度波动小，更加平稳，不良反应少，患者顺应性好。

缓释制剂的体内过程可以表示为释放、吸收、消除三个过程，其中释放速率远远低于吸收速率，可以建立一室模型来描绘其动力学过程，血药浓度与时间的关系可以表示为

$$C = \frac{FX_s k_r^1}{(k_r^1 - k)V_d}(e^{-kt} - e^{-k_r^1 t})$$ （4-43）

式中，X_s 为缓、控释制剂中的药物量；k_r^1 为一级释放速率常数；F 为生物利用度；V_d 为表观分布容积。

控释制剂中药物以零级速率释药，药物吸收迅速，其血药浓度与时间的关系可以表示为

$$C = \frac{k_r^0}{kV_d}(1 - e^{-kt})$$ （4-44）

式中，k_r^0 为零级释放速率。

第三节　特殊人群的药动学

一、妊娠期和哺乳期妇女的药动学

妊娠期指受孕后到分娩前的生理期，哺乳期指产后以乳汁喂养婴儿的时期。在此时期，药物可通过胎盘屏障和乳汁进入胎儿或婴儿体内，且药物在妊娠期和哺乳期妇女体内的药动学过程也与正常人不同。因此，妊娠期和哺乳期妇女用药治疗疾病时，要避免药物对胎儿或婴儿的影响。

（一）妊娠期妇女的药动学

1. 药物吸收　妊娠早、中期的妇女孕激素水平上升，胃黏液分泌增多，而胃酸及胃蛋白酶分泌量减少，使胃内 pH 升高，可增加口服弱酸性药物（如水杨酸钠）在胃内的解离度，减少胃吸收。妊娠期胃排空时间延长，可减慢药物在小肠内的吸收，延迟达峰时间；肠蠕动减慢，可延长药物与壁膜的接触时间，增加药物吸收。妊娠晚期由于子宫增大，膈肌活动度减少，胸廓活动度加大，呼吸较深，如在此期间使用吸入性麻醉药时，吸收量将增大，需考虑减量。妊娠期间的早孕反应，频繁的呕吐会使药物吸收减少。

2. 药物分布　血容量于妊娠 6～8 周开始增加，至妊娠 32～34 周达高峰，增加 30%～45%，且血浆增加多于红细胞增多。妊娠早期到末期心脏容量约增加 10%，心率每分钟增加 10～15 次，心排血量增加，体液总量增加约 8000ml，所以妊娠期间药物的表观分布容积明显增加，相同给药剂量下，妊娠期妇女的血浆药物浓度明显减低，故而妊娠期妇女的给药剂量应高于非妊娠期妇女。由于母胎循环的影响和心排血量增加，妇女各个器官血流灌注较平常也会发生改变，一些药物在胎儿体内的分布浓度是母体中的数倍，如地西泮、氧氟沙星等。妊娠期妇女血浆蛋白浓度减低，药物结合率下降，游离型药物增多，易于分布到各个器官组织中，值得注意的是，妊娠期间很多蛋白结合部位会被内源性皮质激素和胎盘激素占据，这样使得药物蛋白结合能力更低，游离型药物比例增多，药效增强，如地塞米松、利多卡因、水杨酸、普萘洛尔、地西泮等。

3. 药物代谢　妊娠期妇女肝微粒体酶系的活性改变较大。雌激素水平增高，胆汁在肝内淤积，药物排出量和速度均减少。高孕酮状态可增强肝药酶的活性，苯妥英钠等药的肝脏代谢速率会加快，而咖啡因等药物因受孕酮和雌二醇竞争性抑制作用，肝脏代谢减慢。除了肝代谢，妊娠期妇女还有胎儿-胎盘药物代谢。妊娠后 7～8 周便可以在胎儿肝脏内检测到许多弱活性的肝药酶，也就是说母体和胎儿均可以代谢药物。但药物通过脐静脉可不经胎儿肝脏而直接到达心脏和大脑造成药物蓄积，不良反应的发生率和危险性增大。

4. 药物排泄　妊娠期妇女血容量扩大，心每搏量增加，心率加快，心排血量增加，使肾血流量（renal blood flow，RBF）和肾小球滤过率（glomerular filtration rate，GFR）在妊娠早期增加，并在整个妊娠期保持较高水平，肾血流量比平时约增加 35%，肾小球滤过率约增加 50%，加上妊娠期妇女及胎儿代谢产物增多，这些都增加了肾脏的负担。在妊娠期，肾脏增大约 1cm。因此，妊娠期间服用药物，肾排泄速率明显加快，药物血浆浓度下降速率更快，为了维持有效浓度，可以适当增加用药剂量。例如，使用氨苄西林、美洛西林、呋喃妥因、庆大霉素等抗生素时，为了使血药浓度始终维持在最小抑菌浓度以上，可以采用增加给药次数的方法。另外，在临床上，也可以告知妊娠期

妇女采取一个合适的睡姿来间接调整肾排泄速率。侧卧位会使肾脏灌注增加,肾排泄速率加快;仰卧位时肾血流量减少,肾脏排泄减慢,延长药物作用时间。

对妊娠期妇女用药,要考虑对胎儿的影响。药物进入母体后,会随着血流通过胎盘屏障进入胎儿血液循环。一般地,弱酸性、弱碱性药物易于通过胎盘屏障,脂溶性大、分子质量 600Da 以下的药物易通过胎盘屏障并且随着妊娠时间的延长,到了妊娠中后期,绒毛膜表面积增加,而厚度下降,导致膜的通透性增加,药物更容易到达胎儿体内。由此可见,药物由母体到胎儿是很容易的,为了保障子代的安全,最重要的方法在于控制妊娠期药物的使用。

（二）哺乳期妇女的药动学

哺乳期妇女的全身组织器官逐渐恢复正常,体内孕、雌激素水平迅速下降,催乳素增多,乳汁分泌增多。哺乳有利于妇女产后恢复,有利于提高新生儿的消化吸收和增加免疫力。大多数药物可分布于乳汁中,但是乳汁中药物浓度较低,一般不会产生不良影响。某些药物如磺胺类药物从母体分布到乳汁中较多,可导致新生儿胆红素脑病。

哺乳期妇女用药后,药物从母体循环进入乳腺细胞要经过毛细血管内皮、细胞外液、细胞膜。药物分子量越小、脂溶性越高,越容易跨越膜屏障分布到乳汁中;半衰期较长的药物在血浆中维持有效浓度时间更长,而药物在乳汁中的浓度与血浆中的浓度正相关,故药物更易分布到乳汁中;血浆蛋白结合率越低的药物,母体血液中游离型药物越多,进入乳汁中的药物量就越多。

乳药/血药指药物在乳汁和母体血液之间的浓度比,该比值越小,母乳喂养就越安全。药物在乳汁和血浆中是动态平衡的,乳汁 pH 决定了乳汁中弱酸或弱碱性药物的解离,哺乳期妇女乳汁 pH 平均值为 7.1,血浆为 7.4,对于非甾体抗炎药等弱酸性药物,更容易在相对碱性的血浆中发生解离,故进入到乳汁中的药物极少。

知识链接 4-1　　　　　　　　　　　**妊娠期药物的安全性**

FDA 将药物按妊娠期的安全性分为五级,见表 4-3。

表 4-3　药物按妊娠期对胎儿危险性分级

级别	药物	概念
A 类	维生素	对胎儿的影响甚微。在设对照组的药物研究中,妊娠前 3 个月的妇女未见药物对胎儿产生危害的迹象,在其后 6 个月也未见具有危害性的证据
B 类	青霉素类和多数头孢菌素类、乙胺丁醇	对胎儿影响较小。在动物繁殖研究中(并未进行妊娠期妇女的对照研究),未见药物对胎儿的不良影响;或在动物繁殖研究中发现药物有副作用,但未在设对照的、妊娠前 3 个月的妇女中得到证实(在其后 6 个月也未见具有危害性的证据)
C 类	喹诺酮类、抗病毒药物、抗结核药(除了乙胺丁醇)、地塞米松、肾上腺素、多巴胺、呋塞米、小剂量的阿司匹林等	对胎儿有危害,仅在权衡对妊娠期妇女的益处大于对胎儿的危害后才使用。动物研究证明药物对胎儿有致畸或致死等危害,但尚无设对照的妊娠期妇女用药研究
D 类	抗肿瘤药、大剂量的阿司匹林、四环素、氨基糖苷类	对胎儿危害较大,但可挽救妊娠期妇女生命或治疗严重疾病
X 类	大剂量口服维生素 A、沙利度胺、氟西泮、氨基蝶呤	对胎儿有危害,且妊娠期妇女使用后无益,妊娠期妇女禁用

二、儿童药动学

儿童分期包括胎儿期、新生儿期、婴儿期、幼儿期、学龄前期、学龄期和青春期。儿童发育不完全,尤其肝肾功能不全。儿童抵抗力低,应对外源性物质入侵和内环境变化能力弱,易受细菌侵袭等多种因素伤害,易发生药源性不良反应。多数药物在儿童体内的药动学特征与成人差异显著,应避免药物对儿童产生不良反应。

（一）药物吸收

1. 口服给药　口服药物的生物利用度(吸收的速度和程度)主要取决于药物的剂型、药物本身的性质(如 pK_a、溶解度等)、胃肠道环境、药物肠道代谢、吸收部位的表面积和局部血流情况、其他因素(如个体差异、饮食因素、药物相互作用等)。新生儿和婴幼儿胃肠道正在发育,胃酸分泌较少，刚出生的新生儿，胃液 pH 呈中性，随后逐渐降低，到 2～3 岁达到成人水平。儿童口服青霉素、氨苄西林等药物后在胃中被破坏少，吸收较多，生物利用度较成人高。儿童口服苯妥英钠、维生素 B_2 等弱酸性药物后，因胃内 pH 高，药物解离型较多，吸收减少，生物利用度降低。儿童胆汁分泌较少，对脂溶性药物的吸收较弱。儿童胃排空时间较成人长，药物进入肠道时间延缓，在肠道停留时间较短，可导致主要在肠道吸收的药物的吸收减少，但儿童肠蠕动缓慢，又可使得药物吸收增加。

2. 胃肠道外给药 儿童皮肤角质层和黏膜均薄，体表面积大，药物易通过皮肤吸收，要注意药物吸收过多将导致不良反应，如新霉素膏擦拭后，引起严重听力减退；阿托品滴眼后清洗不充分可经鼻咽黏膜吸收产生严重全身反应，故儿童应慎重选择皮肤黏膜给药。新生儿皮下脂肪少，婴幼儿肌肉发育不成熟，皮下或肌内注射药物吸收差，故急、重症及不宜口服的患儿首选静脉给药，但应注意对患者的局部刺激性。

（二）药物分布

1. 体液和脂肪含量影响分布 儿童体液含量大，组织中水占比（75%～85%）高于成人（60%），水溶性药物溶解在全身循环中的量更多，药物随血液循环分布更广，药物峰浓度降低，消除减慢，药物疗效延长。儿童脂肪含量低，脂溶性药物表观分布容积降低，药物峰浓度升高，易发生药物中毒反应。

2. 血浆蛋白结合率影响分布 儿童肝脏功能不全，血浆蛋白浓度低，与药物亲和力低，血浆中的胆红素、脂肪酸等可竞争药物与血浆蛋白的结合位点，故与成人相比，儿童的药物血浆蛋白结合率较低，血浆组织中游离型药物浓度较高，表观分布容积增大，药物作用增强，药物疗效延长。儿童服用苯妥英钠、苯巴比妥等易与血浆蛋白结合的药物后，游离型药物浓度较成人更高，容易引起药物疗效增强甚至产生毒性反应。

3. 血脑屏障发育不全 儿童的血脑屏障和脑组织发育不完全，多种药物都可穿过血脑屏障，致使药效增强（如全麻药、四环素类抗生素）或导致神经系统不良反应（如氨基糖苷类药物导致眩晕和听觉损伤）。

知识链接 4-2　　　　药物在新生儿中的血浆蛋白结合率和表观分布容积

部分药物在新生儿中的血浆蛋白结合率和表观分布容积明显不同于成人，见表 4-4。

表 4-4　药物在新生儿和成人的血浆蛋白结合率和表观分布容积比较

药物	平均血浆蛋白结合率（%）		平均表观分布容积（L/kg）	
	新生儿	成人	新生儿	成人
氨苄西林	9.5	22	—	0.6
地高辛	20	32	7.5	6.3
甲氧西林	26	37	—	0.3
苯巴比妥	32	47	1.1	0.6
磺胺甲氧哒嗪	57	67.5	0.4	0.2
青霉素	60	65		0.3
磺胺异噁唑	67.5	84	0.4	0.2
地昔帕明	67.5	87		40.5
水杨酸盐	73.5	82.5	0.3	0.18
丙咪嗪	74	88.5	—	40.5
保泰松	77.5	97	0.2	0.1
苯妥英钠	82.5	90.5	1.3	0.7
地西泮	84	96	1.6	2.4

（三）药物代谢

儿童肝发育不全，酶系统不完善，部分药物代谢酶分泌少且活性低，清除药物能力弱，苯巴比妥、茶碱、对乙酰氨基酚、地西泮等易蓄积而引起不良反应。新生儿和早产儿使用氯霉素剂量过大会在体内蓄积，发生循环衰竭，导致灰婴综合征。

新生儿服用磺胺类药物时，因体内葡萄糖醛酸结合酶不足，药物会和胆红素竞争性结合葡萄糖醛酸，导致游离型胆红素浓度升高，易引起新生儿黄疸。

儿童肝代谢酶系统约在 6 个月时与成人相当，儿童的肝微粒体酶活性超过了成人，儿童对保泰松、苯妥英钠等药物的代谢超过了成年人，此时需要加大药量。某些特殊药物在儿童体内的代谢途径和产物不同于成年人，如茶碱在新生儿体内大部分代谢为咖啡因，而成年人中没有这种代谢过程。儿童肝发育不全，代谢缓慢，但儿童血浆蛋白结合率低，体内游离药物浓度较高，代谢加快，所以儿童药物代谢受多方面因素影响，需要综合考虑。

知识链接 4-3　　　　药物在新生儿的血浆半衰期

新生儿的药物血浆半衰期与成人差别很大，见表 4-5。

表 4-5　部分通过氧化代谢的药物在新生儿和成人中的半衰期比较

药物	半衰期（h）		药物	半衰期（h）	
	新生儿	成人		新生儿	成人
卡马西平	8～28	21～36	茶碱	24～36	3～9
吲哚美辛	14～20	2～11	丁哌卡因	25	1.3
戊巴比妥	17～60	12～27	地西泮	25～100	15～25
哌替啶	22	3～4	咖啡因	95	4

（四）药物的排泄

大多数药物主要经肾脏排泄。新生儿肾脏未发育完全，肾小球数目较少，肾小球滤过率及肾血流量仅为成年人的 20%～40%；到 4 个月左右的时候达到成年人的水平。新生儿肾小管分泌和重吸收的作用较成人低，约在 7 个月后达到成年人的水平。所以，儿童服用药物，其消除能力较差，导致血浆药物浓度升高，药物血浆半衰期明显延长（表 4-6）。例如，青霉素的半衰期在新生儿出生第一周为 3h，第二周为 1.7h，之后为 1.4h，直到 2 个月后才接近成人。故新生儿给药剂量应尽量少，给药间隔应适当延长，如青霉素类、呋喃类、地高辛、氨基糖苷类等。儿童肾功能发育在 1 年后可能超过成人，儿童对某些药物的用量相对较大。另外，需要注意的是，药物的动力学差异不仅存在于儿童与成人之间，也存在于儿童的不同年龄段之间。（见二维码 4-4　肾损伤患者的药动学）

表 4-6　部分药物半衰期在婴儿和成人中的比较

药物	半衰期（h）	
	婴儿	成人
庆大霉素	3～6	1～2.5
茶碱	24～36	3～9
苯妥英钠	25～100	12～18
地高辛	35～88	30～60
对乙酰氨基酚	49	3.6

三、老年人药动学

老年人抵抗力和器官功能下降，往往同时罹患多种疾病，临床用药复杂，疗程长，不良反应发生率较高。老年人机体结构功能随年龄增长而衰退，机体环境变化影响药物的吸收、分布、代谢、排泄，导致血药浓度和维持时间发生改变而影响疗效。

（一）吸收

1. 胃酸分泌减少和胃液 pH 升高　老年人胃黏膜萎缩，胃酸分泌量减少（为 20 岁年轻人的 25%～35%），胃蛋白酶分泌减少。老年人的胃液 pH 升高，弱碱性药物解离型减少，吸收增加，弱酸性药物解离型增加，吸收减少。例如，地西泮水解后生成具有活性的去甲地西泮发挥作用，但是老年人由于胃酸分泌减少、胃液 pH 升高会使地西泮水解减少，药效降低。

2. 胃肠运动速度减慢　老年人胃排空速度减慢，药物进入小肠的时间延长，到达肠道（主要是

笔记栏

小肠）后吸收进入全身血药循环时间延长，药物吸收峰延后，有效浓度到达时间推迟，峰浓度降低，老年人口服固体制剂，特别是在小肠远端吸收的药物或肠溶片，较成人差别较大。老年人肠蠕动减慢使药物与肠道表面接触时间延长，药物吸收增加。此外，老年人便秘或腹泻时使用通便药或止泻药都会影响到药物吸收。

3. 胃肠道和肝血流减少　老年人心脏功能下降，心排血量降低，输送到胃肠道的血流亦减少，使得药物吸收降低，如有些老年人对氢氯噻嗪和奎尼丁的吸收减少。老年人心排血量下降，肝脏血流灌注减少，使药物经肝代谢量减少，即首过效应减弱，如老年人口服普萘洛尔后，因肝消除减少使血药浓度升高，可引起低血压等不良反应。

综上所述，老年人口服药物后生物利用度的增减，是多种因素综合作用的结果。老年人肠蠕动慢，药物吸收时间长，但胃肠道血流量少影响吸收，主要通过被动扩散转运的药物吸收只和膜两侧的药物浓度差有关，故吸收量变化不大。老年人体内转运载体少、活性低，故通过主动转运的药物吸收减少。

（二）分布

1. 机体组分变化　体脂随年龄增长而增加，男性从 18% 增加到 36%，女性从 33% 增加到 48%，而非脂肪组织逐渐减少。老年人体脂与非脂组织比例升高，导致脂溶性药物分布容积增大，组织分布广泛，药效维持较长。水溶性药物表观分布容积减少，血药浓度升高，药效增强，如吗啡、乙醇、对乙酰氨基酚、安替比林等水溶性药物，老年人用后药效增强。地西泮、利多卡因等脂溶性大的药物在老年人体内作用时间延长。

2. 药物与血浆蛋白的结合　老年人肝功能下降，合成的血浆蛋白减少，药物与血浆蛋白结合率降低，可致游离型药物增加，表观分布容积增大，药效增强，甚至发生不良反应。老年人病情复杂，常需合并用药，几种药物之间竞争蛋白结合位点可导致蛋白结合率和表观分布容积改变，进而造成疗效和不良反应变化，必要时需进行治疗药物监测。例如，老年人同时服用水杨酸盐和其他治疗药物比单用时的血药浓度高 2 倍。

（三）代谢

药物代谢主要在肝内进行。受全身血液循环的影响，肝脏血流量也逐年减少，使肝脏清除率降低、消除减慢，那些口服药物的首过效应明显降低，血药浓度升高。随着年龄的增加，肝脏的组织结构和功能也开始发生变化，肝细胞数目逐渐减少，肝脏重量也减轻，80 岁比 20 岁减轻约 35%。肝细胞的大量衰亡，导致肝微粒体酶活性降低，因此药物的肝脏代谢受到极大影响，药物半衰期显著延长，血药浓度升高。例如，地西泮在 20 岁青年人体内的半衰期约为 20h，而在老年人体内的半衰期约为 90h，半衰期的延长导致了其毒性反应的发生率从 1.9% 升到 7.1% ～ 39%。另外，苯巴比妥、对乙酰氨基酚、氨茶碱、吲哚美辛和三环类抗抑郁药物在老年人身上消除缓慢，血药浓度高于青年人。所以，老年人多次或反复用药时，其用药剂量应为青年人的 1/2 ～ 2/3。值得注意的是，很多因素（遗传因素、联合用药、环境因素等）都会影响到肝脏代谢，肝功能正常不一定说明药物肝脏代谢能力正常，所以老年人用药方案必须个体化。

（四）排泄

药物主要经肾脏排泄。随着年龄增加，肾血流量减少，每年减少 1% ～ 2%，肾小球滤过率降低，肾小管的主动分泌功能和重吸收功能降低，所以药物的清除率成比例下降，导致大多数经肾脏排泄的药物很容易在体内蓄积造成中毒，如甲基多巴、西咪替丁、地高辛、氨基糖苷类、头孢菌素类、四环素类、青霉素类等。老年人在使用这些药物的时候，应适当减少给药剂量和延长给药间隔。给药剂量按肌酐清除率来计算，一般临床上采用成人剂量的 1/3 ～ 1/2 作为初始剂量，多次给药时，用药剂量应为成人剂量的 1/2 ～ 2/3。

（张景勋）

本章二维码资源

第五章 药物治疗的药效学基础

学习要求：

1. 掌握药物作用、药理效应、治疗作用、不良反应（包括副作用、毒性反应、过敏反应、后遗效应、继发效应、特异质反应等）、受体、激动剂、拮抗剂、效能、效价的概念。

2. 熟悉药物与受体相互作用及量效关系的概念和意义。

3. 了解受体分类及药物作用方式。

第一节 药物作用

一、药物作用及药理效应

药物作用于机体时引起的初始理化反应称为药物作用（drug action），是动因，由此而引起机体生理、生化功能或形态变化称为药理效应。药理效应（pharmacological effect）是药物作用的结果，机体反应的表现。例如，去甲肾上腺素与血管平滑肌细胞的 α 受体结合并激动受体发挥药物作用，然后引起血管平滑肌细胞兴奋、血管收缩、血压升高，此表现是药理效应。因此，药理效应实际上是机体器官原有功能水平的改变，机体原有功能提高或增强称兴奋（excitation）；原有功能降低或减弱称为抑制（inhibition）、麻痹（paralysis）；过度兴奋转入衰竭，是另外一种性质的抑制。

二、药物的作用方式

1. 直接作用（direct action） 药物直接对所接触的器官、细胞产生的作用。

2. 间接作用（indirect action） 通过机体反射机制或生理性调节间接产生的作用。例如，肾上腺素收缩血管使血压升高为直接作用，血压升高后心率反射性减慢则为间接作用。（见二维码 5-1 处方药与非处方药）

三、药物作用的特点——选择性

药物只对少数器官或组织发生明显作用，而对其他器官或组织的作用较小或无作用，称为药物作用的选择性（selectivity）。选择性高的药物主要影响少数器官或组织的功能；选择性低的药物作用范围较广，可影响多种器官或组织的功能，临床应用时可产生较多不良反应。例如，碘选择性地作用于甲状腺；强心苷选择性地作用于心脏；而阿托品的选择性较低，对腺体、内脏平滑肌、心脏血管及中枢神经系统等多个组织器官都有作用。

案例 5-1 　　　　　　　　**药物作用的选择性**

患者，男性，22 岁，妄想、幻觉、语言行为怪异 1 年余。该患者幼年时寡言少语，脾气暴躁，不愿与他人交往。1 年前因家庭变故，开始失眠、郁郁不乐，常独自发呆，对工作、生活和学习缺乏热情，不主动与人来往，行为懒散，无故不上课，同学发现其言语或书写缺乏内在逻辑联系，缺乏主题中心和现实意义。患者听到火车鸣笛就感到恐惧，听见狗叫也恐慌，见到警察就称"我有罪"，不时侧耳倾听"大地母亲对我的召唤"。患者总是认为自己处于他人的监视状态之下，声称自己被他人控制，不能支配自己的行为。无明显记忆障碍。入院诊断为"偏执型精神分裂症"。临床医师予氯丙嗪治疗，病情好转。治疗期间，患者经常有口干、便秘；偶有鼻塞、心悸感。

问题

（1）临床医师为何给予氯丙嗪治疗该患者？

（2）该患者为什么出现口干、便秘、心悸等表现？

分析 氯丙嗪中枢抑制作用强，具有安定、镇静作用，可迅速控制兴奋躁动；可诱导入睡，但易唤醒。主要用于治疗精神分裂症，也可用于治疗躁狂症及其他精神病伴有的兴奋躁动、紧张和妄想等症状。

氯丙嗪可针对多个靶点起作用，药物作用的选择性不高。氯丙嗪的抗精神分裂症的作用与其阻断中脑 - 边缘系统和中脑 - 皮质系统的 D_2 受体有关。除此之外，氯丙嗪对外周 M 受体、α 受体也具有阻断作用，可导致患者用药物后会出现口干、便秘、心悸等自主神经系统的不良反应。

四、治疗作用与不良反应

（一）药物作用的两重性

由于药物的选择性是相对的，多数药物都有多方面作用。凡符合用药目的，具有防病治病的作用称为治疗作用（therapeutic action）；凡不符合用药目的，给患者带来不适、痛苦或危害的作用称为药品不良反应（adverse drug reaction，ADR）。药物对机体能产生治疗作用，同时也会出现不良反应，称为药物作用的两重性。

（二）治疗作用

根据药物的治疗效果，治疗作用有如下分类。

1. 对因治疗（etiological treatment） 即针对病因进行治疗，也称治本，如治疗感染性疾病时用抗菌药物杀灭病原微生物。

2. 对症治疗（symptomatic treatment） 即用药物改善疾病的症状，但不能消灭病因，也称治标。例如，使用镇痛药以缓解疼痛，但并非消除导致疼痛的病因，仅缓解疼痛这一症状。临床上应遵循"急则治其标，缓则治其本，标本兼治"的原则。

3. 补充治疗（supplement therapy） 即补充体内营养或代谢物质的不足，如为缺铁性贫血患者补充硫酸亚铁。

（三）不良反应

药物的不良反应多数是药物固有的效应，一般情况下可以预知，但不一定能避免。药理学上根据治疗目的、用药剂量大小、时间长短或所发生不良反应的严重程度，可以用下述不同的概念来表述。

1. 副作用（side effect） 指在治疗剂量下出现的与治疗目的无关的作用。副作用的反应一般较轻微，是可逆性的功能变化。其产生的原因是药物的选择性低，作用广泛，当其中的一种药理作用成为治疗作用时，其他的药理作用则成为副作用。随着治疗目的的改变，副作用也可能成为治疗作用。例如，阿托品有抑制腺体分泌的作用，当用于麻醉前可防止吸入性肺炎的发生而成为治疗作用；但用于内脏绞痛的患者时则引起口干而成为副作用。

2. 毒性反应（toxic reaction） 指用药剂量过大或用药时间过长而引起的不良反应。一般是治疗作用的延伸，反应严重，危害较大，但一般都可预知，故可通过控制剂量或缩短疗程来预防毒性反应的发生。因服用剂量过大而立即出现的毒性反应为急性毒性，因长期用药后逐渐发生的毒性反应称为慢性毒性。三致毒性（即致癌、致畸胎和致突变）属于特殊毒性反应。

3. 变态反应（allergic reaction，过敏反应） 指机体受到药物刺激产生病理性的免疫反应，引起生理功能障碍或组织损伤。药物、药物的代谢物或杂质通常为抗原或半抗原，后者能与机体成分结合成为全抗原，从而引发免疫反应。这种反应与药物的药理作用及剂量无关。只发生于少数过敏体质的患者，并且不可预知。过敏反应的临床表现可有发热、皮疹、哮喘、溶血性贫血等，严重时还可引起过敏性休克，如青霉素的过敏反应。

案例 5-2   **青霉素的不良反应**

患者，男性，29 岁。因左踝部肿胀疼痛 2 天伴脓性分泌物而入院。患者自述 5 天前左踝部曾被蚊虫叮咬，当时未做相应处理。入院查体：体温 38.2℃，脉搏 85 次 / 分，呼吸 22 次 / 分，血压 112/70mmHg，左踝部 3.8cm×3.5cm 大小红肿区域，表面可见脓性分泌物，局部稍热并有压痛。医生诊断为左足蜂窝炎给予局部外用消毒杀菌药处理。本人自述无过敏史，医生给予青霉素皮下试敏，皮试呈阴性。给予青霉素 800 万 U 加 5% 葡萄糖注射液 250ml，静脉滴注。液体滴入 50ml 左右，患者突然感觉胸闷、心慌、气短、呼吸困难、四肢发凉，进而烦躁不安，神志不清、呼之能应，口唇发绀。查体：体温37.9℃，脉搏90次/分，呼吸30次/分，血压85/50mmHg，四肢末梢发绀。考虑为青霉素过敏所致过敏性休克，立即停用青霉素，肾上腺素1.0mg加10%葡萄糖注射液250ml静脉注射，地塞米松5mg肌内注射，并给予吸氧、心电监护。30min后患者血压恢复正常，呼吸平稳，心电图正常，神志正常。

问题

（1）青霉素常见的不良反应有哪些？

（2）青霉素引起的过敏性休克如何解救？

（3）青霉素使用的注意事项有哪些？

分析 青霉素的毒性低，常见的不良反应为过敏反应，有过敏性休克、药疹、血清病型反应、溶血性贫血及粒细胞减少等。青霉素制剂中的青霉噻唑蛋白、青霉烯酸等降解物、青霉素或6-APA高分子聚合物均可成为致敏原。

为防止各种过敏反应，应详细询问病史，包括用药史、过敏史、家族史，并进行青霉素皮肤过敏试验。应用青霉素及皮试时应做好急救准备，如肾上腺素、氢化可的松等药物和注射器材，以便一旦发生过敏休克，能及时治疗。必要时，加入抗组胺药和进行心电监护，同时采取吸氧、补充血容量等其他急救措施。

4. 继发反应（secondary reaction） 是指由于药物的治疗作用引起的不良后果，又称治疗矛盾。二重感染即是长期服用广谱抗菌药物，引起敏感菌株被抑制，而使菌群间的相对平衡状态遭到破坏，不敏感的细菌（耐药菌）大量繁殖所引起的继发性感染，如肠内敏感菌被抑制后使一些不敏感菌如白念珠菌等大量繁殖，导致继发性白念珠菌性肠炎。

5. 后遗效应（residual effect） 即停药后血药浓度降到最低有效浓度以下仍然残存的生物效应。例如，服用巴比妥类镇静催眠药后，次日晨起仍有困倦、头昏、乏力等症状。

6. 特异质反应（idiosyncratic reaction） 指少数特殊体质的患者对某些药物特别敏感，可能与先天性遗传异常有关。例如，遗传性血浆假性胆碱酯酶活性降低患者，在使用骨骼肌松弛药琥珀胆碱时，由于其代谢受到抑制可产生呼吸肌麻痹、窒息等严重不良反应。（见二维码5-2 药品不良反应及监测）

第二节 药物作用机制及受体

药物的作用机制（mechanism of drug action）是研究药物如何与机体细胞结合而发挥作用的。大多数药物的作用来自药物与机体生物大分子之间的相互作用，这种相互作用引起了机体生理、生化功能的改变。药物的作用机制十分复杂，包括特异性作用机制和非特异性作用机制，其中受体学说是主要的。

一、特异性药物作用机制

大多数药物的作用机制属于此类。药物的生物活性和其化学结构密切相关，它们与机体的生物大分子的功能团结合，触发一系列生理、生化效应，主要包括如下几种：①激动受体或拮抗受体，如阿托品阻断副交感神经突触后膜上的M受体。②影响递质的释放或激素的分泌，如麻黄碱促进去甲肾上腺素能神经末梢释放递质；大剂量碘抑制甲状腺素的释放等。③影响自身活性物质的合成及代谢，如阿司匹林抑制前列腺素的合成等。④影响酶的活性，如新斯的明抑制胆碱酯酶的活性等。⑤影响离子通道，如抗心律失常药影响钠通道、钙通道等。

二、非特异性药物作用机制

有一些药物并不是通过与功能性细胞成分或受体结合而发挥作用。该类药物的作用机制属于非特异性，多数与药物的理化性质有关，主要包括如下几种：①渗透压作用，如静脉注射甘露醇，利用其高渗透压作用而发挥脱水利尿作用，用于脑水肿和肺水肿的治疗。②脂溶作用，如全身麻醉药对中神经系统的麻醉作用。它们的麻醉作用可能是它们累积于富含脂质的神经组织中，达到某种饱和水平时，使经细胞膜的通透性发生变化，阻滞钠离子内流等，从而引起神经冲动传导障碍。③影响pH，如抗酸药中和胃酸。④结合作用，如二巯基丙醇络合汞、砷等重金属离子而解毒。环糊精衍生物可以结合甾体类肌松药罗库溴铵、维库溴铵等，加快肌松的恢复。⑤其他作用。

三、受体及分类

（一）受体概念及特性

1. 受体（receptor） 是存在于细胞膜上、胞质或细胞核内的大分子蛋白质，能识别周围环境中极微量的化学物质，并首先与之结合，通过一系列介质的信号转导过程，引发后续的生理反应或药理效应。能与受体特异性结合的物质称为配体，包括体内的内源性物质如神经递质、激素、自身活性物质和外来药物等。受体分子上与配体特异性结合的部位就是受点，也称为结合位点。

目前受体兼用药理学和分子生物学的命名方法。对已知内源性配体的受体，即按特定的内源性配体命名，如以递质和激素命名的肾上腺素受体、乙酰胆碱受体、糖皮质激素受体等。在药物研究过程中发现、当时尚不知内源性配体的受体，则以药物命名。由于受体的分布、功能、理化性质及对配体的亲和力和作用机制不同，某种受体又可分为许多亚型，如毒蕈碱受体（muscarinic receptor，M受体）可分为 M_1、M_2、M_3、M_4、M_5 等亚型。

2. 受体特性

（1）高度敏感性：少量或微量配体即可激动或阻断受体，产生明显的生理或生化效应。

（2）高度特异性：受体对它的配体具有高度识别能力，只有结构与其相适应的配体才能结合，产生特定的生理效应，而不被其他生理信号干扰。

（3）立体选择性：受体与特异性配体的结合，双方均有严格的构象要求，同一化合物的不同光学异构体与受体的亲和力相差很大。

（4）可逆性：配体与受体的结合是可逆的，从配体－受体结合中解离出的配体仍为原来的形式。一种配体与受体的结合可被其他特异性配体置换。

（5）饱和性：受体数量是有限的，当配体的量足够多时，配体与受体的结合达到饱和，再增加配体浓度时，与受体的结合不再增加。

（6）竞争性：即化学结构相似的配体与受体的结合存在着竞争和置换现象。

（7）多样性：不同组织、不同部位的受体，其形态、结构和功能是多种多样的，也易受各种体内外因素的影响而出现数量或质量的变化。

（8）可调性：体内各种类型的受体可在生理性、病理性因素及药物的影响下发生受体数量和活性的上调和下调现象，这也是药理作用出现高敏性或耐受性的机制之一。

知识链接 5-1 **受体学说的发展史**

受体的概念最早起源于 19 世纪末至 20 世纪初，英国 Langley 在研究阿托品和毛果芸香碱对猫唾液腺及箭毒碱对骨骼肌的作用中发现，这些药物不是直接作用在腺体、神经或肌肉，而是作用于生物体内的某些"接受物质"，并且必须与"接受物质"结合才能产生作用。1909 年，Ehlich 首先提出"受体"这一概念，他把生物原生质分子上的某些化学基团命名为"受体"，并认为只有与受体结合，药物的作用才能得以发挥。同时还提出受体具有识别特异性药物的能力，并与之形成复合物进而引起生物学效应等观点。

1935 年 Dale 根据自主神经末梢释放的递质不同，将传出神经分为两类（胆碱能神经和肾上腺素能神经），受体分为乙酰胆碱受体和肾上腺素受体。1948 年 Ahlquist 提出了 α 和 β 两种肾上腺素受体亚型的概念，同年 Pawell 和 Slater 合成了第一个 β 受体拮抗剂二氯异丙肾上腺素（DCI），支持了 Ahlquist 的假说。

药物与受体结合后产生效应有以下假说。

1. 占领学说 Clark 和 Gaddum 分别在 1926 年和 1937 年提出占领学说，认为药物只有与受体结合才能产生作用，占领受体的数目决定效应强度，受体全部被占领时出现最大效应。1954 年 Ariens 对占领学说进行了修正，提出了"内在活性"的概念。药物效应的产生不仅需要与受体结合（亲和力），还要有内在活性。1956 年 Stephenson 认为，药物只占领小部分受体即可产生最大效应，把未被占领的受体称为储备受体。

2. **速率学说**　Paton 于 1961 年提出，认为药物产生作用的最重要因素是药物分子与受体结合的速率，与占领受体的多少无关。

3. **二态模型学说**　受体的构象分活化状态和失活状态，两者可相互转化，处于动态平衡。无药物存在时，受体系统处于失活状态；有药物存在时，药物可与两种不同状态的受体结合，其选择性取决于亲和力。

（二）受体的分类

受体按照其分子结构、生物信号转导过程等分为以下四类。

1. 激酶偶联型受体　这类受体的内源性配体都是多肽因子或激素，如胰岛素、表皮生长因子、血小板衍生生长因子、神经生长因子等。受体由细胞外配体结合区、跨膜区和细胞内的酶活性区三部分组成。配体与受体结合后，可激活细胞内的酪氨酸激酶活性，使酪氨酸残基磷酸化，因而引起继发性变化，从而产生调节细胞生长和分化等作用。这类受体的信号转导可激活酪氨酸激酶活性，还可激活丝氨酸激酶和苏氨酸激酶活性。现在发现某些致癌病毒也有类似的受体蛋白，已经有通过抑制酪氨酸激酶活性从而抑制癌症的药物用于临床，如酪氨酸激酶抑制剂 STI-571 在临床上用于白血病的治疗。

2. G 蛋白偶联受体（G-protein coupled receptor）　许多神经递质受体及激素受体属于 G 蛋白偶联受体，这些受体与配体结合后，通过与 G 蛋白相偶联，将信号传递下去，故得此名。G 蛋白位于胞质膜面，是一大类有信号转导功能的蛋白质的总称，又称鸟苷酸调节蛋白。G 蛋白有五十余种，许多神经递质和激素受体，如肾上腺素受体、多巴胺受体、5-羟色胺受体、M 受体、阿片受体、嘌呤受体、前列腺素受体及一些多肽激素受体等都通过这一机制发挥作用，故都属于 G 蛋白偶联受体。

3. 配体门控离子通道受体（ligand-gated ion channel receptor）　这类受体由若干亚基组成，围成一个中央通道，多为 Na^+、K^+、Ca^{2+}、Cl^- 等离子通道。神经递质调节的配体门控离子通道，除 N 受体外，主要配体为兴奋性及抑制性氨基酸神经递质，如 γ-氨基丁酸、谷氨酸、甘氨酸等。这类受体的结构特征是由若干亚基（常为 4～5 个亚基）组成，每个亚基均是单一肽链，反复穿透细胞膜 4 次。例如，N 受体就是一个由 5 个亚基组成的钠通道。

4. 细胞核激素受体　又称基因转录型受体，其配体常具有较高的脂溶性，如甾体激素和甲状腺素等，能透过细胞膜分别与细胞质和细胞核内的受体相结合。这类受体激发的效应缓慢而持久。（见二维码 5-3　受体遗传多态性与药物效应）

（三）药物与受体相互作用

按照受体理论，药物与受体结合后产生效应需要药物不仅具有亲和力（亲和力指数 pD_2），还要有内在活性（以 α 表示，$0 \leq \alpha \leq 1$）。只有亲和力而没有内在活性的药物，虽可与受体结合，但不能激动受体，故产生阻断效应。两药亲和力相等时，其效能大小取决于内在活性强弱；当内在活性相等时，其效价强度则取决于亲和力的大小。根据药物与受体的亲和力及内在活性，可将药物分为激动剂和拮抗剂两类。

1. 激动剂（agonist）　为既有亲和力又有内在活性的药物。它们能与受体结合，激动受体而产生效应。完全激动剂 $\alpha=1$，而部分激动剂虽与受体有较强亲和力，但内在活性较弱，$0 < \alpha < 1$。当部分激动剂单独作用时，有弱的激动受体的效应；当部分激动剂与完全激动剂共同作用时，它能够占据受体而影响完全激动剂与受体的结合，产生拮抗完全激动剂的效应。例如，镇痛药吗啡为阿片受体完全激动剂，而喷他佐辛则为阿片受体部分激动剂。

2. 拮抗剂（antagonist）　与受体有亲和力，但没有内在活性（$\alpha=0$）的药物，即有较强的亲和力，但缺乏内在活性。它们本身不能引起效应，却占据一定量受体拮抗激动剂的作用。纳洛酮为阿片受体拮抗剂，与吗啡并用可拮抗吗啡的药理作用。另外，也有少数拮抗剂以拮抗作用为主，同时尚有较弱的内在活性（$\alpha < 1$），故有较弱的激动受体作用，为部分拮抗剂，如氧烯洛尔为肾上腺素受体的部分拮抗剂。拮抗剂分竞争性和非竞争性两种。

（1）**竞争性拮抗剂**（competitive antagonist）：能与激动剂竞争结合同一受体，这种结合是可逆的，当激动剂的浓度增加到一定程度时，药理效应仍能维持原来单用激动剂时的水平。竞争性拮抗剂的作用强度常用拮抗指数 pA_2 表示。pA_2 是指当激动剂剂量或浓度增加到原有剂量或浓度 2 倍时产生与原有浓度或剂量相同的药理效应时所用的拮抗剂摩尔浓度的负对数值，其值越大表示拮抗作用越强。当两种激动剂被同一拮抗剂所拮抗，且两者 pA_2 相近，则说明此两种激动剂作用于同一受体。

（2）非竞争性拮抗剂（noncompetitive antagonist）：非竞争性拮抗剂不是在受体的激动剂结合部位与激动剂竞争结合，而是作用于受体的其他部位，妨碍激动剂的结合，使反应降低。当非竞争性拮抗剂存在时，即使增加激动剂的浓度，激动剂的最大反应也不能恢复。

知识链接 5-2　　　　　　　　药物拮抗的其他机制

拮抗剂并不都在同一类型受体上产生拮抗作用，有些拮抗可能不涉及受体。例如，鱼精蛋白在生理 pH 时带正电荷，临床上用以对抗带负电荷的肝素的抗凝作用。这种拮抗称为化学性拮抗（chemical antagonism）。

生理性拮抗（physiologic antagonism），指的是不同受体介导的内源性调节通路之间的拮抗。典型的例子是应用胰岛素对抗糖皮质激素的升高血糖的作用，两者作用的受体截然不同。一般来说，生理性拮抗作用的特异性比受体特异性拮抗相对不易控制。

还有一种拮抗为生化性拮抗（biochemical antagonism），如苯巴比妥能诱导肝微粒体 P450 酶系，使苯妥英钠的代谢加速，效应降低，这种类型的拮抗称生化性拮抗。

第三节　药物构效关系与量效关系

一、药物构效关系

药物的构效关系（structure-activity relationship，SAR）是指药物的结构与效应之间的关系，它是药物作用特异性的化学基础。构效关系可有如下几种情况。

（1）结构相似的化合物一般能与同一靶点（如酶或者受体）结合，产生相似的作用（如同一类的多个药物）或者相反的作用（如激动剂与拮抗剂）。

（2）化学结构完全相同的光学异构体，作用不一定相同。多数药物的右旋体无作用，而左旋体才具有药理活性，如左旋多巴可用于帕金森病的治疗。

（3）同一类药物的骨架结构相同而侧链不同，往往具有相似的作用，但作用的强弱、快慢或久暂却不同，如可待因（甲基吗啡）与吗啡作用相似，但作用较弱。

因此，药物构效关系是药物设计的基础。先导化合物的设计和优化均依赖于对药物构效关系的认识，对构效关系的研究可为新药研发提供理论依据。

二、药物量效关系

量效关系是药理学的核心概念，是指在一定剂量范围内，药物剂量或血药浓度与药效的强弱呈一定关系。如以药物的效应为纵坐标，药物的剂量或血药浓度为横坐标作图所得的曲线，即为量效曲线。通过量效关系的研究，可定量地分析剂量与效应之间的规律，阐明药物的作用性质，为临床用药提供理论依据。

（一）量效关系中效应的类型——量反应和质反应

量效关系中药理效应有两类：一类是量反应，其效应强度可在个体上用具体数量分级来表示，如血压、心率、尿量等；另一类是质反应，其效应强度是在群体中用某一效应出现的频率或百分数表示，如死亡、惊厥、治愈等。

（二）量反应的量效关系

量反应的药理效应强弱呈连续性量的变化，可用数量和最大反应的百分率表示，如血压、心率、尿量、血糖浓度、尿量等，研究对象为单一的生物个体。这种药理效应指标称为量反应指标。若以效应为纵坐标、药物的剂量为横坐标作图，其量效曲线为一先陡后平的曲线（图 5-1A）。若以药物的对数剂量作图，则呈 S 形曲线（图 5-1B）。

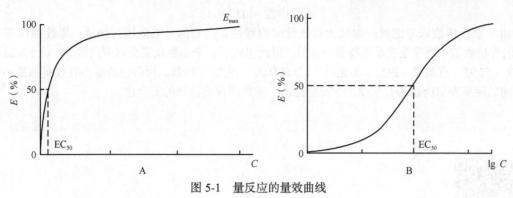

图 5-1　量反应的量效曲线

A. 横坐标为药物的普通剂量；B. 横坐标为药物的对数剂量。E_{max}, 最大效应；EC_{50}, 半数有效浓度

在此曲线上可以见到：

1. 最小有效量（minimum effective dose）　将剂量从小到大逐渐增加，直到效应开始出现，引起药理效应的最小剂量（或最小浓度），也称为阈剂量（threshold dose）或阈浓度（threshold concentration）。

2. 最大效应（maximal efficacy, E_{max}）　药物达到最大效应时，剂量再增加药效也不再增加，此称为药物的最大效应，即效能（efficacy）。

3. 药物的效价强度或效力　是指产生相同效应下所需的剂量或浓度。在比较不同药物的作用强弱时，用效价强度或效力，即产生相等效应（如 $1/2E_{max}$）时所需的剂量或浓度。所需剂量或浓度越小，药物的强度或效力越大。

药物的最大效应与效价强度，从不同角度反映药物作用的强度，常用于同类药物间作用强度的比较，两者并不完全平行，在临床上具有不同的意义。例如，利尿药以每日排钠量为效应指标进行比较，氢氯噻嗪的效价强度大于呋塞米，而后者的最大效应大于前者（图 5-2）。一般而言药物的最大效应更具有实际意义。

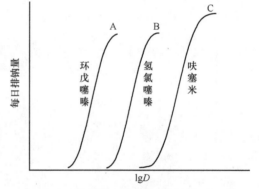

图 5-2　利尿药的最大效应和效价强度比较

（三）质反应的量效关系

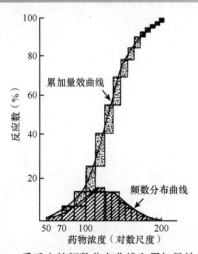

图 5-3　质反应的频数分布曲线和累加量效曲线

质反应指药理效应随着药物剂量或浓度的增减不呈连续性量的变化，而呈现反应性质的变化，则称为质反应。质反应一般以阳性或阴性、全或无的方式表现，如生存与死亡、惊厥与不惊厥、睡眠与否等。其研究对象为一个群体，通常以阳性反应的百分率表示其效应。如果按照药物对数剂量（或浓度）的区段出现的阳性反应频率作图，得到呈常态分布的曲线；如果以药物对数剂量（或浓度）与累加阳性反应频率作图，得到 S 形量效曲线（图 5-3）。

在此曲线上可以见到：

1. 半数有效量（50% effective dose, ED_{50}）　指能引起群体中 50% 动物出现阳性反应的剂量或浓度，分别用半数有效剂量（ED_{50}）或半数有效浓度（50% effective concentration, EC_{50}）表示。

2. 半数致死量（50% lethal dose, LD_{50}）　指能引起群体中 50% 动物出现死亡的剂量或浓度，分别用半数致死剂量（LD_{50}）或半数致死浓度（50% lethal concentration, LC_{50}）表示。

3. 治疗指数（therapeutic index, TI）　常用来评价药物安全性的指标之一。一般来说治疗指数越大，药物越安全，但不绝对。

$$治疗指数 =LD_{50}/ED_{50}$$

　　由于治疗指数未考虑到药物最大有效量时的毒性，药物的量效曲线与剂量－毒性曲线不平行时，治疗指数值不能完全表示药物的安全性，因此引入了安全指数及安全范围的概念，将5%致死量（LD_5）与95%有效量（ED_{95}）的比值（LD_5/ED_{95}）定为安全指数。用药物的最小有效量和最小中毒量之间的距离表示药物的安全性，称安全范围，来共同评价药物的安全性。

（吴宜艳）

本章二维码资源

第六章　合理用药

学习要求：

1. 掌握合理用药、药源性疾病、时辰药理学的概念。

2. 熟悉合理用药的原则、药源性疾病的分类；熟悉时辰药理学的研究内容；熟悉不合理用药的类型。

3. 了解特殊人群的合理用药；了解时辰药理学与临床合理用药；了解减少和规避不合理用药的措施。

第一节　概　述

一、合理用药的基本概念及意义

合理用药（rational use of drug）是指根据疾病种类、患者状况和药学理论选择最佳的药物及其制剂，制订或调整给药方案，以期安全、有效、经济、适当地使用药物。

合理用药对有效地利用卫生资源，获得最大的医疗效益、社会效益及经济效益具有重要的意义。合理用药是在充分考虑患者用药后获得的效益与承担的风险后所做出的最佳选择。合理用药可以有效地防治疾病，减少药品不良反应及药源性疾病的发生，最大限度保障人民群众的健康。

目前，随着医药科技的发展，药物品种迅速增加，临床合理用药水平也逐渐提高，但不合理用药导致的药源性疾病日渐增多。研究表明，药源性疾病占临床疾病的15%以上；在我国各级医院住院患者中，每年约有20万人死于药源性疾病，其中急症患者中有1%～4%是由于不合理用药所致。合理用药已成为健康中国战略的重要需求和社会关注的焦点。2011年印发的《医疗机构药事管理规定》中就已明确指出，医疗机构应当建立由医师、临床药师和护士组成的临床治疗团队，开展临床合理用药工作。药学部门开展以患者为中心，以合理用药为核心的临床药学工作，临床药师应当全职参与临床药物治疗工作，指导患者安全用药。2017年7月，国家卫生计生委办公厅、国家中医药管理局办公室联合印发了《关于加强药事管理转变药学服务模式的通知》，明确了以合理用药为核心的药事服务是诊疗活动的重要内容。因此临床药师作为临床医疗团队的成员之一，应担负起促进合理用药的责任，通过更多地参与临床医疗实践，与临床医师共同推进合理用药，为健康中国战略发挥积极作用。

知识链接6-1　**《国家药品不良反应监测年度报告（2020年）》**

2021年3月26日国家药品监督管理局正式发布《国家药品不良反应监测年度报告（2020年）》（以下简称《报告》）。2020年全国药品不良反应监测网络收到"药品不良反应/事件报告表"167.6万份。

新的和严重药品不良反应/事件报告50.6万份，占同期报告总数的30.2%；其中严重药品不良反应/事件报告16.7万份，占同期报告总数的10.0%。药品不良反应/事件报告涉及的患者中男女性别比为0.87∶1，女性略多于男性。从年龄分布看，14岁以下儿童占7.7%，65岁及以上老年患者占30.3%。按照怀疑药品类别统计，化学药品占83.0%、中药占13.4%、生物制品占1.1%、无法分类者占2.5%。按照给药途径统计，2020年药品不良反应/事件报告中，注射给药占56.7%、口服给药占38.1%、其他给药途径占5.2%。注射给药中，静脉注射给药占91.1%、其他注射给药占8.9%。

2020年全国药品不良反应监测网络共收到《国家基本药物目录（2018年版）》收载品种的不良反应/事件报告83.0万份，其中严重报告8.8万份，占10.6%。报告涉及化学药品和生物制品占88.1%，中成药占11.9%。

二、药源性疾病的基本概念和分类

1. 概念　药源性疾病指在药物使用过程中，因药物本身的作用、药物相互作用等引起机体组织器官发生功能性或器质性损害而出现的疾病。药源性疾病既是医源性疾病的重要组成部分，也是药品不良反应的后果。

2. 药源性疾病的分类

（1）按病因学分类

1）甲型药源性疾病：主要是由药物本身和（或）其代谢产物所引起的，是药物固有药理作用的增强和延续。甲型药源性疾病具有量效关系明显、能够预测、发生率较高等特点。药物的副作用、毒性反应等引起的药源性疾病均属于此类，如长期大量应用糖皮质激素引起的类肾上腺皮质功能亢进综合征，长期大量应用对乙酰氨基酚引起的肝功能损伤。

2）乙型药源性疾病：是与药物固有的药理作用无关的异常反应，主要与药物过敏反应或患者的特异体质有关。其特点是与用药剂量无关、难以预测、发生率较低，如青霉素过敏引起的过敏性休克，遗传性胆碱酯酶缺乏患者应用琥珀酰胆碱后出现的高热、甚至死亡。

3）丙型药源性疾病：主要指药物引起的癌症、畸胎、染色体畸变等。例如，20 世纪 50 年代末至 60 年代初，沙利度胺（反应停）用于早孕反应引起新生儿出现"海豹样短肢畸形"；血管紧张素转化酶抑制剂在妊娠期应用可能导致畸胎。（见二维码 6-1　医药史上十大药源性疾病事件）

（2）按病理学表现分类

1）功能性改变：指药物引起机体组织、器官的功能改变，而无病理变化。功能性改变多数是暂时性的，停药后能迅速恢复正常。例如，血管紧张素系统抑制剂引起的干咳、抗胆碱药引起的无力性肠梗阻、硝酸甘油引起的体位性低血压等。

2）器质性改变：无特异性，与非药源性疾病无明显差别，因此，不能根据组织病理学检查进行鉴别诊断，而主要依靠药源性疾病的诊断要点进行鉴别诊断。①炎症型，主要见于药物引起的各种皮炎；②增生型，如苯妥英钠引起牙龈增生，多见于儿童；③萎缩型，如糖皮质激素或胰岛素可引起注射部位皮肤发生萎缩性变化；④发育不全型，如四环素能与新形成的骨、牙中所沉积的钙结合，引起牙釉质发育不全、恒齿着色等，多见于妊娠期妇女或 8 岁前儿童服用；⑤血管栓塞型，如有些血管造影剂引起的血管栓塞；⑥其他，有些药物还可引起血管神经性水肿、致癌、致畸或致突变等。

三、合理用药的原则

合理用药应当是在充分考虑患者用药后获得的效益与承担的风险后所做出的最佳选择。合理用药还应经济有效地利用卫生资源，取得最大的医疗和社会效益。因此切实做到合理用药应当考虑以下四大原则。

1. 安全性　药物作用具有两重性，即在发挥治疗作用的同时，对机体产生一定的不良反应。例如，阿托品用于麻醉前给药时，可引起术后腹气胀或尿潴留；强心苷类药物（如地高辛）在用于急性左心衰竭治疗时，可引起心律失常等毒性反应；阿替洛尔在长时间服用治疗心血管疾病时，如突然停药可发生反跳现象，使原有病情加重，因此安全性是合理用药的首要条件，是对患者切身利益的保护。安全性并不是要求药物无不良反应，而是指让患者在承受最小治疗风险的前提下获得最大的治疗效果。

2. 有效性　是药物治疗的目的。针对不同疾病状态的患者，药物治疗的有效性表现不同。有效治疗可表现为治愈疾病、延缓疾病发展、缓解临床表现、预防疾病发生及避免某种不良反应发生等。

3. 经济性　是指以尽可能低的药物成本（即药费支出）获得尽可能高的治疗收益。经济性并不是指尽量少用药或使用廉价药品。合理的用药方案应在根据患者的病情进行对因或对症分析的基础上制订，应合理使用有限的医疗卫生资源，合理用药，减轻患者及社会的经济负担。

4. 适当性　合理用药最基本的要求是用药的适当性，即将适当的药品，以适合的剂量，在适当的时间，经适当的用药途径，给适当的患者使用适当的疗程，以达到适当的治疗目标。（见二维码 6-2　合理用药核心信息）

第二节　特殊人群的合理用药

一、儿童的合理用药

儿童时期是人生的基础阶段，包括胎儿期、新生儿期、婴儿期、幼儿期、学龄前期、学龄期、青春期，主要是根据儿童解剖生理特点来进行划分的。①胎儿期：从受精卵形成至出生为止，共40周。

②新生儿期：自胎儿娩出结扎脐带时至满 28 天，此期患病率和死亡率高。出生后 7 天内为新生儿早期，7～28 天为新生儿晚期。③婴儿期：又称乳儿期，自出生后满 28 天至 1 周岁，此期生长发育最迅速，但又易患传染病、感染性和营养性疾病。④幼儿期：自 1 周岁至满 3 周岁。⑤学龄前期：自 3 周岁至 6～7 岁。⑥学龄期：自 6～7 岁至青春期开始。⑦青春期：为儿童过渡到成年的发育阶段，一般女童为 11～12 岁至 17～18 岁，男童为 13～15 岁至 19～21 岁。

儿童时期的最大特点是全身组织和器官处于生长发育过程，其各阶段的组织、系统发育不同，这些生理变化，也影响到儿童生长各阶段的免疫力。例如，婴幼儿期，易患感染性疾病、中毒和传染性疾病；幼儿期、学龄前期等，免疫力有所增强，但应对传染性疾病、病毒性疾病（如急性肾炎、风湿热等）、运动性疾病（如意外创伤）等引起重视。由于儿童处于生长发育期，对药物的不良反应较成年人更为敏感，用药不当导致儿童药源性疾病事件时有发生。据统计，我国每年约 3 万名儿童因不合理用药导致药物性耳聋。因此儿童的合理用药对保护儿童健康、对国家的未来发展具有现实和深远的重要意义。

（一）儿童的药动学特点

详见"第四章 第三节 特殊人群的药动学"。

（二）儿童对药物的特殊反应性

大多数药物的药动学和药效学在儿童各年龄组中有相当大的差异，与成人也差异显著。

儿童，特别是新生儿、婴幼儿，不仅在药动学方面与成人有很大的差别，还会对药物出现特殊的反应。例如，吗啡易引起新生儿和婴儿呼吸抑制，氯霉素易引起新生儿灰婴综合征。新生儿黄疸是新生儿期最常见的临床问题。某些药物可使血中胆红素升高，引起新生儿黄疸等严重并发症，如胆红素脑病，因此要特别注意所用药物是否存在加重黄疸的危险。

（三）影响儿童用药的因素

1. 母亲用药 由于多数药物可通过胎盘或经乳汁分泌，妊娠期或哺乳期妇女用药可能对新生儿产生影响，进而产生不良反应或药源性疾病。当然，亦可通过母体用药来防治新生儿疾病。

2. 用药依从性 依从性，也称顺从性，是指患者按医生规定进行治疗、对医嘱执行的程度；就用药而言，即患者能否按医师处方规定用药。依从性是药物治疗成功与否的重要因素。如患者不服从医嘱，不按规定用药，则不能达到预期的治疗效果，甚至出现不良反应。由于儿童不同阶段的特点，不遵照医嘱用药较为常见，且形式多样，如不按时用药、中断用药、用药量不足或过量等。许多因素可致依从性差，如复杂的给药方案、慢病致用药时间长、患儿拒绝用药、家长忘记或姑息、医师及治疗环境等。

（四）儿童的用药原则

1. 给药剂量的计算 儿童用药剂量一直是一个复杂的问题。由于儿童的年龄、体重逐年增加，用药的适宜剂量有较大的差别。儿童药物剂量计算方法包括体重法、体表面积法或年龄折算法等，目前多采用前两者。应注意，在婴幼儿期，某些药物的剂量按体表面积法与按体重法计算有较大差别，尤其是新生儿期差异更大。因此，按体表面积计算药量不适于新生儿及小婴儿。

（1）体重法

$$每次或每日剂量 = 儿童体重（kg）× 药量 /kg（成人，每次或每日） \tag{6-1}$$

$$1～3 个月的儿童体重（kg）= 月龄 ×0.7+3 \tag{6-2}$$

$$4～6 个月的儿童体重（kg）= 月龄 ×0.6+3 \tag{6-3}$$

$$7～12 个月的儿童体重（kg）= 月龄 ×0.5+3 \tag{6-4}$$

$$1 岁以上儿童体重（kg）= 年龄 ×2+8$$

（2）体表面积法：根据体表面积计算是目前一种广泛使用的方法，科学性强，适用于各年龄的成年人及儿童，可按一个标准给药。

$$体重 30kg 以下者：体表面积（m^2）=0.035× 体重（kg）+0.1 \tag{6-5}$$

体重超过 30kg 者：按每增加 5kg，体表面积增加 $0.1m^2$ 计算

成人（按 70kg 计算）体表面积可按 $1.72m^2$ 计算

$$儿童剂量 = 成人剂量 ×（儿童体表面积）/（成人体表面积） \tag{6-6}$$

（3）按年龄折算法：儿童用药剂量还可以根据成人剂量，按规定的年龄比例计算，以下是各个年龄段的儿童按成人剂量的分数。新生儿～1 月龄：1/24。1～6 月龄：1/24～1/12。6 月龄～

1 岁：1/12 ～ 1/8。1 ～ 2 岁：1/8 ～ 1/6。2 ～ 4 岁：1/6 ～ 1/4。4 ～ 7 岁：1/4 ～ 1/3。7 ～ 11 岁：1/3 ～ 1/2。11 ～ 14 岁：1/2 ～ 2/3。14 ～ 18 岁：2/3 ～全量。

按年龄折算的缺点是，由于个体的差异，剂量会有较大的偏差。多数药物按上式计算后的剂量偏小。

2. 给药途径及方法   由病情轻重缓急、用药目的、药物性质及患者状态决定。正确的给药途径对保证药物的吸收并发挥作用，至关重要。

胃肠道给药是患儿最常用的给药途径。为了患儿服药方便，可将药物制成水剂或乳剂，也可将药片研成粉末，临时混在糖浆、果汁或其他甜香可口的液体中喂服。2 ～ 3 岁以上的患儿可及早训练其吞咽药片。特殊情况如患儿处于昏迷状态或拒绝服药而又无法注射时，可经鼻饲胃管滴入或输入，也可由肛门、直肠灌入。对年长患儿应用胃管输入法时，应避免患儿将药物误吸入肺，尤以油类药物（如液体石蜡）更应慎重。直肠灌注比肌内注射吸收快，大都用于较大儿童需要迅速控制病情时，在婴儿期经直肠灌注药物容易排出，吸收不佳。皮下注射给药可损害周围组织且吸收不良，不适用于新生儿。由于儿童皮肤结构异于成人，皮肤黏膜用药很容易被吸收，甚至可引起中毒，体外用药时应注意。对一般病症能用口服给药达到治疗目的就应尽量避免注射给药，以减少患儿痛苦及负担。对慢病则宜选择口服给药。

3. 选择合适剂型

（1）一般来说，应选择适宜儿童服用的剂型；如果没有适宜儿童服用的剂型，必须采用将适宜成人使用的药物分药的方法，尽量采用口服剂型，应确保分药剂量准确，避免中毒事件发生。缓控释剂型不能分药使用，需注意。

（2）为了解决儿童喂药困难，应选用儿童易于接受的剂型，如糖浆剂或含糖颗粒加果味口感的剂型。

（3）在安全性有保障的前提下，可采用半衰期相对较长的衍生物，可减少服药次数和服药天数，可较好地改善儿童用药的依从性。

（4）对于剂量受年龄因素影响显著的药物，尽量选用有多种剂量包装的形式，以确保剂量准确、用药安全。

二、老年人的合理用药

老年人，按国际规定为 65 周岁以上的人，我国指 60 周岁以上的人。随着人类社会经济、科技和医疗卫生事业的发展，人的寿命逐渐延长，老年人占总人口的比例越来越高。在一些发达国家，老年人占总人口的比例已达 15%。社会的老龄化已成为当今世界所面临的重要问题。老年人成为医疗和健康关注的一个重要人群，其用药问题也日益受到重视。老年人是一类较为特殊的人群，其机体各组织、器官的形态与生理、生化功能随着年龄的增长而发生退化，影响药物的药动学和药效学过程，因此老年人药品不良反应发生率较高，老年人如何合理用药成为一个复杂而重要的问题。

（一）老年人的药动学特点

详见"第四章 第三节 特殊人群的药动学"。

（二）老年人的药物反应性

与药动学相比，对老年人的药效学特点的研究较少。临床研究表明，老年人对某些药物的反应较年轻人强，用药易产生副作用，甚至是毒性反应。一方面是由于老年人药动学特点；另一方面是由于老年人的药效学特点，即靶细胞或器官的敏感性增加，造成相同血药浓度下的效应增强。另外，老年人对某些药物的反应性可能降低，可能是随着机体的老化，基因表达、转录和翻译过程都普遍下降，导致相关的蛋白质表达降低，药物作用减弱。

（三）老年人的用药特点

1. 用药频率及种类多、疗程长   老年人疾病的一个明显特点是多病并发，许多老年人同时患有高血压、糖尿病、慢性支气管炎、肺气肿等，且患病频率也随增龄而增加。心血管疾病、呼吸系统疾病及癌症等成为老年人的主要死亡原因，这些疾病多系慢性重症，常并发其他疾病，因此老年人患病率及住院率均较年轻人明显增高，这就使老年人的用药机会和种类明显增多，不仅常为多药联合应用，而且疗程长，因此老年人出现药物相互作用的可能性增多，导致的药源性疾病也随之增加。

2. 选择药物的主观愿望强 老年患者多为慢病，有一定的用药经验，也常从医师、病友、科普读物、报纸广告中获得某些用药知识，因此老年患者本身对用药有主观选择愿望，盲目地去追求新药、贵药、进口药、补药等，给临床医师、药师正确用药带来了困难。

3. 个体差异大 老年人健康状况各不相同，其身体状况不一定和生理年龄相一致，即老龄和老化之间存在差异。这就造成了老年人用药的个体差异较其他年龄组更为显著。因此，老年人用药必须从老年人的生理、心理、病理等各个方面的具体特点进行个体化的综合考虑。

4. 用药依从性差 老年人用药依从性较差。据统计，依从性平均为 59%，亦即有将近一半的患者不能按规定用药。影响老年人用药依从性的主要原因有服药种类（用药同时超过 3～4 种，则依从性显著降低）、疗程（越长依从性越低）、记忆力、理解力、经济能力及患者的精神状态等。监测患者依从性的方法有如下两种。①直接法：即测定患者血药浓度。②间接法：即观察疗效、与患者交谈、检查剩药数量等。

（四）老年人的用药原则

1. 严格掌握适应证、恰当选药 诊断明确之后，选药时应首先考虑药物对老年人所具有的危害是否小于治疗所带来的益处，即权衡治疗药物的利弊，确定是否用药。例如，对失眠、多梦的老年人，有时只需调节生活习惯，晚间节制烟酒、咖啡等其他精神兴奋因素，则不必应用镇静催眠药。

另外，选择药物时，劝告患者不要根据主观愿望自选药物，尤其不要偏信广告、滥用新药，避免发生不良反应或药源性疾病。

2. 选择适当剂型 老年人多患慢病，常需长期服药，故主要以口服给药为主。有些老年人吞服药片或胶囊有困难，可选用液体剂型，必要时可注射给药。老年人胃肠功能不稳定，选用缓释剂型时应注意。

3. 剂量适当、给药方案个体化 由于老年人药动学和药效学特点，老年人用药剂量宜小，间隔宜长。一般推荐用成年人剂量的半量作为起始量。经肾排泄的药物可按肌酐清除率的高低计算用药剂量。老年患者衰老程度不同、病史和治疗史也不同，用药剂量的个体差异大，同龄老年人的剂量可相差数倍之多。因此，老年人给药方案应个体化，必要时应进行治疗药物监测，其指征为：①治疗指数小、毒性大的药物，如地高辛等；②具有非线性动力学特征的药物，如苯妥英钠、阿司匹林等；③心、肝、肾疾病患者；④多种药物联合应用。

4. 联合用药时用药简单原则 一般来说药源性疾病发生率随用药种类增加而增加。老年人往往患有多种疾病，且老年人记忆力、理解力减退，联合用药应保持警惕，在高血压等心血管疾病及肝肾功能不全时尤应注意。老年人用药应尽量减少用药的种类，用药方法也应尽量简单，可选择长效制剂，减少用药次数。

5. 疗程不宜过长 许多药源性疾病往往由用药时间过长或剂量过大所致。因此，当病情好转或经治疗完成规定疗程时，应按照医嘱及时停药或逐渐减量至停药；治疗无效时应及时更换其他药物。长期用药应定期随访，以便发现或减少药物的不良反应。

三、妊娠期与哺乳期妇女的合理用药

妊娠期与哺乳期在临床治疗中是一个特殊时期，对研究优生、优育有重要意义。妊娠期用药应考虑到对胎儿或新生儿的影响，哺乳期用药应考虑到对新生儿或婴幼儿的影响，因此，妊娠期及哺乳期妇女的临床合理用药不仅关系到患者自身的健康，还关系到下一代的健康成长和发育，具有重要而深远的影响。

（一）妊娠期与哺乳期妇女及胎儿的药动学特征

详见"第四章 第三节 特殊人群的药动学"。

（二）药物对胎儿的影响

妊娠期妇女可能使用各种药物，有报道称妊娠期妇女至少用过一种药物者占 90%，其中以镇痛药、铁剂、维生素、镇静药、止吐药、抗生素、抗组胺药和利尿药等最为常用。有些药物对胎儿可产生不利影响。例如，相当数量的胎儿畸形是由妊娠期用药不当所致。母体用药对胎儿的影响，除与药物本身的性质、剂量、用药方法等有关外，还与胎儿不同发育阶段有关。

1. 胚胎期 妊娠的第 1 天至第 3 个月是人类胚胎发育最活跃的时期。在此期间用药，易干扰胚胎组织细胞的正常分化。药物的致畸作用往往发生在妊娠头 3 个月，并可能导致新生儿先天性畸形。

妊娠后期胎儿各组织或器官已经形成，此时使用药物相对较安全，不致引起畸形。但对有些尚未分化完全的器官，如生殖系统仍可受到影响。至于神经系统，在整个妊娠期，甚至产后仍在继续分化，药物影响可持续存在。有致畸作用的药物见表 6-1。

表 6-1　有致畸作用的药物

药物	致畸表现
沙利度胺（反应停）	海豹样短肢畸形
乙醇	异常面容，肢体、心脏畸形
苯妥英钠	唇裂及腭裂
抗甲状腺药	甲状腺功能低下症
甲氨蝶呤	脑积水，无脑儿，腭裂
维生素 A	泌尿道畸形，骨骼异常
己烯雌酚	性别异化，男性睾丸发育不全，女性青春期阴道癌
甲基睾丸素	女胎男性化
可的松	腭裂
金刚烷胺	单心室，肺不张，骨骼肌异常
四环素	早期：手指畸形，先天性白内障，骨发育不良 后期：黄齿，珐琅质形成不全

2. 胎儿和新生儿期　胎儿期指从妊娠 14 周至胎儿出生，在此期胎儿体内器官已形成，并迅速生长发育。引起胎儿、新生儿不良反应的妊娠期妇女用药对胎儿及新生儿的影响多种多样，主要为对各系统功能的影响，如中枢神经抑制药可引起胎儿呼吸抑制，有些药物产前应用可产生新生儿溶血、黄疸等。

（三）妊娠期妇女用药原则

1. 严格适应证、遵医嘱用药，对可用可不用的药物一律不用，尤其是妊娠期前 12 周之内更要慎重；为避免妊娠期疾病影响胎儿，切忌自选药物，应在医生指导下选择对胎儿无害的治疗药物。

2. 在同类药物中尽可能选择对胎儿毒性小或不易通过胎盘的药物，用药剂量亦应尽可能减少。

3. 妊娠期妇女病情危重时，决定用药前应权衡利弊，尽量选择经临床长期验证无致畸作用的药物。

4. 妊娠前也不宜应用有致畸危险的药物，以免药物在体内蓄积，而妊娠一般要在受精 20 天后才能确诊。

5. 妊娠期妇女用药后应当密切观察胎儿在宫内的发育情况，以便发现问题及时采取措施。

（四）哺乳期妇女用药原则

母乳喂养可增强婴儿的免疫力、智力发育，减少儿童期肥胖和过敏性疾病的发生率，促进婴儿健康发育。因此，应积极推崇母乳喂养，即使在母乳不足时也应坚持母乳，辅以人工喂养。但是产妇在哺乳期常会出现不适，如急性乳腺炎、乳腺脓肿、产后出血等。研究表明，大多数药物可通过血液循环进入母乳，但通常药物在乳汁中的含量较低，一般不会给乳婴带来危害，然而少数药物在乳汁中的排泄量较大，如红霉素、卡马西平、巴比妥类、地西泮等。因此，哺乳期妇女用药必须了解药物经乳汁排出情况，做到合理用药，避免对婴儿产生危害。

1. 权衡利弊、减少用药　权衡药物治疗的收益和可能引起的危害，对可用可不用的药物尽量不用。

2. 非用不可，慎重用药　如果哺乳期妇女患病必须用药时，则应选择对自身和婴儿危害小的药物治疗；疗程不要过长，剂量不要过大，用药过程中要注意观察乳婴的反应。

3. 适时哺乳，防止蓄积　避免使用长效药物及多种药物联合应用，而尽量选用短效药物，用单剂疗法代替多剂疗法，以减少药物在婴儿体内蓄积的机会。

4. 人工哺乳　如果哺乳期妇女必须使用某种药物进行治疗，而此种药物对婴儿可能会带来危害时，可考虑暂时采用人工喂养。

第三节 时辰药理学与临床合理用药

一、时辰药理学概述

（一）时辰药理学的基本概念

时辰药理学（chronopharmacology）又称时间药理学，是药理学的一个分支，也是时间生物学（chronobiology）的一个分支。时辰药理学是研究药物与生物的内源性节律变化关系的科学，自20世纪50年代起受到世界各国的关注及广泛研究。时辰药理学主要研究内容包括：①时辰药效学（chronopharmacodynamics）和时辰毒理学（chronotoxicology）；②时辰药动学（chronophamacokinetics）；③药物作用时间节律的机制，如靶器官生理功能昼夜节律的研究、药物代谢酶活性时间节律的研究、药物对昼夜节律作用的研究等。

药物的作用不仅取决于药物自身的理化性质、剂量等因素的影响，还受到机体各种因素的影响，包括机体生理功能或病理现象的内在节律的影响。研究表明，根据人体生物节律合理选择用药时间，有助于提高药物疗效、降低不良反应。因此时辰药理学的研究为临床合理用药提供了重要的依据。

（二）时辰药理学的研究内容

1. 时辰药动学 是研究机体的生物节律对药物作用或药物体内过程的影响。时辰药动学主要研究药动学参数的昼夜节律变化。大多数机体功能如心排血量、各种体液分泌的速度及pH、胃肠运动、肝肾血流量、药物代谢酶活性等都有昼夜节律，因而许多药物的药动学参数都受此节律的影响而出现昼夜变化。例如，铁剂的吸收有明显的昼夜节律，在其他条件相同的情况下，19:00服用较7:00服用的峰浓度高得多，因而，铁剂的服用选在19:00比较合理。

根据昼夜节律重新考虑用药方案，可提高疗效。例如，急性心绞痛和心脏猝死的发病呈现近日节律性变化，发作高峰时间均在6:00～12:00；不稳定型心绞痛发作峰时间为6:00～12:00；稳定型心绞痛发作峰时间为10:00～11:00。阿司匹林于6:00服用时药物半衰期长，消除慢，血浆药物浓度较高；18:00服用则效果较差，因此建议阿司匹林于早晨服用。

2. 时辰药效学和时辰毒理学 是研究药物在机体生物节律的影响下对机体的作用的学科，分别以有效性或毒性作为研究重点。机体对药物效应呈现的周期性节律变化可具体表现为时间效应性与时辰药动学和时间感受性的关系。时间感受性是指机体各种组织、细胞或受体等对外界化学性刺激的敏感度所呈现的周期性改变，表现为某一生物体对某种药物在24h中某一时间段高度敏感，而在其他某个时间则反应较差或完全不反应。例如，血压的内在节律为24h内有2次波峰与波谷的波动，静脉滴注去甲肾上腺素后，血压对去甲肾上腺素的反应与其内在节律相似。

3. 药物作用时间节律的机制

（1）药动学节律：在一般情况下药物的作用与其血药浓度呈剂量依赖关系，因此，许多药物作用的昼夜节律有可能与其在血中浓度的昼夜节律性变化有关。血药浓度的昼夜节律性变化受多种因素影响，如由于机体的节律性使得药物在体内的吸收、分布、代谢及排泄过程等存在着昼夜节律性变化，而这种药动学过程的昼夜节律使体内药物浓度的变化也出现相应的昼夜节律。

（2）组织敏感性节律：在许多情况下，药物的作用（疗效或毒效）存在明显的昼夜节律，但药物在血中或者靶组织中的浓度并无相应的昼夜变化，提示药物疗效及毒效的昼夜节律并不完全取决于药动学的昼夜节律，这可能是取决于组织敏感性的昼夜差异。例如，呼吸道对组胺反应的敏感性在0:00～2:00最高，哮喘患者或慢性支气管炎患者易在凌晨发作，因此选择20:00时左右给予治疗药物，使血药浓度从夜间到黎明保持在一定水平而发挥较好的治疗效果。

（3）受体节律：多数药物通过与受体结合产生效应。现已证实，受体的敏感性、受体与药物的最大结合力及受体的浓度均可呈现昼夜节律性变化，受体的这种节律性变化是许多药物作用节律性的主要机制。例如，吗啡在15:00时给药镇痛作用最弱，21:00时给药镇痛作用最强，此效应可能与脑内阿片受体的昼夜节律有关。

二、时辰药理学的临床应用

应用时辰药理学指导临床用药来提高疗效，减少不良反应的治疗方法称为时间治疗

（chronotherapy），这个研究领域称为时间治疗学（chronotherapeutics）。时间治疗学在多种疾病治疗中已有应用，并取得了一定的效果。

（一）心血管药物

1. 抗高血压药 血压在一天中呈"两峰一谷"的波动节律，即 6:00 ～ 9:00、18:00 ～ 20:00 为峰值，其后开始缓慢下降，1:00 ～ 2:00 为波谷。在每日清醒后的短短几小时内，机体血压较大幅度地升高可以适应内外环境变化，但对高血压患者来说，这种血压陡升可能导致心血管意外的发生，因此出血性脑卒中多发生于白天，同理，缺血性脑卒中多发生于夜间。因此，控制血压的昼夜波动，有可能降低心血管疾病的发病率。

高血压患者以晨起服药为宜，可使用 1 天 1 次的控释制剂，使药物作用达峰时间正好与血压早晨的高峰期吻合，如 1 天 2 次服药，则可于晨起和下午服用，与血压的高峰期吻合。

钙拮抗剂硝苯地平对血压的昼夜波动影响较强，每日 2 次给药，可有效降低血压，并可明显控制血压的节律性波动，但不影响心率的昼夜节律。维拉帕米抑制血压昼夜波动的作用与硝苯地平相似而较弱，但可抑制心率的昼夜节律。常用的 α 受体阻滞剂与 β 受体阻滞剂虽有降压作用，但对于血压昼夜节律无明显影响。兼有 α、β 受体阻滞作用的拉贝洛尔，对控制血压波动有较好的效果，早晨 6:00 时给药，可使血压、心率的昼夜节律曲线变得平坦。

2. 抗心肌缺血药 心肌缺血发作的昼夜节律高峰为 6:00 ～ 12:00，而治疗心肌缺血的药物疗效也存在昼夜节律性。钙拮抗剂硝苯地平平均剂量 80mg 可对心电图心肌缺血有明显的改善作用，几乎可完全防治通常于 6:00 ～ 12:00 发生的心肌缺血高峰。对 21:00 ～ 24:00 的心肌缺血虽然也有一定作用，但强度明显不如前者。隔日晨服阿司匹林 325mg 可明显抑制通常于 6:00 ～ 9:00 发作的心肌梗死高峰，使其发作降低 59.3%，对其他时段发作的心肌梗死降低 34.1%。硝酸酯类、β 受体阻滞剂在上午使用，均可明显扩张冠状动脉，改善心肌缺血，下午服用的作用强度不如前者。所以心肌缺血患者最好早晨醒来时马上服用治疗药物。

（二）平喘药物

哮喘患者的通气功能具有明显的昼夜节律性，白天气道阻力最小，0:00 ～ 2:00 最大，故哮喘患者常在夜间或凌晨发病或病情恶化。而 0:00 ～ 2:00 哮喘患者对乙酰胆碱和组胺最为敏感。故平喘药一般应保证在睡前服用 1 次。β$_2$ 受体激动剂可采取日低夜高的给药方法，有利于药物在清晨呼吸道阻力增加时达到较高血药浓度。茶碱类药物白天吸收快，而晚间吸收较慢。根据这一特点，也可采取日低夜高的给药剂量。例如，对慢性阻塞性肺疾病患者，可于 8:00 服茶碱缓释片 250mg，20:00 服 500mg，可使茶碱的白天、夜间血浓度分别在 10.4μg/ml 和 12.7μg/ml，有效血药浓度维持时间较长，临床疗效较好且不良反应较轻。

（三）糖皮质激素

肾上腺皮质激素分泌呈节律性变化，呈现晨高、夜低的昼夜节律特征，分泌的峰值在 7:00 ～ 8:00。如果药物的应用违反了机体的节律，则可扰乱皮质激素的自然昼夜节律。应用糖皮质激素替代治疗时，于 7:00 ～ 8:00 给药或于隔日早晨 1 次给药，可减轻对下丘脑－垂体－肾上腺皮质系统的反馈抑制，减轻肾上腺皮质功能下降甚至皮质萎缩的严重后果，比一天多次给药效果好，不良反应也少。如果皮质激素用于治疗先天性肾上腺皮质增生症，旨在抑制脑垂体的作用，则早晨不给药而中午给予小剂量，下午给予 1 次大剂量，夜间给予最大剂量，可取得较好效果。

（四）降血糖药

糖尿病患者在空腹时的血糖和尿糖都有昼夜节律性，在早晨有峰值（即黎明现象）；进餐后血糖更高，达到峰值。为了控制餐后高血糖，有些降糖药需在餐前 30min 服用，如格列齐特、格列吡嗪、格列喹酮。非磺酰脲类促胰岛素分泌药（瑞格列奈、那格列奈）在口服后 30 ～ 60min 达到血药峰值，应在主餐进餐时服用，使进餐开始 15min 内胰岛素分泌明显增加。α- 糖苷酶抑制剂，如阿卡波糖，可与食物中的碳水化合物竞争碳水化合物水解酶，抑制双糖转化为单糖，从而减慢葡萄糖的生成速度并延缓葡萄糖的吸收，因此需在餐前即刻服用或与第一口主食咀嚼服用，可有效降低餐后高血糖。

胰岛素降糖作用呈现昼夜节律，上午（峰值时间为 10:00）的作用较下午强。但是糖尿病患者机体内升糖因子的昼夜节律也表现为早晨有峰值，而且其升高血糖的作用程度高于胰岛素增加的作用程度，因此糖尿病患者早晨需要注射较多胰岛素。

第四节 不合理用药

一、不合理用药类型

（一）药物应用与临床诊断不相符

药品的应用须与临床诊断密切相符，才能够保证患者得到安全有效的治疗。一般药品应用与临床诊断不相符的表现主要有以下几种。

1. 非适应证用药 如患者出现咳嗽症状可能由于冷空气刺激、过敏、气道阻塞等原因所致，而非一定是细菌感染，但在实际当中，常会在无明显感染指征时被给予抗菌药物进行治疗。

2. 超适应证用药 超出药品说明书的适应证范围用药，也是一种常见的不合理用药。超出说明书用药既有盲目性，又易导致不良反应，同时也不受法律保护。例如，应用坦洛新（α_1受体阻滞剂，说明书主要用于前列腺增生引起的排尿障碍）用于降压；阿托伐他汀钙用于补钙等。

3. 有禁忌证用药 特殊人群用药时，还应注意禁忌证，否则也会造成不合理用药。例如，抗胆碱药和抗过敏药用于伴有青光眼、良性前列腺增生症患者，易导致尿失禁；可减轻感冒鼻塞症状的伪麻黄碱用于伴有严重高血压患者，易致高血压危象。儿童选用喹诺酮类药物存在软骨毒性，易发生神经系统的不良反应。妊娠期妇女及产妇选药不当容易造成畸形胎儿的产生等。

（二）用药方案不合理

1. 药物剂量、用法和疗程不合理 药物应用过程中应遵循药品说明书推荐的剂量和用法。药物剂量过大或过小容易造成药物蓄积中毒或者疗效不佳，都属于不合理用药范畴。同时对一些特殊人群，如儿童、老年人、肝肾功能减退者等，应根据患者情况对药物剂量进行调整，避免体内血药浓度过高，蓄积中毒。例如，一般 60 ~ 80 岁老年人用药剂量可为成人的 3/4 以下；80 岁以上的老年人用药剂量可为成人的 1/2。

严格按药品使用方法，如某些抗生素青霉素、链霉素等，以及含碘对比剂、局麻药、生物制品（抗毒素、酶、类毒素、血清、菌苗、疫苗）等在给药后极易引起过敏反应，甚至出现过敏性休克。为安全起见，常需在注射用药前进行皮肤敏感试验，观察 15 ~ 20min，以确定阳性或阴性反应。在明确药品敏感试验结果为阴性后，才能使用相应药品进行治疗。

正确的药物疗程也是合理用药的因素之一，不同的疾病用药疗程不同，不同的药品使用的疗程也不同。例如，抗菌药的应用既要保证足够的疗程，不要频繁调换药物，避免感染反复，同时也要注意，过长的疗程可能会诱发菌群失调，引起"二次感染"，也会增加细菌的耐药性。

> **案例 6-1　　老年不稳定型心绞痛合并慢性心房颤动不合理用药一例**
>
> 　　患者，男性，79岁，因"胸痛后冠状动脉支架植入术后3年，胸痛再发加重6天"入院。患者3年前因反复发作性胸痛入院行冠状动脉造影，植入支架1枚。术后患者规律用药1年（阿司匹林＋氯吡格雷双抗、他汀类调脂），自觉恢复良好，自行停用他汀类药物。6天前患者反复发作胸痛，多于活动时出现，持续数分钟，休息可缓解，入院就诊。既往高血压病史15年，最高 170/105mmHg，口服氨氯地平 5mg，血压控制良好；发现心房颤动2年，未进行抗凝治疗。吸烟30年，每天20支。入院检查：血压 135/80mmHg，脉搏78次/分，心率88次/分，双下肢无水肿。心电图：心房颤动，76次/分。心脏超声：射血分数43%，左心系统轻度增大，左心室前壁下壁及心尖部运动略减低。诊断：①冠心病，不稳定型心绞痛。②高血压2级，极高危。③慢性心功能不全，NYHA2级。④心律失常，心房颤动，持续性？
>
> 　　临床医师治疗如下：阿司匹林、氯吡格雷抗血小板，依诺肝素抗凝；瑞舒伐他汀降脂、稳定斑块；美托洛尔纠正心力衰竭，氨氯地平降压、硝酸异山梨酯静脉输注。入院第8天患者病情平稳，无胸痛、胸闷，血压控制良好，预约出院，院外继续冠心病2级预防治疗：利伐沙班抗凝、瑞舒伐他汀降脂、稳定斑块；美托洛尔、氨氯地平降压、控制心室率；建议戒烟、监测血压心率、保证睡眠、避免劳累运动，术后1个月门诊复诊、调整用药。
>
> 　　**问题** 作为临床药师，请分析该患者的药物治疗过程是否合理？如不合理，请对临床医师提出相应用药建议。

分析　临床药师经过查房及阅读患者病历认为，存在以下几点不合理用药和不规范治疗。

（1）患者在植入支架术后1年自行停用冠心病2级预防用药，为不规范治疗。

（2）患者此次入院是因为不稳定型心绞痛，近1周内反复发作，为高缺血风险急性冠状动脉综合征患者，非高出血风险，治疗上应予口服抗凝药物＋阿司匹林＋氯吡格雷的三联抗血小板治疗1～6个月，之后口服抗凝药物联合阿司匹林或氯吡格雷双联治疗12个月，之后可以口服抗凝药物单药长期治疗。该患者仅在住院期间（8天）给予三联抗栓治疗，出院后即改为口服抗凝药物单药治疗，为不规范用药；建议改为三联抗栓治疗。

（3）患者慢性心力衰竭诊断明确，应给予心力衰竭基石治疗药物β受体阻滞剂和血管紧张素转化酶抑制剂/血管紧张素受体阻滞药（ACEI/ARB）类，本例患者未给予ACEI/ARB类药物，为不规范治疗，建议用ACEI/ARB类药物代替氨氯地平治疗心力衰竭并降压。

2.药物选用剂型与给药途径的不合理　药物剂型与给药途径、临床疗效的发挥均密切相关。不同的药物剂型，对机体的作用特点不一样。例如，硝酸甘油片剂舌下含服可用于缓解心绞痛急性发作而硝酸甘油贴皮制剂则用于冠心病的长期治疗，预防心绞痛发作。

正确的给药途径是保证药品发挥治疗作用的关键之一。目前我国临床上"凡病皆吊瓶"的现象较严重。哪怕是牙痛、伤风感冒等小毛病，也常会挂"吊瓶"。据报道，在我国，每年发生的药品不良反应中，60%左右是在静脉输液过程中发生的，通常是因为药品直接进入血液，缺少消化道等防御屏障的作用，再加上内毒素、pH及渗透压等诱因导致的。因此要根据临床治疗需要选择适宜的给药途径，坚持"能口服不肌注、能肌注不输液"的原则。轻症、慢病因用药持久，宜选用口服给药。重症、急救治疗要求药物迅速起效，适宜选择静脉给药、肌内注射、吸入及舌下给药方式。皮肤疾病主要应选择外用溶液剂、酊剂、软膏剂、涂膜剂等。腔道疾病治疗可选局部用栓剂等。根据病情按照药品说明书规定的使用途径使用药品。

（三）不合理的联合用药

1.盲目联合用药　在无明确指征的情况下，盲目联合应用，容易引发不良反应，同时提高医疗成本，增加患者经济负担。例如，病因明确、单一抗菌药可以控制的感染联合用药造成过度治疗；盲目联合应用肿瘤辅助治疗药、未酌减药量而联合应用毒性较大药物等。

2.重复给药　西药与中成药，尤其是中西药复方制剂（即含有化学药的中成药）合用时，也要注意是否会出现重复用药现象。例如，多数抗感冒药物为复方，多含有对乙酰氨基酚、氯苯那敏等成分，如同时服用2种以上抗感冒药复方，很容易造成对乙酰氨基酚、氯苯那敏血药浓度过高，出现肝毒性、中枢抑制等不良反应。此外，在应用中药过程中，违反"十八反""十九畏"原则，也会出现中药不合理联用，导致药效降低或毒性增加。（见二维码6-3　常用抗感冒药物的名称及成分）（见二维码6-4　"一药多名"的治理）

知识链接6-2　　　　**药品的化学名、通用名和商品名**

按照国际通例，一个上市药品主要有3个名称——化学名、通用名和商品名。其中化学名和通用名是标准名称，而不同厂家、不同规格的同类产品可以用不同的商品名。中国药物管理的规定为，药品的化学名和通用名由《中华人民共和国药典》及药品管理部门确定，而商品名由生产厂家来定。

化学名是根据药品的化学成分确定的化学学术名称。

通用名是国家医药管理局核定的药品法定名称，与国际通用的药品名称、《中华人民共和国药典》及国家药品监督管理部门颁发药品标准中的名称一致。

商品名是药品生产厂商自己确定、经药品监督管理部门核准的产品名称，在一个通用名下，由于生产厂家的不同，可有多个商品名称。

化学名如乙酰水杨酸；通用名如阿司匹林；商品名如拜阿司匹灵（即阿司匹林肠溶片）、施泰乐等。

3.潜在的药物相互作用和理化配伍禁忌　药物相互作用（drug interaction）和理化配伍禁忌对于合理用药具有重要的临床意义。药物相互作用是指2种或2种以上的药物合并或先后序贯使用时，所

引起的药物作用和效应的变化。其结果既可能使疗效协同或毒性降低，对患者有益；也可能使疗效降低和毒性增强，对患者有害，有时甚至危及生命。药物相互作用可发生在体内药动学、药效学过程；也可发生在体外，表现为配伍使用时引起理化反应使药品出现浑浊、沉淀、变色和活性降低，后者又称药物的理化配伍禁忌。

某些药物相互配伍使用时，能通过作用于不同靶位，产生协同作用，但同时会使毒性或不良反应增加，在临床上应避免配伍使用。例如，肝素钙与阿司匹林、右旋糖酐、双嘧达莫合用，有增加出血的危险；氨基苷类抗生素与依他尼酸、呋塞米和万古霉素合用可增加耳毒性和肾毒性，导致听力损害，甚至停药后仍可能发展至耳聋。有一些药物作用相互拮抗，使药效降低，也属于不合理用药范围，如红霉素、氯霉素与林可霉素均作用于细菌 70S 核糖体 50S 亚基上，用红霉素加氯霉素或者林可霉素加氯霉素治疗感染性疾病时，就会由于竞争结合位点而出现相互拮抗，药效下降。

药物相互作用也会对药物体内过程产生影响，影响药物在体内吸收的速度和程度，影响药效和增加不良反应的发生。例如，复方抗酸制剂中的 Ca^{2+}、Mg^{2+}、Al^{3+} 可与四环素形成难溶性的络合物而不利于后者的吸收，影响疗效，故不能同服；甲氧氯普胺、多潘立酮、西沙必利等胃动力药通过增加肠蠕动，减少了药物在肠道中的滞留时间，从而减少药物的吸收。阿司匹林、依他尼酸、水合氯醛等均具有较强的血浆蛋白结合力，当与磺酰脲类降糖药、抗凝血药、抗肿瘤药等合用时，可使后者的游离型药物增加，作用增强，不良反应增加。普伐他汀、辛伐他汀等 β- 羟基 -β- 甲戊二酸单酰辅酶 A（HMG-CoA）还原酶抑制剂在治疗剂量下如与环孢素、伊曲康唑、酮康唑、大环内酯类抗生素等具有 CYP3A4 抑制作用的药物合用时，会使 HMG-CoA 还原酶抑制剂的血药浓度显著增高。丙磺舒、阿司匹林、吲哚美辛、保泰松、磺胺等药物可减少青霉素自肾小管的排泄，使其血药浓度增高，血浆半衰期延长，毒性可能增加。

药物在体外配伍禁忌主要表现在静脉注射、静脉滴注或肠外营养液等溶液的配伍过程中，出现药液的浑浊、沉淀、变色和活性降低等变化。例如，青霉素与苯妥英钠、麻黄碱、维生素 B_1 等药品配伍可出现浑浊、沉淀、变色和活性降低。与碳酸氢钠混合可发生透明度不改变而效价降低的潜在变化。

案例 6-2 　　　　凝血酶原国际标准化比值（INR）达标情况下的华法林

患者，男性，65 岁，心房颤动 1 年，遵医嘱口服华法林抗凝治疗，来抗凝门诊就诊。临床药师请患者填写《华法林知识评价表》，并与患者交流华法林用药相关知识。患者目前服药量为 7.5mg，对自身的疾病状态及华法林用药期间饮食及合并用药的注意事项均已知晓。患者提到本人常年饮酒，但服用华法林后，考虑到乙醇对华法林代谢的影响，又参考《中国居民膳食指南》建议，成年男性一天饮用酒的乙醇量不超过 25g，相当于啤酒 750ml，因此本人每天固定饮用一罐啤酒（500ml）。药师为患者做快速 INR 检测，检测值为 1.8，控制在达标范围。

问题　作为临床药师，你对患者服用华法林期间饮酒、INR 达标的情况应有何建议？

分析　吸烟和饮酒均会加快华法林的代谢，减弱华法林的作用。该患者目前虽然 INR 在达标范围内，但服药华法林的剂量 7.5mg 为较高剂量。临床药师分析，可能因为患者饮酒的原因，导致华法林维持剂量较高。因此临床药师耐心向患者解释，建议：①患者逐渐戒酒，并逐渐降低华法林维持剂量；②戒酒期间定期到医院监测 INR，根据 INR 的变化相应地调整华法林的剂量。

二、减少或规避不合理用药的措施

长期以来，我国临床上不合理用药现象仍然存在，确保合理用药，保障患者的用药安全、有效、经济，已成为广泛的社会性的问题，应引起全社会特别是医药行业人员的高度重视。

（一）深化医药体制改革、加强行业监管

新时期应以人民健康为中心，牢固树立大卫生、大健康理念，坚持保基本、强基层、建机制，坚持医疗、医保、医药三医联动，继续深化医药体制改革工作，聚焦解决看病难、看病贵等重点难点问题，勇于突破政策障碍和利益藩篱，创造有利于合理用药的社会氛围。

推进医疗服务精细化监管，深入推进公立医疗机构绩效考核，制订实施合理用药监测指标体系。健全全国药品价格监测体系，加强国内采购价格动态监测和国外药品价格追踪，严厉查处价格违法

和垄断行为。加快推进信息化建设，制订基于大数据的公立医院医保监督管理体系方案。另外，还应规范医疗机构的执业活动，创造合理用药的良好环境。严格执行各项药品管理制度；严格执行药品的分类管理、特殊药品管理及药品从业人员的各项监督制度；规范药品广告管理；加强药品从生产、流通到使用各环节的监督管理，净化药品市场也是防范不合理用药的一个非常重要的方面。

（二）医疗机构自身加强用药管理

医疗机构应本着"以人为本"的现代医学治疗观念，以提高医疗服务质量为第一，以维护患者利益为首要任务，加强合理用药制度建设，创建良好的医疗氛围，使合理用药成为医务人员的自觉行动。临床医师也不应单纯追求疾病的治愈、好转或症状缓解，还应考虑药物对人体可能造成的不良反应。

积极开展药物警戒，加强药品不良反应监测，医院是我国目前收集药品不良反应的主要渠道，医疗机构应加强对药品不良反应的监测力度，提倡和鼓励医师、药师自觉执行志愿报告制度，对于在发现和上报药品不良反应过程中表现突出的医师、药师可给予适当的奖励。提高临床合理用药水平，保障公众的用药安全。

重视开展药物流行病学和药品经济学研究，对广大用药人群的药物利用情况和药效分布进行研究、分析，研究医疗费用与其药物作用效果的相关性，以求获得更加安全、有效、经济用药的信息，为合理用药提供意见和建议。

（三）加强临床治疗团队合作及培训

2018 年 11 月，国家卫生健康委和国家中医药管理局联合印发了《关于加快药学服务高质量发展的意见》，再次明确"药学服务是医疗机构诊疗活动的重要内容，是促进合理用药、提高医疗质量、保证患者用药安全的重要环节。药师是提供药学服务的重要医务人员，是参与临床药物治疗、实现安全有效经济用药目标不可替代的专业队伍"。并要求药学服务模式需要实现"两个转变"：从"以药品为中心"转变为"以病人为中心"；从"以保障药品供应为中心"转变为"在保障药品供应的基础上，以重点加强药学专业技术服务、参与临床用药为中心"。因此临床医师和临床药师作为临床医疗团队的主要成员，应加强合作，共同担负起促进合理用药的责任，为构建和谐社会、实施健康中国战略发挥积极作用。

应注重加强临床医师和临床药师的培训及继续教育工作，开展合理用药新知识、新进展的学术讲座与交流活动，更新医师合理用药的观念，提高相关知识水平。改变药师"以药品为中心"的工作模式，推行以合理用药为中心的临床药学工作，调整现有知识结构，推行药学监护，积极参与临床实践，按照药学服务的理念，指导医师合理用药，共同对患者的用药治疗结果负责。

（四）开展健康教育，促进患者自我管理

面向社会积极开展健康宣讲，进行用药教育，宣传基本药物知识。提倡健康的生活方式，减少患病的危险因素，避免疾病的发生。提高患者对药品的认知水平，有助于避免患者自我药疗的误区（如感冒必用抗菌药等），同时也有助于提高患者对医生的依从性，使患者更加规范合理地使用药物，避免使用药物过度或不足。（见二维码 6-5　思考题）

（李　华　王　睿）

本章二维码资源

第七章 药物基因组学

学习要求:

1. 掌握药物基因组学的概念和研究内容，列举常用的药物基因检测方法。
2. 熟悉药物基因组学在各种疾病中的重要作用。
3. 了解药物基因组学的发展历程及未来趋势。

第一节 概　述

一、药物基因组学发展历程

药物基因组学（pharmacogenomics）是人类进行基因组学功能研究后出现的一门新兴交叉学科。药物基因组学前身为遗传药理学（即药理遗传学），遗传药理学是遗传学和药理学的结合体。

遗传学和药理学的关联由遗传学家最先提出。1931年，遗传代谢病研究之父 Archibald Garrod 教授在《疾病的先天因素》中指出：人类对于环境中的物质变化和药物的反应存在个体差异。20世纪50年代，德国科学家 Werner Kalow 发现不同患者使用肌松药琥珀酰胆碱，典型性瘫痪出现的持续时间不同，时间可以从几分钟到一小时。N-乙酰基转移酶的缺失是遗传导致，N-乙酰基转移酶缺失性的肺结核患者使用异烟肼时出现四肢麻痹、疼痛及刺痛感等不良反应。分子遗传学的发展使遗传药理学从表型学科转变成基因运用和实践学科。基因功能多态性，导致不同个体的药动学和药效学的差异。

二、药物基因组学研究和未来趋势

药物基因组学以药物效应及安全性为目标，研究基因变异与药效和药物安全性的关联。遗传药理学研究遗传因素对药物反应（包括药动学和药效学）的影响，是药物基因组学的一个分支。

药物基因组学以人类基因组中已知的基因信息和理论为基础发现新药。随着药物基因组学的发展，未来复杂疾病遗传基因的预测会更准确，也会对疾病做出更及时的诊断及预防措施。药物的治疗可根据个体遗传背景，结合基因检测预测疗效并降低药物毒性，实现个体化临床治疗。药物基因组学在药物开发、基因诊断试剂研制及临床合理用药等方面具有巨大潜力，可降低药物开发费用和缩短开发周期，提高药物的疗效及减少药品不良反应。药物基因组学为药学研究开辟了一个崭新的领域，适用于发现药物的新靶点、药物临床前研究、药物临床研究及药物上市后不良反应监测等整个药品生命周期。

目前，药物基因组学在心血管疾病、精神类疾病、肿瘤药物等领域的应用比较广泛。随着基因分型技术的进步和基因图谱的研究运用，在不久的将来，全基因组测序将发挥越来越重要的作用，在研究未知染色体位点或生化机制复杂疾病的遗传基础研究方面具有广阔前景和意义。

第二节 药物代谢酶的基因多态性

一、药物体内代谢

1.概述　药物在体内经酶等作用使其发生化学结构改变，这一过程称为代谢（metabolism）或生物转化（biotransformation），代谢是药物在体内消除的重要途径。肝脏是药物代谢的主要器官。此外，胃肠道、肺、皮肤、肾等器官也具有药物代谢能力。

2.药物代谢意义　大多数药物灭活后，药理作用降低或完全消失，少数药物经活化产生药理作用或毒性。有些药物自身缺乏活性，需经活化产生药理效应，这些药物被称为前体药物（prodrug），如可的松在肝脏转化为具有药理活性的氢化可的松，血管紧张素转化酶抑制剂依那普利经水解生成依那普利拉发挥药效作用。

3. 药物代谢时相 多数药物或外源性化学物质经过生物转化排出体外。通常生物转化反应分为 I 相反应和 II 相反应。 I 相反应是功能化反应，包括氧化、还原和水解，一方面将药物转化为亲水性代谢物排出体外，另一方面产生易于发生结合反应的化合物进入 II 相反应。 I 相反应降低药物的活性或毒性，但有时也可产生更具活性或毒性的代谢物。 II 相反应为结合反应，酶催化内源性的小分子与药物原型或 I 相反应代谢物加成结合增加其水溶性，使其易于从体内消除。如 II 相反应中的葡萄糖醛酸化、硫酸化、谷胱甘肽结合和脂肪酸结合，产生极性更强的代谢产物，增加了代谢产物水溶性，使代谢产物易于排出。

二、药物代谢酶

药物代谢（生物转化）要有酶的催化参与才能完成，催化药物代谢的酶统称为药物代谢酶（drug metabolism enzyme），简称药酶。CYP 酶系是人体中最重要的药物代谢酶体系之一，它是一类亚铁血红素 – 硫醇盐蛋白的超家族，能够氧化代谢外源性物质包括药物。CYP450 酶主要分布在肝脏组织，少量分布在肠、肺、肾和大脑等组织。目前为止自然界发现有 270 个 *CYP* 基因家族，人类中有 18 个基因家族编码 57 个 *CYP* 基因，多态性对代谢酶及药物应答均有影响。药物反应的多样性主要源于药物代谢酶。（见二维码 7-1　人体主要肝药酶类别）

1. 遗传变异与表型特征 表型是观察到的特征，如药物的清除率或代谢率。表型受个人遗传因素（如基因型）影响，也受到诸如年龄、性别、疾病状态、吸烟、饮酒及饮食等因素的影响。少数受试者对抗高血压药异喹胍会产生过激反应，对催产药司巴丁产生 *N*- 氧化缺陷，这个现象的遗传基础就是 *CYP2D6* 的基因多态性。大样本探针药物研究发现，受试者的药物代谢酶功能（如活性）不同，药物代谢的基因表型不同：有慢代谢型（poor metabolizer，PM）、中间代谢型（intermediate metabolizer，IM）和快代谢型（extensive metabolizer，EM）等。

2. 代谢酶的药物基因组学

（1）CYP2A6 特点： *CYP2* 基因家族是 CYP 酶系的重要组成部分。香豆素是 CYP2A6 特异性的底物，被 CYP2A6 代谢为 7-OH 香豆素排出体外。目前用代谢香豆素的能力将 CYP2A6 活性分为快代谢型或慢代谢型，用来评估个体间 CYP2A6 活性的差异。约 1% 的白色人种和超过 20% 的亚洲人属于慢代谢者。

尼古丁的代谢和外源性致癌原的代谢研究发现：携带无功能基因型的吸烟者吸烟量明显少于携带增强 *CYP2A6* 活性相关等位基因的吸烟者，烟草的吸入量减少降低致癌原的吸入，降低肺癌的患病风险。CYP2A6 代谢快的吸烟者对尼古丁的依赖性更强，与慢代谢者相比，他们戒烟更难。

（2）CYP3A4 特点：CYP3A4 是 CYP 重要亚族，主要分布于肝细胞，是肝脏中最多的肝药酶，参与 50% 以上临床药物的 I 相代谢。在 *CYP3A4* 基因中发现有近 30 种单核苷酸多态性（single nucleotide polymorphism，SNP）。 *CYP3A4* 基因多态性存在显著的种族差异。中国人和日本人中的突变频率为 0，黑色人种为 66.7%，白色人种为 4.2%。CYP3A4*1B 携带者使用他克莫司达到相同血药浓度所需的剂量更多，即 CYP3A4*1B 突变可引起药物清除率的增加。（知识链接 7-1：CYP3A4 的底物、诱导剂和抑制剂）

知识链接 7-1　　　　　CYP3A4 的底物、诱导剂和抑制剂

CYP3A4 的底物有 38 个类别 150 多种药物，主要的酶诱导剂和抑制剂见表 7-1。抗真菌药物酮康唑和咪康唑结构中含有杂环氮原子，与 CYP3A4 血红素中的铁原子直接结合抑制酶的活性，能使 CYP3A4 的底物血药浓度升高，再联合使用 HMG-CoA 还原酶抑制剂易发生横纹肌溶解。

表 7-1 CYP3A4 的底物、诱导剂和抑制剂

底物	抑制剂	诱导剂
抗 HIV 类	抗真菌类	抗癫痫类
茚地那韦	伊曲康唑	卡马西平
奈非那韦	酮康唑	奥卡西平
利托那韦		苯巴比妥
沙奎那韦		苯妥英钠
苯二氮䓬类	抗 HIV 类	抗 HIV 类
阿普唑仑	茚地那韦	依法韦仑
咪达唑仑	奈非那韦	奈韦拉平
三唑仑	利托那韦	
	沙奎那韦	
钙拮抗剂	钙拮抗剂	利福霉素类
地尔硫草	地尔硫草	利福布汀
非洛地平	维拉帕米	利福平
硝苯地平		利福喷丁
免疫抑制剂	大环内酯类	
环孢素	克拉霉素	
他克莫司	红霉素	
大环内酯类	其他	
克拉霉素	西咪替丁	
红霉素	葡萄柚	
	米非司酮	
	诺氟沙星	

案例 7-1   合并用药引发的中间代谢型患者冠状动脉支架术后再堵塞

患者，男性，47 岁，3h 前突发胸痛到医院就诊，主诉无原因胸痛剧烈。4 个月前曾因急性心肌梗死，行冠状动脉支架植入术。术后服用阿司匹林 100mg，联合抗血小板药物氯吡格雷 75mg 至今。查体，测量血压：132/85mmHg，检查心电图示：急性前壁心肌梗死。

立即急诊行冠状动脉造影术，可见支架血管处完全闭塞。抽吸导管反复抽吸闭塞段，再次植入支架。

患者抗栓用药规律而出现的心血管事件，是抗栓药物治疗不足，导致的原因是什么？临床药师详细了解患者近 4 个月的用药史。因患者血压高，日常用药是口服瑞舒伐他汀钙片每次 20mg 每晚一次；苯磺酸氨氯地平片每次 2.5mg（qd）；奥美沙坦酯片每次 20mg（qd）；盐酸曲美他嗪片每次 20mg tid，规律服用。约 2 个月前感觉反酸、嗳气，服用奥美拉唑胶囊每次 40mg qd；L- 谷氨酰胺呱仑酸钠颗粒每次一袋，口服 tid，用药三周。余无异常。对该患者做氯吡格雷药物基因检测，基因结果回报：该患者基因型为 CYP2C19*1/*2，即中间代谢型。

问题

（1）为什么该患者要进行基因检测？

（2）患者行支架植入术后什么原因导致了冠状动脉再次堵塞？

（3）服用氯吡格雷治疗期间，如果需要同时服用质子泵抑制剂，如何选择？请针对患者制订个体化的治疗方案。

分析

（1）为什么该患者要进行基因检测？

患者行冠状动脉支架术后需要常规服用抗血小板聚集药阿司匹林和氯吡格雷。氯吡格雷是噻吩并吡啶类前体药物，绝大部分（85%～90%）经过羧酸酯酶转化为无活性羧酸衍生物。其余 10%～15% 的氯吡格雷由 P450 酶代谢转化。CYP2C19 在氯吡格雷代谢转化中发挥重要作用，其基因多态性影响氯吡格雷疗效和安全性。CYP2C19*1 是功能正常的等位基因，对氯吡格雷的代谢正常；CYP2C19*2～CYP2C19*8 等位基因对氯吡格雷代谢能力减弱或丧失；CYP2C19*17

等位基因对氯吡格雷代谢能力增强，由此将氯吡格雷代谢分为快代谢型、中间代谢型和慢代谢型。快代谢型者药物作用弱，易发生心血管事件，慢代谢型有出血风险。因此监测基因型便于判断用药是否达到治疗效果。

（2）患者行支架植入术后什么原因导致了冠状动脉再次堵塞？

该患者基因型为中间代谢型，代谢能力较弱，不能完全将氯吡格雷转化为活性成分。同时该患者合并服用奥美拉唑胶囊，也是通过肝药酶 CYP2C19 代谢，奥美拉唑与氯吡格雷竞争肝药酶 CYP2C19，继而削弱了氯吡格雷抗血小板聚集的作用而导致血栓发生。

（3）服用氯吡格雷治疗期间，如果需要同时服用质子泵抑制剂，如何选择？请针对患者制订个体化的治疗方案。

服用氯吡格雷治疗期间，如果需要服用质子泵抑制剂，应尽量避免选择由肝药酶 CYP2C19 代谢的奥美拉唑、兰索拉唑、埃索美拉唑等，可考虑选择泮托拉唑或雷贝拉唑或换用其他抑酸药如雷尼替丁等。

该患者的个体化的治疗方案如下：

1）增加氯吡格雷给药剂量至每次 100mg 口服 qd，或换用替格瑞洛每次 90mg 口服 bid。

2）调整给药方案后，患者需监测血小板聚集率或血栓弹力图以评价临床疗效。

第三节　药物转运体的基因多态性

一、转运体的影响因素与基因表达的调控

转运体（transporter）也称转运蛋白，是贯穿于不同组织细胞膜上介导内源性或外源性物质进出生物膜的跨膜蛋白，包括离子转运体、神经递质转运体、营养物质转运体和外源性物质转运体。转运体在组织器官的不同分布及基因多态性，导致药物在吸收、分布、代谢和排泄过程的个体差异。

（一）转运体的分类、分布及功能

转运体分为溶质载体（solute carrier，SLC）转运体和 ATP- 结合盒（ATP-binding cassette，ABC）转运体。药物转运体优化了候选药物的药动学特征，将药动学的吸收、分布、代谢和排泄过程归纳到药物转运和代谢两个基本过程。

（二）转运体的影响因素

转运体受多种因素的影响，主要包括基因多态性、性别差异、年龄、种属差异、疾病、药物等。

1. 基因多态性　基因多态性是影响转运体功能最重要的因素。基因多态性包括单核苷酸多态性和基因突变。多药耐药蛋白 1（multidrug resistance protein 1，MDR1）或称 P- 糖蛋白（P-glycoprotein，P-gp）是第一个发现的多药耐药基因，是 ABC 转运体家族成员之一，主要转运疏水性阳离子化合物。

2. 性别差异　性别差异是药物转运和代谢的重要影响因素，性别差异使转运体表达的差异化与机体生理特点、激素水平等有关。（见二维码 7-2　转运体的性别差异性）

3. 年龄　儿童（尤其是新生儿与婴幼儿）及老年人各自的生理特点和器官功能与成年人存在着很大差异，转运体的表达和功能随着年龄的变化而变化，老年慢性心力衰竭患者不同年龄组对照研究发现，去甲肾上腺素转运体 *SLC6A2* 基因启动子区甲基化与年龄具有正相关性，年龄是影响老年慢性心力衰竭患者预后的影响因素，越是高龄老年慢性心力衰竭患者、死亡风险越高。

4. 种属差异　转运体在不同种属间的表达、功能和分布特点是不同的。例如，在人体肝细胞线粒体中表达有平衡型核苷转运体（equilibrative nucleoside transporter，ENT），在啮齿类中不表达 ENT。非阿尿苷在人体经 ENT1 摄取进入线粒体造成肝毒性，在啮齿类中没有显著毒性出现。

5. 疾病　疾病状态下，转运体的表达或活性发生改变。有炎症出现时，人体 IL-1β、IL-6 和 TNF-α 等促炎细胞因子释放增多，并伴有多种转运体表达和活性的改变。类风湿性关节炎在发展过程中释放大量促炎细胞因子 IL-1β、IL-6 和 TNF-α，发现肝、肾和肠转运体的表达出现变化。炎症性肠病（inflammatory bowel disease，IBD）、肝炎和肾炎的发生发展也同样对机体转运体的表达和活性产生影响，影响药物代谢和排泄过程，导致药物的疗效减弱或毒性增强。

6. 药物　药物、毒物或内源物对某些转运体具有一定的调控作用，尤其是转运体的抑制剂和诱

导剂对转运体的功能和表达有明显影响。P-gp 诱导剂利福平可使十二指肠中 P-gp 的表达水平显著增加，与地高辛口服合用时，地高辛生物利用度显著降低。实验发现 P-gp 对多西他赛的转运能力降低源于基因位点的突变。有机阴离子转运多肽（organic anion-transporting polypeptide，OATP）1B3 的单核苷酸多态性 c.334T ＞ G 或 c.699G ＞ A 突变的患者体内免疫抑制剂他克莫司浓度高于野生型患者。

二、常见药物转运体

SLC 转运体负责将外源性物质摄入细胞内，也称为可溶性物质摄入转运体。ABC 转运体为外排转运体，以下是常见的药物转运体。

（一）SLC 转运体

该类转运体可分为有机阴离子转运体家族、有机阳离子转运体家族、多肽转运体和核苷转运体，分别转运弱酸性、弱碱性、多肽类和核苷类药物。

1. 有机阴离子转运体家族 有机阴离子转运体（organic anion transporter，OAT）是 *SLC22* 基因家族产物，有多个 OAT 亚族。OAT1 和 OAT3 分布在肾脏和脑，OAT2 主要分布在肝脏，OAT4 主要分布在胎盘和肾脏。OAT 转运内源性底物和许多弱酸性药物。例如，OAT 抑制剂丙磺舒与青霉素相互作用，丙磺舒干扰肾小管主动再吸收，减少青霉素或头孢菌素类药物的肾清除率。

人类有 11 种有机阴离子转运多肽，分六个亚族。OATP 广泛分布于胃肠道、肝脏、肾脏、小肠和大脑等器官。OATP 摄取体内外大量结构各异的化合物进入细胞，作用底物较广泛，内源性底物包括胆盐、类固醇及其结合物、甲状腺激素和阴离子寡肽等，外源性底物包括他汀类药物、抗生素、抗癌药和强心苷类等。OATP1B 与人的口服药物药动学高度相关，如主要表达在人的肝脏的基膜上 OATP1B1（编码基因 *SLCO1B1*）和 OATP1B3（编码基因 *SLCO1B3*），它们具有多个单核苷酸多态性。研究发现，亚洲人群最常见的单核苷酸多态性为 c.521T ＞ C 和 c.388A ＞ G，该基因的突变，使 HMG-CoA 还原酶抑制剂普伐他汀、阿伐他汀和辛伐他汀转运能力显著下降。

其他的 OAT 有尿酸盐转运体 1（urate transporter，URAT1），主要分布在肾和脑，当体内有机酸增加时，URAT1 可以减少尿酸的排泄。钠离子 / 牛磺胆酸共转运多肽分布在肝细胞基底侧，参与肝脏分泌牛磺酸。顶端钠依赖性胆酸转运体分布在小肠，参与胆酸的吸收。前列腺素转运体参与转运前列腺素类。

2. 有机阳离子转运体家族 有机阳离子转运体家族包括有机阳离子转运体（organic cation transporter，OCT）和新型有机阳离子转运体（novel organic cation transporter，OCTN）。OCT 容易接受正电荷底物，尤其是有机碱类和季铵类，OCTN 更易接受两性离子和阳离子底物。OCT 的基因多态性与药物应答有关，OCTN 的多态性与炎症性肠病和肉碱缺乏症有关。OCT 的底物包括阿昔洛韦、二甲双胍等，OCTN 的底物包括普鲁卡因胺、西咪替丁等。

OCT 有 OCT1、OCT2、OCT3 三个亚家族。OCT1 主要分布在肝脏，OCT2 分布在肾脏，而 OCT3 在肝脏、大脑、心脏、胎盘等组织广泛分布，主要介导包括内源性物质、药物、毒性物质等阳离子化合物转运。

OCT1 基因多态性对吗啡、盐酸托烷司琼等药物的药动学有影响。目前 OCT2 共发现 28 个突变点，较多的研究是其单核苷酸多态性对治疗 2 型糖尿病药物二甲双胍药动学的影响。例如，OCT2 的几个位点基因突变使二甲双胍的 AUC 和 C_{max} 明显升高。

（二）ABC 转运体

ABC 转运蛋白为膜整合蛋白，因其结构中含有 1 个 ABC 而得名。哺乳动物的 ABC 转运蛋白包含 7 个超家族成员（ABCA ～ ABCG）。该类蛋白转运的底物广泛，其中 ABC 亚家族 B 成员 1（ABCB1）、ABC 亚家族 C 成员 2（ABCC2）、ABC 亚家族 G 成员 2（ABCG2）蛋白转运的底物为药物。见表 7-2。

P-gp 属于亚家族 B。P-gp 是 ATP 依赖性的膜转运蛋白，由 1280 个氨基酸组成，主要位于细胞膜，小部分位于内质网和高尔基体中，能将结构不同的化合物逆向转运出细胞。

P-gp 有很多亚型，人类 P-gp 由 2 个多药耐药基因编码：*MDR1* 和 *MDR2*。*MDR1* 与多药耐药有关；*MDR2* 主要编码卵磷脂移位酶，特定情况下 MDR2 也可以选择性地转运 MDR1 的底物，但转运量非常小。P-gp 通过 ATP 水解提供能量，主动将抗肿瘤药物和疏水亲脂性化合物转运至细胞外，致细胞内药物浓度低于有效药物浓度而导致肿瘤耐药的发生，产生多重耐药现象。P-gp 不仅在肿瘤细胞膜高度表达，在肠道上皮细胞刷状缘膜及脑毛细血管内皮细胞等多种组织和器官中也有丰富表达。P-gp 底物和分布的广泛性，在合用药物时，可能发生竞争性或非竞争性的药物相互作用，影响药动学过程，导致临床疗效的改变或产生毒性。

多药耐药蛋白 2（MRP2）能将多种化疗药物从细胞内泵出，以降低细胞内药物浓度和减轻细胞毒作用，进而可使机体对肿瘤药物产生耐药。MRP2 在肝癌细胞、卵巢癌细胞和膀胱癌细胞等癌细胞上过表达，是造成肿瘤细胞多药耐药的主要原因之一。

除了产生多重耐药性以外，ABC 转运体的重要药理作用是从健康组织中排出外源性物质。

表 7-2　ABC 转运体的分类

转运体名称	转运体（缩写）	分布组织
P- 糖蛋白	P-gp	广泛分布
胆盐分泌蛋白	BSEP	肝细胞
多药耐药相关蛋白 1	MRP1	肝细胞
多药耐药相关蛋白 2	MRP2	肝细胞、肾
多药耐药相关蛋白 3	MRP3	肝细胞、胆管上皮细胞
多药耐药相关蛋白 4	MRP4	肾
多药耐药相关蛋白 5	MRP5	广泛分布
多药耐药相关蛋白 6	MRP6	广泛分布

（三）其他转运体

1. 神经递质转运体　神经递质是神经元突触部位传递神经信息的化学物质，常见的神经递质包括乙酰胆碱（ACh）、ATP、氨基酸类递质（如 L- 谷氨酸、γ- 氨基丁酸等）及胺类递质（如 5- 羟色胺、组胺、多巴胺等）。神经递质转运体在神经细胞膜表面表达，对神经信息的传递起重要作用。这些转运体可高选择性地与突触间的神经递质结合，将递质运回细胞内，进而参与信息传递。神经递质转运体可调节递质在突触内的浓度与分布，也是许多神经类药物的作用位点。

2. 氨基酸转运体　近年来多项研究发现，哺乳动物体内氨基酸的跨膜运输由多种氨基酸转运载体蛋白介导，这些转运氨基酸的载体蛋白称为氨基酸转运体。氨基酸转运体的表达或功能异常会导致严重的氨基酸吸收和（或）代谢障碍性疾病及其他相关性疾病。

3. 葡萄糖转运体　葡萄糖转运体位于细胞膜，在体内分布广泛。葡萄糖是多数生命体的主要能量物质，也是许多生物分子合成前体，是正常生命活动的关键物质基础。然而，葡萄糖要发挥其生物学调控功能，首先需被摄取进入细胞。作为水溶性的小分子物质，葡萄糖在体内的跨膜运输主要通过葡萄糖转运体介导。

葡萄糖转运体 1（glucose transporter 1，GLUT1）是一种膜结合糖蛋白，在红细胞、脑小血管和星形胶质细胞中表达，并将葡萄糖转运到这些组织中。$SLC2A1$ 是与 GLUT1 唯一相关的基因，多数 $SLC2A1$ 突变导致葡萄糖转运体 1 缺陷综合征（glucose transporter 1deficiency syndrome，GLUT1-DS）。GLUT1-DS 是常染色体显性遗传的葡萄糖摄取缺陷性代谢性脑病，由 $SLC2A1$ 突变导致葡萄糖不能有效通过血脑屏障，造成脑组织能量供应不足而产生惊厥或运动障碍等神经系统症状。

三、药物转运体对药动学和药效学的影响

与药物吸收相关的小肠及肝肾等组织器官上分布多种转运体，当转运体的活性或表达改变时，血药浓度随之发生变化。另外，机体屏障组织（如血脑屏障、胎盘屏障）上的转运体，其屏障内组织容积远远小于全身药物的分布容积，当转运体的活性或表达发生变化时，对全身血药浓度影响小。分布于肝脏、肾脏及小肠的药物转运体主要决定药物全身暴露量——血药浓度水平；分布于血脑屏障、胎盘屏障的药物转运体主要决定着这些组织器官的局部药物浓度。药物转运体对于全身或局部药物浓度的影响，最终都会影响靶标部位的药物浓度，进而影响疗效或发生药品不良反应。

　　药物转运体与药物代谢酶通过协同作用影响药动、药效和毒性。CYP3A4 是抗癌药物代谢的关键酶，P-gp 和 CYP3A4 协同作用限制外源物质的吸收。4- 羟基他莫昔芬服用后迅速在肝、肠等代谢，降低了其生物利用度进而产生耐药，但与异黄酮联用时，因为异黄酮是 P-gp 和 CYP3A4 的抑制剂，抑制 4- 羟基他莫昔芬的肠道外排和肝代谢，增加了药物的生物利用度，使其抗癌效果增强。

四、药物转运体的基因多态性对药物应答的影响

　　药物转运体单核苷酸多态性决定了转运体的功能和变异性，影响药物的代谢和转化。肝细胞基底侧膜的 SLC 转运体介导肝脏摄取有机阴离子、阳离子和胆酸，这些转运体通过易化扩散或继发性主动转运机制介导物质转运。肝细胞毛细胆管膜上的 ABC 转运体介导药物及其代谢产物、胆酸和磷脂从肝脏排泄到胆汁。MRP2、AMR1、BCRP 和 MDR2 可逆浓度梯度将药物或代谢产物排泄到胆汁，发生需要 ATP 水解驱动的主动转运。肝细胞基底侧膜的 ABC 转运体使外排的药物回到血液中。

（一）OATP 转运体的基因多态性

　　OATP 在药物治疗方面发挥重要作用的是 OATP1B1、OATP1B2、OATP1B3 和 OATP1B4。其中与口服用药的吸收、分布、代谢和排泄高度相关的有 OATP1B1 和 OATP1B3，它们具有多个单核苷酸多态性，对不同药物应答产生重要影响。

　　1. OATP 基因多态性对他汀类药物个体应答的影响　摄取型转运体 OATP1B1 作用底物较为广泛，主要涉及抗高血脂的 HMG-CoA 还原酶抑制剂（他汀类）、血管紧张素 II 受体阻滞剂（沙坦类）、血管紧张素转化酶抑制剂（普利类）、抗结核药利福平及抗癌药甲氨蝶呤等药物。OATP1B1 基因多态性影响他汀类药物的血药浓度和降脂疗效，也与该类药物的肌毒性有关。*SLCO1B1* 突变导致 OATP1B1 转运体表达异常，使他汀类药物药动学发生改变，不同药物的受影响程度不同。

　　2.OATP 基因多态性对抗肿瘤药物个体应答的影响　甲氨蝶呤是临床上广泛应用的抗肿瘤药物之一，主要用于治疗包括急性淋巴细胞白血病在内的多种癌症。对 *SLCO1B1* 常见及罕见单核苷酸多态性与甲氨蝶呤体内消除的关联性进行评估发现，罕见的基因突变会使甲氨蝶呤的清除率降低，导致该药排泄延迟、血浆浓度高于预期，使全身性毒性增加。

　　3. OATP 基因多态性对瑞格列奈和那格列奈药物个体应答的影响　瑞格列奈由 CYP2C8 和 CYP3A4 介导代谢消除，研究发现转运蛋白介导的肝脏摄取影响其消除速度。瑞格列奈被 CYP2C9、CYP3A4 和 CYP2D6 代谢。*OATP1B1*（521 > C）的基因多态性导致那格列奈药动学发生变化。

　　4. OATP 基因多态性对血管紧张素 II 受体阻滞剂个体应答的影响　血管紧张素 II 受体阻滞剂作用在血管平滑肌和肾上腺髓质细胞等表达的 AT1 受体。替米沙坦依靠 OATP1B3 以饱和形式被摄取进入人体肝细胞，OATP1B1 和 OATP1B3 共同参与缬沙坦和奥美沙坦的肝脏摄取和吸收过程。

（二）ABC 转运体的基因多态性

　　ABC 转运体在表达上存在广泛的变异。在人类基因组中发现有 49 个 ABC 基因，分 A ～ G 七个亚家族。B 亚家族的 P-gp 基因多态性研究已经应用在抗肿瘤药物、免疫抑制剂、抗艾滋病药物和抗精神病药物等领域。

第四节　药物受体的基因多态性

一、受体的基因多态性对药效学的影响

　　药物作用靶点是能与药物及其他化学物质发生特异相互作用的分子结构，根据结构可分为酶、受体、离子通道、转运体蛋白、核糖体和单抗作用靶点等。受体基因多态性是药效学中遗传多态性的决定性因素。有如下四方面影响因素。

　　1. 受体与药物的亲和力　发生在受体结构基因编码区上的多态性突变，使结合域中的氨基酸发生变异，进而影响受体与配体的结合。不同受体与药物的亲和力不同，出现药物治疗的敏感性不同。胰岛素耐受是糖尿病治疗中经常遇到的问题，基因多态性引起胰岛素受体变异，是胰岛素耐受的原因之一。

2.受体的稳定性和受体的调节　受体中的氨基酸维持受体蛋白三维构象，基因多态性使编码氨基酸变异导致受体极性改变，从而减少与药物结合的受体数量。受体调节包括受体脱敏和受体增敏，前者导致受体数量的下调，后者导致受体数量的上调。

3.受体与信号转导系统的偶合或与靶基因的结合　膜受体与细胞内的信号转导系统偶合介导生理、病理及药理效应的功能。膜受体分为激酶偶联受体、离子通道受体和 G 蛋白偶联受体，其中激酶偶联受体和 G 蛋白偶联受体在细胞内侧有重要的功能域，介导内吞、ATP 结合、下游蛋白靶位和下游生化反应等。受体基因中编码功能域的片段多态性，对药物的敏感性有影响，通常会导致疾病的发生。

4.受体之间的相互调节　受体介导产生效应改变另一个受体的数量和功能，使后者介导的药物发生效应改变。因此，受体基因多态性可通过受体之间的相互调节，影响另一个受体激动剂或拮抗剂的药物效应。

二、受体的基因多态性对药物应答的影响

1.血管紧张素Ⅱ受体基因多态性　血管紧张素Ⅱ受体（angiotensin receptor, ATR）有 1 型（AT1R）和 2 型（AT2R）。AT1R 基因多态性研究较多的是 *A1166C* 多态性。临床研究发现，携带 *1166AA* 基因型的患者服用氯沙坦后门静脉压力梯度的降低幅度比 *1166C* 等位基因（AC 或 CC 基因型）携带者显著，携带 AA 基因型的患者使用氯沙坦治疗更为有效。

2.阿片受体基因多态性　临床上阿片类药物的有效剂量与毒性反应强度因阿片 μ 受体基因多态性呈现个体差异性，*A118G* 编码的 μ 受体第 40 位氨基酸天冬酰胺（Asn）变成天冬氨酸（Asp），即 Asn/Asp，使 *A118G* 编码的受体（40 Asp）与 β-内啡肽的亲和性比受体（40 Asn）大 3 倍，这个变异是吗啡类药物产生不同人体效应的主要原因之一。

第五节　药物基因组学的临床应用

一、心血管系统疾病的药物基因组学

心血管疾病是威胁人类健康的常见病，常见的是原发性高血压、冠心病及心力衰竭。

（一）原发性高血压的药物基因组学

1.基因变异与高血压的发生　人体参与血压调节机制的已知基因有亚甲基四氢叶酸还原酶基因、一氧化氮合成酶基因、血管紧张素原基因、血管紧张素转化酶基因和血小板胶原受体整合蛋白基因等。这些基因多态性决定药物的代谢酶、转运体、药物作用受体的差异，导致药物治疗效果的差异。

2.治疗　基因治疗作用具有特异性强、效果稳定、持续时间长而且不良反应小等特点，高血压基因治疗依据循证医学与个体化需求的原则。β 受体阻滞剂如美托洛尔、普萘洛尔、噻吗洛尔等通过药物代谢酶 CYP2D6 进行代谢，CYP2D6 基因多态性可降低这类药物酶活性，增加了降压作用。β_1 受体 389 位野生纯合子对美托洛尔的降压疗效比携带突变基因的杂合子降压效果大 3 倍。

普萘洛尔还通过 CYP1A2 代谢，*CYP1A2* 突变使酶活性降低，导致血药浓度升高，药物毒性增加，此类患者应减少普萘洛尔的用量；*CYP1A2*1F*（734C＞A）突变使得酶活性增高，导致血药浓度降低，疗效也相应减弱，故而应适当增加药量。

（二）动脉粥样硬化的药物基因组学

动脉粥样硬化（atherosclerosis, AS）性血管疾病往往导致颅内或颅外动脉闭塞或严重狭窄，易造成缺血性脑卒中。

1.*ApoE* 基因　人类 *ApoE* 基因具有遗传多态性，*ApoE* 等位基因编码的 *ApoE* 异构体与脂蛋白受体的亲和性及其体内代谢速度不同，从而导致个体间血脂水平的差异。

2.治疗　他汀类药物有大量基因编码的蛋白参与调脂，其中 ApoE 在肝脏能与低密度脂蛋白受体（LDL-R）和极低密度脂蛋白受体（VLDL-R）结合，又能与遍及全身组织的脂蛋白结合。研究发现阿托伐他汀钙能明显增强 *ApoE* 基因敲除小鼠抗氧化能力，降低主动脉壁血管细胞黏附分子表达，抑制 AS 病变。

笔记栏

（三）心力衰竭的药物基因组学

心力衰竭，为心排血量不足以维持机体代谢所需氧供给的病理生理状态，临床治疗常规使用血管紧张素转化酶抑制剂、β 受体阻滞剂和利尿剂。

1. 影响心力衰竭药物的基因多态性 研究发现，由 *MDR1* 基因编码控制的多药耐药蛋白有 50 个 *MDR1* 的单核苷酸多态性，其中与地高辛相关的 *MDR1* 基因型有 C3435T、G2677T。AT1R 是介导肾素 – 血管紧张素 – 醛固酮系统促血管收缩等功能的重要分子。*AT1R* 基因的 1166 位存在多态性位点（*A1166C*），该位点的 C 等位基因杂合子和纯合子明显增加心脏病患者的左心衰竭风险。

2. 治疗 发生 *Ser49Gly* 突变，*Gly49* 型受体与 β 受体阻滞剂的亲和力增加，对美托洛尔敏感。*Gly49* 携带者服用 β 受体阻滞剂，左室舒张末容积减小较 *Ser49* 携带者显著。研究显示，*Gly49* 基因型的慢性心力衰竭患者采用低剂量的 β 受体阻滞剂治疗时，5 年死亡率更低。*Arg389* 基因型心力衰竭患者更易出现非持续性心动过速，这类基因型的患者临床上可考虑减少 β 受体阻滞剂的用药量。

二、肿瘤的药物基因组学

最常见的致死性实体瘤有乳腺癌、肺癌和结肠癌等。肿瘤药物基因组学进展包括许多生物靶向抗肿瘤药物及其有效生物标记的发现及治疗方案选择方面的新方法。例如，对于乳腺癌的治疗，经过检测发现人类表皮生长因子受体 2（human epidermal growth factor receptor-2，HER2）过表达的患者可以选择使用曲妥珠单抗和拉帕替尼，而 HER2 阴性的患者则不必考虑该方案。

（一）乳腺癌及卵巢癌的药物基因组学

1. 相关基因 原癌基因 *HER2* 基因是乳腺癌预后判断的重要因子，HER2 乳腺癌分为阴性与阳性。目前使用免疫组织化学法（immunohistochemistry，IHC）检测 HER2 蛋白的表达水平。（见二维码 7-3 HER2 阳性乳腺癌）

2. 治疗 曲妥珠单抗是以 HER2 为配点的人源化的单克隆抗体，结合于细胞外结构域。曲妥珠单抗与 HER2 特异性结合并抑制 HER2 信号通路，进而抑制 HER2 刺激肿瘤细胞生长的作用。

紫杉醇和多西紫杉醇常用于治疗乳腺癌、卵巢癌和肺癌，两药都是 P-gp 的作用底物。大量研究证实 *P-gp* 单核苷酸多态性对卵巢癌患者的预后产生明显影响。使用紫杉醇 / 卡铂治疗的患者 *ABCB1* 2677G > T/A、3435C > T 和 1235C > T 的多态性与无进展生存率及总体生存率研究发现，与 2677 位纯合子 GG 携带者相比，有微小变异体的卵巢癌妇女治疗后复发的可能性小。

（二）胰腺癌与肺癌的药物基因组学

1. 相关基因

（1）表皮生长因子受体（epidermal growth factor receptor，EGFR）是 ErbB 跨膜酪氨酸激酶受体家族成员之一，以 EGFR 为靶点的药物主要有两种：一是阻止胞质中 ATP 结合位点的酪氨酸激酶抑制剂（tyrosine kinase inhibitor，TKI）。TKI 是一类可以靶向抑制酪氨酸激酶活性的小分子化合物，可以与 ATP 竞争，从而抑制肿瘤细胞生长，使其凋亡，如厄洛替尼和吉非替尼。二是抗 EGFR 受体的单克隆抗体，如西妥昔单抗和帕尼单抗。

（2）KRAS 是一种与活化的 EGFR 通路下游信号级联反应有关的 G 蛋白。KRAS 突变发生在肿瘤恶变的早中期，并且原发灶和转移灶的 *KRAS* 状态基本保持一致。*KRAS* 在膀胱、乳腺、直肠、肾、肝、肺、卵巢、胰腺、胃以及造血系统等均存在一定频率的突变，其中以结直肠癌、胰腺癌和肺癌的发生率高，胰腺癌患者突变率高达 90% 以上，在肺癌中则以肺腺癌为主，突变率为 20% ～ 30%，结直肠癌患者突变率为 27% ～ 43%。

2. 治疗 EGFR 是 HER/ErbB 家族信号通路的首要分子，吉非替尼、厄洛替尼等小分子 TKI 进入细胞内，抑制酪氨酸激酶的活性，阻止配体介导的受体及下游信号通路的激活，抑制新生血管形成、侵袭和转移，达到治疗作用。西妥昔单抗和帕尼单抗通过抑制 EGFR 发挥抗肿瘤的作用。西妥昔单抗治疗的有效性受其下游基因 *KRAS* 的影响，突变型的 KRAS 无须接受上游 EGFR 信号即能够自动活化该通路并启动下游信号的转导。因此只有 *KRAS* 基因野生型的患者才能从抗 EGFR 治疗中获益，KRAS 野生型患者使用西妥昔单克隆抗体和帕尼单克隆抗体治疗效果确切，吉非替尼、厄洛替尼等小分子 TKI 的疗效与 *EGFR* 突变密切相关，当第 19 外显子缺失、第 21 外显子突变（L858R）和第 18 外显子突变（G719X）的患者，使用吉非替尼、厄洛替尼等小分子 TKI 可获益。

案例 7-2　　　　　　　　　HER2 阳性乳腺癌的药物治疗方案选择

患者，女性，41岁。在体检时，超声发现左乳有一肿块，来医院就诊。无明显疼痛，无乳头内陷和溢液，无乳房皮肤橘皮样改变，无明显乏力和消瘦。病理活检显示（左乳）浸润性癌，行乳腺改良根治术及前哨淋巴结切除术。术后病理提示（左侧）乳腺浸润性导管癌伴导管原位癌，肿块大小：3cm×2.8cm×1.8cm，Ⅱ级，腋下淋巴结未见癌转移，各切缘阴性。IHC 结果：雌激素受体（ER）（+80%，中强），孕激素受体（PR）（+60%，中），HER2（3+），CK5/6（−），Ki67 指数约为 50%，E-Cad（+），EGFR（+），CK14（−），AR（+＞80%，强），Mammaglobin（+），GCDFP15（少+），G ATA3（+），CAM52（+），Topoll（少+），P53X（+），P63（−），P40（−），P120（膜+），术后恢复后，行 AC（多柔比星＋环磷酰胺）方案（多柔比星 60mg/m²，静脉注射，第一天；环磷酰胺 600mg/m² 静脉注射，第一天，21 天为一个周期）化疗 4 周期，TH（多西他赛＋曲妥珠单抗）方案（多西他赛 75mg/m² 静脉注射，第一天；曲妥珠单抗 8mg/kg，静脉注射，第一天，21 天为一个周期）化疗 4 个周期，之后行他莫昔芬内分泌治疗。病程中患者神志清，精神可，饮食、睡眠可，大小便正常。

问题

（1）分析该患者的相关基因检测结果。

（2）乳腺癌首选联合用药化疗方案有哪些？分析该患者的化疗药物方案。

（3）药师在用药监护时，让患者要注意哪些药品不良反应？

分析

（1）分析该患者的相关基因检测结果。

当细胞发生癌变时，ER 和 PR 出现部分和全部缺失。如果细胞仍保留 ER 和（或）PR，则该乳腺癌细胞的生长和增殖仍然受内分泌的调控，称为激素依赖性乳腺癌；如果 ER 和（或）PR 缺失，则该乳腺癌细胞的生长和增殖不再受内分泌的调控，称为非激素依赖性乳腺癌。HER2 是乳腺癌人类表皮生长因子受体，该因子是乳腺癌的高危因素，不同患者基因表型不同，治疗方案不同。HER2 阳性者内分泌治疗有效。该患者为激素受体阳性，HER2（3+）阳性，具有脉管癌栓等高危因素，选择化疗和抗 HER2 靶向治疗。

（2）乳腺癌首选联合用药化疗方案有哪些？分析该患者的化疗药物方案。

美国国立综合癌症网络（National Comprehensive Cancer Network，NCCN）发布的肿瘤临床实践指南中推荐的乳腺癌首选联合用药化疗方案有 CMF（环磷酰胺/甲氨蝶呤/氟尿嘧啶）、CAF（环磷酰胺/多柔比星/氟尿嘧啶）、CEF（环磷酰胺/表柔比星/氟尿嘧啶）、CA（环磷酰胺/多柔比星）、CE（环磷酰胺/表柔比星）、GT（吉西他滨/紫杉醇）等。该患者有较高 Ki67 水平，神经脉管侵犯，复发风险相对较高，需要给予较强的术后化疗来降低乳腺癌复发风险，化疗方案适合选择含蒽环类和紫杉类药物。

（3）药师在用药监护时，让患者要注意哪些药品不良反应？

化疗药物可引起恶心呕吐，如果症状严重可用药改善；蒽环类药物具有血管刺激毒性，要从中心静脉给药，同时该药用后尿液变色，也可能刺激膀胱，有尿痛、尿频症状；多西他赛治疗前要服用地塞米松，以防止体液潴留，降低过敏反应发生率。多西他赛多周期使用后可出现外周神经毒性，也可出现指甲变色和皮肤色素沉着等异常。内分泌治疗用他莫昔芬，该药常见的药品不良反应有潮热、骨质疏松等，需要补充钙和维生素 D，也可能出现子宫内膜增厚和眼底黄斑变性等。化疗药物可影响骨髓造血功能，使白细胞下降导致人体免疫力降低，要预防感冒和感染。

三、恶性血液病的药物基因组学

恶性血液病是造血系统组织内的恶性疾病，包括白血病及其相关疾病、淋巴瘤、多发性骨髓瘤及其相关疾病、恶性组织细胞病等。多数的恶性血液病的发生发展都伴有基因的突变。在恶性血液病研究中发现，药物生物转化和药物作用改变与药物代谢酶的遗传多态性之间有联系。（见二维码 7-4 恶性血液病相关突变基因汇总表）

（一）淋巴细胞白血病基因多态性

1. 6- 巯嘌呤 6- 巯嘌呤的治疗作用是抑制 DNA 合成，从而阻断鸟嘌呤产生。巯嘌呤甲基转移酶（thiopurine S-methyltransferase，TPMT）是催化巯嘌呤类药物的胞质酶，TPMT 具有遗传多态性，目前发现有 30 余种突变型等位基因，其中 *TPMT*2*、*TPMT*3A*、*TPMT*3B*、*TPMT*3C* 和 *TPMT*4* 为常见的弱代谢性，弱代谢型患者的起始剂量应为常规剂量的 30% ～ 70%。

2. 甲氨蝶呤（methotrexate，MTX） 甲氨蝶呤抑制二氢叶酸还原酶，从而阻止亚甲基四氢叶酸还原酶（methylenetetrahydrofolate reductase，MTHFR）将 5,10- 亚甲基四氢叶酸转化为 5- 甲基四氢叶酸，抑制了 DNA 复制所需的胸苷酸合成酶（TYMS）。MTHFR 具有基因多态性，*C677T* 和 *A1298C* 突变可致 MTHFR 活性不同程度降低，削弱四氢叶酸钙代谢成 5- 甲基四氢叶酸的解毒作用。转运体基因 *SLC19A1*（80G ＞ A）变异影响胞内转运。甲氨蝶呤作用靶点（如二氢叶酸还原酶）转录增加的恶性细胞更易产生耐药。

（二）髓细胞性白血病基因多态性

1. 急性髓细胞性白血病 急性髓细胞性白血病中谷胱甘肽 S- 转移酶（glutathione-S-transferase，GST）包括四种类型：α 型、π 型（GSTP1）、μ 型（GSTM1）和 θ 型（GSTT1）。μ 型和 θ 型常见于无效等位基因变异，其携带者可能对环境和所接触毒性物质更易感。GST 的研究显示，无效基因型患者化疗后毒性反应增加。

2. 慢性髓细胞性白血病 慢性髓细胞性白血病特征是 *Bcr* 序列 *c-Abl* 第一外显子被取代，从而形成 *BCR-ABL* 融合基因。该基因编码 BCR-ABL 蛋白能增强酪氨酸激酶的活性。正常细胞无 BCR-ABL 蛋白表达，因此该基因及蛋白质为抗癌治疗提供了最佳靶点。BCR-ABL 蛋白构象变为开放结构所发生的突变是伊马替尼耐药的主要原因。第二代 TKI 厄洛替尼和达沙替尼，对 *BCR-ABL* 突变导致的伊马替尼耐药的患者更有益。

四、感染性疾病的药物基因组学

药物基因组学在感染性疾病领域的应用处于初期阶段。运用基因组学理论和方法研究宿主基因多态性对感染的易感倾向性，病原微生物基因组学的应用对研究宿主-病原体相互作用等具有积极的意义。

（一）宿主基因多态性对感染的易感倾向性

个体间的差异及基因和易感性存在联系。人类检测到严重败血症存在天然免疫反应基因多态性。目前发现越来越多与感染性疾病的免疫应答相关的跨膜蛋白和炎症因子，如 Toll 样受体（Toll-like receptor，TLR）和 Fc 受体。

（二）病原微生物基因组学的应用

1. 微生物生理 基因功能影响微生物的生存，也是抗感染药物潜在的靶点。三唑类抗真菌药物伏立康唑临床用于治疗侵袭性曲霉病感染，伏立康唑抑制羊毛固醇 14α- 去甲基化酶，抑制羊毛固醇转化为麦角固醇，破坏真菌细胞膜完整性而达到杀灭真菌作用。

2. 致病性 炭疽杆菌和鼠疫耶尔森菌等病原菌在急性致死性感染中能分泌一种外膜蛋白黏附于人上皮细胞，通过乙酰化酶等阻断免疫应答和炎症反应通路，导致巨噬细胞的灭亡。

3. 耐药性 耐药性是感染性疾病治疗面对的重要问题。喹诺酮类药物特异性地作用于 DNA 酶复合体，破坏 DNA 的磷酸二酯键，抑制 DNA 的再连接，从而导致细菌死亡。编码 DNA 促旋酶 A 亚基的 *gryA* 基因（编码 DNA 促旋酶 A 亚基作用）的突变介导是大肠埃希菌对喹诺酮类药物耐药的主要机制。

（三）宿主 - 病原体相互作用

1. 先天免疫反应 宿主对感染性疾病的免疫遗传表型的表达受多种因素影响，其中最重要的是感染的病原体。单纯疱疹病毒（herpes simplex virus，HSV）感染可导致多种疱疹性疾病，如疱疹性眼炎和引起失明的疱疹性角膜炎。HSV 在人体内潜伏并导致人感染，以维持自身的生命周期。如果病毒感染占优势，或者宿主在免疫反应中存在缺陷，将导致发生感染性疾病。宿主的天然免疫识别分子通过识别 HSV 产生抗病毒反应，而 HSV 又通过自身蛋白中和相应的免疫反应。

2. 病原体的宿主反应 与宿主接触病原体所产生的反应方式一样，当病原体接触宿主后，宿主内的新环境促使病原体发生改变。由于宿主的免疫力、接触的微生物数量和毒力不同，宿主接触微生物后的结局也不同。

（四）基因组学对抗感染药物的影响

1.对药物代谢的影响 抗感染药物能与很多药物产生药物相互作用。这些相互作用影响药物吸收、分布和代谢过程。更多的抗感染药物影响机体的代谢功能。

异烟肼肝脏代谢通过 N-乙酰基转移酶2（NAT2）乙酰化，其产物乙酰异烟肼与肝细胞发生过氧化反应引起肝损伤。不同种族 NAT2 乙酰化代谢类型有差异。*NAT2* 基因多态性包括 *NAT2* 野生型基因型（*4），野生型纯合子（*4/*4）为快乙酰化型，突变杂合子（*4/*6、*4/*7）为中间乙酰化型，突变纯合子（*6/*6、*6/*7）为慢乙酰化型。快乙酰化型患者服用异烟肼要增加给药剂量才能达到有效抗结核治疗浓度；慢乙酰化型患者要减少异烟肼给药剂量以避免产生用药神经毒性。

2.药物靶标 HIV 逆转录酶缺少校正修复机制，病毒的变异率非常高。目前对于 HIV 感染和获得性免疫缺陷综合征的药理研究尚不能解决对抗逆转录药物产生的耐药性问题，因此基因分型对于抗药性变异的检测已成为控制感染的关键。

五、内分泌系统疾病的药物基因组学

糖尿病是内分泌系统疾病中的常见病，其中 2 型糖尿病是一种具有复杂病因的慢病，为以胰岛素分泌不足而出现高血糖为主要特征的代谢性疾病。糖尿病能引起全身组织器官病变，是心血管疾病的重要危险因素。糖尿病是我国常见的内分泌疾病，糖尿病的发病与饮食结构密切相关，患病人数多，是心脑血管病和恶性肿瘤疾病之后的严重危害大众健康的慢病。

（一）糖尿病分型特点

糖尿病主要有 1 型糖尿病（type 1 diabetes mellitus，T1DM）、2 型糖尿病（type2 diabetes mellitus，T2DM）、妊娠糖尿病（gestational diabetes mellitus，GDM）和其他遗传型糖尿病，2 型糖尿病患者约占糖尿病患者总数的 95%；胰岛素抵抗和胰岛素分泌缺陷是 2 型糖尿病发病基础。

（二）2 型糖尿病的药物基因组学

1.二甲双胍 二甲双胍是糖尿病的一线药物，与该药代谢相关的转运体基因多态性导致该药疗效差异。OCT 和有机阳离子反向转运体（MATE）参与二甲双胍摄入肝细胞和经肾小管清除。*OCT1*（*SLC22A*）基因的多态性位点较多，突变型纯合子和杂合子携带者与野生携带者比较，服用二甲双胍后 *SLC22A* 突变者血糖水平高于野生型者。

2.促进胰岛素分泌药物 磺脲类药物如格列吡嗪、格列美脲、甲苯磺丁脲，主要的代谢酶是 CYP2C9；格列美脲的代谢酶中 CYP3A4 为 50%，CYP2C9 为 30%。这两种代谢酶功能缺失的基因型人群，药物代谢速度会降低，血药浓度升高，易于达到降血糖效应。TCFL2 是一个与糖尿病易感性密切相关的重要转录因子，其内含子 rs7903146 位点多态性可引起 B 细胞功能降低，导致磺脲类药物对这类人群基本无效。

（三）FDA 批准的糖尿病药物的基因检测内容

应进行格列本脲 *G6PD* 基因缺失检测，避免发生溶血。利福平、苯巴比妥及华法林等药物与格列本脲通过 CYP2C9 进行代谢，FDA 要求格列本脲与上述药物合用时要调整剂量，避免由于代谢异常发生药效过高或过低现象。

案例 7-3　　　　　**以基因检测指导华法林个体化用药剂量**

患者，男性，79 岁，因"右足四趾破溃、肿痛 10 天"入院。入院诊断：2 型糖尿病、糖尿病足，高血压 3 级极高危组，冠心病、心绞痛、心功能 2 级，起搏器植入术后，外周动脉硬化闭塞症，双下肢静脉血栓。用药：盐酸二甲双胍片每次 500mg tid，晚上睡前精蛋白重组人胰岛素注射液 20 单位；厄贝沙坦片 300mg qd，富马酸比索洛尔片 5mg qd；螺内酯 20mg qd；尼可地尔片每次 5mg tid。

患者入院第 1 天给予华法林 3.75mg 口服 qd。第 2 天测 INR 为 1.16，直至第 6 天 INR 为 1.12，患者应用华法林 6 天 INR 未达标。给患者做华法林代谢基因分型检测，结果该患者为 *CYP2C9-1075* 野生型，*VKORC1-1173* 突变杂合子型。

问题

（1）不同药物基因型对华法林的临床使用剂量有什么影响？

（2）所有患者都需要检测基因多态性吗？根据该患者的基因型如何计算并调整华法林的使用剂量？

（3）试分析该患者的 INR 不达标的原因。

分析

（1）不同药物基因型对华法林的临床使用剂量有什么影响？

S-华法林抗凝活性强于 *R*-对映体，*S*-华法林 85% 以上经 CYP2C9 代谢为无活性羟基化合物。CYP2C9 多态性有 *CPY2C9*2* 和 *CPY2C9*3*，其酶活性相当于野生型的 70%。携带基因变体的患者华法林的剂量比野生型的低，CYP2C9 多态性影响华法林 4%～20% 的剂量。VKORC1 是华法林的作用靶点，华法林通过抑制 VKORC1 活性，阻碍维生素 K 由氧化型生成还原型，阻断了维生素 K 依赖性凝血因子的活化，从而达到抗凝目的。该患者的 *VKORC1* 的变异位点 *VKORC1-1173* 需要更高的华法林剂量，有资料报道剂量差异性在 15%～40%。该患者 *CYP2C9-1075* 野生型，*VKORC1-1173* 突变杂合型，华法林的剂量达不到抗凝作用。

（2）所有患者都需要检测基因多态性吗？根据该患者的基因型如何计算并调整华法林的使用剂量？

华法林治疗指南中不推荐对所有用药者进行基因检测，对于具有较高出血风险的患者建议进行基因检测。

国际华法林药物基因学联盟（International Warfarin Pharmacogenetics Consortium，IWPC）综合遗传因素和非遗传因素构建了华法林个体化给药预测公式，根据这一公式可以精确地预测华法林的给药剂量。中国人华法林的初始剂量为 3mg，目标 INR 为 2.0～3.0，该患者为达到理想 INR，进入网站 WarfarinDosing.org 计算给药剂量为每天 9mg。

（3）试分析该患者的 INR 不达标的原因。

临床多种原因都能影响华法林的剂量，CYP2C9 和 VKORC1 基因多态性只能解释 30%～60% 华法林个体差异，要结合患者的生理特点、生活方式和合并用药等因素进行分析。临床药师对本患者实行重点监护，记录并分析患者的用药史。发现患者正使用肝药酶诱导剂螺内酯。华法林在体内的代谢主要是通过肝脏细胞色素 P450 酶系，纠正心力衰竭的螺内酯是 P450 酶诱导剂，两者合用可使华法林的代谢加快，半衰期缩短，抗凝作用减弱。停用螺内酯后 3 天测 INR 达标，为 2.03。

六、中枢神经系统疾病的药物基因组学

（一）精神障碍性疾病的药物基因组学

精神障碍性疾病是一类以认知、情感意志及行为异常为特点的常见疾病。

1. 精神分裂症 精神分裂症是一种慢性致残精神障碍性疾病，是以基本个性发生改变，思维、情感、行为的分裂，精神活动与环境的不协调为主要特征的精神疾病。

（1）发病机制：目前认为精神分裂症的发病机制与遗传、神经递质功能异常、神经系统退行性改变、社会心理因素、自身免疫及内分泌功能紊乱等有关。多巴胺（dopamine，DA）功能亢进是精神分裂症的主要致病因素。5- 羟色胺（5-hydroxytryptamine，5-HT）、谷氨酸等神经递质通过调节多巴胺神经系统功能和其他脑通路发挥缓解精神病症状的作用。

（2）与治疗相关的基因：氟哌啶醇由 CYP2D6 和 CYP3A4 代谢，CYP2D6 慢代谢型（*4/*4）显著降低氟哌啶醇的代谢，与 CYP2D6 快代谢型（*1/*1、*1/*4、*1/*10）患者相比，慢代谢型患者氟哌啶醇平均消除半衰期长，口服清除率降低。阿立哌唑为喹啉酮类衍生物，临床用于治疗各类型精神分裂症。阿立哌唑由 CYP2D6 和 CYP3A4 代谢，在 CYP2D6 慢代谢型患者中，阿立哌唑血药浓度升高 80%，而其活性代谢产物降低 30%，这类患者的临床剂量应减少到常规剂量的 50%；若与 CYP3A4 诱导剂（如卡马西平）联合使用，临床剂量要给予常规剂量的 2 倍才能达到理想的血药浓度。

2. 抑郁症 抑郁症是以显著而持久的情绪低落、思维迟缓、认知功能损害、意志活动减退和躯体症状为主要临床特征的一类情绪障碍性疾病。

（1）发病机制：抑郁症的发病机制不明，目前有多个病因假说，免疫学说认为抑郁症患者的免疫系统发生改变，一方面为免疫细胞的增殖和促炎因子的增多；另一方面表现为固有和获得性免疫减弱的免疫抑制。5- 羟色胺及其受体学说认为抑郁症的发生由中枢神经系统中 5- 羟色胺功能下降，释放 5- 羟色胺减少，突触间隙含量下降所致。多巴胺及其受体学说认为多巴胺参与抑郁症的发生，抑郁症患者的基底节内 DRD2 密度明显增高。用帕罗西汀治疗抑郁症时，能使多巴胺受体敏感性降低的治疗效果更好。

（2）与治疗相关的基因：选择性 5- 羟色胺再摄取抑制药（selective serotonin reuptake inhibitor，SSRI）可用于治疗双相障碍的抑郁症、焦虑症和强迫症等，其常用药氟伏沙明在代谢过程中与 CPY2D6 酶辅酶基结合并抑制 CPY2D6 酶活性，西酞普兰和艾司西酞普兰经 CYP2C19 代谢消除。

3. 双相障碍 双相障碍既有抑郁发作，又有躁狂或轻躁狂发作，且两种情感都十分明显，又称躁狂 - 抑郁性精神病，属于心境障碍的一种疾病。

（1）发病机制：双相障碍的发病机制尚不清楚，其病因涉及生物性、心理性和社会性因素。双相障碍的遗传学因素发现如果父母之一或兄弟姐妹之一患有该病的患者患病风险增加。另外发现，同卵双胎之一患有该病，另一个患病的终生风险为 40% ~ 70%。然而，该病的患病风险还与心理性、社会性和环境因素有关，因为在同卵双胎间发现该病的发病率并不是对等的发生。

（2）与治疗相关的基因：与遗传学变异有关的易感基因位点是 L 型钙离子通道 α1C 亚基（calcium channel，voltage-dependent，L type，alpha 1C subunit，CACNA1C），该基因编码钙通道的一个亚单位。CACNA1C 外显子突变降低了钙离子通道的门控失活，导致心肌细胞和神经元细胞钙离子超负荷而影响 $Ca_v1.2$ C 型钙离子通道的功能。$Ca_v1.2$ 钙离子通道的特征，如通道敏感性、离子选择性及与钙离子结合的药物反应都与 CACNA1C 编码有关。

cAMP 反应元件结合蛋白（cAMP response element binding protein，CREB）是多种蛋白激酶的磷酸化底物。当胞质内的 cAMP 浓度升高时，蛋白激酶特异性地识别 CREB 的 Eer133 磷酸化位点，促使转录过程增强，激活下游靶基因的表达。动物实验表明长期应用抗双相障碍药物能显著上调大鼠边缘脑区（包括大脑皮质、海马、杏仁核等）CREB 的基因转录及 CREB 的磷酸化过程。

谷氨酸受体是脑内神经元生长发育、成熟、修复和神经传递过程中重要的神经递质。研究中发现，离子型谷氨酸受体 2 上有 5 个单核苷酸多态性位点变异，是双相障碍的基因多态性。

（二）神经性疾病的药物基因组学

1. 阿尔茨海默病 阿尔茨海默病（Alzheimer's disease，AD），俗称老年痴呆症。AD 的患病率随着年龄的增长而增加，主要表现为记忆力减退、认知及行为障碍。

（1）发病机制：AD 的神经病理学改变是出现弥散性的神经炎性斑块，其源于细胞外 β 淀粉样蛋白的沉积、神经原纤维缠结及过度磷酸化 tau 蛋白聚集。β 淀粉样蛋白导致 AD 的致病机制包括：①β 淀粉样蛋白聚集成纤维，引发神经元细胞的凋亡；②β 淀粉样蛋白聚合成纤维，分布在神经元的突触间隙之间，直接影响神经元信号的传递；③溶解的 β 淀粉样蛋白会加速 tau 蛋白的磷酸化。tau 蛋白是一种微管相关蛋白，可调节微管的稳定与动态生长。在 AD 中 tau 蛋白过度磷酸化加速神经元死亡，是形成神经原纤维缠结的重要原因。

（2）与治疗相关的基因：目前，已知的 4 个与 AD 紧密相关的基因为 APP、PSEN1、PSEN2 和 APOE。

1）APP：淀粉样前体蛋白（amyloid precursor protein，APP）基因编码淀粉样前体蛋白。家族性早发性 AD 中，有 10% ~ 15% 是由 APP 突变所致，目前已经发现 30 多个相关的 APP 突变。

2）PSEN1 和 PSEN2：早老蛋白 1（presenlin 1，PSEN1）和早老蛋白 2（presenlin 2，PSEN2）基因有 60% 的序列是一致的。PSEN1 和 PSEN2 所编码蛋白为 γ 分泌酶复合物的组成部分。PSEN1、PSEN2 突变，导致 γ 分泌酶复合物在切割 APP 蛋白时产生更多的氨基酸残基多肽。目前，PSEN1 基因上发现了 150 多个与家族性早发性 AD 相关的基因突变。

3）APOE：APOE 编码载脂蛋白 E（apolipoprotein E，ApoE），有 3 个等位基因 APOE2、APOE3 和 APOE4。其中，APOE4 是 AD 的高风险等位基因，有 APOE4 等位基因的人患 AD 的概率明显高于没有 APOE4 等位基因的人。

2. 帕金森病 帕金森病（Parkinson disease，PD）是临床上较为常见的神经退行性病变综合征，疾病表现为静止性震颤、强直、运动徐缓和姿势不稳等。

（1）发病机制：在环境因素、神经系统老化等多种因素下，出现的蛋白酶体功能障碍、参与氧化应激反应的线粒体功能紊乱、炎性和（或）免疫反应、钙离子失衡和细胞凋亡等，使大量黑质多巴胺能神经元丢失、变性，纹状体内多巴胺含量显著减少，黑质残存神经元细胞的胞质内出现嗜酸性包涵体，即路易小体（Lewy body），这种包涵体被认为是帕金森病的病理标志。

（2）与治疗有关的基因：目前已发现的与帕金森病相关的基因有 30 多种，如 SNCA、PINK1。

1）SNCA：SNCA 基因负责编码 α- 突触核蛋白，目前已知超过 5 种 SNCA 基因的点突变导致帕金森病的发生。一般认为 SNCA 基因的点突变导致 α- 突触核蛋白易于聚集成路易小体；或 SNCA 基因过度表达，直接增加 α- 突触核蛋白的表达量；过多的 α- 突触核蛋白聚集成路易小体。路易小体阻碍了多巴胺的代谢和神经元的正常功能，导致神经元的死亡。

2）PINK1：研究表明，PINK1（PTEN induced putative kinase 1）有维持线粒体功能的作用。正常情况下，PINK1 编码的蛋白质被酶水解后进入线粒体内膜，促使线粒体内膜保持正常极化。当发生 PINK1 突变，PINK1 编码的蛋白质不能被蛋白酶水解，也不能进入线粒体内膜，线粒体内膜发生去极化，最终导致神经元细胞死亡。PINK1 突变通常导致早发性帕金森病。

3. 癫痫　癫痫（epilepsy）是以反复脑部神经元过度放电所致的突然、反复和短暂的中枢神经系统功能失常为特征的慢性神经系统疾病。其病因和临床症状复杂，遗传是经典特发性癫痫发病机制的重要原因。海马硬化是颞叶癫痫最常见的病因之一，出生前及围生期的脑损伤、中枢系统感染、脑血管病、脑肿瘤等均可导致癫痫的发生。

目前有 20 多个药物有效控制 70% 患者的癫痫发作，CYP 酶家族成员 CYP2C9 和 CYP2C19 参与大多数抗癫痫药物的代谢。CYP2C9 和 CYP2C19 是参与苯妥英钠 I 相反应的重要代谢酶。70% ～ 90% 苯妥英钠由 CYP2C9 代谢。CYP2C19 的突变位点很多，根据 CYP2C19 基因型的不同可将人群分为强代谢（EM，*1/*1），中等代谢（IM，*1/*2，*1/*3），弱代谢（PM，*2/*2，*2/*3，*3/*3）。中国的强、中、弱代谢人群分别占 42.4%、43.4% 和 14.2%。基因突变导致苯妥英钠血药浓度变化，血药浓度也与突变位点的数量有关。弱代谢突变越多的患者，用药时应给予较少的药物剂量。

七、药物基因组学与药物研发

提高药物研发的成功率、降低成本、缩短研发周期是新药研发最值得关注的问题。伴随着功能基因组学的快速发展，药物基因组学、药物蛋白质组学、化学基因组学等组学技术在新药研发中的作用越来越突出。这里介绍药物基因组学在指导药物设计和研发方面的潜能。

（一）靶分子发现和药物设计

人类基因组计划的实施和完成，使预测具有药理作用的药物靶分子数量接近 8000 个。目前正在研究的靶分子有 1000 余个，经确认成药的药物靶点不足 500 个，药物靶点的发现有很大的空间。正如前面的介绍，药物基因组学主要应用候选基因和全基因组关联分析的方法鉴定与疾病发生及药物应答相关的生物标志物，包括基因、蛋白质和代谢物质，这些标志物往往能成为理想的药物干预候选靶分子。通过阐明候选靶分子的作用机制，筛选或设计能够与其发生药理作用的先导化合物，可极大地促进新药的发现和设计。

国外某制药公司应用基因组学技术研究了候选药物的生理作用。在这项研究中发现了一种增加对瘦素和胰岛素敏感性的新机制，研究结果对肥胖和糖尿病治疗靶分子的筛选具有重大的贡献。

对制药企业而言，药物基因组学正成为辅助筛选和鉴定药物靶点的有用工具，它可以针对特定人群筛选和鉴定理想的有效药物靶点，指导药物设计特别是靶向药物设计。

（二）药物临床试验

1. 更新临床试验设计模式　新药研发中决定其成败的两个最关键的问题是药物的有效性和安全性。传统药物研发中对于药物有效性和安全性的预测非常困难，其预测往往导致临床试验病例数增加、周期延长，以及由此带来的临床试验费用增加。

在药物基因组学时代，临床前研究阶段能通过体外实验或者动物实验方式阐明候选药物的代谢途径和机制、靶分子及其作用方式，以及与基因多态性之间的关系。一旦发现候选药物有因为基因多态性或基因突变而导致严重药品不良反应的可能性，便可协助决策是否有必要对此候选药物继续进行研发。在临床试验阶段，药物基因组学信息可以用作筛选和划分参与临床试验人群的标准，减少参试人群数量，用更少的病例数达到所需的统计学意义，明显节约临床试验的费用和时间，同时提高药物应答率，避免不良反应的发生。

2. 加快新药研发速度 伴随着对疾病分子机制的不断深入了解，药物分子靶点不断被发现，新药研发模式已经从随机筛选向着基于发病机制的靶向筛选方式转变。针对靶向药物临床试验的设计和终点判断方式也在发生变化。这种变化不仅提高了药物研发的成功率，也明显加速了药物临床试验的进程乃至整个新药研发的进程。

3. 提高药物研发成功率 不同人群和个体在基因结构上存在的多态性，可直接导致对某些疾病易感性、病程发展、特定药物和治疗方案的有效性、毒性作用及预后效应的巨大差异。通过人群细分，可发现药物在特定人群中的作用，使部分药物研究起死回生，从而开发出针对特定人群的有效药物。

（三）药物审批

1. 药物基因组学资料呈递 随着药物基因组学信息在新药靶点发现研究、临床试验和临床用药中的指导与参考价值的肯定及不断提升。国外多家药品评价和研究部门制定和发布了面向制药企业的行业指南，鼓励药物研发者在药物开发中进行药物基因组学试验。在提交新药申请时，依照具体情况必需或者自愿提供该药物的药物基因组学资料，以使患者在获得最大药物疗效的同时，面临最小的药品不良反应风险。

2. 药品标签与合理用药 使用基因组学实验指导药物治疗正在从以群体为基础的治疗向个性化治疗显著转变。随着药物基因组学与药物应答相关性研究信息不断被阐明，多国已将具有用药指导意义的信息不断地以售后诊断的方式加至药品标签中。美国批准的药物中已经有大约10%，超过160种药物在药品标签上标注了药物基因组学信息，明确指出了与药物应答相关联的特异性基因变异（多态性、突变、表达异常等）风险、基因型与用药剂量的相关性、药物作用的机制等，为个体化合理用药、最大限度地提高有效性、避免药品不良反应提供直接的指导。

药物基因组学还是一门发展中的科学，欲使研究结果惠及广大患者，实现真正的个体化医疗，还面临着多方面严峻的挑战。（见二维码7-5 思考题）

（马满玲 杨丽杰）

本章二维码资源

第八章　临床药物治疗学

学习要求：

1. 掌握药物治疗方案的设计与调整方法；影响药物疗效的药物因素、机体因素及给药方案因素。
2. 熟悉药物治疗方案的实施；如何评估临床药物治疗效果。
3. 了解临床药物治疗学的发展概况及学科任务。

第一节　临床药物治疗学概述

一、临床药物治疗学发展概况

药物是人类长期与疾病斗争的产物。在远古时期，人类在长期的生产、生活中逐渐发现某些来自大自然的产物具有治疗伤痛与疾病的功效。这些产物主要包括矿物及来源于某些动物和植物中的活性成分，形成现代药物的雏形。这些大自然的产物和作用经过古人们的经验积累和代代相传，又被记载成文字进行传播。据中国古代历史记载，几千年前，神农氏尝遍数百种天然药物，来证实这些药物的治疗作用和毒性，进行了有记载以来人类历史上最早成系统的人体试验。经过后人完善，于东汉时期被整理成《神农本草经》流传至今。可以认为，《神农本草经》是中国医药历史的开端，也是临床药物治疗学的起源。公元 659 年，唐朝政府颁布了《新修本草》。这是中国第一部，也是世界最早颁布的药典。明代李时珍对中国历代药方进行了总结，亲自采集并验证了其中的大量药物，以此为基础完成了著名的医药学书籍《本草纲目》。《本草纲目》不仅是国内医药领域的丰碑之作，还被译成了七种文字，对世界医药领域的发展发挥了巨大的作用。

在尼罗河流域，古埃及人整理了《埃伯斯医药籍》（*Ebers' Papyrus*）。在古印度，人们根据世代流传的药物治疗经验整理出了医药典籍《阿育吠陀》，在医药史上有着重要的地位。这些中外历史上的医药学经典之作，为后来人类在医药领域的发展做出了巨大的贡献，也是临床药物治疗学作为一门学科诞生和发展的基石，其中一些药物治疗经验迄今仍发挥着重要的作用。

18 世纪末 19 世纪初，生理学和有机化学的发展进入了新的历史阶段，为现代药理学的出现和发展奠定了基础。人们对药物治疗作用的研究逐渐由经验的积累深入到药物有效成分及其作用机制。药理学的发展推动人们对药物治疗作用的研究从经验积累进入到用科学技术手段探索药物活性成分对机体生理影响的新时代。之后约一百年的时间里，大量药物的药理学作用被相继发现，如抗恶性肿瘤药物、抗精神病药、抗高血压药物、解热镇痛药、抗菌药物、抗病毒药物等。药理学为临床药物治疗的科学化提供了重要的理论基础，也是临床药物治疗学作为一门学科诞生的必要条件之一。

第二次世界大战以后，各行业的科学技术均开始了突飞猛进的发展。在药学领域，随着天然药物化学、药理学等基础学科技术手段发展日趋完善，大量新药被开发出来。临床用药的选择逐渐复杂化，治疗方案日趋个体化。在医药学界，设立一门新的学科来保证患者得到安全、有效、适宜、经济的药物治疗的呼声越来越高。1957 年，美国密歇根大学药学院 Donald Francke 教授首先提出培养临床药学专业人才的设想，旨在与医药类相关的高等学校开展临床药学专业药学博士的教育来培养临床药学专业人才参与药物治疗。

随着临床药学的出现，20 世纪 70 年代，西方发达国家开始加大对临床药物治疗的教学和研究力度。70 年代末，临床药物治疗学作为一门学科开始引起医药学界的关注和重视。临床药物治疗学是以患者为中心、以疾病防治为目标，运用临床药学和相关学科的专业知识，研究与实践药物合理应用的一门科学。1980 年 8 月国际药理联合会和英国药理学会于伦敦联合召开了首届临床药理与治疗学会议，同时规定每三到四年召开一次，该会议的发起为临床药物治疗学的学科建设和发展提供了重要的平台。80 年代，针对博士层次的临床药物治疗学课程在美国的高等院校首次开设。1981 年，药物治疗学的第一份期刊《药物治疗学》（*Pharmacotherapy*）创刊。1982 年，WHO 成立了基本药物应用专家委员会，对临床基本药物的合理使用提出了指导原则。从此，药物治疗学的相关研究成果开始为临床药师干预临床药物治疗提供重要的理论依据。据一份美国哈佛大学调研分析的报告，有临床药师参与的药物治疗，药品不良反应事件和医疗费用均呈现明显的下降。其中，临床药物治疗学的理论知识发挥了重要的作用。

近些年，随着临床药学研究的深入，药物治疗学也得到了迅速发展。目前药物治疗的个体化、精细化和专业化方面的应用及研究均在持续取得新的进展，这也是药物治疗学发展的一个主要趋势。

二、临床药物治疗学的研究内容和学科任务

药物治疗是现代临床医学治疗疾病的最广泛的基本手段。临床药物治疗学是在医药卫生发展及患者用药健康安全的需求之下建立的一门新的应用型实践性学科。临床药物治疗学学科任务如下所述。

（一）实现个体化药物治疗，促进临床合理用药

传统的药物治疗采用的偶然式、机会式、经验式的治疗方法较多。但不同的个体在遗传、生理、心理、环境等各个方面的差异会引起相同疾病不同的临床表现，对药物治疗的反应和效果也不尽相同，因此，医生和药师在给患者制订治疗方案时应因人而异、量体裁衣，做到个体化用药。个体化药物治疗是合理用药的重要内容。1985年，WHO在肯尼亚首都内罗毕召开的合理用药大会是全球促进合理用药工作起步的里程碑，并在会议上提出了合理用药的概念。1987年，WHO提出了合理用药的基本要素：①处方用药应为适宜的药物；②适宜的时间，以公众能支付的价格保证药物供应；③正确地调剂处方；④以准确的剂量、正确的用法和用药时间服用药物；⑤确保药物质量安全有效。因此，合理用药是应用医药理论和知识，安全、有效、经济、适当地使用药物。

临床药物治疗学是实现个体化药物治疗的重要基础。临床药物治疗学是运用药理学、药剂学、药动学、药物经济学等药学基础学科的相关知识，在药物作用及机制的基础上，结合疾病特点和发病机制，根据患者的病理生理、心理、遗传等特点，进行综合分析，研究疾病临床治疗实践中药物合理应用的策略，关注药物相互作用，减少药品不良反应的发生。因此，临床药物治疗学的最基本任务是以人为本，以合理用药为核心，制订和实施合理的个体化药物治疗方案，在获得最佳的治疗效果同时承受最低的用药风险，以保证患者用药的安全性和有效性。

（二）为临床药学实践提供理论基础，促进实现全程化规范化的药学服务

随着我国医药卫生事业的发展，医改进一步深化，促使药师从以前传统的药房调剂工作向提供药学专业技术服务和参与临床用药实践进行转变，促进传统的以药为本的药学观念向以人为本的新型药学服务理念的转变，促进了我国临床药学的迅速发展。药学服务是药师为患者提供直接的、负责的与药物治疗有关的服务，目的是提高患者药物治疗中的生活质量。临床药物治疗涉及疾病诊断、用药方案制订、处方开立、处方调配、用药监护、疗效评价等用药的全过程。临床药师在患者用药前、用药过程中及用药后需要提供全程化的药学服务。

临床药物治疗学是一门多种学科相融合的交叉学科，是药学与临床医学相连接的桥梁，是医药理论知识与临床治疗实践相结合的应用型学科。临床药物治疗学将医药理论与临床实践相结合，为临床药学开辟了新的医药结合的规范的工作模式，是临床药师实施全程化药学服务的基础。

（三）促进临床药学专业教育发展，培养临床药学专业人才

随着临床药学的建立和发展，临床药物治疗学应运而生，两者密不可分。临床药师是开展临床药学服务实践的主力军。欧美国家要求从事药学服务的人员必须具备药师资格，药师服务实践能力强，医院药学服务应精细化。我国自建立临床药师制以来，逐步明确临床药学学科内涵，确定了临床药师的专业背景、定位及工作内容，逐渐规范并完善临床药师培养制度。2011年，国家卫生计生委修订的《医院机构药事管理规定》明确指出医院应该配备临床药师，临床药师应当全职参与临床药物治疗工作；医疗机构应当加强对药学专业技术人员的培养、考核和管理，组织药学专业技术人员参加毕业后规范化培训和继续医学教育等。这些都要求临床药学专业教育及培训应该为医院培养具有较强用药实践能力的临床药师。目前，我国高等教育临床药学专业的人才培养仍偏向医药学基础理论学习，临床应用技能不强。临床药物治疗学有助于临床药师掌握治疗药物实践专业技能，增强临床应用能力，已成为临床药师培养的核心专业课程。临床药物治疗学是一门与时俱

进的学科，随着医药学科的不断发展，临床药物治疗学的内容也将更加完善，促进临床药学的不断进步。

第二节　临床药物治疗的基本过程

药物治疗需先明确患者的诊断，随后拟定治疗目标并选择恰当的治疗方案，包括药物、剂量和疗程等，执行治疗方案后还需要评估治疗效果，如有必要还需结合患者病情进行方案的调整。

一、明确诊断及确定治疗目标

（一）明确诊断

正确的诊断是正确治疗的关键，是在清楚地认识疾病的病理生理过程的基础上，通过患者的主诉、病史、症状、体征、体格检查、实验室检查及特殊检查等信息进行综合分析后所得出的结论。临床医师只有做出正确的诊断才能确立治疗目标并实施治疗，而临床药师的职责是协助医师制订正确的药物治疗方案，参与到患者药物治疗的过程中。疾病的明确诊断不单是对疾病性质的诊断，也是对疾病严重程度和发展阶段的确切认知。任何疾病都有一个动态的发展过程，若能明确疾病所处的状态，对其发生发展的关键环节做出有针对性、恰当的处理，才能最大限度地改变疾病的转归。

在临床实际工作中，有时并不能及时得到患者的疾病证据，无法准确评估患者病情并做出明确诊断，而患者又急需治疗，此时应根据现有的临床依据拟定一个初步诊断并采取相应的治疗措施，待得到更多的证据后进行更确切的诊断和进一步的治疗。如果在患者的病情没有得到明确诊断的情况下进行盲目的对症处理则可能导致严重的后果。例如，急性心肌梗死患者可出现胃痛或牙痛的症状，如果未得到明确诊断，为了缓解疼痛而使用药物对症治疗，则有可能掩盖病情，延误诊断。又如，对胃部疼痛的患者，在未进行进一步的检查排除恶性肿瘤的情况下使用质子泵抑制剂进行抗胃酸治疗可能会掩盖症状，导致治疗方向错误而贻误病情。因此，正确的诊断是正确治疗行为的开始，也是临床药师协助医师进行药物治疗的前提。

（二）确定治疗目标

治疗目标即疾病治疗所要达到的预期结果。治疗目标的确立不仅要从疾病的本身出发，更应分析患者的综合情况，治疗目标的确立应建立在对患者综合情况的掌握和对疾病的充分认识基础上。例如，单纯高血压患者的血压控制目标在 140/90mmHg 以下，而合并糖尿病高血压患者，降压目标则是 130/80mmHg 以下。又如，同样诊断为乳腺癌，癌症早期确定的治疗目标是消除肿瘤细胞以达到治愈和延长生存时间，而晚期癌症则致力于改善症状、减轻痛苦和提高患者的生存质量。

是否接近或达到治疗目标应该通过实验室检查和（或）临床症状来评估，如肺内感染患者，可以通过临床症状、实验室检查和影像学检查来验证感染是否得到控制或治愈。治疗目标是多方面的，应力求既能改善患者目前的病理生理状态，又能提高患者的远期生活质量并获益，不仅考虑治疗疾病本身，更应考虑使用药物治疗后的综合结果。它决定了药物治疗方案的复杂性、多样性和差异性，同时也决定了患者可能获得的最大疗效。例如，糖尿病患者控制血糖是降糖治疗的首要目标，而严格控制血糖的远期目的是要有效地减少血管、心、脑、肾等器官的并发症并降低致残率和致死率。治疗目标的确立应该根据疾病的不同阶段和患者的状态而定，随患者病情的变化而发生改变。例如，在痛风急性期发作时治疗目标应确定为迅速终止关节炎发作、缓解症状、减轻患者痛苦，而痛风间歇期和慢性期的治疗目标则是控制慢性高尿酸血症，维持血尿酸的正常水平，减少尿酸盐结晶的形成和沉淀。

确定治疗目标就明确了临床医师、临床药师和患者三方对疾病的干预方向，实际上也是三方对治疗结局的期望。需要注意的是，治疗目标的确定应切合实际病情，符合当下医疗技术水平，而患者对治疗结果的期望有时会超出医药工作者能够实现的治疗效果，可能使患者对疾病的转归和结局失去信心，对临床医师失去信任，从而影响患者对治疗的依从性。故临床医师和临床药师应与患者建立良好的沟通，使患者能够正确认识自身疾病的特点，认可预期的治疗目标和疾病的结局，认真参与治疗方案。

二、药物治疗方案的设计与调整

（一）药物治疗方案的设计

当治疗目标确定以后，可按照一定步骤来确定治疗药物，治疗药物选择需遵循有效、安全、经济、方便的原则。

患者诊断与治疗药物初步确定后，选择最佳剂量、最佳剂型、最佳给药方式、最佳给药时间与间隔的组合，就是设计给药方案的过程。有时，虽然使用的药物种类是相同的，但是不同给药方案的疗效或对患者生活质量的影响差异会非常大。因此设计最佳的给药方案是临床医师与临床药师的重要技能。

治疗阈（therapeutic threshold，阈浓度）为产生最低治疗效应的血药浓度；治疗上限（therapeutic ceiling）为出现机体能耐受的不良反应的最高血药浓度。两者之间的范围称为药物的治疗窗（therapeutic window）。理想的给药方案目标是将血药浓度水平控制在治疗窗范围之内（图 8-1）。

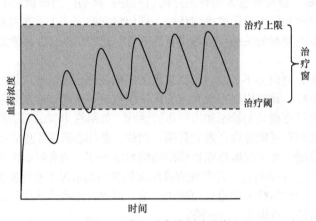

图 8-1　药 – 时曲线与治疗窗

达到这一目标需要考虑两个因素：①治疗窗的位置和宽度，这是由药效学因素决定的；②药 – 时曲线的形态特征，这取决于药动学过程。即使每日给药总量相同，不同的给药方案对血药浓度的影响也会很大（图 8-2）。

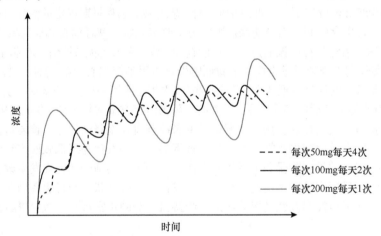

图 8-2　某药不同给药方案对血药浓度的影响

目前常用的给药方案设计方法有以下几种。

1. 根据药动学参数设计给药方案

（1）根据半衰期设计给药方案

1）半衰期小于 30min 的药物：维持这些药物的治疗浓度有较大的困难，特别是治疗指数（therapeutic index）低的药物。例如，肝素的半衰期约为 30min，这样的药物一般要静脉滴注给药。

治疗指数高的药物也可以分次给药，但给药间隔越大，维持量也需越大，才能使血药浓度高于治疗阈。例如，青霉素的给药间隔（4～6h）比其半衰期（约30min）长很多倍，因此需用较高的剂量，其产生的血药浓度才能高于治疗阈，对大多数微生物具有杀灭作用。

2）半衰期在30min～8h的药物：对于这些药，主要考虑治疗指数和给药的方便性。治疗指数高的药物只需每1～3个半衰期给药1次，甚至频率还可以更低。治疗指数低的药物，理论上需每个半衰期给药1次，若频率再高，也可滴注给药。

3）半衰期在8～24h的药物：最方便理想的给药方案是每个半衰期给药1次。如果需要立即达到稳态血药浓度，可给予一个初始的负荷剂量（loading dose，D_L），使首次给药时血药浓度达到稳态水平的剂量。

4）半衰期大于24h的药物：对于半衰期大于24h的药物，每天给药1次很方便，也可提高患者对医嘱的依从性。如需要立即达到治疗浓度，则首剂加倍。

（2）根据平均稳态血药浓度设计给药方案

1）根据平均稳态血药浓度设计给药方案：此法是以平均稳态血药浓度（$\bar{C}_{SS}$）作为设计给药方案的指标。

按公式
$$\bar{C}_{SS} = \frac{FD}{KV\tau} = \frac{FD}{CL\tau} \tag{8-1}$$
$$D = \bar{C}_{SS} \cdot CL \cdot \tau / F$$

对某一药物制剂，其消除速率常数（k）、表观分布容积或清除率（CL）、生物利用度（F）基本上恒定，只能通过调节给药剂量（D）或给药间隔（τ），以达到所需平均稳态血药浓度。

案例 8-1　　　　　　　　　　计算给药剂量（一）

某患者因治疗需要，临床药师根据疾病情况设计给药方案，要求药物平均稳态血药浓度为 $4\mu g/ml$，$F=0.27$，$CL=5400ml/h$，设 $\tau=6h$，请为该患者设计给药剂量。

分析

$$D = \bar{C}_{SS} \cdot CL \cdot \tau / F = 4 \times 5400 \times 6 / (0.27 \times 1000) = 480(mg)$$

关于 τ 的设计，除了考虑消除半衰期外，还要考虑有效血药浓度范围，如果血药浓度范围很窄，且半衰期很短，为了不使血药浓度波动太大，可增加给药次数，如每天4次，这种方法通常是选定 $\bar{C}_{SS}$ 和 τ 而调整剂量。

2）根据稳态血药浓度范围制订给药方案：如期望的稳态峰浓度（$C_{SS,\,max}$）和稳态谷浓度（$C_{SS,\,min}$）已知，可按以下方法设计给药方案。

$$\tau_{max} = \ln(C_{SS,\,max}/C_{SS,\,min})/k$$
$$= 1.44 \cdot t_{1/2} \cdot \ln(C_{SS,\,max}/C_{SS,\,min}) \tag{8-2}$$

式中，τ_{max} 为最大给药间隔，其意义是在规定的血药浓度范围内，所允许的最长给药间隔时间。如果 $\tau > \tau_{max}$，血药浓度就会超过规定的波动范围，故实际应用的 τ 应 $\leqslant \tau_{max}$。

在 τ_{max} 内的最大维持剂量 D_{max} 应为

$$D_{max} = V_d \cdot (C_{SS,\,max} - C_{SS,\,min})$$
$$= 1.44 \cdot t_{1/2} \cdot CL \cdot (C_{SS,\,max} - C_{SS,\,min}) \tag{8-3}$$

D_{max} 除以 τ_{max}，得给药速率 D/τ：

$$\frac{D}{\tau} = \frac{D_{max}}{\tau_{max}} \tag{8-4}$$

因此，设计给药方案的步骤如下：①选定 $C_{SS,\,max}$ 和 $C_{SS,\,min}$，即血药浓度范围；②确定必要的表观分布容积或消除半衰期及 CL；③利用式（8-2）、式（8-3）和式（8-4），求出给药速率（D/τ）；④根据实际情况，确定 τ 值，然后求出 D。如需给予负荷剂量，则根据下面的公式求出 D_L。

$$D_L = C_{SS,max} \cdot V_d = \frac{D}{1 - e^{-k\tau}} \tag{8-5}$$

案例 8-2   **计算给药剂量（二）**

某患者体重 50kg，需静脉注射某种药物（$t_{1/2}=6h$，$V_d= 0.2L/kg$），为达治疗浓度 20～60μg/ml，请临床药师为该患者设计给药剂量。

分析

$$\tau_{max}=1.44 \cdot t_{1/2} \cdot \ln(C_{SS, max}/C_{SS, min})$$
$$=1.44\times6\times\ln(60/20)$$
$$=9.49(h)$$
$$D_{max}=V_d \cdot (C_{SS, max}-C_{SS, min}) \cdot W$$
$$= 0.2\times(60-20)\times50$$
$$= 400(mg)$$

$$\frac{D_{max}}{\tau_{max}}=\frac{400}{9.49}=42.15(mg/h)$$

令 $\tau= 8h$

则 $D=42.15\times8 = 337.2(mg)$

3）根据 $C_{SS, max}$ 或 $C_{SS, min}$ 设计给药方案：有些药物只要求 $C_{SS, max}$ 不要超过某浓度；而有些药物因治疗指数较大，上限浓度安全范围大，只要确定 $C_{SS, min}$ 不低于某一浓度即可。

设 $\tau_{max}=t_{1/2}$

则 $C_{SS, max}=2 \cdot C_{SS, min}$

或 $C_{SS, min}=1/2 \cdot C_{SS, max}$

分别代入式（8-3）得

$$D_{max}=V_d \cdot C_{SS, min}$$
$$=1.44 \cdot t_{1/2} \cdot CL \cdot C_{SS, min} \tag{8-6}$$

或

$$D_{max}=V_d \cdot 1/2 \cdot C_{SS, max}$$
$$=1.44 \cdot t_{1/2} \cdot CL \cdot 1/2 \cdot C_{SS, max} \tag{8-7}$$

用 D_{max} 除以药物的消除半衰期，求出 D/τ，再按前述方法确定 τ 和维持剂量（D）。

2. 血管外途径给药方案的设计   血管外途径给药方案的设计，与静脉注射给药相似，可以根据 $\bar{C}_{SS}$、稳态浓度范围及 $C_{SS, max}$ 或 $C_{SS, min}$ 来设计。所采用的方法与计算公式亦与静脉注射给药相类似，但要考虑药物的 F 和药物吸收达峰时间（t_{max}）两个因素，在确定 τ 时要考虑 t_{max}。

3. 个体化给药方案制订的一般策略   上文计算所得的给药方案多为药品说明书和药物手册上推荐的标准剂量方案（standard dosage schedule），一般是基于药物临床试验的研究结果制订的，它所反映和针对的是一般患者的群体平均状态，属于群体模式化方案。其适用范围取决于这些研究所选择的受试者群体的代表性。当面对一个具体患者时，他的个体化药效学和药动学特征与受试者群体均值越接近，则采用标准剂量方案产生预期疗效的可能性越大，反之则可能疗效很差甚至无效。一般情况下患者间的个体差异是有限的。当不能完全确定患者的个体化因素时，采用标准剂量方案进行初始治疗获得预期疗效的概率最大。

因此，制订给药方案的一般策略：先按群体药动学参数（$t_{1/2}$、V_d 等）和药效学参数（治疗窗浓度范围）结合患者的一般性个体数据（如年龄、性别、体重、烟酒嗜好、肝肾疾病史等）计算初始剂量并开始治疗，再对用药后患者的药效学（疗效、不良反应）和（或）药动学（血药浓度）指标进行评估，进一步获得个体数据，如果评估结果明显偏离预期值，则提示需要对原方案进行调整，即需要用更精确的个体数据代替群体参数重新计算给药剂量，然后再进行新一轮治疗，直到获得满意的个体化给药方案（图 8-3）。

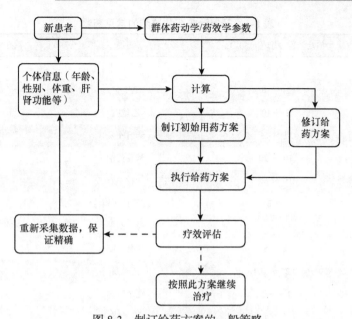

图 8-3　制订给药方案的一般策略

—初始阶段的诊疗流程；---- 调整阶段的诊疗流程

案例 8-3　　　　　　　　　　**给药初始方案的设计**

某成年男性哮喘患者，体重 80kg，多年重度吸烟史，有肝硬化，欲采用氨茶碱负荷量静脉注射，维持剂量静脉输注治疗。请临床药师为该患者设计氨茶碱静脉给药初始方案。

分析　群体参数中，期望的茶碱血药浓度范围 10 ～ 20mg/L，V_d=0.48L/kg，CL=0.04L/（h·kg），碱基调整系数 S=0.82（茶碱 / 氨茶碱），茶碱清除率影响因素：吸烟 1.6（诱导 CYP2E1，清除率增加 60%），充血性心力衰竭 0.4，肝硬化 0.5。

负荷量计算：V=0.48×80=38.4（L）

目标血药浓度取范围中点 C=15mg/L

负荷量 =C×V/S=15×38.4/0.82 ≈ 702（mg）（推荐 700mg）

输注速率计算：清除率 CL=0.04×80×16（吸烟）×0.5（肝硬化）=2.56（L/h）

输注速率 =C×CL/S=15×2.56/0.82=46.8mg/h（推荐 45mg/h）

（二）药物治疗方案的调整

确定给药方案后，即开始药物治疗的过程。在此过程中，往往需要进行治疗药物监测（therapeutic drug monitoring，TDM）。治疗药物监测是通过测定患者血液或其他体液中的药物浓度和观察药物临床效果，根据药动学原理调整给药方案，从而使治疗达到理想效果的一种方法。

1. 适合治疗药物监测的药物　适合治疗药物监测的药物主要如下：治疗窗窄、不良反应大且不易鉴别的药物，如茶碱、地高辛；个体间血药浓度变化较大的药物，如三环类；具有非线性动力学特征的药物，如苯妥英钠；肝、肾功能不全的患者使用主要经肝脏代谢、肾脏排泄的药物，如氨基糖苷类抗菌药、利多卡因；长期使用可能积蓄的药物；合并用药产生相互作用而影响疗效的药物；常规剂量下易出现毒性反应的药物。

2. 开展治疗药物监测的基本条件　血药浓度与临床疗效或不良反应应具有良好相关性，否则无法从血药浓度数据推测药效情况；需已知药物的治疗窗，否则给药方案的调整没有目标；应具有快速、稳定、灵敏、特异的检测方法，否则实施治疗药物监测不具有可行性。目前临床上开展治疗药物监测的药物数量有限。表 8-1 所列为常见的进行治疗药物监测的药物。

表 8-1 开展治疗药物监测的常见药物

药物	治疗浓度范围（mg/L）	药物	治疗浓度范围（mg/L）
阿米卡星	5～30	卡马西平	5～12
庆大霉素	2～10	氯安定	0.025～0.075
妥布霉素	2～10	乙琥胺	50～100
伏立康唑	1～5	苯巴比妥	15～40
万古霉素	10～20	苯妥英钠	10～20
替考拉宁	10～60	丙戊酸	50～100
利奈唑胺	＞2	左乙拉西坦	12～46
胺碘酮	1～2.5	奥卡西平	12～36
丙吡胺	2～5	拉莫三嗪	1～6
氟卡尼	0.25～0.9	托吡酯	5～10
利多卡因	1.5～5	阿米替林	0.1～0.25
普罗帕酮	0.5～1.9	丙米嗪	0.12～0.3
普鲁卡因胺	3.6～10	去甲替林	0.05～0.15
奎尼丁	1～5	氟哌啶醇	5.2～15
索他洛尔	1.0～2.5	碳酸锂	5.5～7
水杨酸盐	150～300	伊马替尼	＞1
茶碱	10～20	甲氨蝶呤	＜0.3
环孢素	0.08～0.25	他克莫司	5～15（肾病综合征）
地高辛	（1～2）×10⁻³		5～10（肾移植术后）

3. 治疗窗与药－时曲线改变 如果通过治疗药物监测发现采用推荐的标准剂量方案没有获得预期的治疗效果，而且诊断、药物的选择、患者依从性等方面均没有问题，则说明该患者的个体药效学和（或）药动学特征与群体参数明显偏离。

药效学的改变可影响治疗窗的位置和宽度。当患者对药物产生了耐受性或同时使用具有拮抗作用的药物时，治疗窗的位置可上移，这时需要更高的血药浓度才能产生同样效应。例如，使用吗啡镇痛的晚期肺癌患者，机体对吗啡易产生耐受性，虽然体重逐渐减轻，但吗啡用量却要递增才能维持镇痛效果。高敏性患者或同时使用协同作用药物时，治疗窗的位置可下移，只需较低的血药浓度就能产生同样效应。例如，心绞痛患者同时使用硝酸酯类药物和β受体阻滞剂时，两类药物相互协同可增强疗效，但也容易出现低血压症状，因此合用时应适当减小剂量。

治疗窗的宽度也可发生改变。例如，儿童支气管哮喘患者的中枢神经系统对氨茶碱比成人更敏感，易发生惊厥，而支气管平滑肌的敏感性相对差异不大，从而使治疗窗变窄，使得对给药剂量的准确性要求更高。

药动学参数的改变可使药－时曲线整体降低或升高，或大幅波动而超出治疗窗以外。因药－时曲线受到体内吸收、分布、代谢和排泄四个过程的影响。当吸收减少、分布增多、代谢和排泄加快时，药－时曲线降低，反之则药－时曲线升高。这种影响已能通过药动学模型来定量描述，并可根据药动学参数来制订和调整剂量方案。

完整的药－时曲线需要在用药后连续多次检测血药浓度。这一过程主要在药物的Ⅰ期临床试验时进行。临床上获取个体受试者药－时曲线信息的方法是进行治疗药物监测。因这种方法不能常规开展，常通过观察患者用药后的反应、了解患者的用药过程、分析病史和实验室检验结果来推断药－时曲线的走势。

4. 治疗窗和药－时曲线均改变 如老年抑郁症患者，选用盐酸丙米嗪治疗时，起始剂量为成人剂量的一半。原因有二：①老年患者对三环类抗抑郁药较敏感（治疗窗下移），采用成人全量时，血药浓度可能超出治疗窗,导致不良反应增加;②老年人肝肾功能减退,丙米嗪及其活性代谢产物(去甲丙米嗪)在体内的代谢和清除降低,使药-时曲线升高,如果使用成人全量则明显增加老年患者发生不良反应的风险。

为了获得与治疗窗相适应的药-时曲线走势,有三种调整给药方案的途径,即改变每日剂量、给药次数,或两者同时改变。每日剂量决定了药-时曲线水平位置的高低,给药次数影响药-时曲线上下波动的程度。

当药-时曲线整体低于或高于治疗窗时,应相应增加或减少每日剂量。改变每日剂量后,药物需要经过4~5个半衰期才能达到新的稳态浓度。如要缩短这一过程,增量时可先给负荷量再给新维持量,减量时先停药一次,再开始新剂量。但对那些增减剂量不宜过快的药物不能采用这种方法。

当药-时曲线波动过大或治疗窗较狭窄时,应增加给药次数。但对门诊患者,要考虑到用药间隔过短,用药过于频繁会影响患者的用药依从性,因此最好选择缓释制剂。另外,如希望增加药-时曲线的波动时,则可减少给药次数。例如,氨基糖苷类药物为浓度依赖型抗菌药物,其抗菌作用与药物的峰浓度相关,而不良反应主要与药物在体内的持续时间有关,因此将一日剂量一次给药,药物峰浓度增加而持续时间缩短,有利于增加抗菌药物药效同时降低不良反应。

三、药物治疗方案的实施

在药物治疗方案的实施过程中,需要充分发挥新型医疗团队与患者在用药中的不同作用,扬长避短,提高患者合理用药水平。其中,新型医疗团队由医(医师)、药(临床药师)、护(护士)等专业技术人员组成,成员间相互理解、配合、支持、协调工作,形成一个和谐的治疗团队,共同开展临床合理用药工作。

(一)医师

医师参与所在临床医疗查房,通过患者症状、体征、实验室检查等,做出合理诊断后,开具处方或用药医嘱。医师处方或医嘱的规范开立,是医师一次接诊的结果,却是患者药物治疗开始的第一步。之后医师还要关注患者在药物治疗过程中可能发生与药物相关的药物治疗问题,需特别重视患者疾病变化、转归及治疗方案调整,直至患者治愈。

(二)临床药师

临床药师在临床药物治疗工作中需提供临床药学服务,包括用药医嘱审核、用药咨询、用药教育与用药指导、药学查房、药学会诊、药学监护及参与多学科诊疗等多项内容,提高药物治疗的安全性、有效性、经济性和依从性,促进药物治疗方案的顺利实施,提高医疗质量。

1. 用药医嘱审核 对医师处方或用药医嘱的适宜性进行审核,有别于门诊调剂只见患者处方,不知患者病情的处方审核(主要限于对药物配伍、相互作用、剂量适宜等审核),扩展了审核内容,可以真正把握用药的三合:合"人"之理、合"病"之理、合"药"之理,达到安全、有效、经济。如在审核中发现问题,如选用药物不适宜,可与医师及时交流,提出建议进行讨论。

2. 用药指导 用药指导的目的是帮助患者正确地认识药物,正确地服用药物,确保患者依从性,保证药物发挥应有的疗效。其可包含下列内容:药物的疗效如何;药物如何使用;药物将会怎样影响其疾病过程或症状;哪些不良反应是常见的并且不产生严重影响可以继续用药;哪些反应即使轻微却必须引起高度重视;用药中的饮食注意事项;按时复诊等。另外,用药指导应注意个体化,应根据患者的接受程度、不同疾病和不同药品,进行适宜、适度,有针对性的指导。

其他临床药学服务内容详见"第二章 第一节 四、临床药学服务的主要内容和形式"。

(三)护士

药物治疗的实施是临床护理工作的主要内容之一,护士作为药物治疗的直接执行者和观察者,需保障药物治疗的准确实施并做好用药后的严密观察。随着临床用药种类和数量的不断增加,实际护理工作中常会有用药差错发生,轻者影响患者治疗效果,重者甚至危及患者生命,造成医患矛盾和医疗纠纷。因此,提高护士临床合理用药意识和业务素质,严格执行各项护理用药工作制度及流程是保证药物治疗方案安全、合理、有效实施的重要基础。其具体内容包括如下几点:①遵循按医嘱给药的原则,但必须明确医嘱的目的,特别是要准确掌握用药的目的,以便严格而慎重地实施给药方案并观察用药后的效果及反应。若对医嘱有疑问,应及时与医生沟通。②在执行医嘱时,不仅要求护士具备一定的医学、药学知识，还要具有熟练的操作技巧。除口服药操作易行外，其他的给药途径都要求有熟练的操作技巧，如各种注射法、滴药法、吸入法和灌注法等。③指导患者用药，包括住院患者和出院后继续用药者。对即将出院的患者，应在出院前数天进行指导，指导内容要正确、简明、易懂。要告诫患者不可过量用药，以免中毒。④观察和评价患者的用药效果。在用药前要了解患者的用药史，药疗开始后，对药品的疗效及反应做出评价并详细记录。⑤按规定保管好药物。依据药品种类和性质分别放置，定期清点及检查，对性质不稳定的药物如生物制品等应低温保存（$2\sim10℃$）。

■（四）患者

目前临床实际工作中，对患者在药物治疗过程中的作用普遍重视程度不够，这与临床药学工作应"以病人为中心"的药学服务理念相悖。首先，我们应该认识到，即使患者住院期间的药物治疗效果再好，如果患者出院后不按照医嘱长期用药或患者自身原因造成用药差错，后续也不能获得预期的疗效。因此，要调动患者参与药物治疗的积极性，提高他们对治愈疾病的信心及用药的依从性。其次，一些疾病或症状的治疗过程常需要患者自我监测，如糖尿病治疗过程中的血糖监测。另外，患者对药品使用有知情权，随着健康保健意识的增强和医药知识水平的提高，患者越来越不愿意被当作药物治疗的被动接受者，而是希望拥有对称性的信息，甚至会提出很多自己的意见。例如，治疗方案的经济性标准对不同经济背景的患者而言也具有巨大差异，所以患者也应作为药物治疗方案制订的重要参与者之一。

四、治疗效果的评估

临床药物治疗效果的评估是对患者接受一段时间药物治疗后疾病改善情况的评估，也是将疾病现状与治疗前状态的对比，通过对比来确定药物治疗方案的正确性。临床药物治疗效果的评估可以通过患者临床表现、实验室指标或影像学检查的改变得以实现。治疗效果的评估与优化需由临床医师、临床药师和护士共同完成，故应当建立三者之间的相互合作关系。

治疗效果评估是检验临床诊断正确性、治疗方案有效性和患者依从性的重要手段。治疗效果的评估是一个持续性的过程，包括近期效果的评估和远期效果的评估。近期效果的评估主要是对治疗方案有效性的判断，也能反映临床诊断的正确性。如果经过评估证实治疗十分有效，则说明目前的诊断和治疗正确，可以延续治疗方案，这不仅鼓励医师和临床药师继续完善诊疗计划，也能提高患者对治疗方案的依从性；如果经过评估证实治疗效果不佳，则可能提示医师的诊断有偏差，或者治疗方案要进行调整和改进，这需要医师进一步评估患者的疾病状态，并联合临床药师对既有治疗方案进行讨论和完善，抑或患者用药依从性较差，这需要临床药师加强患者用药教育，提高患者用药依从性；如果经过评估证实治疗无效，则可能是疾病诊断或者给药方案等方面出现错误，需要临床医师重新对患者的信息进行分析，得出正确的诊断再进行治疗方案的调整。

远期效果评估能反映治疗效果有没有达到预期的目标，它是评价疾病治愈或需要进一步治疗的重要手段，是预防过度治疗的有效措施。在实际医疗过程中，每个患者的预期治疗目标和实际治疗效果不尽相同，通过完善的治疗方案和足够的疗程后对患者的治疗效果进行评估，如果患者疾病治愈则可以结束治疗以避免过度医疗和额外的经济负担；如果患者疾病未达到预期治疗目标则应评估当下的疾病状态和患者情况，重新制订治疗目标并调整治疗方案。例如，2型糖尿病患者通过饮食控制、运动、使用二甲双胍片控制血糖，通过效果评估发现效果不佳，临床医师和药师通过调整药物治疗方案如联合使用其他类降糖药达到血糖控制目标。

临床药物治疗效果通过以下几点进行评估。①主要症状的改善，如发热、头疼、头晕、恶心、呕吐等是否好转。②医师的评价和患者的反馈：患者通过自身的感受对病情的评估有一定的局限性，而医师对患者病情评价往往更客观、更准确。③辅助检查的结果有无变化，如血糖、血脂、血压等是否降低。④定期到医院复查：了解客观检查指标的变化，如血常规、肺CT结果等，以便进行治疗前后对照、疗效观察、调整治疗、预后判断，检查指标具备客观性，是判断疗效的重要组成部分，有利于患者疗效的评价和治疗药物的调整。例如，高血脂患者经过一段时间药物治疗后，血脂水平逐渐下降，仍需定期到医院复查血脂水平，医师和药师根据血脂结果调整给药方案。

药物治疗效果的评估不仅包含药物疗效的评估，同时包含药物治疗阶段可能出现的不良反应。药品不良反应是实施药物治疗方案时出现的不符合用药目的的反应，临床药师在协助制订治疗方案时应该着重避免或减少药品不良反应的出现，在出现不良反应时应根据患者的耐受情况和药物可选择性决定是否调整用药方案。例如，高血压患者服用血管紧张素转化酶抑制剂进行降压治疗时可出现刺激性干咳的不良反应，在这种情况下可以为患者改用血管紧张素受体阻滞药进行替代治疗。

医药人员在评估患者疗效、调整药物治疗方案的过程中，重点评估用药的合理性及药物对治疗效果的影响。选用药品时必须根据患者的病情个体化应用，不能按照药品说明书千篇一律。对于某个具体患者，医药人员应根据病情确定最佳的治疗方案，而不仅仅是依据"标准方案"。通过对患者既往治疗情况的评估与分析，当确认已有治疗方案不是最佳时，医师、药师应沟通协商是否调整或者改变原来的治疗方案，以达到更好的治疗效果。

第三节　影响药物治疗效果的因素

影响药物治疗效果的因素较多，主要包括药物因素、机体因素和给药方案。

一、药物因素

药物因素包括药物结构、药物性质、药物剂型、制剂处方、储存条件等。

（一）药物结构

药物的疗效与其化学结构有着密切的关系。化学结构是作用机制、药物效果及药物代谢过程的物质基础，如血管紧张素转化酶抑制剂类代表药物卡托普利和依那普利，结构中分别含有巯基（—SH）和羧基（—COOH），分别通过 S^{2-} 和 O^{2-} 与血管紧张素转化酶中的 Zn^{2+} 结合，但由于 S^{2-} 和 O^{2-} 与 Zn^{2+} 结合紧密程度不同，后者更强，导致依那普利的药理作用比卡托普利强 5～10 倍，因此对高肾素型的高血压患者，应优先选择含羧基的血管紧张素转化酶抑制剂类药物如依那普利。

通常运用修饰与改造药物化学结构的方法，使药物具有更强的特异性、更合理的药动学性质或更好的安全性。

1. 改善吸收　抗病毒药阿昔洛韦，口服吸收差，15%～30% 由胃肠道吸收。将阿昔洛韦用 *L*-缬氨酸酯化得到伐昔洛韦，该药水溶性好，生物利用度为 65%，显著高于阿昔洛韦。伐昔洛韦口服吸收后在肝内迅速被水解酶水解成阿昔洛韦，阿昔洛韦的血浆浓度很高，是口服阿昔洛韦的 3～5 倍。

2. 延长作用时间　①为延长抗精神病药物氟奋乃静作用时间，将其结构中的羟基酯化，制成氟奋乃静庚酸酯或氟奋乃静癸酸酯，药效可以延长至 2～4 周。②将睾酮制成丙酸睾酮，减缓药物在体内的代谢速度，因而明显延长了作用时间。

3. 增强作用部位选择性　①将氟尿嘧啶制成去氧氟尿苷，去氧氟尿苷是氟尿嘧啶的前体药物，在肿瘤组织内受嘧啶核苷磷酸化酶的作用，转化成游离氟尿嘧啶，从而发挥抗肿瘤作用，由于这种酶的活性在肿瘤组织中较正常组织中高，故本品在肿瘤内转化为氟尿嘧啶的速度快而对肿瘤有选择性作用。②美法仑是烷化剂类抗肿瘤药物，在其结构中引入了苯丙氨酸，目的是利用肿瘤组织对氨基酸需求量大的特点，提高药物对肿瘤组织的选择性。

4. 提高稳定性　维生素 E 和维生素 A 制成乙酸酯，稳定性明显提高。

5. 改善溶解性能　将双氢青蒿素制成其琥珀酸单酯单钠盐，增加其水溶性，不仅可以制成注射剂，还提高了生物利用度。

6. 消除不适宜的制剂性质　克林霉素味道较苦，注射时可引起疼痛，将其制成棕榈酸酯后可消除药物的苦味，制成磷酸酯则可避免药物注射时的疼痛。

（二）药物性质

对于结构非特异性药物，其理化性质是影响药物活性的主要原因。药物的理化性质主要包括溶解度、分配系数和解离度。

1. 药物的溶解度对药效的影响　人体大部分的环境是水相环境，如体液、血液和胞质，药物要转运至血液或体液，需要有一定的水溶性（称为亲水性）。而在通过各种生物膜（包括细胞膜）时，由于这些膜主要成分是磷脂，故需要药物具有一定的脂溶性（称为亲脂性）。由此可见，药物亲水性和亲脂性的高低会对药效产生影响。各类药物因其作用不同，对脂溶性要求也不尽相同。例如，作用于中枢神经系统的药物，需通过血脑屏障，应具有较大的脂溶性。

2. 药物的分配系数对药效的影响　在药学研究中，评价药物亲水性或亲脂性大小的标准是药物的脂水分配系数。药物分子结构的改变对药物脂水分配系数的影响比较大。影响药物的水溶性因素比较多，当分子中官能团形成氢键的能力和官能团的离子化程度较大时，药物的水溶性会增大。相反，若药物结构中含有较大的脂环等非极性结构时，则导致药物的脂溶性增大。

3. 药物的解离度对药效的影响 有机药物多数为弱酸或弱碱，在体液中只能部分解离，体液中同时存在解离的形式（离子型，水溶）和非解离的形式（分子型，脂溶）。药物通常以非解离的形式被吸收，通过生物膜，进入细胞后，在膜内的水介质中解离而起作用。

由于体内不同部位的 pH 不同，药物的解离程度亦不同，解离形式和非解离形式药物的比例会发生变化。酸性药物在 pH 越小（酸性强）的环境中，非解离药物浓度就越大；而碱性药物在 pH 越大（碱性强）的环境中，非解离药物浓度就越大。弱酸性药物如水杨酸和巴比妥类药物在酸性的胃液中几乎不解离，因此易在胃中吸收。弱碱性药物如麻黄碱、地西泮在胃中几乎全部解离，所以很难吸收；而在肠道中，由于 pH 较高，非解离形式多，容易被吸收。

（三）药物剂型

药物剂型是使用药物的必要形式，剂型包括片剂、胶囊剂、颗粒剂、混悬剂、注射剂、气雾剂、乳膏剂、栓剂、缓释剂、控释剂、植入剂、贴剂等。同一药物会因为剂型不同而使吸收速率和体内过程不尽相同，影响药物起效时间、作用强度和维持时间等。例如，相比油剂和混悬剂的注射剂，水溶液的注射剂起效快，但作用维持时间短；口服给药时，溶液剂吸收快，片剂和胶囊等需先崩解，故吸收较慢。随着技术的发展，药物剂型多种多样，需要根据不同的疾病、不同的用药部位来选择最适合的剂型。

1. 剂型与药理作用 硫酸镁注射可抑制中枢神经，松弛骨骼肌，有镇静及降低颅内压等作用；口服可用于导泻；外用可消炎止痛。甘油外用有吸湿、保湿作用；直肠给药可治疗便秘；与抗坏血酸钠配成复方注射剂静脉给药可降低眼压；加等量生理盐水口服可作为脱水剂使用。

2. 剂型与作用快慢、强度、持续时间 支气管扩张药氨茶碱，可以制成注射剂、栓剂、缓释片剂等不同剂型。注射剂适宜于哮喘发作时应用；栓剂经直肠给药，避免了其对胃肠道的刺激，减少了心率加快的副作用，且吸收较快，维持药效时间长；缓释片剂可维持药效达 8～12h，使血药浓度平稳，避免峰谷现象，减少服药次数。

3. 剂型与不良反应 阿司匹林作为常用的抗栓药物，其小剂量抗血小板效果好，但副作用也多。常见有恶心、呕吐、上腹部不适或疼痛等胃肠道反应，较少见或罕见的有胃肠道出血或溃疡。为避免其副作用，将阿司匹林制成肠溶片，阿司匹林肠溶片具有抗酸性，所以在酸性胃液中不溶解而在碱性肠液中溶解，避免药物直接作用于胃肠黏膜引起的胃肠反应，提高了长期使用者的用药安全性。

（四）制剂处方

通过调整制剂的处方同样可以改变药物的适应证、药动学参数、给药途径及稳定性等，从而获得更理想的效果，达到治疗目的。

1. 药剂辅料可改变药物的给药途径 使用不同的辅料将同一药物制成不同剂型的药品，可以改变药物的给药途径，达成不同的治疗目的。例如，硫酸镁，制成外用溶液剂，热敷刺激皮肤，可促进血液循环；制成口服液可作为溶剂型泻药；制成注射液，可用于治疗惊厥、子痫、尿毒症等。又如胰蛋白酶，制成肠溶胶囊或片剂，可作为促消化药；制成注射液则可用于治疗脓胸、肺结核、肺脓肿、支气管扩张和血栓性静脉炎等疾病。

2. 药剂辅料可增强主药的稳定性并延长药品的有效期 在药物中增加抗氧化剂、金属离子螯合剂、pH 调节剂、防腐剂等不同作用的辅料，或者利用辅料把药物制成前体药物制剂、包合物、固体分散体、脂质体等，能够使药物的稳定性提升。

3. 药剂辅料可改变主药的理化性质制得理想剂型的药品 某些难溶性的药物，通过选用适宜的辅料可制成可溶的盐、酯、络合物等，使药物更容易被人体吸收。

4. 药剂辅料可改变用药对象的生物因素并提高药品的疗效 一些外用制剂，如搽剂、膜剂、栓剂等，加入透皮吸收促进剂可以改变皮肤或黏膜的生理特性，让极性药物易于透过皮肤而发挥疗效。

5. 药剂辅料可增强主药的作用和疗效并降低不良反应 利用合适的药剂辅料将药物制成前体药物制剂、靶向制剂、缓释制剂、控释制剂等新剂型，如抗肿瘤药物阿霉素，制成磁性微球或脂质体，可降低其毒性，提高疗效。

6. 药剂辅料可调控主药在体内的释放速度 选择不同的药剂辅料可将药物制成各种剂型的高

效、速效或长效制剂，如制成水溶性注射液、气雾剂、舌下片剂、颗粒剂等，可达到速释、速效的目的；制成缓释片剂、油溶性注射液等，可达到缓释、长效的目的。

> **知识链接 8-1** **药物储存条件**
>
> 药物的储存条件包括光线、温度、湿度、空气、微生物和昆虫及储存时间等，储存条件的差异同样可以影响药物治疗效果。临床药师在对医师、护士及患者给用药咨询及用药指导时应做好对药物储存的宣教。
>
> 1. 光线 光线中的紫外线能量较大，是药品发生化学变化的催化剂，能使药品的氧化分解加速，使药品变质；日光照射时间过长能直接引起或促进药品发生氧化、还原、分解、聚合等光化反应。同时，对光十分敏感的药品，储存时应注意避光。所有药品在储存时都应避免阳光直射。
>
> 2. 空气 空气是不同气体的混合物，其成分中，除氮气和惰性气体对药品不起作用外，其他成分或多或少地对药品产生一定的影响，其中影响较大的为氧气和二氧化碳，因为这些成分参与到某些化学反应中，导致药品化学结构发生变化。
>
> 3. 湿度 湿度对药品的质量影响较大，湿度过大，易使药品发生水解反应而降低药效或产生不良反应；某些药品湿度过大易变质或霉烂而不能使用，如中成药；某些药品湿度过大时易发生软化、溶化、膨胀、粘连而变质。湿度太小，容易使药品发生风化、变硬、易碎。
>
> 4. 温度 任何药品都有其所适宜的温度条件，温度过高或过低都可促使药品发生质量变化。
>
> 5. 微生物和昆虫 水剂、糖浆剂、片剂及某些中药类药品等含有淀粉、油脂、蛋白质、糖类等，这些物质是微生物的良好培养基和昆虫的饵料。细菌、霉菌、酵母菌和昆虫、螨等极易混入包装不严密的药品内，在空气湿度过高、温度适宜的条件下，微生物及昆虫便迅速在药品中生长繁殖，使药物腐败、发酵或霉变、虫蛀。
>
> 6. 储存时间 药品储存时间的长短可以使上述诸因素的影响发生变化，特别是在不利因素存在时，时间越长，对药品质量不利的影响越大。

二、机体因素

同一药物的相同剂量在不同患者体内可能会出现不同的血药浓度，即使相同的血药浓度也可能出现不同的药效。这种因人而异的药物反应称为个体差异。药物产生效应的任何一个环节都可能导致个体差异，应充分了解这些因素，并参照患者具体情况，制订个体化给药方案，以达到最佳疗效和最少不良反应的治疗目的。

（一）年龄

1. 儿童 特别是低体重出生儿与早产儿，多种生理功能尚未完全发育，与成年人相比存在很大差异，对药品的反应通常比较敏感。婴儿血浆蛋白总量较少，药物血浆蛋白结合率较低；肝肾功能还未发育完全，药物清除率低，在 5 个月以内与成人相差很大。例如，新生儿肝脏葡萄糖醛酸结合能力尚未发育，缺乏葡萄糖醛酸转移酶，对氯霉素解毒能力差，药物剂量过大可致中毒，易产生灰婴综合征；婴儿的血脑屏障功能不完善，对吗啡特别敏感，易致呼吸抑制；四环素可影响钙代谢，使牙齿黄染或骨骼发育停滞；新生儿庆大霉素的血浆半衰期长达 18h，为成人的 9 倍。

2. 老年人 随着年龄的增长，老年人生理功能逐渐衰退，但出现的早晚、程度因人而异，因此尚无根据老年人年龄计算给药剂量的公式。与中青年人相比，老年人对药物的吸收量、速度变化不大，但血浆蛋白含量较低，因此药物血浆蛋白结合率低于中青年。老年人脂肪含量较多、体液量较少，导致脂溶性药物分布容积较大而水溶性药物分布容积较小。老年人肝肾功能自然衰退，药物代谢、清除率也逐渐下降。例如，经肝脏代谢的地西泮在老年人体内的半衰期是正常成人的 4 倍，为 20 ~ 24h，自肾脏排泄的氨基糖苷类抗菌药物半衰期可延长 2 倍以上。

其他相关内容参见"第四章第三节"。

（二）性别

药物反应和药物代谢酶活性有性别差异。例如，乙醇在女性体内代谢较男性慢，因此女性更易发生酒精中毒反应；女性对阿司匹林的生物利用度较男性更高；雌、孕激素能抑制药物代谢，使得女性对药物的清除能力多比男性弱，如女性服用氯氮草的半衰期为男性的2倍。

（三）精神因素

患者的精神状态和思想情绪影响药物的疗效。精神因素对药物作用有明显影响，医、药、护人员鼓励性的语言，良好的服务态度和患者对医、药、护人员的信任及患者的乐观情绪会对疗效产生良好的影响。医、药、护人员应重视此因素的影响，尽量发挥其积极作用。

（四）疾病

一方面，在疾病状态下，药物在患者体内的吸收、分布、代谢和排泄等可发生变化，导致药动学改变，进而影响药物效应；另一方面，疾病会使机体某些组织器官的受体数目和功能（或受体－效应机制）发生变化，改变机体对药物的敏感性，直接导致药效学改变。下面主要讨论疾病对药动学的影响。

大量临床研究表明，多数疾病尤其是消化道疾病、心血管系统疾病及肝肾功能障碍，对药物在体内的吸收、分布、代谢和排泄可产生明显的影响，进而对药物疗效产生显著影响。

1. 疾病对药物吸收的影响　多种疾病可以改变药物吸收速率，也可以改变药物吸收的量，其中对口服制剂影响最大。

（1）消化道疾病：消化道疾病主要通过下列环节影响药物的吸收。

1）改变胃排空时间：大多数药物主要在小肠吸收，胃排空时间的改变将影响药物在小肠的吸收。例如，创伤、偏头痛、手术后和胃酸缺乏症等患者胃排空速度减慢，可延缓药物在小肠部位的吸收；而胃酸分泌过多或十二指肠溃疡、甲状腺功能亢进及焦虑兴奋状态等患者胃排空速度增快，有利于主要在小肠部位被动吸收药物的吸收，而有可能不利于主要在小肠部位主动吸收的药物如维生素 B_2、胆盐等的吸收。

2）改变肠蠕动：肠蠕动使药物与肠黏膜接触面增大，肠蠕动适当增加有利于肠道内药物的扩散和吸收。但是，过快的肠蠕动则缩短了药物在肠道内的滞留时间，减少了药物的有效吸收时间，使难吸收药物的吸收减少，如伴有腹痛、腹泻和肠蠕动增加的急性肠炎，可使地高辛的吸收减少。相反便秘和引起肠蠕动减慢的疾病可使地高辛等药物吸收增加。

3）改变胃肠道分泌功能：胆汁分泌减少或缺乏的疾病，常可因脂肪消化受阻而致脂肪泻，使一些脂溶性高的药物莫西沙星、地高辛等吸收减少，而对水溶性高的药物如氨苄西林等则无明显影响。此外，胃酸分泌多少对弱酸性、弱碱性药物被动吸收程度和速度均有很大影响。胃酸分泌减少有利于弱碱性药物吸收，不利于弱酸性药物吸收，而胃酸分泌增多对弱酸性、弱碱性药物吸收的影响则相反。

（2）肝脏疾病：肝脏疾病也可影响消化道吸收功能，如门静脉高压症伴有小肠溃疡或结肠病变，可降低肠道内药物的吸收速率。当门静脉吻合或肝内血管之间形成侧支循环时，可导致口服药物直接进入血液循环，减少对药物的首过消除。故肝硬化患者口服氯美噻唑或喷他佐辛时，生物利用度均高于正常人。

（3）肾衰竭：肾功能不全可导致低蛋白血症，使药物与血浆蛋白结合率降低，血中游离药物浓度升高，降低药物透过肠黏膜入血的浓度梯度，使药物吸收减少。

肾衰竭患者常伴有腹泻、恶心、呕吐等肠道功能紊乱，均可影响药物吸收。此外，肾衰竭时，肾脏不能有效转化 25-（OH）-D_3 为活化型 1，25-（OH）$_2$-D_3，从而减少肠道钙的吸收。

（4）心功能不全：心功能不全时，因胃肠道血流量减少致使药物吸收减少，如心力衰竭时普鲁卡因胺的生物利用度降低至原来的一半，吸收速度明显降低。

2. 疾病对药物分布的影响　药物在体内分布主要取决于血浆蛋白含量、药物的溶解性、体液 pH 等多种因素。其中血浆蛋白含量及其与药物结合力的大小是决定药物在体内分布的主要因素，并易受多种疾病的影响。

（1）疾病改变血浆蛋白含量与结合率：心力衰竭、营养不良、慢性肝功能不全、慢性肾衰竭、创伤及手术均可引起血浆白蛋白减少，使药物血浆蛋白结合率降低。尤其在严重肝功能不全时更为突出，此时肝脏蛋白合成减少，另外血浆中脂肪酸、尿素及胆红素等内源性代谢产物的蓄积，使药物与血浆白蛋白结合率下降。血中游离型药物增加可导致组织分布容积增大、肝脏药物代谢和肾脏药物排泄增加，但只在伴有药物消除减慢时，肝病引起的血中游离型药物浓度增高才可能造成不良反应。低白蛋白血症患者，血中游离型药物浓度升高将使扩散到组织中的药量增加，血液中总血药浓度降低，对患菌血症或败血症的患者不利于药物在血液中发挥杀菌或抑菌作用。

（2）疾病改变血液 pH：正常情况下，血液借助所含碳酸氢盐、血浆蛋白和血红蛋白的缓冲作用使 pH 保持恒定（7.4）。因疾病等异常原因可引起酸血症（pH ＜ 7.31）或碱血症（pH ＞ 7.4）。血浆 pH 变化将影响弱酸、弱碱药物的解离度，改变药物脂溶性而影响分布。

各种肾病可引起血液 pH 变化，影响药物解离度与药物吸收，同样影响药物向组织的分布。例如，肾病伴酸中毒时，利多卡因和异丙嗪等弱酸性药物易分布到中枢组织，可能增加其中枢毒性。

（3）疾病改变组织灌流量：严重心力衰竭时，由于组织灌流量下降，一般药物表观分布容积减小，如利多卡因减少约 50%，普鲁卡因胺减少约 25%，故可显著影响药物到靶组织的分布，治疗量应根据具体情况调整。

3. 疾病对药物代谢的影响

（1）肝脏疾病：肝脏是药物在体内代谢的主要器官，肝脏功能障碍时，将对机体的药物代谢产生影响。一般来说，药物代谢受影响的程度与肝脏疾病的严重程度成正比。影响药物在肝脏代谢的因素很多，如肝药酶数量及活力的改变、肝血流量、有效肝细胞的总数、胆道的畅通与否等。其中以肝药酶数量、肝药酶活力及肝血流量变化的影响较为明显。只有当肝脏疾病明显损伤上述因素时，体内的药物代谢才会明显受影响。

慢性肝脏疾病患者，肝脏内微粒体酶合成速度降低，细胞色素 P450 含量减少，部分药物的生物转化减慢，通常可引起药物清除半衰期增加，如慢性肝脏疾病时奥美拉唑、洛伐他汀、福辛普利、泼尼松等药物的半衰期明显延长。临床上应注意由此引起的药效增强或毒性反应，如氯霉素用于严重肝损伤患者时，骨髓抑制毒性反应增强。

案例 8-4　　　　　　　　　肝功能受损慎用泼尼松

女性，55 岁，既往支气管哮喘病史 8 年。此次因哮喘急性发作住院治疗，给予抗炎、扩张支气管治疗。具体用药：吸入用异丙托溴铵溶液 4ml+ 硫酸沙丁胺醇雾化吸入溶液 0.8mg+0.9% 氯化钠注射液 2ml，tid，雾化吸入；泼尼松片 5mg，tid，口服。化验检查提示肝功能异常，ALT 115U/L。临床药师建议将泼尼松换为泼尼松龙，建议被医生采纳。

问题　肝功能受损的患者使用泼尼松合适吗？临床药师的建议为什么会被医师采纳？

分析　临床上使用的药品分为两类，一类是药物本身就有药理活性，另一类是药物本身没有药理活性，需要经肝脏代谢成活性成分后发挥作用，后一类药物被称为前体药物，也称前药、药物前体等。前体药物自身缺乏生物活性或活性很低，经过体内肝肾代谢转变成活性代谢产物，这一过程的目的在于增加药物的生物利用度，增强靶向性，减少药物的不良反应。对于肝功能不全的患者，如果有前体药物和非前体药物可选用，应避免选用前体药物，以免由于肝功能不全导致活性代谢产物显著减少而不产生药效，另外由于加重肝脏的负担会进一步损伤肝脏。本例中泼尼松为前体药物，需要在肝脏转化为泼尼松龙才能发挥作用，更换为泼尼松龙可确保治疗效果，并减少肝脏的负担。

某些药物经肝转化后活性增加，在肝功能异常患者则药效降低，如慢性肝炎患者应用泼尼松，其活性代谢产物泼尼松龙的血药浓度下降，致使疗效降低。

（2）肾脏疾病：肾脏是仅次于肝脏的药物代谢器官，现已证明细胞色素 P450 酶系同样存在于肾脏中，儿茶酚胺、胆碱及胰岛素等药物均可在肾小管代谢，其代谢能力约为肝脏的 15%。

肾功能不全时，可不同程度地影响多种药物的代谢过程。体内氧化代谢反应加快，水解、还原和乙酰化能力降低，导致生物转化障碍，如苯妥英钠的氧化反应加快，而胰岛素的水解反应及 25-（OH）-D_3 羟化反应等均减慢。肾脏疾病也可使血浆中胆碱酯酶活力下降，减慢普鲁卡因胺和琥珀胆碱的降解，致使药物半衰期延长，临床上应减少用药剂量或延长给药间隔。

肾功能不全也可影响某些药物在肝内的转化。例如，莫西沙星、福辛普利等经肝和肾双重途径消除的药物，可因肾消除减缓而代偿性增加肝脏的生物转化。

（3）其他疾病：肺疾病也影响一些药物代谢，这种影响主要通过改变药物在肝脏的代谢而反映出来。急性低氧血症可减慢药物在肝脏代谢，慢性低氧血症则能增强药物在肝脏内代谢。

甲状腺功能亢进时，一般药物代谢加速；而甲状腺功能低下时，一般药物代谢减慢，此类患者用药时应注意调整剂量。

心力衰竭可影响肝、肾的血流量，进而使一些药物清除率减低，如利多卡因的清除率在心力衰竭时可减少 50%，使其活性代谢物的半衰期延长，易出现中枢神经系统和心脏的毒性反应。

4. 疾病对药物排泄的影响

（1）肾脏疾病：药物可经肾脏、胆道、肠液、汗液、唾液、泪腺或乳腺等处排出，以肾脏途径最为重要。

1）肾小球滤过率改变：急性肾小球肾炎及肾严重缺血时，肾小球滤过率明显减低，可直接影响主要经肾小球滤过的药物如地高辛、利尿剂、卡托普利等降血压药及头孢噻肟等抗菌药物的排泄，升高血药浓度、增强药效。血浆蛋白结合率高的药物如华法林钠、甲氨蝶呤主要经肾脏排出，肾小球肾炎时，因大量蛋白质丢失，游离型药物浓度增加，经肾小球滤过排出的速度可相应加快。

2）肾小管分泌功能改变：肾小管可主动分泌药物，并不受药物与血浆蛋白结合的限制。主动分泌弱酸性和弱碱性药物的通道不同。但在同类分泌通道中缺乏底物特异性，如各种有机酸（包括内源性与外源性）均可通过弱酸分泌通道而分泌入肾小管腔，相互可发生竞争性抑制。临床上当肾功能障碍患者合用主动分泌的有机酸或有机碱性类药物时，应当警惕主动分泌的竞争性抑制作用，尤其是血药浓度治疗范围窄的药物，更应谨慎地调整剂量和给药方案。临床常用的经肾小管主动分泌性排泄的有机酸类药物有头孢菌素类、呋塞米、螺内酯、非甾体抗炎药等。

肾脏疾病（如糖尿病肾病）合并肾小管酸中毒时，体内蓄积的内源性有机酸可与酸性药物竞争分泌，使酸性药物分泌减少。有机酸类利尿剂须经主动分泌机制进入肾小管管腔内发挥作用，故尿毒症患者使用利尿药，必须加大用药剂量才能发挥利尿作用。

3）肾小管重吸收功能改变：肾小管主要以简单扩散方式进行重吸收，尿液 pH 及尿流速度对其影响较大。在肾小管性酸中毒时，尿液酸度升高，弱碱性药物解离增多，重吸收减少，排泄增多。在低钾性碱血症时，尿液酸度降低，弱酸性药物如青霉素类、水杨酸类解离增多，排泄增多。

肾功能不全患者尿浓缩功能减退，尿流速加快，尿液稀释不但减少药物扩散的时间，也降低了药物扩散的浓度梯度。如患者长期处于高尿流速状态，将使麻黄碱、苯巴比妥和茶碱等药物排泄增加。

（2）肝脏疾病：肝脏疾病时，尤其是肝硬化时，由于进入肝细胞的药物减少，或因肝细胞储存及代谢药物能力降低，也可能因药物经肝细胞主动转运到胆汁的过程发生障碍，致使原本从胆汁中排泄的药物部分或全部受阻。例如地高辛，健康人 7 天内从胆汁排出给药量的 30%，而在肝脏疾病患者仅为 8%；肝功能减退时从胆汁中排出减少的药物还有红霉素、甾体激素等。

（五）安慰剂效应

安慰剂效应源于医（医师、临床药师、护士等组成的医疗团队）患关系、治疗手段和医疗团队对患者的心理影响。安慰剂对焦虑、紧张、疼痛、感冒、咳嗽及心绞痛和心力衰竭的控制等有效率达 30% 以上。

（六）遗传因素

近年来，遗传基因多态性对药物效应的影响日益受到重视，至少已有一百余种与药物效应有关的遗传基因多态性被发现。药物代谢酶的基因多态性、转运体的基因多态性或受体的基因多态性，均可导致不同个体应用相同药物时表现出不同的治疗效果。少数患者对药物特别敏感，小剂量药物就可能引起机体产生明显的治疗作用，甚至不良反应，而有些患者对药物特别不敏感，较大剂量才能产生药理效应。例如，假性胆碱酯酶缺乏者，应用琥珀胆碱后，由于代谢受到抑制导致血药浓度异常升高，可引起肌肉松弛作用增强、作用时间延长而常出现呼吸暂停反应。具体内容参见"第七章 药物基因组学"。

三、给药方案因素

除上述药物固有特质及机体因素会影响治疗结果之外，具体的给药方案是影响治疗结果很重要的因素，不恰当的给药方案不仅达不到理想的治疗效果，还会带来严重后果，因此在临床治疗过程中选择了合适的药物之后，还要关注给药剂量、给药途径、给药时间及给药间隔、治疗疗程、药物相互作用及其他给药细节。

知识链接 8-2 **泡腾片直接口服酿悲剧**

央视纪录片《见证》之"药案寻踪"节目中曾播出了一个关于婴儿错误服用泡腾片的案例：一个年仅18个月的幼儿因为感冒发热，在一家省级医院就诊。除了输液之外，医生还开了两盒药，其中一盒是"泡腾片"。输液之后，患儿母亲从标明"口服"的"泡腾片"盒子里拿出一粒直径约6mm的药丸，直接塞进幼儿嘴里，并用水送服，可仅仅10多秒钟过后，孩子出现手脚抖动，并开始剧烈地咳嗽，嘴唇及口周青紫，家长紧急采用拍背、催吐等方法，但是症状并没有缓解，随后患儿出现心搏减慢、呼吸减弱，被急送抢救室行气管切开术，术中发现气道中有泡腾片残液，但遗憾的是该患儿因脑部缺氧时间太长，抢救无效，最终死亡。

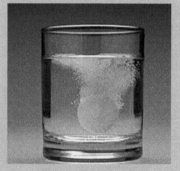

泡腾片本身是一种安全、高效的剂型，但因其含有特殊的崩解剂，又与普通片剂、胶囊剂不同。泡腾片遇水后即可发生崩解反应，产生并释放大量的二氧化碳气体，所以口服用的泡腾片并不能直接口服，正确服用口服泡腾片的方法是：先将药物放入水中，等药品完全崩解后再将液体喝下（图8-4）。

图 8-4 崩解的泡腾片

（一）给药剂量

不同的药物剂量所产生的药物作用是不同的。在一定范围内，随着药物剂量的增加，所产生的药物作用也逐渐增强。某些药物随着治疗剂量的增加，不仅药物作用增强，甚至作用性质也会发生改变。小剂量多巴胺 [$2\mu g/(kg \cdot min)$] 主要激动多巴胺受体，扩张肾脏、肠系膜和冠状动脉血管，具有利尿、降低外周阻力、改善心力衰竭的作用；中等剂量多巴胺 [$2 \sim 10\mu g/(kg \cdot min)$] 主要激动 β_1 受体，增加心肌收缩力、改善传导、扩张冠状动脉、增加心排血量，改善心力衰竭；大剂量多巴胺 [$> 10\mu g/(kg \cdot min)$] 主要激动 α 受体，缩血管，增加外周阻力，具有升压作用，但减少心排血量及尿量，心率加快，加重心力衰竭。小剂量阿司匹林（$75 \sim 300mg/d$）具有抗血小板的作用，中等剂量阿司匹林（$0.5 \sim 3g/d$）具有解热镇痛作用，大剂量阿司匹林（$> 3g/d$）具有抗炎抗风湿作用。

（二）给药途径

选择不同的给药途径可以影响药物吸收的速度和程度，导致药物起效时间及效应强弱不同，还会影响药物分布，影响药物的治疗效果。通常情况下，给药途径按全身作用出现时间由快到慢排序：静脉注射＞吸入给药＞舌下给药＞直肠给药＞肌内注射＞皮下注射＞口服给药＞经皮给药。药物给药途径不同，甚至会产生完全不同的药理作用，如硫酸镁口服时，因吸收少而起到导泻、利胆的作用；而静脉或肌内注射时则可起到抗惊厥、降血压的作用。因此给药途径需根据病情缓急、用药目的及药物本身的性质等决定。药物在不同给药途径的吸收特点见表8-2。

表 8-2 药物在不同给药途径的吸收特点

给药途径	吸收特点
静脉注射给药	无吸收过程，直接进入血液循环
吸入给药	作用快速，但对呼吸道可能有刺激作用
舌下给药	无首过消除，吸收快，但吸收量小
直肠给药	胃肠道刺激作用小且大部分能避开首过消除，适合婴幼儿
肌内注射	药量在10ml以内
皮下注射	需使用无刺激性的药物
口服给药	有首过消除；多数药物以小肠吸收为主，吸收速度及程度受剂型、胃肠功能等因素影响，起效慢
经皮给药	多数药物吸收较差，在用药部位保持较高浓度，产生局部作用；少数药物可吸收入血发挥全身作用

注：表中所列的给药途径按照全身作用出现快慢排列

（三）给药时间与给药间隔

给药时间（表8-3）需根据药物的性质、对胃的刺激作用、患者对药物的耐受程度及药物的起效时间等因素综合考虑。给药时间不同可影响药动学及药效学，一般情况下口服药物餐前服药吸收比较好，餐后服药吸收则相对较差。具体的给药时间根据具体的药物、疾病特点及患者对药物的反应而定。例如，易受胃酸影响的药物宜饭前服用，而对胃刺激性强的药物则应在餐后服用；消化药需在饭时或饭前片刻服用；驱肠虫药宜空腹服用，以便迅速入肠，并保持较高浓度；催眠药应在睡前服用；强效导泻剂宜晨起服用，缓泻剂则应睡前服用。常用口服药物的适宜给药时间见表8-4。此外，同一药物因用药目的不同，给药时间也是有差别的，如硫酸镁用于导泻时，宜于晨起空腹服用；用于利胆时，则宜于餐前服用。

知识链接 8-3   给药时间定义

各种给药时间的定义如表8-3所示。

表 8-3　给药时间的定义

给药时间	定义
餐前	餐前 30 ～ 60min
餐中	随餐
餐后	餐后 30min
餐间	两餐之间（餐后 2h）
睡前	睡前 15 ～ 30min

表 8-4　常用口服药物的适宜给药时间

给药时间	药品类别	代表药物	说明
餐前	胃黏膜保护剂	磷酸铝、胶体果胶铋、硫糖铝	附着于胃黏膜表面，形成保护屏障
	促胃动力药	多潘立酮、伊托必利	促进胃蠕动，助消化
	收敛药	鞣酸蛋白	快速通过胃到达小肠，遇偏碱性小肠液后分解为鞣酸而起止泻作用
	降糖药	格列本脲、格列吡嗪、格列喹酮	保证餐时浓度达标，促进胰岛素释放，降低血糖
	抗菌药物	阿莫西林、头孢克洛、阿奇霉素、克拉霉素、利福平、异烟肼	食物延缓药物吸收，降低药效
	钙、磷调节剂	阿仑膦酸钠	利于吸收，避免刺激胃
	利胆药	硫酸镁	增加吸收
	抗寄生虫药	伊维菌素	增强疗效
餐中	降糖药	二甲双胍、阿卡波糖	减轻胃肠道反应
	助消化药	淀粉酶、酵母、胰酶	避免被胃酸破坏，助消化
	抗真菌药	灰黄霉素（餐中／餐后）	减少胃肠道刺激，增加吸收
	非甾体抗炎药	吡罗昔康、美洛昔康	减少胃黏膜出血，作用持久
餐后	大部分药物可餐后服用，特别是下列药物		
	非甾体抗炎药	保泰松、吲哚美辛、布洛芬	减少对胃的刺激
	维生素	维生素 B_1、维生素 B_2	随食物缓慢进入小肠利于吸收
	H_2 受体拮抗剂	尼莫替丁、法莫替丁	餐后胃排空延迟，起到更好的抗酸作用
晨起	抗寄生虫药	阿苯达唑、甲苯达唑	减少药物的吸收，增加药物与虫体直接接触的时间
	质子泵抑制剂	艾普拉唑	食物延缓药物吸收

续表

给药时间	药品类别	代表药物	说明
晨起	强效导泻药	硫酸钠、硫酸镁	药物迅速进入肠道发挥作用
	糖皮质激素	甲泼尼龙、氢化可的松	减少对HPA轴的抑制，降低不良反应
睡前	缓泻药	酚酞、大黄	服药后8～12h起效
	平喘药	孟鲁司特	哮喘多在凌晨发作，睡前服用效果好
	催眠药	水合氯醛、苯巴比妥	适时入睡
	抗过敏药	苯海拉明、氯苯那敏、特非那定、异丙嗪	用药后易出现嗜睡、困乏等不良反应，睡前服用更安全且助于睡眠
	他汀类降脂药	辛伐他汀、瑞舒伐他汀、阿托伐他汀、普伐他汀	胆固醇多在夜间合成，睡前服药有助于提高疗效

单次给药时，药物作用的量效关系相对简单，但多次给药时，还需考虑给药的间隔时间，而在临床治疗中绝大多数需要多次给药。一般在一定时间内给药总剂量不变的前提下，如果给药间隔时间越长则每次给药剂量越大，血药浓度波动也较大，容易出现峰浓度超过最低中毒浓度，而谷浓度低于最低有效浓度的问题。如间隔时间过短，则可能导致药物在体内蓄积中毒，因此需要选择合适的给药间隔，给药间隔与药物血浆半衰期、效应半衰期、机体状态（肝肾功能等）有关（见本章第二节）。

案例8-5 **万古霉素给药间隔不当**

患者，男性，56岁，75kg，因右下腹痛收住院。完善检查，诊断为急性阑尾炎伴穿孔，行阑尾切除术。术后第二日出现发热，体温波动在37.9～38.8℃，血常规：白细胞（WBC）14.3×10^9/L，中性粒细胞百分数（NE）81%，超敏C反应蛋白（CRP）56mg/L。肾功能：肌酐162μmol/L。血细菌培养为金黄色葡萄球菌，药敏试验提示对苯唑西林耐药，对万古霉素敏感。诊断为急性阑尾炎术后急性肾功能不全，金黄色葡萄球菌感染。给予万古霉素每次0.5g，每8h一次（q8h），静脉滴注（ivgtt），连用5天后监测万古霉素血药浓度为30μg/ml，临床药师参与会诊建议延长万古霉素的给药间隔至12h。医师采纳建议，更改方案1周后，复测患者万古霉素血药浓度为13μg/ml。

问题 临床药师为什么延长万古霉素的给药间隔？

分析 万古霉素为糖肽类抗菌药物，对革兰氏阳性球菌，特别对耐甲氧西林金黄色葡萄球菌有很好的抗菌效果。万古霉素血药谷浓度应控制在10～20μg/ml，为避免发生耐药，应将血药谷浓度保持在10μg/ml以上。对于耐甲氧西林金黄色葡萄球菌引起的复杂感染，如菌血症、心内膜炎、骨髓炎、脑膜炎和医院获得性肺炎等，由于万古霉素在组织、体液中穿透性不高，为使感染灶内药物浓度达到有效杀菌浓度，建议将万古霉素血药谷浓度维持在15～20μg/ml，万古霉素血药浓度过高容易引起耳、肾毒性。对于肾功能正常的成人，推荐万古霉素每天2g，可按每次0.5g，每6h一次（q6h）或每次1g，每12h一次（q12h）方案给药，但对于肾功能不全的患者一般采用单次给药剂量不变而延长给药间歇的给药方法。按照Cockcroft-Gault公式计算该患者肌酐清除率为47.75ml/min，属于肾功能轻度受损，根据《万古霉素临床应用中国专家共识》，该患者按每次0.5g，q8h属给药间隔过短，并且血药浓度监测结果显示万古霉素血药浓度超过正常推荐范围，因此临床药师建议调整为每次0.5g，q12h，方案更改1周后，血药浓度降至正常范围。

知识链接8-4 **不同肾功能状态患者万古霉素给药方案推荐**

万古霉素体内基本不代谢，所给剂量90%以原型经肾消除。肾功能不全患者肾小球滤过减少，由于该药会对肾脏功能造成影响，因此给药期间需要监测肾脏功能并根据肌酐清除率调整或列线图查询的方式制订用药方案。一般采用单次给药剂量不变而延长给药间歇的给药方案，这样可以保证万古霉素稳态谷浓度不致过高或者维持剂量降低（表8-5）。

表8-5　不同肾功能状态患者万古霉素给药方案推荐

肾功能	肌酐清除率（ml/min）	给药剂量与给药间歇	间歇性血液透析	血液滤过
正常	＞50	每次1g，q12h	一般4～7天给药1g；结合血药浓度调整	一般每24～48h给药0.5g；结合血药浓度调整
轻度受损	20～50	每次0.5g，每12～24h给药		
中度受损	10～19	每次0.5g，每24～48h给药		
重度受损	＜10	每次0.5g，每48～96h给药		

（四）治疗疗程

用药疗程影响治疗结果，不同疾病的治疗疗程有很大差异。例如，抗感染药物疗程一般宜用至体温正常、症状消退后72～96h。特殊部位或特殊病原菌引发的严重感染，如败血症、感染性心内膜炎、化脓性脑膜炎、伤寒、布氏菌病、结核等，常需较长疗程才能彻底治愈并防止复发。一些慢性疾病，则需要更长疗程，疗程不足难以达到治疗效果。例如，癫痫是需长期治疗的慢性神经系统疾病，疗程通常持续数年，个别患者需终身用药。

（五）药物相互作用

药物合用时通常产生相互作用，与药物单独使用的治疗效果不同。根据药物相互作用所产生的效应，可将其分为协同作用、相加作用和拮抗作用。协同和相加作用表现为治疗作用或不良反应增强。例如，磺胺甲噁唑抑制二氢叶酸还原酶，甲氧苄啶抑制二氢叶酸还原酶，两者协同作用阻断敏感菌的四氢叶酸合成，抗菌效果增强，因此两者组成的复方磺胺甲噁唑在临床应用广泛。而拮抗作用表现为治疗作用或不良反应减弱，如红霉素与克林霉素合用可因作用位点的竞争产生拮抗作用而减弱治疗作用，氨基糖苷类与林可霉素类合用因两者均有神经肌肉接头阻滞作用而可产生严重不良反应。理想的药物相互作用是疗效增强、不良反应减轻，但临床实际工作中理想的药物相互作用很少，更为普遍的或需要我们关注的是不合理的相互作用。药效或不良反应增强的药物相互作用见表8-6，药效拮抗的药物相互作用见表8-7。（见二维码8-1　案例：丙戊酸钠与美罗培南合用导致癫痫发作）　（见二维码8-2　案例：硝苯地平与利福平合用致血压升高）

表8-6　药效或不良反应增强的药物相互作用

A药	B药	相互作用结果
抗胆碱药	具有抗胆碱作用的药物	抗胆碱作用增强，容易出现麻痹性肠梗阻、中毒性精神病
降血压药物	引起低血压的药物	降压作用增强，容易出现低血压
中枢神经系统抑制药	乙醇、抗组胺药等具有中枢抑制作用的药物	容易困倦、呼吸抑制甚至昏迷和死亡
补钾药物	氨苯蝶啶、螺内酯等保钾利尿药	高钾血症

表8-7　药效拮抗的药物相互作用

受影响药物	影响药物	相互作用结果
华法林	维生素K	抗凝作用减弱，出血风险增加
氯丙嗪	苯海索	苯海索具有抗胆碱作用，能减轻氯丙嗪所导致的锥体外系不良反应
拟肾上腺素药物	单胺氧化酶抑制剂	导致突触间隙去甲肾上腺素大量堆积，可能引起高血压危象
避孕药	苯巴比妥	苯巴比妥诱导肝药酶，使避孕药代谢加快，效应减弱，避孕失败

（六）其他因素

影响药物治疗效果的因素较多。在选择合适的药物、剂量、给药途径，给药时间、给药间隔，避免了不良的药物相互作用之外，还需要注意具体的给药方法，如口服给药时能否直接用水送服，缓控释制剂能否掰开服用，静脉给药时的溶媒选择、浓度及滴速的控制等。因此为取得预期的治疗效果，还需医疗团队（医师、临床药师、护士等）各尽职责，紧密配合，对患者进行及时的用药指导及用药监护。（见二维码 8-3　思考题）

（肇丽梅）

本章二维码资源

第九章　应急状态药学服务

学习要求：
1. 掌握应急状态药学服务的特点、毒物分类、毒物体内过程、急性中毒处置。
2. 熟悉药品特别审批程序、应急药品储备与保障。
3. 了解国内外应急状态药学服务发展现状。

第一节　概　　述

一、基本概念

应急状态药学服务主要包括突发事件中的急救药学服务和医疗机构中的急诊药学服务。应急状态的药学服务是临床药学工作的重要内容。急症患者、重症患者、突发事件中的患者是灾害医学、急诊医学及药学服务的主要对象。在遇到急性中毒和突发事件时，临床药师应充分发挥自己专业特长，承担保护患者和公众生命健康的责任，随时注意患者的动态，调整药品品种与数量，在保证供给的同时避免浪费。药学人员应充分认识到自己在应急状态下的责任，提高应急药学服务能力，提供有效的药学服务，彰显药师的职业价值。

突发事件为突然发生的出乎人们预料的事件。《中华人民共和国突发事件应对法》规定突发事件是指突然发生，造成或者可能造成严重社会危害，需要采取应急处置措施予以应对的自然灾害、事故灾难、公共卫生事件和社会安全事件。突发公共卫生事件是指突然发生，造成或者可能造成社会公众健康严重损害的重大传染病疫情、群体性不明原因疾病、重大食物和职业中毒及其他严重影响公众健康的事件。突发公共卫生事件和社会安全事件等发生时可导致短时间内出现大量人员伤亡、医疗压力增大，急需大量急救药品。在应急状态下，除医护人员外，还需要临床药师参与救治，提供药学服务。

急诊药学（emergency pharmacy）主要是应对突发自然灾害、突发公共事件、突发人为破坏或事故等造成的群体性人员伤亡急救所需药物的研发、生产、供应、使用等药学活动。急诊药学是医院药学的一个重要分支，是急诊与药学的共同体。急诊药房调配工作是药剂科的重要环节，由急诊药师承担。急诊药学已逐渐形成独立的学科，并有其典型的特征和规律。急诊药学服务（emergency pharmaceutical services）是对突发事件造成的人员伤亡急救提供全面、紧急和便捷的药学服务。创办新型急诊药学服务模式不仅是提升各级医院形象，争创社会效益的一项重要业务，更是体现社会文明程度的一个缩影。

二、国内外应急状态药学服务发展现状

1976年，来自7个国家的急救与重症监护临床医师在日内瓦成立了"美因茨俱乐部"（the Club of Mainz），开始致力于设计现代的救援系统。1985年，该俱乐部改名为"世界灾难与急救医学协会（World Association for Disaster and Emergency Medicine，WAEDM），成为世界上第一个专门研究和探讨急诊医学与灾害医学的学术机构，标志着现代急救和灾害医学的开始。急诊、急救属于急诊医学（emergency medicine）的范畴，是研究、处理各种急、危、重症及其病病理、抢救和其组织管理的一门专业学科。1979年，急诊医学获美国医学会正式承认，从而开始成为一门独立的新学科。急救药学研究主要基于全球性或地区性紧急事件的应急，如在严重急性呼吸综合征（severe acute respiratory syndrome，SARS）、禽流感暴发、印度洋海啸、伦敦地铁爆炸等突发事件后，WHO及大多数国家加强了对突发事件和紧急事件的应急意识，并制订了具体的应急预案和措施，其中包含急救药学方面的研究内容。国际药学联合会（International Pharmaceutical Federation，FIP）在1865年德国召开欧洲药学大会时成立，是一个以欧洲为主的非政府药学组织。在经历了一个多世纪的发展，FIP已经成为一个拥有85个国家和地区的100多个药学团体组成的世界性药学组织，会员人数已达50余万。

军事与急救药学组（Military and Emergency Pharmacy Section，MEPS）是 FIP 中较早成立的学部，多年来致力于军事药学与急救药学的研究和实践，常与国际救援组织合作在全球范围内开展人道主义救助。

世界各国在应对突发公共卫生事件尤其是因新发传染病带来的突发公共卫生事件的过程中逐渐意识到，强化药品应急监管工作，及时保证应急所需药品的供应成为快速遏制疫情的关键手段。WHO 和美国等国家在这方面有一套成型的经验与制度，为我国建立应急药品审批管理制度提供了可行性借鉴。《美国法典》中关于紧急情况下医疗产品的使用授权规定，当发生生物、化学、放射性或核武器攻击的高风险时，存在公共健康紧急状况或重大潜在公共健康紧急状况下，法律授权卫生部长可决定未经注册的药品的紧急使用或者已注册药品用于未审批适应证。该法规内容包括紧急状态的界定、授权启动条件、药品遴选条件、药品授权使用的限定条件、药品使用时应尽到的告知义务、审批终止、终止前通知、审批终止后药品继续使用的条件、授权的撤销和审查、授权的修订及撤销条件、审批的公布内容、药品应急使用过程中收集产品安全性和有效性的相关信息、药品终止使用后的处理等详细规定。基于此法规，FDA 于 2014 年 8 月开始，陆续发布了六种当前尚未正式批准的体外诊断方式的紧急使用授权，用于埃博拉病毒的检测，并根据规定明确限定了诊断方式的使用条件，包括使用对象、使用地点、使用仪器等。2014 年西非埃博拉病毒严重威胁疫区人民群众生命健康，没有现有药品能够有效治疗或者阻止疫情传播，控制疫情的发展迫在眉睫时，WHO 的做法值得借鉴。在此紧急状态下，2014 年 9～10 月，WHO 伦理小组多次就针对使用未经审批的埃博拉预防措施是否符合伦理规范进行讨论。根据会议材料总结，专家根据讨论达成共识：在特殊的紧急疫情中满足特定条件时，使用一些在实验室已经显示了理想的结果，但还尚未评估其作用于人体的安全性和有效性的疫苗是符合伦理的；应该基于风险利益评估报告，选择最适宜的药物或者疫苗；这类未经注册的药物或者疫苗在使用时，应将其不确定的安全性和有效性，以及潜在的不良反应公之于众（包括医护人员和受试者），同时必须有科学伦理的标准作为指导；药品的使用应当建立一定的标准，限定使用人群，确定使用对象，以及谁优先使用；药物在使用过程中，研究者有义务收集和分享药品产生的相关数据，及时评估其安全性和有效性，确定该药物或者疫苗应该继续使用还是被停止使用。

国家食品药品监督管理局于 2005 年 11 月 18 日公布了《国家食品药品监督管理局药品特别审批程序》，就应急处理所需药品进行特别审批的程序做出了规定，为突发公共卫生事件应急所需防治药品尽快获得批准提供了制度性保障。其中规定了存在发生突发公共卫生事件的威胁时及突发公共卫生事件发生后，为使突发公共卫生事件应急所需防治药品尽快获得批准，国家食品药品监督管理局按照统一指挥、早期介入、快速高效、科学审批的原则，对突发公共卫生事件应急处理所需药品进行特别审批的程序和要求。除上述提及的应对疫情的特别审批程序外，药品审批还存在附条件审批程序。根据 2019 年 12 月 1 日实施的新修订《中华人民共和国药品管理法》，对公共卫生方面急需的药品，药物临床试验已有数据显示疗效并能预测其临床价值的，可以附条件批准，并在药品注册证书中载明相关事项。

知识链接 9-1　　　　　　　　国家药品监督管理局

国家药品监督管理局是国家市场监督管理总局管理的国家局，为副部级。

国家市场监督管理总局（以下简称总局）是国务院直属机构，为正部级。2018 年 3 月根据党的十九届三中全会会议通过的《中共中央关于深化党和国家机构改革的决定》、《深化党和国家机构改革方案》和第十三届全国人民代表大会第一次会议批准的《国务院机构改革方案》设立。总局是将国家工商行政管理总局的职责、国家质量监督检验检疫总局的职责、国家食品药品监督管理总局的职责、国家发展和改革委员会的价格监督检查与反垄断执法职责、商务部的经营者集中反垄断执法及国务院反垄断委员会办公室等职责整合组建而成。

总局成立后不再保留国家工商行政管理总局、国家质量监督检验检疫总局、国家食品药品监督管理总局。但是考虑到药品监管的特殊性，单独组建国家药品监督管理局，由总局管理。市场监管实行分级管理，药品监管机构只设到省一级，药品经营销售等行为的监管，由市县市场监管部门统一承担。

三、应急状态药学服务的特点

1. 时间紧迫性 由于突发事件具有难以预料的突发性，医疗救治时间迫切，决策者的反应时间非常有限，在出现大量伤病员紧急状态下，药师与临床药师应具备急诊思维，对事件的伤病员做出快速、准确评估，认真研究伤病员病情，做到及时、快捷、准确的药学服务。

2. 任务复杂性 不同突发事件应急对药学保障需求不同。药学需求研究不能仅限于内部因素（伤病员救治需求），还应深层次地考虑外界因素复杂性的影响。药师任务繁重复杂，应在应急处置过程中，保障应急救治药品的及时供应、质量安全及合理使用。

3. 学科协作 应急状态的突发事件中多学科合作至关重要，突发事件中的群发伤多为复合伤，如地震伤员一般都是多处损伤，有的伴有原发疾病，有的继发并发症。此时，临床药师应参与临床救治一线工作，利用自身在药学方面的优势将药物治疗中存在的普遍性问题及其解决方案（如创伤后镇痛药的合理使用等）以药讯的方式迅速提供给临床，降低死亡率和感染率，减少细菌耐药，防止药品不良反应事件发生。

4. 良好的职业素质 在突发事件应急中，临床药师应该在应急能力、应急药品储备和应急预案制订等方面发挥专长。在突发事件的大批危重伤病员的急救中，要求临床药师具备良好的专业知识技能、经验、心理素质、沟通技巧及高度的责任心。

四、应急状态药学服务的意义

1. 临床意义 在突发事件伤病员救治中，临床药师在治疗团队中主要承担制订药物治疗方案、用药后疗效及安全性评估及对特殊患者进行用药指导和用药教育等工作。在审核医嘱时发现问题应及时与临床医师沟通，及时纠正不合理医嘱，定期将医嘱中常存在的问题以药讯的形式汇总后发送给临床医师，提高用药的有效性和安全性，保证患者用药合理，消除医疗隐患，避免医疗纠纷，真正体现"以病人为中心"的药学服务理念。

2. 社会意义 在突发事件中受灾的慢病患者，药师应建立以受灾患者健康为中心的全方位、全程化药学服务，使受灾患者合理用药，提高他们自我救灾、自我药疗的水平，降低患病概率和医药费用。另外，通过灾区药学服务，对患者进行用药教育，纠正其过度迷信新药、贵药，改变其错误的认知。

3. 经济意义 在突发事件应急处理中，受国家医药储备目录局限，不能满足不同地区的急救要求，目录外紧缺药品采购较为困难造成药品短缺，而药品浪费又是药品保障中突出问题，通过药师对突发事件的评估，总结应急过程供给药品、应急所需药品和实际消耗药品在品种和数量之间的差异，提出改进措施，加强急救药品管理和使用，避免药品供应不足和药品过度供给情况发生，使有限的药品资源得到最大限度利用，同时为患者节约了药品费用。

第二节 突发公共卫生事件的药学服务

一、药品特别审批程序

为应对突发公共卫生事件，国家药品监督管理部门制定了药品特别审批程序。药品特别审批程序是指，存在发生突发公共卫生事件的威胁时，以及突发公共卫生事件发生后，为使突发公共卫生事件应急所需防治药品尽快获得批准，国家药品监督管理局（以下简称"国家药监局"）按照统一指挥、早期介入、快速高效、科学审批的原则，对突发公共卫生事件应急处理所需药品进行特别审批的程序和要求。与药品特别审批程序相对应的是国家药监局针对医疗器械的"快捷通道"——医疗器械的应急审批程序。该应急审批程序是针对突发公共卫生事件应急处理所需医疗器械实施的非常规审批程序。

二、应急药品储备与保障

1. 应急药品储备 国家实行药品储备制度，建立中央和地方两级药品储备。发生重大灾情、疫情或者其他突发事件时，依照《中华人民共和国突发事件应对法》的规定，可以紧急调用药品。国家医药储备指的是国家为确保在发生灾情、疫情及突发事故时，药品及医疗器械能够得到及时有效供应、维护社会稳定所进行的医药物资储备，是突发公共事件物资应急保障行动方案的重要组成部分，主要包括以下几部分。

（1）医药储备供应管理体系：20世纪70年代，为适应战备需要，我国初步建立了国家医药储备制度，之后由单纯的战备需要逐步扩展到救灾、防疫、应对突发事件和外援等。1997年以前由国家医药管理局管理；1998年转交国家经济贸易委员会的经济运行局管理；2003年起，由国家发展改革委主管；2008年，国务院机构第5次改革后，由工业和信息化部负责。

我国实施两级储备，中央医药储备部分由财政部及工业和信息化部管理，主要负责储备重大灾情、疫情及重大突发事故和战略储备所需的专项药品、特种药品及医疗器械。而地方医药储备部分为参照中央医药储备计划并结合当地实际情况制定，主要负责储备地方常见病防治、地区性或一般灾情、疫情及突发事故所需的药品和医疗器械。医药承储企业依照目录储备药品，储备总量不能低于计划总量的70%。

（2）医药储备供应法律体系：我国尚未建立专门的医药储备供应法律体系，在实际的运行中暂由各种突发事件应急法律法规作为行动依据。目前我国的突发事件应急法律法规以《中华人民共和国突发事件应对法》为核心，涵盖卫生应急的《中华人民共和国传染病防治法》《中华人民共和国职业病防治法》《中华人民共和国食品安全法》《国境卫生检疫法》等法律，以及《疫苗流通和预防接种管理条例》《突发公共卫生事件应急条例》等行政法规，此外还有《国家突发公共卫生事件应急预案》《国家突发公共事件医疗卫生救援应急预案》及以一些针对某些突发性传染病的防控、诊疗方案及指南为主体的预案体系。针对医药储备的专项药品应急规范主要是《国家医药储备资金财务管理办法》（1997年）和《国家医药储备管理办法》（2021年修订）。

（3）药品储备类型：我国药品储备分为专项储备和常规储备。专项储备包括生物疫苗制品、抗核辐射救治药品、化学中毒救治药品、消杀药品和抗病毒药品等，应对反恐、艾滋病、严重急性呼吸综合征（SARS）、禽流感、甲型HlNl流行性感冒等突发事故和疫情。常规储备包括抗菌药、镇痛药、降压药、麻醉药等应对疫情、灾情及突发事故所需的普通药品和医疗器械。目前，国内没有统一的应急药物品种目录。

（4）中央医药储备资金：依年度进行专项储备的核销补足，常规储备由承储企业自行轮储不予资金补贴。

2. 应急药品的保障　应急药品保障体系由组织指挥体系、应急运作体系、快速出击体系、预防研究体系及信息网络体系组成，五大体系以点带面，科学运作，保障发生灾情、疫情及突发事故时用药的安全性与有效性。

1）组织指挥体系：成立全国性及地区性应急工作领导小组，合理划分各相关部门主要职责及工作范畴，行政等级划分清晰，保证办事质量，提高办事效率。

2）应急运作体系：该体系涉及信息的传递和药品的运输、流通、使用，建立该体系确保药品的及时调配、送达、分发，加强各部门联系与合作，优化配置，提高对突发事件的应对能力。

3）快速出击体系：应不同紧急预案要求，在全国范围内成立突击小组，选拔资历相符的人才作为队员，实行统一特训，在依法实施紧急预案的情况下，无条件接受组织调遣。

4）预防研究体系：加强资金投放力度及科研攻关力度，针对地震及洪涝等自然灾害引发的疫病、大规模职业病中毒、化学武器泄露、核电站泄露、恐怖分子投毒等重大突发公共卫生事件，进行备案防治及相关课题研究。

5）信息网络体系：通过信息网络建立监督预警机制，该体系是信息上传下达的重要平台，对所获信息的处理与分析判断，影响着未来每一个方针战略的决策与部署。与此同时，在对网络信息体系建设的过程应注意信息安全。

三、应急药品与捐赠药品管理

1. 应急药品的管理

（1）应急药品管理的体制、机制：我国应急药品管理工作的最高领导机构是国务院，呈总局、省、市、县四级管理体系，并与相关部门建立了协调合作机制。各地药品监管部门也积极围绕制定应急管理制度、开展应急演练、强化应急专业队伍培训、完善应急设施设备、提升应急工作的信息化水平等重点领域，加快探索创新步伐。

（2）应急药品管理的法律保障：《中华人民共和国突发事件应对法》《中华人民共和国药品管理法》《突发公共卫生事件应急条例》等一系列法律法规，对突发公共卫生事件应急管理做出了相关规定。这些法律法规及标准的制定、建立和实施，极大地规范和提高了我国应急药品管理水平，并为我国应急药品管理工作提供了法律保障。

（3）应急药品预案体系：2006年1月，国务院发布了《国家突发公共事件总体应急预案》，在此基础上，国家食品药品监督管理局先后制定了《药品和医疗器械突发群体性不良事件应急预案》《国家突发公共事件医疗卫生救援应急预案》等，预案体系的建立为有效预防和应对突发公共卫生事件起到了积极的作用。

2. 捐赠药品的管理

（1）药品捐赠的流程与管理

1）药品捐赠的一般工作流程：首先，慈善组织、红十字会、生产经营企业或个人向受赠单位提出捐赠意愿并提供捐赠药品的相关资料，受赠单位（政府部门、医疗机构等）在药学专业技术人员参与下审查资料，确认是否接受捐赠。当药品抵达，药学专业技术人员进行药品质量检查及入库记录。药品需要分类存放，规范保管。最后经过审核分配，按需使用，出库记录。

2）接受药品捐赠的注意事项：必须有调拨或捐赠手段、有效的资质证明材料、物价批文、药品质量检验报告等才被接受。对手续、材料不齐和质量不能保证的药品坚决不收。对药品的名称、包装、规格、数量、生产企业、有效期、批号等仔细检查。按药品的合理化性质和作用用途分类保管，妥善储存。严格遵守"近效期先出"的原则，严把出库关。

3）捐赠药品的管理：确立依法管理、科学管理、有效使用的原则。保证捐赠药品临床使用的安全性、有效性、可追溯性。按照国家有关部门的文件要求，在突发灾害事件中，医院所接受的捐赠药品只能免费用于灾区伤员的救治。因此必须实行专门管理，即专人负责、专设库房、专门统计、专用账册、专受审计。医疗单位在使用时应该严格按照《处方管理办法》，要求医师正确开具处方，合理使用捐赠药品。如果是特殊管理药品，则必须按照相关的法律、法规正确使用。

（2）捐赠药品的质量控制

1）总原则：捐赠药品必须坚持安全可靠、质量第一的原则。要按照有关规定储存、管理和使用，要合理调配，物尽其用，防止挤压，避免浪费。

2）捐赠药品质量保证和有效期的管理：捐赠药品应有与捐赠药品相关的记录。捐赠药品的质量标准与一般药品的标准相统一，不得出现双重标准。无特殊情况时，捐赠的药品要与受赠方的药品标准相一致。所有捐赠药品到受赠方之后要求必须有至少一年的有效期，对特殊的医疗机构捐赠的除外。捐赠方应提供药品检验报告和参考价格。

3）捐赠药品说明书、包装、标签的管理：单位容器标签上应标有药品的国际非专利药品名称（INN）或通用名、批号、剂型、规格、装量、生产厂家、储藏条件和有效期，注射剂尚需标出给药途径。药品应尽可能以大包装或医院通用的包装捐赠，或符合国际运输规格，不宜用非常规的药品包装。随包装箱应列表提供如下信息：药品的INN、批号、剂型、数量、有效期、重量、体积和特别储存条件，每箱重量不大于50kg。药品不得与其他捐赠物混箱放置。

（3）捐赠药品的使用管理：对捐赠人指定救灾捐赠药品用途或者受捐地区的，应当按照捐赠人意愿使用。在捐赠药品过于集中同一地方的情况下，经捐赠人书面同意，省级以上人民政府民政部门可以调节分配。具有救灾宗旨的公益性社会团体应当按照当地政府提供的灾区需求，提出分配、使用救灾捐赠款物方案，报同级人民政府民政部门备案，接受监督。

发放救灾捐赠药品时，应当坚持登记造册、公开发放、民主评议等程序，做到制度健全、账目清楚、手续完备，并向社会公布接受监督。县级以上人民政府民政部门应当会同审计、监察等部门即时对救灾捐赠药品的使用发放情况进行监督检查。捐赠人有权向救灾捐赠受赠人查询救灾捐赠药品的管理、使用情况，并提出意见和建议。

四、应急药学信息服务

为提高药品突发事件应急管理能力，各级药品安全监管部门正在不断改革完善机制和制度，随着云计算、大数据等新一代信息技术应用日益成熟，信息化手段越来越成为新形势下药品安全科学监管、精准监管的重要支持。应急药学信息服务的核心业务包括监测预警、应急处置、善后评估和决策统计分析。

1. 监测预警 包括信息直报、事件信息监测、舆情监测、风险评估、分级预警。信息直报目的是提高药品安全信息的上报效率，及时获取药品事故信息，并在全国范围内共享，做到快速应答、及时反应。事件信息监测是加强药品安全事件信息搜集与监测，开展药品安全风险分析，及时发现安全事件苗头，早预警、早处置，有效控制事态发展蔓延。舆情监测是对舆情信息监控，引导舆论走向，做到药品事故早发现、早筛查、早预警，并根据专家分析研判需要，提供技术统计数据和信息支撑，为应急指挥部署和日常监管执法工作提供及时、全面、科学、准确的决策支持。风险评估是指食品药品安全事件发生后，依法组织对事件进行分析评估，核定事故级别。分级预警是根据事件级别不同，进行分级预警。

2. 应急处置 包括应急会商、事态研判、指挥调度、综合处置。应急会商指在药品安全事件发生后，根据事件级别，相应各级药品应急管理部门协调技术支撑机构、相关专家、其他业务部门等进行会商，讨论药品安全事件应急管理中的策略，制订应急处置方案。事态研判是对药品安全应急事件情况进行综合分析，并根据相关方法和应急会商结果，对事件性质、发展趋势、影响范围、可能后果进行研判。指挥调度及综合处置是根据应急事件的不同级别划分，分别由不同层级监管部门进行应急工作指挥调度，对现场应急装备、物资和人员进行统一调配，并实时将处置情况上报；对应急现场进行具体事务的处理、分析、上报等工作，包括现场控制、事件调查、组织检测检验等。

3. 善后评估 包括善后处置、总结评估、考核评价。善后处置指各级药品安全应急管理部门协同其他相关机构积极稳妥做好善后处置工作，消除事件影响，恢复正常秩序。总结评估是指药品安全事件善后处置工作结束后，药品安全应急管理部门协调有关部门及时分析事件原因和影响因素，评估应急处置工作开展情况和效果，提出对类似事故的防范和处置建议，完成总结报告。考核评价是指建立和完善考核评价体系，系统地对各地队伍、应急人员进行考核评价。

4. 决策统计分析 主要包括事件关联分析、危害范围分析和监测关联分析等模块。事件关联分析指通过对各地直报的事件、事故进行关联分析，根据生产企业、产品、批号等关联关系，对事件级别和危害程度进行预测预警。危害范围分析是基于产品生产、流通区域、报告情况、舆情信息等进行危害范围分析。监测关联分析指基于外部单位和部门、内部业务部门提供的监测数据，分析需要重点关注的监测信息或预警信息。

知识链接 9-2 **中国医疗医药应急保障体系联盟**

2020 年 8 月 29 日，中国医疗医药应急保障体系联盟（以下简称联盟）成立大会在北京召开。

为完善重大疫情防控体制机制、健全国家公共卫生应急管理体系，在国务院国有资产监督管理委员会的指导下，多家医药公司联合国家医疗医药应急保障体系共同发起成立该联盟。

按照党中央、国务院的决策部署，联盟要成为国家医疗医药应急保障工作落实落地的生力军。联盟企业要共同建立数字化、网络化、智能化体系和"平战结合"的能力体系，打造精准高效的实施机制。联盟和成员企业要充分履行社会职能，广泛凝聚"政产学研用"各方资源力量，在有关部委的指导推动下，为国家公共卫生应急保障体系的落实落地做出应有贡献。联盟承载着推动医疗医药产业创新发展、保障国家医疗医药应急储备调配的使命和中国医疗医药应急保障的社会责任，努力共同探索打造科学严谨、创新高效的医疗医药应急保障体系。

第三节 急诊急救的药学服务

一、急诊药房合理布局及药品储备

急诊科是医院救治患者的前沿阵地，与其他的科室相比，急诊科的患者多病情紧急或危重，如得不到及时有效的治疗将会严重影响患者的身体健康，甚至危及生命。急诊药房是急诊科的物资保障部门，肩负着急救药品管理的重要职责。急救药品是保护健康必不可少的特殊商品，其储备的质和量直接影响抢救效果。急诊药房的工作节奏比普通药房快，压力也比普通药房大，特别在面对危重患者时，急诊药房的工作就越要注意细节与速度。

1. 急诊药房合理布局 每个医院都有专属的急诊药房，急诊药房的药房配置可以直接看出医院的医疗水平与质量，一般会将急诊药房的服务质量与工作质量当作考察一个医院的医疗水平与服务质量的参考内容之一。

2. 药物储备

（1）入库验收：入库验收内容主要包括数量验收、包装质量验收和外观质量验收三方面。其中包装质量验收内容主要包括法定的包装标识、标签、封口签、瓶口严密程度、合格证等。外观质量验收内容应把握好以下要点。①片剂、滴丸剂、胶囊剂：主要验收色泽、松片、麻面、斑点、黑点、色点、变形、漏药等。②注射剂、滴眼剂：主要验收色泽、浑浊沉淀、结晶析出、黑点、长霉、澄明度（白点、白块、玻璃、纤维）等。③喷雾剂、酊水剂、糖浆剂、冲剂、散剂、软膏剂、栓剂：主要验收结晶析出、浑浊沉淀、异臭、霉变、破漏、异物、澄清度等。对库房领入药品进行逐项对照验收，验收合格者，签药库领单入药房二级库。发现外观质量和包装质量不合格者退回药库。应规范、完整、真实地做好验收记录。

（2）在库养护：在质管部门的技术指导下，指定专人具体负责在库药品的养护和外观质量、包装质量检查工作，同时对工作人员进行技术指导，依据分类储存的要求、储存条件，结合药房实际情况对药品进行合理储存。对库存药品应依据天气、季节及药品有效期、储存期长短，定期进行循环质量检查。易变质品种、储存期长的药品应酌情增加检查次数。对下列情况应有计划地重点检查：已发现不合格品种的相邻批号药品、储存半年以上的品种、近失效期（使用期）和厂方负责期的品种、退药退回的品种等。工作人员定期循环检查在库（柜）药品的外观质量和包装质量，发现外观不合格的及时停发，通知质管部门确认后再退回药库，对有疑问的药品，挂停售牌，同时填药品复验单，转质管部门检验，检验合格者办理解除停售，不合格药品从合格品库转入不合格品库，最后做好库存药品养护检查记录。

二、急性中毒的药学服务

临床药师应根据各类突发事件伤员的特点，为临床提供及时准确、科学、合理、实用的应急药学信息，如应急药物的名称、规格、用法、用量注意事项、使用经验等，提高药学信息服务质量。针对造成或者可能造成重大人员伤亡的突发公共事件，建立基于移动通信设备与移动网络设备互联的应急药学信息服务系统是非常必要的。利用已建立完好的药品分布信息，按区域及时补充、调剂，以保障药品的基本供应；及时向灾区提供正确、简洁、实用的应急药品使用指导，以保障患者用药的安全有效。

（一）毒物与中毒

毒物（poison, toxicant）是指在一定条件下，不论以何种方式，较小剂量作用于机体即可引起生物系统有害反应或能危害生命，严重损害机体功能，导致机体发生病理生理变化的物质。中毒是指机体由于受到毒物的作用而引起组织功能损害或器质性改变后出现的疾病状态。临床上根据起病的急缓、病程的长短及临床表现不同可将中毒分为急性中毒、亚急性中毒和慢性中毒三类。

1. 急性中毒（acute intoxication） 大量毒物短时间内进入机体，很快出现中毒症状甚至死亡，通常是在1次或1个工作日内接触大量毒物而发病。特点：①发病快，病情变化迅速；②病程短，很难明确划分出潜伏期、前驱期、发作期和恢复期的界限；③经及时救治，一般预后良好。

2. 亚急性中毒（subacute intoxication） 常介于急、慢性中毒之间。例如，误食桐油可出现急性呕吐、腹泻、躁动、呼吸困难，为急性中毒；若在食用油中混有桐油，持续食用后，胃肠道症状较轻，4~10天后才出现全身症状，则属于亚急性中毒。

3. 慢性中毒（chronic intoxication） 为小剂量毒物长期或反复进入机体，在体内积累到一定量后才出现中毒症状。其由于是长期受毒物的毒害所致，所以多见于职业中毒，如经常接触超过最高允许浓度的铅、锰、汞、苯等毒物，经数月甚至数年才逐渐出现中毒症状。中毒患者若能早诊断早治疗，容易恢复。但慢性中毒早期的症状多不明显，常被忽视，应引起医务人员的高度重视。

（二）毒物的体内过程

毒物进入机体进而发生毒性反应一般取决于两主要个因素：一是毒物的固有生物活性；二是具

有活性的毒物到达作用部位的效率。后者不仅与接触毒物的剂量有关，且与毒物的吸收、分布、代谢及排泄过程相关。因此，掌握毒物在体内的吸收、分布、代谢、排泄过程，对于了解毒物的中毒机制及中毒防治具有重要意义。

1. 吸收　当生物体接触到一种物质时，只有当这种物质被吸收后才能出现生物效应或毒性。人体对毒物的吸收主要通过呼吸道、皮肤黏膜、消化道三种途径。

2. 分布　毒物进入血液后，常以游离状态与血红蛋白、血浆蛋白、红细胞膜上某些成分结合或被吸附等，经多种运送方式迅速送至全身各种组织器官。毒物分布过程因其理化性质及细胞膜结构不同而产生较大差异，其中影响毒物分布的主要因素有如下四个方面：①内环境 pH；②血浆蛋白结合率；③组织亲和力；④毒物透过生理屏障的能力。

3. 代谢　毒物与药物代谢的主要器官是肝脏。代谢后的产物大多数失去活性，另外，代谢后产物解离度增大，水溶性增强，因而不容易被肾小管重吸收，可迅速由肾脏排出体外。从此意义上看，代谢可视为一种解毒过程。但代谢并非等同解毒，因为有些物质的代谢产物的活性或毒性比原型更强。例如，非那西丁经体内代谢后可形成毒性更大的对氨苯苯乙醚。大多数毒物在体内的代谢可分为两个步骤：Ⅰ相反应是毒物在酶的催化下发生氧化还原或水解反应；Ⅱ相反应是毒物或其代谢产物发生结合反应。例如，苦杏仁中主要成分苦杏仁苷口服后很快被胃肠道酶水解，生产氢氰酸，从而引起中毒。

4. 排泄　排泄是毒物从体内消除的主要方式之一。毒物从机体内排泄的速度与毒物的溶解度、挥发性、其与组织的结合程度和排泄器官的功能状态及血液循环有关。毒物可通过肾脏、消化道、呼吸道、皮肤、汗腺、乳腺和泪腺等排泄，其中以肾脏、胆汁和肺排泄最为常见。需要注意的是，毒物在经过上述途径排出时，可能对局部组织产生毒性作用。

（三）急性中毒的处置

1. 急性中毒的一般救治　中毒一经诊断，即使尚未明确为何种毒物也应立即按一般治疗原则组织抢救。一般治疗原则包括：①立即终止毒物接触；②紧急复苏和重症监护支持治疗；③清除体内尚未吸收的毒物，促进已吸入毒物的排出；④应用解毒药；⑤对症治疗，预防并发症。

急性中毒的总体治疗原则是维持生命，避免毒物继续作用于机体。因此，急性中毒救治必须将维持机体各系统的功能放在首位，而不能单纯依赖解毒剂。

2. 解毒药物的分类　解毒药物可分为一般解毒药物和特殊解毒药物两类。

（1）一般解毒药物：此类解毒药物无特异性，解毒效果较差，但应用比较广泛。通常通过中和、沉淀、吸附、氧化及保护作用等方式来减少毒物的作用。

1）中和：皮肤黏膜接触的毒物或未被吸收的毒物，采用中和的方法可使毒物灭活。

2）沉淀：采用沉淀剂使毒物发生沉淀，减少吸收、降低毒物。

3）吸附：药用炭吸附作用强，且其颗粒越小，表面积越大，吸附作用越强。它几乎能吸附所有药物或化合物，但不吸附氰化物、碱、无机物、甲醇、乙醇及不溶于酸性溶液的药物和化合物。

4）氧化：高锰酸钾、过氧化氢溶液可使生物碱、氰化物、有机磷农药氧化而发挥解毒作用。

5）保护作用：口服牛奶、蛋清、面糊和食用油、米汤等可在胃黏膜表面形成保护膜，避免胃黏膜遭受毒物进一步刺激，亦可延缓毒物的吸收。

（2）特殊解毒药物：仅对某一种或某类毒物具有特异解毒作用的药物称为特殊解毒药物。此类解毒剂具有针对性强、解毒效果好等特点。常用特殊解毒药物有以下几类。

1）金属解毒药物：此类解毒药物可与金属络合成稳定的金属络合物，促使其经肾排出，如依地酸钙钠等。

2）高铁血红蛋白解毒药物：许多工业毒物、药物（如磺胺等）和含亚硝酸盐的植物中毒，均使正常血红蛋白的二价铁变成为三价铁，产生高铁血红蛋白，使血红蛋白失去携氧能力，并阻止正常氧合血红蛋白中氧的释放，导致机体缺氧。还原剂，如亚甲蓝、维生素 C，能使高铁血红蛋白还原成正常血红蛋白而恢复携氧能力。

3）氰化物解毒药物：这类中毒的解毒剂常用的有亚硝酸盐 - 硫代硫酸钠联合应用、高渗葡萄糖等。

（四）常见急性中毒及其解救

1. 有机磷农药中毒及其解救　有机磷农药进入体内后，与乙酰胆碱酯酶结合成磷酰化胆碱酯酶，使其失去分解乙酰胆碱的能力，引起乙酰胆碱在体内积蓄而产生中毒。这类解毒剂有抗胆碱药（如阿托品等）和胆碱酯酶复活剂（如碘解磷定等）。抗胆碱药的作用是拮抗乙酰胆碱对副交感神经和中枢神经系统的作用，消除或减轻毒蕈碱样症状。胆碱酯酶复活剂与磷酰化胆碱酯酶形成共价结合，生成复合物后再裂解，使胆碱酯酶能重新游离出来恢复活性。

2. 有机氟农药中毒及其解救　有机氟农药进入体内分解成氟乙酸，与三磷酸酰苷和辅酶 A 作用，生成乙酰辅酶 A，然后再与草酰乙酸作用生成氟代柠檬酸。氟代柠檬酸是乌头酸水合酶竞争性抑制剂，从而阻断了三羧酸循环的正常进行，导致细胞不能正常代谢而中毒。此类中毒的特殊解毒剂如乙酰胺等。例如，乙酰胺进入体内，可与有机氟农药氟乙酰胺竞争酰胺酶导致氟乙酰胺不能脱氨生成氟乙酸，无法干扰三羧酸循环，起到解毒作用。

3. 苯二氮䓬类药物中毒及其解救　苯二氮䓬类是目前临床应用最多的一类镇静催眠药物。中毒原因多为自杀者吞服过量，其他原因有药物滥用意外中毒或由犯罪分子投入饮料中引起服用者中毒。近年来，一些中药制剂中掺入该类药物导致患者中毒的病例也不少。特异性解毒剂为苯二氮䓬受体拮抗剂，如氟马西尼。苯二氮䓬受体拮抗剂，能通过竞争抑制苯二氮䓬类受体而阻断苯二氮䓬类药物的中枢神经系统作用。小剂量氟马西尼就可快速逆转苯二氮䓬类药物的镇静作用，起效快，但用时间短，用于苯二氮䓬类药物中毒解救时，应多次重复给药。本类药品一般静脉注射，注意控制剂量。苯二氮䓬类药物大多与血浆蛋白结合率较高，且水溶性低，药物中毒时采取血液透析疗效不佳，可采用血液灌流清除药物。对于严重中毒且血中浓度已超过致死量的患者可以采用腹膜透析或血液灌流除去药物。

案例 9-1　　　　　　　　　　　**"不甜蜜"的荔枝**

　　患者，男性，10 岁，突发头晕、口渴、恶心、出汗，随后昏迷，急诊入院治疗。既往体健。实验室检查：血糖 2.3mmol/L，余无异常。询问病史：清晨该男童曾空腹食用荔枝约 20 颗。诊断：荔枝急性中毒、低血糖。

　　问题　如何救治该男童？

　　分析　该男童既往体健，本次昏迷无外伤等原因，考虑男童清晨空腹服用大量荔枝，临床表现为低血糖，临床医师首先考虑为急性荔枝中毒引起的低血糖昏迷。考虑静脉注射 50% 葡萄糖溶液及对症处理。临床药师同意医师诊治意见。男童接受治疗后苏醒，复查血糖恢复正常。

（五）应用解毒剂的注意事项

1. 抓紧时机、尽早使用　在急性中毒的早期阶段，减轻或中止、拮抗毒物本身的作用是治疗上要解决的主要问题。因此，解毒剂必须尽早使用。

2. 熟悉解毒剂的作用机制和特异性　如阿托品与毛果芸香碱互为解毒剂，当阿托品中毒时，可用毛果芸香碱拮抗抗胆碱药的外周毒性作用；而当毛果芸香碱中毒时，则可用阿托品对抗其毒蕈碱样症状。

3. 对解毒剂的作用　要一分为二看待。解毒剂有其特殊作用的一面，但有其局限性，因而使其作用受到限制。例如，解毒剂只具有相对的解毒作用，并不能解决中毒的所有损害作用；在中毒的不同阶段，一些继发或并发的病变可能上升为主要矛盾。因此，即使使用特异性解毒剂，也绝不能忽视对症治疗的重要性。

4. 合理使用，防止解毒剂中毒　解毒剂不仅有其局限性，而且往往有一定的不良反应，尤其在用量过大的情况下更易发生。所以在使用解毒剂时必须做到恰如其分，否则不仅不能解毒，反而会使病情变得复杂，甚至产生解毒剂中毒。（见二维码 9-1　思考题）

案例 9-2　　　　　　　　　　**急性胃肠道中毒患者的药学服务**

　　患者，女性，24 岁，误服较多过期食物后恶心、呕吐 4h。急诊给予"洗胃、补液、止吐"等对症支持治疗后，患者仍频繁恶心、呕吐，呕吐物呈咖啡色样，遂入院治疗。临床诊断为急性中毒。入院后实验室检查无异常。临床药师建议予兰索拉唑抑酸、保护胃黏膜。医师采纳临床药师建议，并予补液纠正电解质紊乱等对症支持治疗。

　　问题　临床药师为什么建议予兰索拉唑治疗？

分析 质子泵抑制剂（PPI）是预防应激性溃疡的首选药物。患者入院时呕吐物呈咖啡色样，提示有胃黏膜病变，医师为防止该患者发生应激性溃疡，拟采用质子泵抑制剂。兰索拉唑和泮托拉唑均可以用于预防应激性溃疡，临床药师指出兰索拉唑起效更快且疗效优于泮托拉唑，但兰索拉唑主要通过 CYP3A4 和 CYP2C19 酶代谢，有潜在的药物相互作用。后经临床药师查阅文献，兰索拉唑有临床意义的药物相互作用仅在与他克莫司、伊曲康唑和吉非替尼联用时观察到。因此该患者应用兰索拉唑发生药物相互作用的风险较低。临床医师同意临床药师的建议，选用兰索拉唑预防应激性溃疡，并配合临床药师做好用药监护。另外，兰索拉唑为苯并咪唑类衍生物，属于难溶性药物，且在酸性条件下不稳定。临床药师提醒护士只能以 0.9% 氯化钠注射液为溶媒，现用现配，并在 30min 内完成滴注。

（李欣燕）

本章二维码资源

第十章 药物临床研究

学习要求：
1. 掌握药物临床试验的基本概念，需要遵循的原则，保障受试者权益的主要措施。
2. 熟悉药物临床试验的分类与设计要点。

药物临床研究是人类认识药品、揭示药品与人相互关系的科学实践活动，研究信息可为药品管理决策和药品临床应用提供依据。对于新药临床研究而言，则是药品研发的最重要环节，其研究结果成为药品监管部门确认研究对象是否能成为药品的决策依据。

第一节 药物临床试验概述

一、基本概念及分类

（一）药物临床试验的概念

药物临床研究是指任何在人体进行的，揭示人体与药物相互作用规律的科研活动，包括以注册为目的而开展的药物临床试验（包括新药和仿制药）、药物相互作用研究、人体遗传药理学研究、上市药物的循证医学研究、联合用药干预疾病的探索与验证研究等。药物临床试验通常指申请人以药品注册为目的，为确定试验药物的安全性与有效性而在人体开展的药物研究。2020年国家市场监督管理总局发布的《药物临床试验质量管理规范》对药物临床试验的定义为以人体（患者或健康受试者）为对象的试验、研究，意在发现或验证某种试验药物的临床医学、药理学、其他药效学作用、不良反应，或者试验药物的吸收、分布、代谢和排泄，以确定药物的疗效与安全性的系统性试验。

在新药的开发过程中，药物临床试验的目的包括：评价新药潜在的临床应用价值（安全性及有效性）；确定新药的最佳使用方法。临床试验在新药研究开发和药品注册上市中的意义主要包括三方面：为新药审评和注册提供法规要求的申报资料；为企业制订新药及市场开发决策提供依据；为医生和患者正确使用新药提供依据。

临床试验涉及的对象是人，因此不可避免地涉及社会、心理、伦理和可行性等复杂问题，临床试验不得无视受试者的尊严与风险，必须具有"伦理性"的特点。临床试验中进行比较的目标因素是人为施加的，为使研究结果免受若干已知和未知的混杂因素干扰，减少偏倚，试验应有良好的设计，必须具有"科学性"的特点。只有规范化的临床试验，才能保证研究工作客观、科学和高效。规范化的临床试验，其核心问题是既要考虑到以人为对象的特殊性与复杂性，又要保证试验研究的科学性。

（二）药物临床试验的分类

通常根据研究目的和研究阶段两种分类方法对药物临床试验进行描述。

1. 根据研究目的分类 药物临床试验按研究目的可分为四类研究类型（表10-1）：临床药理学研究、探索性临床试验、确证性临床试验、临床应用研究。

表 10-1 根据研究目的对药物临床试验分类的方法

研究类型	研究目的	举例
临床药理学研究	评价耐受性	剂量 - 耐受性研究
	药动学及药效学确定和描述	单剂量、多剂量药物动力学和（或）药效学研究
	药物代谢和药物相互作用研究	药物相互作用研究
	评估药物活性	

续表

研究类型	研究目的	举例
探索性临床试验	研究对目标适应证的作用 为后续研究估算剂量 为疗效确证研究的设计、终点、方法学提供依据	使用替代终点、药理学终点或临床措施，在小范围的人群中进行相对短期的早期试验 量效探索研究
确证性临床试验	说明/确定疗效 建立安全性数据 为支持注册提供评价受益–风险关系的足够依据 确立量效关系	适宜而规范的对照研究以确证疗效 随机平行的量效研究 临床安全性研究 对照研究
临床应用研究	改进对药物在普通人群、特殊人群和（或）环境中的受益–风险关系的认识 确定较少见不良反应 改进剂量推荐	有效性对照研究 死亡率/发病率结果的研究 其他治疗终点的研究 扩大的无对照研究 药物经济学研究

2. 根据研究阶段分类　新药临床研究，按阶段分为Ⅰ期临床试验、Ⅱ期临床试验、Ⅲ期临床试验、Ⅳ期临床试验。此外，还有一类试验称为生物等效性试验（bioequivalence，BE），常用于药品间的比较评价。

（1）Ⅰ期临床试验：初步的临床药理学及人体安全性评价试验。其目的是观察人体对药物的耐受程度和药动学，为制订给药方案提供依据。

（2）Ⅱ期临床试验：治疗作用初步评价阶段。其目的是初步评价药物对目标适应证患者的治疗作用和安全性，也包括为Ⅲ期临床试验研究设计和给药剂量方案的确定提供依据。可以根据具体的研究目的，采用多种形式，包括随机盲法对照临床试验。

（3）Ⅲ期临床试验：治疗作用确证阶段。其目的是进一步验证药物对目标适应证患者的治疗作用和安全性，评价利益与风险关系，最终为药品上市许可申请的审查提供充分的依据。一般为具有足够样本量的随机盲法对照试验。

（4）Ⅳ期临床试验：新药上市后应用研究阶段。其目的是考察在广泛使用条件下的药物的疗效和不良反应，评价在普通或者特殊人群中使用的利益与风险关系及改进给药剂量等。

（5）生物等效性试验：是为了评价不同药物间是否具有临床效应一致性的人体试验。为了节约成本，提高药品研发效率，以药动学指标进行评价成为管理部门推荐的方法。生物等效性试验是比较同一种药物的相同或者不同剂型的制剂，在相同的试验条件下，其活性成分吸收程度和速度有无统计学差异的人体试验。

根据研究目的提出的研究类型及根据研究阶段提出的分期试验都有一定的局限性，但两个分类系统互补形成一个动态的有实用价值的临床试验网络。应该指出的是分期的概念仅是一种描述，并不意味着研究必须按照固定的顺序进行。例如，尽管人体药理学研究一般是在Ⅰ期进行，但在其他三期中也常进行很多此类研究，有时仍会被归入Ⅰ期研究。图 10-1 显示了这两种分类系统间紧密而多变的联系。药物研究理论上是一个有逻辑、有步骤的过程，在这一过程中，早期小规模研究获得的信息用于支持规模更大，目的性更强的后续研究。

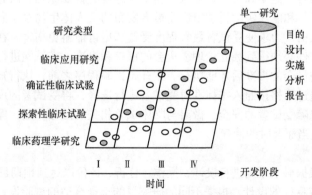

图 10-1　临床研究阶段与研究类型间的关系

实心圆代表在某一研究阶段最常进行的研究类型，空心圆代表某些可能但较少进行的研究类型

二、药物临床试验的重要性

药品是与人的生命、健康密切相关的特殊商品，对人类社会的发展有着重大的作用。由于药品的特性，尤其是其与生命的关联性和作用的两重性，其安全性与有效性备受关注。人类对药物临床试验重要性的认识也是在付出了惨重的代价后才逐渐形成的。（见二维码 10-1　药物临床试验的发展简史）

新药的研发是一个漫长的过程，通常包括药物发现、实验室研究、动物研究、临床研究和监管注册等几个阶段，尽管在药品发现和研究开发早期，就在实验室、实验动物等水平上，对每一个研究开发对象进行了严格的筛选与评价，然而实验动物与人在生物学特征上存在差异，即动物体内安全有效的药物在人体内未必有效，甚至有严重毒性，这也决定了临床研究的必要性。因此，动物实验和体外实验不能代替临床试验，必须通过严格的科学设计和严谨的临床研究，才能对药物的有效性和安全性得出可靠的结论。

药物临床试验是新药研究开发过程的重要一环，起着对新药的安全性和有效性在上市前进行最后评价的关键作用。其研究资料和结果是药品监督管理部门进行新药审批的重要内容和依据，也是药品临床应用信息的最重要来源。新药临床研究之所以重要，是因为药物的最基本属性——安全性和有效性，最终都需要通过临床试验来检验。

三、药物临床试验与相关学科的关系

随着药物临床试验的发展，它已逐渐成为一门多学科交叉的新型应用性学科，通过应用相关学科的基本原理来研究其评价内容、评价方法、评价手段、伦理实现、组织管理等，其目标是利用尽量少的资源，高效、准确、全面地评价药物干预人体后的安全性和有效性及人体对药物的处置规律，为是否获准上市提供依据，为上市后临床合理用药提供技术支撑。

药物临床试验的设计与实施需要多方合作完成，包括申办方、研究方、统计方、药品监管部门等，开展药物临床试验实际上就是一种临床科研协作。进行药物临床试验需要多种专业技术人员的合作，一个好的临床试验研究队伍应包括医学、药学、药理学、生物学、生物统计学等专业人员及文档管理等人员。药物临床试验的发展需要多学科的支撑，包括医学、药学、临床药理学、社会伦理学、统计学、管理学、循证医学、信息学等。这些相关学科的发展促进了临床试验的发展，如循证医学结果可以为临床试验提供新的评价指标，提出新的疗效终点；定量药理学和群体药动学的发展为特殊人群药动学研究提供了新的方法；遗传药理学的研究成果为临床试验设计提出了新的要求；信息学的发展加速了临床试验的电子化等。同时，临床试验的发展丰富了各相关学科的研究内容，提供了新的研究命题。

四、药物临床试验需要遵循的原则

（一）伦理道德原则

药物临床试验首先必须遵循伦理道德原则。作为在人体内研究药物有效性和安全性的手段，临床试验可能会对参加试验的受试者带来潜在的风险，有时甚至是致命的伤害。因此严格遵循伦理道德准则，保护受试者的权益、健康和安全是临床试验不容忽视的首要原则。所有以人为对象的研究必须符合《赫尔辛基宣言》和国际医学科学组织委员会发布的《人体生物医学研究国际伦理指南》的原则，即公正、尊重人格、力求使受试者最大程度受益和尽可能避免伤害。在临床试验开始之前，试验方案及其他有关文件必须得到独立伦理委员会的审核和批准，在试验进行期间，试验方案的任何修改均应得到伦理委员会的批准后才能执行。在开始试验程序之前，执行知情同意并获得受试者签署的知情同意书。通过严格按照入排标准对受试者进行选择，将受试者的风险降到最低，研究者需采取必要的措施以保障受试者的安全，做出与临床试验相关的医疗决定，保证受试者在试验期间出现不良事件时得到适当而及时的治疗。

（二）科学原则

药物临床试验应根据科学原则进行设计、操作、分析、评价以达到预期目的。

药物临床试验应有良好的设计，根据不同的研究目的选择合适的试验设计类型（平行组设计、交叉设计、析因设计、成组序贯设计等），控制各种偏倚或误差的影响，对照、随机、盲法和重复是控制偏倚的重要手段。

1. 对照　有比较才有鉴别，对照是临床试验设计的重要原则之一，通过与对照组进行比较，可以科学地得出试验药物的有效性和安全性。通常对照组采用的类型有安慰剂对照、阳性对照、量效对照等。①安慰剂对照（placebo control）：是用安慰剂和试验药物分组治疗进行比较的试验，通过采用随机化和盲法，受试者被随机分至试验组或对照组中，从而排除试验药物药理作用之外的所有潜在的非处理因素影响所形成的偏倚。其优点是能直接测量试验药物与安慰剂间的疗效差异，因此试验可证明有效；同时试验也可以区分是由于试验药物还是由于潜在疾病等引起的不良事件；缺点是从伦理学角度分析，当某个特定人群中已经具有有效治疗药物，通常不宜接受安慰剂对照试验。②阳性对照（positive control）：在临床试验中采用已知有效药物或标准的药物或治疗方案作为对照，称为阳性对照，阳性对照药物必须是疗效肯定、医药界公认的药物。在仿制药的临床试验研究中，通常以被仿制的原研药作为对照。③量效对照（dose-response control）：将试验药物设计成几个剂量组，受试者被随机分配至其中一个剂量组中，以观察不同剂量的效应，这样的临床试验称为量效对照。不同剂量对照主要用于研究剂量和疗效、不良反应的关系。量效对照常用于探讨用药方案中剂量的选择。其他的对照形式还有空白（无治疗）对照和外部（或历史）对照。空白对照与安慰剂对照不同在于治疗分配对受试者和研究者是公开的，是非盲的，仅用于无法执行安慰剂对照的特殊情况，如试验组为放射治疗、外科手术等。外部（或历史）对照为非同期对照。外部对照是将接受试验药物的受试者与该试验以外的一组患者进行比较，可以由以前接受过治疗的一组患者或者在同一时间但在另一个条件下的一组患者组成；历史对照是过去的研究结果与试验药物进行比较。外部（或历史）对照一般用于早期的探索性临床研究阶段或是罕见病的临床试验。

2. 随机　随机化是临床试验基本原则，是指临床试验中每位受试者均有同等的机会被分配到试验组或对照组中的实施过程或措施，随机化过程不受研究者和（或）受试者主观意愿的影响。随机化的目的是使各种影响因素（包括已知和未知的因素）在处理组间的分布趋于相似。如果受试者的入组时间较长，一般采用区组随机化，这样有助于减少季节、疾病流行等客观因素对疗效评价的影响。如果药物效应会受到一些预后因素（如受试者的病理诊断、年龄、性别、疾病的严重程度、生物标记物等）的影响时，可采用分层随机化，以保持层内的组间均衡性。

3. 盲法　临床试验的偏倚可能来自临床试验的各个阶段、各方面人员。由于对于随机化分组信息的知晓，研究者可能选择入组受试者，受试者可能受到主观因素的影响，可能产生疗效与安全性评价偏倚或选择性确定分析人群等。盲法是控制临床试验中因"知晓随机化分组信息"而产生偏倚的重要措施之一。根据设盲程度的不同，盲法分为双盲、单盲和非盲（开放）。在双盲临床试验中，受试者、研究者（包括对受试者进行筛选的人员、终点评价人员及对方案依从性评价人员）、与临床有关的申办方人员对处理分组均处于盲态。单盲临床试验中，仅受试者或研究者一方对处理分组处于盲态。开放性临床试验中，所有人员都可能知道处理分组信息。临床试验的设盲程度，应综合考虑药物的应用领域、评价指标和可行性，应尽可能采用双盲试验。当双盲难度大、可行性较差，可考虑单盲临床试验，甚至非盲研究。一般情况下，采用量表评价效应（如神经、精神类药物）的临床试验、用于缓解症状（如过敏性鼻炎、疼痛等）的药物或以"受试者自我评价"等主观指标为主要指标的临床试验、以安慰剂为对照的临床试验，均应采用"双盲"；在一些以临床终点（如死亡）为主要评价指标的临床试验中（如抗肿瘤药物），也可以接受非盲研究。双盲的临床试验，要求试验药物和对照药物（包括安慰剂）在外观（剂型、形状、颜色、气味）上保持一致性；如果试验药物与对照药物在用药方式有差异，还需要做到试验组与对照组在药物使用上的一致性。若要达到双盲的目的，可采用双模拟技术。

知识链接 10-1　　　　　　双盲双模拟技术的应用

　　利用安慰剂可以使以双盲的方式比较两种外观不同或剂型不同的药品的临床试验得以进行。例如，假设要比较一种剂型为片剂的药品和另一种剂型为胶囊剂的药品，为了使试验按双盲的方式进行，患者每次服药时，必须要同时服一片药片和一粒胶囊。被分配用药片治疗的人（甲组）要服用一片活性药片和一粒安慰剂胶囊，而分配胶囊治疗的人（乙组）则要服用一片安慰剂药片和一粒活性胶囊。双盲双模拟技术常用于随机对照临床试验中，可以使患者和研究者均不知道患者得到的是何种治疗（图 10-2）。

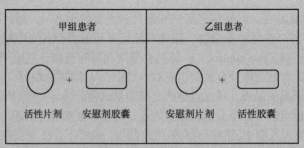

图 10-2　双盲双模拟试验分组

　　双盲试验一般在试验结束进行统计分析时才揭盲，但为了保障受试者的安全，在紧急情况下，如发生严重不良事件且又不能判断与试验药物是否有关、是否过量服药、是否与合并用药产生严重的药物相互反应等，急需知道服用了何种药物来决定解救方案时，需要提前破盲。因此在试验开始前，申办者除了保存一套完整的随机密码（盲底）外，应向研究者提供一套密封的盲底备用（应急信件），在遇到有受试者发生上述紧急情况时可对该受试者进行紧急中破盲，一旦提前破盲，该受试者则不再继续参加研究，且其试验数据通常不能用于疗效评价分析，但仍要列入安全性分析数据集。

　　4. 重复　药物临床试验需要一定的样本量，否则会将个别情况误认为是普遍情况。理论上，样本量越大，研究样本结论越接近总体。但是太大的样本量会给实际工作带来操作上的困难。临床试验中所需的样本量应具有足够大的统计学检验把握度，以确保对所提出的问题给予一个可靠的回答。样本量的确定与主要指标的类型（定量指标或定性指标）、检验假设、Ⅰ类和Ⅱ类错误率、设计的类型等有关，同时也应综合考虑监管部门对样本量的最低要求。

　　药物临床试验的科学性还体现临床试验的设计需基于人类已经取得的科学知识和方法，以及临床前研究及前期临床研究取得的各项信息和成果。药物研究的一个重要逻辑：先前的研究结果应影响后续研究的计划，如Ⅰ期临床试验的研究结果是Ⅱ期临床试验方案的制订依据，而Ⅰ期临床试验的计划和设计应当基于临床前药理学、药动学和毒理学的研究结果。准备在人体进行试验前，必须周密考虑该试验的目的、要解决的问题、预期的治疗效果及可能产生的危害。

五、药物临床试验的法规体系

　　药物临床试验是一项法规性很强的科研活动，世界各国均制定了一系列的规范性文件对其加强监督，并形成了完整的法规体系。

（一）药物临床试验的国际法规简介

　　国际上临床试验的法规主要是人用药品注册技术要求国际协调会（ICH）制定的一系列技术指南和规范。ICH 是最先发源于美、日、欧盟三方监管机构和制药协会，共 6 个单位组成的协调会议，现已演变为讨论和研究全球性药物研究和监管政策的国际联盟组织，通过定期开会议讨论可能的分歧问题并形成共识和发布统一的技术标准以协调不同国家和地区间监管要求的不一致。ICH 文件分为质量（quality，Q）、安全性（safety，S）、有效性（efficacy，E）、多学科（multidisciplinary，M）四个系列。ICH 指南的网址：http://www.ich.org/products/guidelines.html。

　　目前，ICH 制定的系列技术文件如 ICH-E6（临床试验管理规范）、ICH-E8（临床试验的一般考虑）、ICH-E9（临床试验统计学指导原则）等已成为全球性的临床试验操作的指导原则。它不仅结合了美国、欧洲和日本的法规，也结合了澳大利亚、加拿大和 WHO 的规范。ICH 文件不是一成不变的，随着药物研发的发展，人们认识的提高，监管要求的提高，相应的指导原则一直处于不断的补充和完善之中。

　　除了 ICH 的技术规范外，国际上一些先进的药品监管机构（如美国 FDA、欧盟 EMA 等）也根据本国或地区药物研发和临床试验研究的实际需求，起草和制定了自己的法规和技术要求，而且 FDA 和 EMA 等分别发布一系列的指导原则和指南，这些技术规范涉及临床试验研究的各个方面，包括各种适应证领域的药物临床试验指导原则，并随着实践深入和认识的提高，定期进行更新和增补，可在其官网查询。FDA与EMA的网址分别为http://www.fda.gov；http://www.ema.europa.eu。

国际上临床试验法规影响最为深远的为ICH-E6，即ICH-GCP，此规范涵盖了临床试验的设计、实施、记录、评价、监查和报告的基本原则，对临床试验的操作提出了基本技术要求，是各国普遍遵循的试验准则。

（二）我国药物临床试验的法规体系简介

我国高度重视药物临床试验的法规建设，不断加强临床试验的监管力度。

1998年前，我国药物临床试验的主管机构是卫生部药政局；1998年8月成立国家药品监督管理局（SDA）；2003年2月把食品监管的职能并入SDA，成立国家食品药品监督管理局（SFDA）；2013年更名为国家食品药品监督管理总局（CFDA）；2018年国务院进行机构改革，更名为国家市场监督管理总局国家药品监督管理局（NMPA）。目前由国家药品监督管理局的药品注册管理司组织拟订并监督实施《中华人民共和国药典》等药品标准、技术指导原则，拟订并实施药品注册管理制度。监督实施药物非临床研究和临床试验质量管理规范。承担组织实施分类管理制度、检查研制现场、查处相关违法行为工作。职责进一步细化，职能更加明确。

知识链接 10-2　　　　　　　　化学药品注册分类

1类：境内外均未上市的创新药，指含有新的结构明确的、具有药理作用的化合物，且具有临床价值的药品。

2类：境内外均未上市的改良型新药，指在已知活性成分的基础上，对其结构、剂型、处方工艺、给药途径、适应证等进行优化，且具有明显临床优势的药品。

3类：境内申请人仿制境外上市但境内未上市原研药品的药品，该类药品应与原研药品的质量和疗效一致。

原研药品指境内外首个获准上市，且具有完整和充分的安全性、有效性数据作为上市依据的药品。

4类：境内申请人仿制已在境内上市原研药品的药品。该类药品应与原研药品的质量和疗效一致。

5类：境外上市的药品申请在境内上市。

我国的药品管理首先依据全国人大通过的《中华人民共和国药品管理法》和国务院通过的《药品管理法实施条例》，其次是国家药品监督管理局颁布的相关部门规章，其中与临床试验相关的有《药物临床试验质量管理规范》《药品注册管理办法》等，以及国家药品监督管理部门颁布系列的管理条例，国家药品监督管理局网址为http://www.nmpa.gov.cn/。除了监管机构的法规外，我国与药物临床试验相关的技术性的指导原则可在药品审评中心的网站查询，网址为http://www.cde.org.cn。

（三）《药物临床试验质量管理规范》

《药物临床试验质量管理规范》（good clinical practice，GCP），是药物临床试验全过程的标准规定，包括方案设计、组织实施、监查、稽查、记录、分析、总结和报告。制定GCP的目的是为保证药物临床试验过程规范，数据和结果的科学、真实、可靠，保护受试者的权益和安全。

GCP规定药物临床试验的申办者、研究者、监查员及其他有关人员的资格和职责；规定临床试验进行的条件、程序和试验方案的内容；规定试验资料记录、报告、数据处理和存档制度；规定试验药物的准备、分发、回收等管理制度；制定并实施标准操作规程（standard operating procedure，SOP）来规范各种试验和操作；建立多环节的质量保证体系等。

我国药品管理法明确药物临床试验的开展必须执行GCP。我国的GCP经历1999年与2003年两次修订，2016年国家食品药品监督管理总局又新启动了修订更新工作，2020年4月国家市场监督管理总局发布《药物临床试验质量管理规范》。新版GCP全面参考ICH-GCP的内容，已基本实现与国际接轨。

第二节　药物临床试验的设计

本节主要介绍药物临床试验方案的主要内容及各期临床试验的设计要点。

一、试验方案的设计

药物临床试验开始前应制订临床试验方案，临床试验方案是药物临床试验的重要文件，是实施 GCP 的重要环节，是伦理审核的重要内容，是进行研究、监查、稽查的重要依据，是对药品进行有效性、安全性评价的可靠保证。临床试验方案，指说明临床试验目的、设计、方法、统计学考虑和组织实施的文件。

临床试验方案中一般应包括下列内容：①临床试验的题目和立题理由；②试验目的和目标；③试验的背景，包括试验药物的名称、非临床研究中有临床意义的发现和与该临床试验有关的临床试验的发现、已知对人体的可能危险与受益；④进行试验的场所，申办者的姓名和地址，研究者的姓名、资格和地址；⑤试验设计，如对照或开放、平行或交叉、双盲或单盲、随机化的方法和步骤、单中心或多中心等，并将研究设计、流程和不同阶段以流程图形式表示；⑥受试者的入选标准、排除标准、选择步骤、分配方法、退出标准；⑦根据统计学原理计算出的得到预期目的所需的病例数；⑧根据药效学与药动学研究结果及量效关系制订的试验药物和对照药物的给药途径、剂量、给药次数、疗程和有关合并用药的规定；⑨拟进行临床和实验室检查项目及测定的次数、生物样本采集及药动学分析等；⑩试验用药（包括试验药物、对照药物和安慰剂，下同）的登记和记录制度；⑪受试者参与临床试验的预期时长和具体安排，临床观测、随访步骤和保证受试者依从性的措施；⑫终止和停止临床试验标准、结束临床试验的规定；⑬规定的疗效评定标准，包括评定参数的方法、观测时间、记录与分析；⑭受试者编码、病例报告表、随机数字表及病例报告表的保存手段；⑮不良反应的评定记录和报告方法，处理并发症的措施及事后随访的方法和时间；⑯盲底的建立与保存，发生紧急情况时由何人破盲和破盲方法规定；⑰评价试验结果采用的方法；⑱临床试验质量控制与质量保证；⑲临床试验预期的进度和完成日期；⑳试验结束后受试者将获得的医疗照顾措施；㉑申办者和研究者各方承担的职责和论文发表的协议；㉒参考文献。

二、I 期临床试验的设计

在药物研发过程中，I 期临床研究是初步的临床药理学和人体安全性评价试验。I 期临床试验包括人体耐受性试验和人体药动学试验（表 10-2）。除了某些具有显著潜在毒性的药物（如抗肿瘤药物），通常是在健康志愿者中进行。I 期临床试验可以采用开放、自身对照试验。但当主要不良反应缺乏客观指标或不宜判定不良反应与药物关系时，常采用随机盲法、安慰剂对照试验。

表 10-2　I 期临床试验分类

研究类型	研究目的	临床试验设计
人体耐受性试验	首次观察人体对新药的耐受程度 不良事件的发生情况 剂量与不良事件发生的关系、程度 人体对新药耐受的剂量范围 为人体药动学和 II 期临床试验提供参考的给药剂量范围	单次耐受性 连续给药耐受性
人体药动学试验	首次观察新药在人体的吸收、分布、代谢、排泄过程 药动学的变化是否存在剂量依赖性 多次给药的体内药物浓度蓄积与药动学参数的关系 考察人体药动学的规律 为 II 期和 III 期临床试验的给药方案提供参考	单次给药药动学 多次给药药动学

对于创新药，特别是首次人体（first in human，FIH）试验，位于临床前试验和人体试验开端之间，属于早期探索性研究，是新药研究开发中安全性风险最大的阶段。2006 年 3 月英国的 TGN1412 与 2016 年 1 月法国的 BIA 10-2474 两起发生在 I 期临床研究阶段的严重药害事件，再次警示临床试验各方对 I 期临床试验的风险必须加以足够的重视。

案例 10-1　　　　　TGN1412 与 BIA10-2474 Ⅰ期临床试验事件

TGN1412 是德国 TeGenero 制药公司研制的治疗白血病、风湿性关节炎及各种硬化症的新药，Ⅰ期临床试验由美国从事药物试验的 Parexel 公司组织在英国伦敦诺斯威克公园医院一个独立的临床试验基地中进行。2006 年 3 月 13 日，8 名健康男子志愿参加了试验，其中 2 人被注射安慰剂，其他 6 人接受药品注射。在接受注射几分钟后，6 名受试者相继出现头部肿大、疼痛难忍、昏迷等严重的过敏反应，受试者的脏器严重衰竭，免疫系统损坏。

BIA10-2474 是由葡萄牙 Bial 制药公司研发，委托 Biotril 合同研究组织在法国进行的临床Ⅰ期试验。6 名接受试验药物的健康受试者中 5 人先后发生了不同程度的神经系统不良事件，最严重者脑死亡。这是继 2006 年 TGN1412 首次人体试验导致 6 名健康受试者严重致残事件后，又一起早期药物临床试验使健康受试者致死或致残的严重安全性事件。

　　问题　上述两药都进行了临床前安全性研究，为什么在Ⅰ期临床研究阶段仍然出现严重安全性事件？

　　分析　由于种属差异的存在，临床前（细胞、离体动物、整体动物）的安全性数据不能够代替临床研究。临床前的安全性（毒理学）和有效性证据只能给临床研究提供参考，而不能够替代临床研究。

（一）人体耐受性试验

人体耐受性试验是观察人体对于药物的耐受程度，其目的是为Ⅱ期临床试验确定合适的剂量，为用药间隔和疗程等提供依据。根据给药方式分为单次耐受性试验及连续给药耐受性试验。

1. 单次耐受性试验　单次耐受性试验分若干组进行，各个试验组给药剂量由小到大逐组进行，因此也称为耐受性爬坡试验。一般先由低剂量开始，每剂量 2 ～ 3 人，接近治疗量后，每剂量 6 ～ 8 人。在低剂量组，病例数可以适当减少，随着剂量的增加，则受试者数量逐渐递增，递增的目的是便于尽快发现不良反应。如果药物的活性较强或毒性较大时，剂量递增梯度应缩小，可多设几个组，并增加试验例数。确定安全后再进行下个剂量试验，每位志愿者只能接受一个剂量的试验，不可重复使用。

耐受性试验起始剂量的确定、最大剂量的估算、剂量递增方法的设计及观察指标和观察时间点、试验终止指标的确定为方案设计时的重点和难点。

（1）起始剂量的确定：人体首次临床试验的最大推荐起始剂量（maximum recommended starting dose，MRSD），以 MRSD 给药时应避免在人体出现不良反应，同时选择的剂量应允许以合理的速度和梯度迅速达到耐受性试验的终止目标。[见二维码 10-2　最大推荐起始剂量（MRSD）的推算方法]

对于存在潜在严重安全性风险的药物，应考虑到由于可参考的安全性数据有限，动物实验结果与人体之间可能存在的差别等，首次人体耐受性试验应在少数个体进行，如生物大分子药物，首例耐受性试验建议从单个受试者开始，在得到了安全性数据后再决定进行以后的试验，以降低风险和保护受试者。试验实施机构应具备相应的设施设备和人员。

（2）最大剂量的估算：可参考临床应用该类药物单次最大剂量设定。下述两种方法可供参考：①动物在药物重复给药毒性研究中引起中毒症状或脏器出现可逆性变化剂量的 1/10。②动物在药物重复给药毒性研究中最大耐受量的 1/5 ～ 1/2。

如试验达到最大剂量受试者仍无不良反应时，试验即可结束。剂量递增到出现终止指标或其他较严重的不良反应时，虽未达到最大剂量，也应终止试验。

（3）剂量递增方法的设计：在起始剂量及最大剂量的范围内，按递增比例分若干个剂量级别，剂量级别的多少需视药物的安全范围大小，根据需要而定，一般不少于 5 个剂量组。通常采用费氏递增法（改良的 Fibonacci 法）设计剂量爬坡方案，即当初试剂量为 n（g/m^2）时，其后按顺序递增的剂量分别是 $2n$、$3.3n$、$5n$、$7n$，此后则依次递增前一剂量的 1/3。其特点是开始递增速度快，后期增速较慢，在确保受试者安全的情况下，以合理的速度和梯度迅速达到耐受性试验的终止目标，因此较多运用在肿瘤学的Ⅰ期临床试验中。

（4）观察指标和观察时间点：观察指标要全面，除必须进行的临床症状、生命体征观察及实验室检查外，还应该根据药物既往人用经验所提示的毒性、非临床安全性研究所明确或提示的毒性靶器官、同类药物上市后的安全性信息等增加一些特殊观察指标。

观察时间点应根据具体药物特点和给药方法的不同来确定。给药后应密切观察受试者的一般情况、呼吸、心率、血压、体温及心电图等。出现不良反应者应追踪随访，直到恢复正常。

（5）试验终止指标的确定：耐受性试验不仅要找出不出现不良反应的剂量，还应了解出现轻度不良反应的剂量及其性质。根据适应证的不同，应预先规定出现何种程度的不良反应时作为试验终止指标。通常以受试者出现半数轻度不良反应为试验终止指标，对于抗肿瘤药物等可规定出现较严重的毒性反应作为试验终止指标。

2. 连续给药耐受性试验　连续给药耐受性试验是在单次给药的基础上，根据药物临床使用的疗程，以剂量递增的方式分不同的组别连续给药，以对药物进行更进一步的耐受性和安全性评价。

连续给药耐受性试验通常至少应进行 2 个剂量组，每组 6 ～ 8 人。给药剂量为单次给药耐受性试验未出现不可接受的不良反应的最大剂量（称为最大耐受量）下降 1 个剂量进行连续给药耐受性试验。如试验中出现明显的不良反应，则再下降 1 个剂量进行另一组试验；如试验中未见明显的不良反应，即上升 1 个剂量（即用最大耐受量）进行耐受性试验。

耐受性研究完成后，由负责 I 期耐受性试验的主要研究者做出总结。总结内容主要包括未发生不良反应的剂量，发生不良反应的剂量，不良反应的表现、发生时间、持续时间，有无前期征兆等。如发现个别受试者出现的严重不良事件 / 重要不良事件确属药物所致，应及时进行剂量相关性分析。对不良事件的转归应注意观察是渐次加重还是自行缓解。对不良事件分析应详细列表。明确 I 期临床试验的安全剂量，结合人体药动学试验结果，推荐 II 期临床试验的剂量、给药方案、安全性指标等。

（二）人体药动学试验

新药 I 期临床药动学研究旨在阐明药物在人体内的吸收、分布、代谢和排泄的动态变化规律。对药物上述处置过程的研究，是全面认识人体与药物间相互作用不可或缺的重要组成部分，也是临床制订合理用药方案的依据。药物在人体内的吸收、分布、代谢和排泄特征的研究通常贯穿整个研发计划。

进行单次给药药动学研究，旨在了解药物在人体的吸收速度和程度、给药剂量与药物浓度的关系、药物的半衰期等特点。在获得药物单次给药药动学研究结果后再进行多次给药药动学研究，以了解重复给药后药物的吸收程度、药物达到稳态浓度的时间、药物在体内的蓄积程度等。一般情况下，单次给药药动学研究获得的药物半衰期的结果，可以为多次给药药动学研究的给药间隔设定提供重要的信息。

1. 单次给药药动学研究

（1）受试者的选择标准：一般遵照临床试验方案。

（2）受试者例数：一般要求每个剂量组 8 ～ 12 例。

（3）药物剂量：为了解药物剂量与浓度的关系，应至少进行低、中、高三种剂量的药动学研究，剂量在 MRSD 与最大可耐受剂量之间。

（4）采样点的确定：采样点应包括给药前及给药后的吸收相、C_{max} 附近和消除相。一般在吸收相至少需要 2 ～ 3 个采样点，C_{max} 附近至少需要 3 个采样点，消除相至少需要 3 ～ 5 个采样点。一般不少于 11 ～ 12 个采样点。应有 3 ～ 5 个消除半衰期的时间，或采样持续到血药浓度为 C_{max} 的 1/10 ～ 1/20。

（5）主要药动学参数的估算和评价：C_{max}，从 0 时到最后一个浓度可准确测定的样品采集时间（t）的药 – 时曲线下面积（$AUC_{0\sim t}$）、$AUC_{0\sim\infty}$、T_{max}、V_d，λ，消除半衰期（$t_{1/2}$）、平均滞留时间（MRT）、清除率（CL 或 CL/F）等，分析药物是否具有非线性动力学特征。AUC 集中于高低两极者提示可能有快代谢型、慢代谢型的遗传性代谢差异。

2. 多次给药药动学研究

（1）受试者的选择标准、受试者例数、试验药物的要求可参考单次给药药动学研究。

（2）试验药物剂量：根据 II 期临床试验拟订的给药剂量范围，选用一个或数个剂量进行试验。根据单次给药药动学参数中的消除半衰期确定服药间隔及给药次数。

（3）采样点的确定：根据单次给药药动学求得的消除半衰期，估算药物可能达到稳态浓度的时间，应连续测定3次（一般为连续3天）谷浓度（给药前）以确定已达稳态浓度。一般采样点最好安排在早上空腹给药前，以排除饮食、时辰及其他因素的干扰。当确定已达稳态浓度后，在最后一次给药后，采集一系列血样，包括各时相（同单次给药），以测定稳态药–时曲线。

（4）药动学参数的估算和评价：根据试验中测定的3次谷浓度及稳态药–时数据，绘制多次给药后药–时曲线，求得相应的药动学参数，包括达峰时间（T_{max}）、稳态谷浓度（$C_{SS, min}$）、稳态峰浓度（$C_{SS, max}$）、平均稳态血药浓度（$C_{SS, av}$）、消除半衰期（$t_{1/2}$）、清除率（CL 或 CL/F）、稳态药–时曲线下面积（AUC_{SS}）及波动系数（DF）等，说明多次给药时药物在体内的药动学特征，同时应与单次给药的相应药动学的参数进行比较，观察它们之间是否存在明显的差异，特别在吸收和消除等方面有否显著的改变，并对药物的蓄积作用进行评价、提出用药建议。

对于口服药物，一般还需研究食物对生物利用度的影响，这对于可能改变释放行为的药物更为重要。一般情况下，在单次给药药动学研究中，应选择一个合适的剂量进行食物对药物影响的研究。

根据非临床药动学研究结果，如果药物主要以代谢方式消除，其代谢物可能具有明显的药理活性或毒性作用，或作为酶抑制剂使药物的作用时间延长或作用增强，或通过竞争血浆和组织的结合部位而影响药物的处置过程，则代谢物的药动学特征可能影响药物的疗效和毒性。对于具有上述特性的药物，在进行原型药物单次给药、多次给药的药动学研究时，应考虑同时进行代谢物的药动学研究。

药动学可以通过多个独立研究进行评价，也可以作为药效学、安全性和耐受性研究的组成部分进行评价。药动学的研究在评价药物的系统暴露、分布、清除率、预测原型药物或其代谢物可能的蓄积及潜在的药物间相互作用等方面尤为重要。

在后续的各期研究中可能还需要进行不同类型的药动学研究（如药动学相互作用研究、目标适应证患者的药动学研究、特殊人群的药动学研究），以回答针对性更强的问题。

三、Ⅱ期临床试验的设计

Ⅱ期临床试验是根据Ⅰ期临床试验结果进行设计的在患者中进行的药物治疗作用初步评价阶段，其目的是初步评价药物对目标适应证患者的治疗作用和安全性，为Ⅲ期临床试验确定给药剂量方案提供依据。Ⅱ期临床试验往往被细分为Ⅱa期和Ⅱb期。Ⅱa期属于早期探索性研究，观察研究药物对受试者的有效性和短期安全性，探讨药物服用剂量、最大耐受量和评估可能的研究终点目标或可能受试群体（轻微/严重疾病状态）对象。Ⅱb期属于早期对照研究，探讨适应证策略、剂量选择等。

Ⅱ期临床试验作为探索性试验，可以采用多种设计方法，如同期对照、自身对照、开放试验、三臂试验（阳性对照药物、安慰剂、试验药物）、量效关系研究等。

（一）量效关系研究

Ⅱ期临床试验的目的之一是充分确定量效关系和药物的治疗范围。治疗范围通常指的是最低有效剂量（minimum effect dose，MED）和最高可耐受剂量（maximum tolerable dose，MTD）之间的剂量范围。ICH-E4指南描述了评价量效关系的4种不同设计：平行量效关系设计、交叉量效关系设计、强制性剂量调整设计和最佳剂量调整设计。

平行量效关系设计是剂量研究中常用的设计方法，即随机平行的量效研究，把受试者随机分为数个有各自固定剂量的组。固定剂量指最终的或维持的剂量；受试者可开始时即用此剂量，也可以安全地逐渐滴定到此剂量（通常是通过强制的滴定方案）。在以上两种情况下，最终剂量应维持足够的时间来进行量效关系比较研究。在平行量效关系设计中，一般除安慰剂以外至少应有2～3个剂量组，通过试验获得量效曲线，以证明量效关系，如果选择的多个剂量过大或剂量组间剂量梯度过小，则有可能导致不能形成量效曲线，无法获得量效关系。在此情况下，如果试验中设置了安慰剂对照，并且某剂量组与安慰剂组效应差别有统计学意义，则可以说明药物存在量效关系。因此，建议在符合伦理的前提下使用安慰剂对照。另外，增加阳性对照药物也可以为剂量的确定提供一定的依据。

（二）随机对照临床试验

由于Ⅱ期临床试验属于探索性人体试验，一般选择拟治疗的适应证患者为受试者人群，其样本量较少，这增加了对新药有效性判断的不确定性。为了降低Ⅲ期临床试验失败的风险，Ⅱ期临床鼓励采用随机对照设计，并且保证样本量具有一定统计学估算基础。尽管Ⅱ期随机对照临床设计没有足够的统计把握度对新药做出决定性的评价，但这种设计可以为有前景的新药优先进入Ⅲ期试验提供量化依据。Ⅱ期随机对照临床试验设计可应用于评价多种剂量、多种给药方案、试验治疗和标准治疗对比的研究，为Ⅲ期临床试验设计提供更加具有借鉴意义的数据。

对照组根据研究目的的不同可以是安慰剂或是阳性对照药物。在有的临床设计中还可能同时设有安慰剂与阳性对照药物组，这种设计被称为"三臂"研究。对照试验主要可分为平行对照试验与交叉对照试验两种。

1. 平行对照试验　是指将受试者随机地分配到试验各组，同时进行临床试验。平行对照不一定只有试验组和对照组两个组别，可为受试药物设置多个对照组，受试药物也可按若干剂量分组。对照组的选择应符合设计方案的要求。本设计的优点是有利于贯彻随机化的原则，避免非处理因素的影响，增强试验组和对照组的可比性，控制试验误差和偏性。

2. 交叉对照试验　是一种特殊的自身对照设计，使每个受试者随机地在两个或多个不同试验阶段接受指定的处理（受试药物和对照药物）。这种设计有利于控制个体间的差异，减少受试者人数。最简单的交叉设计是 2×2 形式（AB/BA）。每个受试者需经历如下几个试验过程，即筛选期、第一试验阶段、洗脱期、第二试验阶段。在两个试验阶段分别观察两种药物的疗效和安全性。图 10-3 分别示意了典型的平行对照试验设计和两序列双交叉试验设计。

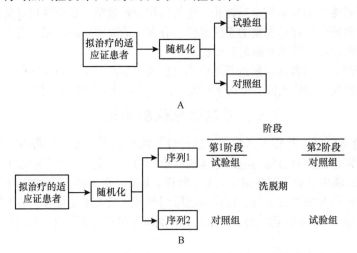

图 10-3　平行对照试验设计（A）和两序列双交叉试验设计（B）

案例 10-2　　　盐酸二甲双胍片（格华止）的临床试验

在 2 型糖尿病患者中研究多个剂量水平的格华止与安慰剂比较的剂量反应。该研究是一项随机、双盲、安慰剂对照的平行分组研究，包括两个阶段，在单盲安慰剂导入期结束时，451 例合格的受试者被随机分配到 6 个双盲治疗组中（即安慰剂组，500mg/d、1000mg/d、1500mg/d、2000mg/d、2500mg/d 的格华止组），治疗 11 周。结果表明，在所有随机分配的剂量水平，格华止均有效。剂量反应一直增加至 2000mg/d，剂量从 2000mg/d 增加到 2500mg/d 时，药物效应出现下降。说明，与安慰剂相比，500mg 是最低有效剂量（$P=0.03$），2000mg 为最大有效剂量（$P=0.001$）。

问题　本研究属于哪种设计类型？

分析　本研究属于随机、双盲、安慰剂对照的平衡分组量效关系研究。

量效关系研究的目的是了解药物剂量、血药浓度以及临床效应之间的关系。确定患者人群、剂量和给药方案。①患者人群：药物对哪类患者可能有效。②剂量：采用哪种剂量可能获益 - 风险比更高。③给药方案：采用哪种服用的原则（如每天一次、一天两次、两天一次等）可能获益 - 风险比更高。

Ⅱ期随机对照临床试验主要目的是通过对所试验药物的有效性进行评估，从而选择有效性最佳

的剂量、给药方案或候选药物进入Ⅲ期临床试验。Ⅱ期随机对照临床试验所需的样本量不足以对试验药物的优效性、非劣效性或等效性进行推断。

四、Ⅲ期临床试验的设计

Ⅲ期临床试验是新药临床研究阶段的关键性试验，是新药能否最终获批上市的临床基础。Ⅲ期临床试验又称为确证性临床试验，是为了进一步确证Ⅱ期临床试验（探索性临床试验）所得到有关新药有效性和安全性的数据，为新药获得上市许可提供足够的证据。

Ⅲ期临床试验一般是具有足够受试者样本量的随机盲法对照试验，一般采用多中心临床研究。对照组采用安慰剂或阳性对照药物。最关键的假设应根据试验主要目的产生。根据对照组类型的不同，选择合适的假设检验比较类型，即"非劣效性检验""等效性检验""优效性检验"，主要假设应于试验开始前在试验方案中预先设定并于试验结束后严格按照预先设定的分析计划完成假设检验。除此之外，在试验方案中还应阐明试验设计方法、统计分析方法及相关理由。

Ⅲ期临床试验结束时需提供有统计学意义的结论，包括新药目标适应证、所纳入的疾病人群、主要疗效指标、给药途径、用法用量及疗程、足够支持注册申请的安全性信息，并针对有效性及安全性数据进行全面的风险-效益的评估等。

（一）有效性指标观测与评价

有效性指标又称为疗效指标，是反映药物作用于受试者所表现出的有效性的主要观测与评价工具。在Ⅲ期临床试验完成后，以主要疗效指标和次要疗效指标比较试验组和对照组之间的差异，对受试制剂的有效性及临床意义做出评价。

1. 疗效观测指标　疗效观测指标是用于评价药物有效性的主要观察和测量工具，可以是疾病临床终点（如死亡、残疾、功能丧失）、影响疾病进程的重要临床事件（如心肌梗死、脑卒中的发生），也可以是反映患者社会参与能力、生存能力、临床症状和（或）体征、心理状态等内容的相关量表或其他形式的定量、半定量或定性的指标，也可以是通过某些医疗仪器和设备测量手段获得的数据或检查结果，主要包括影像学、病理、生化等指标（如病理检查结果、细菌培养、血脂、血压等）。

临床终点指标是指能够反映患者的主观感觉、功能变化的特征性指标，以及疾病的终点（如死亡、残疾、功能丧失）和某些重要的临床事件（如骨折）等指标。临床终点指标能直接评价药物真实的效应，如症状缓解率、疾病病死率或者临床严重事件发生率等。但由于某些疾病临床终点指标的评价往往需要的时间长、样本量大、研究成本高，有时还存在伦理学风险，导致临床终点指标观测存在困难或不合理。因此，常以易于观察和测量的疗效指标替代临床终点指标评价药物的有效性。

替代指标是指能够替代临床终点指标、反映和预测临床终点指标变化的指标。替代指标应该是根据流行病学、治疗学、病理生理学或其他科学的证据，能够合理预测临床受益或者对临床终点指标存在疗效的指标。例如，血压、低密度脂蛋白作为替代指标可以预测心血管事件的发生率。需要特别注意的是，虽然替代指标可以降低药物研发成本和试验难度，但不是真正的临床终点指标，且能够广泛使用的替代指标并不多。替代指标可能因为选择不当而导致试验失败，因此，选择替代指标需要特别谨慎。

2. 主要疗效指标和次要疗效指标　在一项临床试验设计中，疗效指标应分为主要疗效指标（主要终点）和次要疗效指标（次要终点）。

（1）主要疗效指标：主要疗效指标是反映临床试验主要目的的指标。

在确证性临床试验中，反映药物有效性的主要疗效指标一般应该是该目标适应证的临床终点指标或公认的替代指标。

主要疗效指标的选择需注意：①主要疗效指标不能随意确定，应该与药物拟定的目标适应证、临床定位和临床试验目的相一致。②主要疗效指标不宜太多，通常只有一个。但有些适应证应选择多个不同维度、相关性较低的主要疗效指标，并应考虑对Ⅰ类错误（原假设是正确的，却拒绝了原假设）进行控制。③主要疗效指标应具有较高的效度和信度并被广泛采用、容易理解。④主要疗效指标应该符合当前国内外相应适应证领域的共识。

（2）次要疗效指标：次要疗效指标是指与临床试验主要目的相关的重要支持性疗效指标，或与次要目的相关的疗效指标。次要疗效指标可以是多个。次要疗效指标可以为疗效确定提供支持，但不能作为疗效确证性依据。如与主要疗效指标相关性较强的次要疗效指标应当与主要疗效指标之间显示相应的逻辑关系。

（3）疗效评价：药物的临床有效性通过疗效观测指标来记录，而疗效评价可以是某一疗效观测指标的直接测量结果，更多的是在直接测量结果基础上转化而来的、特定的评价指标。因此，无论是主要疗效指标还是次要疗效指标的确定，除了需要确定疗效观测指标外，更重要的是根据临床试验目的，以疗效观测指标为基础确定疗效评价指标。同一疗效观测指标，可以转化出多种疗效评价指标，不同的疗效评价指标在药物有效性确定中的作用不同，如某一适应证的评价量表，以治疗前后的减分值为主要疗效指标，而以 50% 的减分率为次要疗效指标。在临床试验方案中必须预先明确设定并说明哪种疗效指标为主要疗效指标，哪种为次要疗效指标，不能在试验开始后对主要疗效指标进行期中调整，更不能在临床试验结束后再行调整。

需要特别关注的是，在某些药物的有效性评价中，为了可直观地比较临床疗效，有时把连续的计量疗效观测指标转化为分类指标，常见的是根据某一标准（截断点）转化成二分类，如"有效""无效"两类。如对一个连续计量疗效指标以最低改善百分率等于或超过某一阈值（如"痊愈"或"临床控制"）患者的比例作为疗效评价指标，这种疗效评价指标同样也应在临床试验设计方案中事先做出明确的规定。

一般不主张将定量指标简单地转化为多分类等级指标。因为这种转化缺乏足够科学性的基础；更不能事后随意划分截断点（如计算痊愈率、愈显率、有效率、总有效率等）进行组间比较，以免导致 I 类错误率无法控制。

3. 疗效指标观察和测量　不同的疗效指标观察和测量的方法不同，同一疗效指标不同疗效评价方法也可以有不同的观察和测量方法，因此在临床试验设计时，除了需要预先确定疗效指标外，还应该详细规定其观察和测量的具体方法，并注意测量环境、测量方法、测量质量的要求和控制等。

对稳定性较好的疗效指标，如重要临床事件的发生率等看似简单的指标，也应该制订符合国内外共识的具体观测和判断的详细标准（如判断骨折愈合的标准等）。对于主观性较强或容易变异的疗效指标，有时需要在观测时间窗内（包括基线）多次测量，并规定用于疗效评价的测量值的取值要求。应该制订相应的标准化操作规范或指南。

对于量表的使用应制订相关的使用指南和标准、存在争议时的处理方法等。

4. 疗效指标访视点的设置　疗效指标访视点一般包括基线访视点、中间访视点、试验结束访视点、随访期的访视点等。不同的疾病、不同的试验目的、不同的疗效观测指标，其访视点的设置要求不同。

（二）安全性指标观测与评价

安全性指标不仅是指实验室检查指标，还应当包括所有的症状、体征等临床表现。在临床试验总结报告中应对受试药物和对照药物（包括安慰剂）的所有不良事件进行详细的描述和报告，包括临床症状、生命体征和实验室检查结果的异常改变等。

安全性指标检测时点（包括时间窗）的设置需符合疾病发生发展变化的规律、相关指标变化规律及药物的特点等因素。应预先制订临床试验期间或临床试验结束后实验室检测结果出现异常值的复查、随访要求，保证及时预警和采取相应措施，直到实验室检测指标恢复正常或稳定（如果不能期待完全恢复正常）。应在研究病历和病例报告表中完整记录处理过程、随访数据及转归，附上相关检查报告单。在临床试验安全性数据中，任何实验室参数变化及生命体征、体格检查异常都可能提示药物的潜在毒性或风险。对于因此退出研究的受试者，也应密切随访，记录转归及相关数据。

不良事件与药物因果关系的判定方法：国际上有多种方法判断药物不良事件/不良反应的因果关系，分析其关联性。对于药物上市前临床试验不良事件/不良反应的因果关系，建议依据以下五个原则分析判定。

（1）开始用药的时间与不良事件/不良反应出现的时间有无合理的先后关系。

（2）可疑不良反应是否符合该药品已知不良反应类型。

（3）所怀疑的不良反应是否可以用患者的病理情况、合并用药、合并治疗方法或曾用治疗方法来解释。

（4）停药或降低剂量可疑的不良反应是否减轻或消失。

（5）再次使用可疑药品后是否再次出现同样反应。

五、Ⅳ期临床试验的设计

Ⅳ期临床试验是新药上市后由申办者进行的应用研究阶段。其目的是考察在广泛使用条件下的药物的疗效和不良反应，评价在普通或者特殊人群中使用的利益与风险关系及改进给药剂量等，通常采用多中心开放试验。

Ⅳ期临床试验为上市后开放性试验，可不设对照组，试验组病例数应大于 2000 例，也可根据需要对某些适应证或某些试验对象进行小样本随机对照试验。其病例入选、排除标准、疗效评价及不良反应评价标准、各项观察指标等均参考Ⅱ期临床试验的设计要求。

六、生物等效性试验的设计

无论对于创新药物还是仿制药物，"相似或差异"的问题一直贯穿于整个药物研发过程，要研制一个高质量的药品，必须进行大量的实验或试验，同时对药品处方（或）工艺做必要的改进。在药物研发过程中会经常出现的问题是变更后的药品是否仍和原药品生物等效。生物等效性研究从药物批准前到上市后都发挥重要的作用。这些研究可保证该药品在整个药品研发过程中的质量。在一定情况下，生物等效性研究也常用于桥接研究，可提供药品安全性和有效性的支持性证据，无须再进行随机临床试验。

（一）生物等效性的概念及研究方法

生物等效性（bioequivalence，BE）定义如下：在相似的试验条件下单次或多次给予相同剂量的试验药物后，受试制剂中药物的吸收速度和吸收程度与参比制剂的差异在可接受范围内。生物等效性研究方法按照研究方法评价效力，其优先顺序为药动学研究方法、药效学研究方法、临床研究方法和体外研究方法。

1. 药动学研究方法 对于大多数药物而言，生物等效性研究着重考察药物自制剂释放进入体循环的过程，通常将受试制剂在机体内的暴露情况与参比制剂进行比较。

在上述定义的基础上，以药动学参数为终点评价指标的生物等效性研究又可表述为通过测定可获得的生物基质（如血液、血浆、血清）中的药物浓度，取得药动学参数作为终点指标，借此反映药物释放并被吸收进入循环系统的速度和程度。通常采用药动学终点指标 C_{max} 和 AUC 进行评价。

如果血液、血浆、血清等生物基质中的目标物质难以测定，也可通过测定尿液中的药物浓度进行生物等效性研究。

2. 药效学研究方法 在药动学研究方法不适用的情况下，可采用经过验证的药效学研究方法进行生物等效性研究。

3. 临床研究方法 当上述方法均不适用时，可采用以患者临床疗效为评价终点指标的临床研究方法验证等效性。

4. 体外研究方法 体外研究仅适用于特殊情况，如在肠道内结合胆汁酸的药物等。对于进入循环系统起效的药物，不推荐采用体外研究方法评价等效性。

以上生物等效性研究方法中以药动学研究方法最为常用。目前通用的评价方法是置信区间法，当主要药动学参数对数转换后几何均值比的 90% 置信区间在 80.00% ~ 125.00% 时，受试制剂吸收的速度和程度与参比制剂相当，视为生物等效。从等效性的程度来看有三种：平均生物等效性（average bioequivalence，ABE）、群体生物等效性（population bioequivalence，PBE）、个体生物等效性（individual bioequivalence，IBE）。目前法规指南认为对群体生物等效性和个体生物等效性评价方法经验有限，而且目前大多数药物运用平均生物等效性评价方法即可满足要求，因此进行生物等效性评价一般采用平均生物等效性。

（二）以药动学参数为终点评价指标的平均生物等效性研究

1. 研究总体设计 根据药物特点，可选用：①两制剂、单次给药、交叉试验设计；②两制剂、单次给药、平行试验设计；③重复试验设计。

对于一般药物，推荐选用第 1 种试验设计，纳入健康志愿者参与研究，每位受试者依照随机顺序接受受试制剂和参比制剂。对于半衰期较长的药物，可选择第 2 种试验设计，即每个制剂分别在具有相似人口学特征的两组受试者中进行试验。第 3 种试验设计是前两种的备选方案，是指将同一制剂重复给予同一受试者，可设计为部分重复（单制剂重复，即三周期）或完全重复（两制剂均重复，即四周期）。重复试验设计适用于部分高变异药物（个体内变异≥ 30%），优势在于可以入选较少数量的受试者进行试验。

对于高变异药物，可根据参比制剂的个体内变异，将等效性评价标准作适当比例的调整，但调整应有充分的依据。

2. 受试者选择　受试者一般应符合以下要求：①年龄在 18 周岁以上（含 18 周岁）；②应涵盖一般人群的特征，包括年龄、性别等；③如果研究药物拟用于两种性别的人群，一般情况下，研究入选的受试者应有适当的性别比例；④如果研究药物主要拟用于老年人群，应尽可能多地入选 60岁以上的受试者；⑤入选受试者的例数应使生物等效性评价具有足够的统计学效力。筛选受试者时的排除标准应主要基于安全性方面的考虑。当入选健康受试者参与试验可能面临安全性方面的风险时，可入选试验药物拟适用的患者人群，并且在试验期间应保证患者病情稳定。

3. 参比制剂的选择　仿制药生物等效性试验应尽可能选择原研产品作为参比制剂，以保证仿制药质量与原研产品一致。

4. 给药方法

（1）单次给药研究：通常推荐采用单次给药药动学研究方法评价生物等效性，因为单次给药在评价药物释放的速度和程度方面比多次给药药动学研究的方法敏感，更易发现制剂释药行为的差异。

（2）稳态研究：有时出于安全性考虑，需入选正在进行药物治疗且治疗不可间断的患者时，可在多次给药达稳态后进行等效性研究。

5. 餐后生物等效性研究　食物与药物同服，可能影响药物的生物利用度，因此需进行餐后生物等效性试验来评价进食对受试制剂和参比制剂生物利用度影响的差异。建议采用单剂量、两周期、两制剂、两顺序交叉试验设计进行餐后生物等效性试验。

对于口服常释制剂，通常需进行空腹和餐后生物等效性研究。但如果参比制剂说明书中明确说明该药物仅可空腹服用（饭前 1h 或饭后 2h 服用）时，则可不进行餐后生物等效性研究。

对于仅能与食物同服的口服常释制剂，除了空腹服用可能有严重安全性方面风险的情况外，均建议进行空腹和餐后两种条件下的生物等效性试验。如有资料充分说明空腹服药可能有严重安全性风险，则仅需进行餐后生物等效性试验。

对于口服缓控释制剂，建议进行空腹和餐后生物等效性试验。

6. 实验实施

（1）空腹试验：试验前夜至少空腹 10h。一般情况下，在空腹状态下用 240ml 水送服受试制剂和参比制剂。口腔崩解片等特殊剂型应参考说明书规定服药。

（2）餐后试验：试验前夜至少空腹 10h。受试者试验当日给药前 30min 时开始进食标准餐，并在 30min 内用餐完毕，在开始进餐后 30min 准时服用试验药物，用 240ml 水送服。

（3）服药前 1h 至服药后 1h 内禁止饮水，其他时间可自由饮水。服药后 4h 内禁食。每个试验周期受试者应在相同的预定时间点用标准餐。

（4）建议恰当地设定样品采集时间，使其包含吸收相、分布相、消除相。一般建议每位受试者每个试验周期采集 12 ～ 18 个样品，其中包括给药前的样品。采样时间不短于 3 个末端消除半衰期。根据药物和制剂特性确定样品采集的具体时间，要求应能准确估计 C_{max} 和 λ。末端消除至少采集 3 ～ 4 个样品以确保准确估算末端斜率。除可用 $AUC_{0\to72h}$ 来代替 $AUC_{0\to t}$ 或 $AUC_{0\to\infty}$ 的长半衰期药物外，$AUC_{0\to t}$ 至少应覆盖 $AUC_{0\to\infty}$ 的 80%。实际服药和采样时间与计划时间可能有偏差，建议采用实际时间进行药动学参数计算。

7. 生物样品分析　用于生物等效性研究的生物样品分析方法在准确度、精密度、选择性、灵敏度、重现性等方面应符合要求。

8. 用于评价生物等效性的药动学参数

（1）吸收速度：推荐采用实测药物 C_{max} 评价吸收速度。药物 T_{max} 也是评价吸收速度的重要参考信息。

（2）吸收程度 / 总暴露量：对于单次给药研究，建议采用如下两个参数评价吸收程度：$AUC_{0\to t}$ 和 $AUC_{0\to\infty}$，其中：

$$AUC_{0\to\infty}=AUC_{0\to t}+C_t/\lambda_z$$

式中，C_t 为最后一个可准确测定的药物浓度；λ_z 为用适当方法计算所得的末端消除速率常数。对于多次给药研究，建议采用达稳态后给药间隔期（τ）内的药 – 时曲线下面积 $AUC_{0-\tau}$ 评价吸收程度。

（3）部分暴露量：特定情况下，可能需要增加部分暴露量指标来观测早期暴露值。部分暴露量测定的时间设置应符合临床疗效评价要求。应采集足够数目的可定量生物样品，以便充分估计部分暴露量。

9. 数据处理与结果评价　生物等效性是指一种药物的不同制剂在相同的实验条件下，给予相同剂量，其吸收程度和吸收速度没有明显差异。故对受试制剂与参比制剂的生物等效性评价，应从药物吸收程度和吸收速度两方面进行，主要药动学参数 C_{max}、AUC_{0-t} 和 $AUC_{0-\infty}$，应同时适用于前述等效标准。当 T_{max} 与药物的临床疗效密切相关时，通常采用配对非参数方法对 T_{max} 进行差异性检验。

在生物等效性研究中，由于样本量较少，难以确定数据的分布特征。故在进行等效性检验前主要药动学参数应使用自然对数进行数据转换。选择的对数转换方式应在试验过程中保持一致，当数据有偏倚时经对数转换可校正其对称性。通常如果研究药物包含多个组分，则每个组分均应符合生物等效性标准。

一般情况下，若受试制剂与参比制剂主要药动学参数（C_{max}、AUC）几何均数比的 90% 可信区间在 80.00% ~ 125.00% 范围内，则可认为参比制剂与受试制剂等效。而对于特殊类型药物如高变异药物、治疗窗窄的药物，这个范围可能应适当地放宽或缩小，这时可采用参比制剂标度的平均生物等效性（reference-scaled average bioequivalence，RSABE）方法，将等效性判定标准在 80.00% ~ 125.00% 的基础上适当放宽或缩窄，可减少不必要的人群暴露，达到科学评价不同制剂是否生物等效的目的。

案例 10-3　　　　　罗氟司特片人体生物等效性研究试验设计

某公司研制了罗氟司特片（国内仿制药），规格 0.5mg/ 片，拟在中国志愿者中开展以国外某公司生产的罗氟司特片为参比制剂的生物等效性研究。

问题

（1）本研究可以采用何种试验设计？

（2）在试验设计中需要具体关注哪些重要环节？

分析

（1）本研究采可以用开放、随机、交叉、单剂、两周期的试验设计。

（2）在生物等效性设计中应重点考虑样本量、受试者选择、给药剂量、采血点、洗脱期、目标待测物的选择等。例如，可拟入选健康志愿者 48 例（其中空腹 24 例，餐后 24 名）；志愿者在禁食条件下服用受试制剂或参比制剂 0.5mg（1 片），洗脱 2 周后，交叉给予试验制剂或参比制剂 0.5mg（1 片）；志愿者每周期禁食过夜至少 10h 后，次日早晨空腹以 240 ml 温水送服 1 片（0.5mg/ 片）罗氟司特片；每周期分别于给药前及给药后第 0.25h、0.5h、1h、1.5h、2h、4h、6h、8h、10h、12h、14h、24h、36h、48h、72h、96h、120h 采集静脉血 4ml；测定血浆中罗氟司特及其代谢物罗氟司特 N- 氧化物的浓度；计算药动学参数，判定两种制剂是否生物等效。

第三节　药物临床试验的实施

一、药物临床试验的一般流程

任何在人体进行的临床试验必须有明确的研究目的，需严格遵循科学、伦理的原则及 GCP 和现行法规要求，规范地实施、科学地观测、准确地记录、客观地总结和报告。在我国药物临床试验的实施流程一般如图 10-4 所示。开展药物临床试验的基本流程包括试验准备、伦理委员会审批、试验实施、分析总结和试验结束等若干时间阶段。新药临床试验的开展前须在国家药品监督管理局备案。撰写内容齐备的研究者手册；选择具备试验条件和资质的药物临床试验机构和主要研究者；制订科学合理的临床试验方案、病例报告表（case report form，CRF）、知情同意书和标准操作规程。伦理委员会审批同意后方可实施试验。签知情同意书与筛选入选受试者；试验过程中严格按方案要求进行随访、定期进行数据监查和质量控制。在最后一例受试者既定随访结束之后，完成数据核查并锁定数据库。最后进行数据分析和完成临床试验报告。

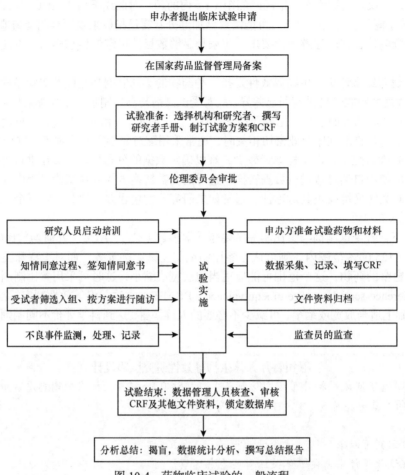

图 10-4　药物临床试验的一般流程

药物临床试验质量依赖于整个临床试验过程的规范化管理。参与临床试验的各方必须各司其职，明确责任和分工，从而保证临床试验质量。

二、申办者的职责

申办者（sponsor），指负责临床试验的发起、管理和提供临床试验经费的个人、组织或者机构。申办者应当把保护受试者的权益和安全，以及临床试验结果的真实、可靠作为临床试验的基本考虑。

申办者是保证临床数据质量和完整性的最终责任人。申办者应当建立临床试验的质量管理体系。申办者的临床试验的质量管理体系应当涵盖临床试验的全过程，包括临床试验的设计、实施、记录、评估、结果报告和文件归档。质量管理包括有效的试验方案设计、收集数据的方法及流程、对于临床试验中做出决策所必需的信息采集。

申办者可以将其临床试验的部分或全部工作和任务委托给合同研究组织，但申办者仍然是临床试验数据质量和可靠性的最终责任人，应当监督合同研究组织承担的各项工作。合同研究组织应当实施质量保证和质量控制。

申办者指派监查员。监查员应当受过相应的培训，具备足够的临床试验监查需要的科学知识和临床医学知识，能够有效履行监查职责。监查的目的是保证临床试验中受试者的权益，保证试验记录与报告的数据准确、完整，保证试验遵守已同意的方案、GCP 和相关法规。申办者为评估临床试验的实施和对于法律法规的依从性，可以在常规监查之外开展稽查，由不直接涉及试验的人员定期对质量体系的依从性进行系统性检查。

临床试验完成或者提前终止，申办者应当按照相关法律法规要求向药品监督管理部门提交临床试验报告。临床试验总结报告应当全面、完整、准确反映临床试验结果，临床试验总结报告安全性、有效性数据应当与临床试验实施中取得源数据一致。

取得药品注册证书的申办者称为上市许可持有人，对药品的非临床研究、临床试验、生产经营、上市后研究、不良反应监测及报告与处理等全生命周期承担着相应责任。药品上市许可持有人的法定代表人、主要负责人对药品质量全面负责。

三、研究者的职责

主要研究者（principal investigator）指实施临床试验并对临床试验质量及受试者安全和权益负责的试验现场的负责人。经主要研究者授权、具体实施临床试验，保证临床试验质量，保障受试者安全权益的人员称为研究者（investigator）。临床研究机构负责实施临床试验，对临床试验的各阶段进行管理，并接受申办者和药品监督管理部门监督和检查。主要研究者和临床试验机构授权个人或单位承担临床试验相关的职责和功能，应当确保其具备相应资质，应当建立完整的程序以确保其执行临床试验相关职责和功能，产生可靠的数据。

研究者应当遵守试验方案。研究者和临床试验机构应当按照伦理委员会同意的试验方案实施临床试验。未经申办者和伦理委员会的同意，研究者不得修改或者偏离临床试验方案，但不包括为了及时消除对受试者的紧急危害而进行的改动。研究者或其指定的研究人员应当对偏离试验方案予以记录和解释。研究者修改试验方案，需要经过申办者同意，并提交伦理委员会审查，必要时报告药品监督管理部门。

临床试验完成后，研究者应当向临床试验机构报告；研究者和临床试验机构应当向伦理委员会提供临床试验结果的摘要，向申办者提供药品监督管理部门所需要的相关临床试验报告。

四、受试者权益保护

在药物临床试验的过程中，必须对受试者的个人权益给予充分的保障，受试者的权益、安全和健康必须高于对科学和社会利益的考虑。知情同意书签名与伦理委员会对伦理申请的审批是保障受试者权益的主要措施。试验方案也在很大程度上决定了受试者的获益与风险，试验方案在本章第二节已有讨论，此处讨论伦理委员会与知情同意书。

（一）伦理委员会

伦理委员会由医学、科学及非科学背景人员独立组成，其职责是通过审查、同意、跟踪审查试验方案及相关文件，获得和记录受试者知情同意所用的方法和材料等，确保受试者的权益、安全受到保护。伦理委员会的委员人数不得少于7人，应当有不同性别的委员，应当有医药专业委员和非科学背景委员，应当有临床试验机构以外的委员。所有委员均接受伦理审查的培训，能够审查临床试验相关的伦理学和科学等方面的问题。

临床试验方案须经伦理委员会审议同意并签署批准意见后方可实施。药物临床试验期间方案变更，在申办者充分进行风险评估的基础上，还应严格遵守伦理审查的相关规定和要求，必要时还应更新研究者手册、知情同意书等相关文件并报伦理委员会审查。试验中发生所有可疑且非预期严重不良事件，应及时向伦理委员会报告。

伦理委员会应从保障受试者权益的角度严格按下列各项内容审议临床试验方案：①研究者的资格、经验、是否有充分的时间参加临床试验，人员配备及设备条件等是否符合试验要求；②试验方案是否充分考虑了伦理原则，包括研究目的、受试者及其他人员可能遭受的风险与受益和试验设计的科学性；③受试者入选的方法，向受试者或其监护人提供有关本试验的信息资料是否完整易懂，获取知情同意书的方法是否适当；④受试者因参加临床试验而受到损害甚至发生死亡时，给予的治疗和（或）保险措施；⑤对试验方案提出的修正意见是否可接受；⑥定期审查临床试验进行中受试者的风险程度。

（二）知情同意书

知情同意（informed consent），指受试者被告知可影响其做出参加临床试验决定的各方面情况后，确认同意自愿参加临床试验的过程。知情同意过程应以知情同意书作为证明文件。知情同意书（informed consent form）是记载知情同意过程的书面的、签署姓名和日期的证明文件。研究者需向受试者说明试验性质、试验目的、可能的受益和风险、可供选用的其他治疗方法及符合《赫尔辛基宣言》规定的受试者的权利和义务等，使受试者充分了解后表达其同意参与临床试验。

研究者或其指定的代表必须向受试者充分和详细解释有关临床试验的情况，并获得受试者或其监护人签署的知情同意书后方可进入临床研究。知情同意书的内容应包括：①试验概况、试验目的、预计受试者人数、预期持续时间、试验治疗和随机分配至各组的可能性、受试者需要遵守的试验步骤、受试者的义务、临床试验所涉及试验性的内容、试验可能致受试者的风险或不便、试验预期的获益和补偿、可能被终止试验的情况及理由；②受试者参加试验及在试验中的个人资料均属保密，但必要时，监查员、稽查员、伦理委员会和药品监督管理部门检查人员可以按规定查阅参加试验的受试者资料；③受试者参加试验是自愿的，可以拒绝参加或有权在试验任何阶段随时退出试验而不会遭到歧视或报复，其医疗待遇与权益不会受到影响；④受试者发生与试验相关的损害时，可获得补偿及治疗；⑤当存在有关试验信息和受试者权益的问题，以及发生试验相关损害时，受试者可联系的研究者和伦理委员会及其联系方式；⑥有新的可能影响受试者继续参加试验的信息时，将及时告知受试者或其监护人。

研究者必须给受试者充分的时间以考虑是否愿意参加试验，对无能力表达同意的受试者，应向其监护人提供上述介绍与说明。知情同意过程应采用受试者或监护人能理解的语言和文字，试验期间受试者可随时了解与其有关的信息资料。知情同意书应一式两份，志愿者可获得签名后的副本。

五、药物临床试验的质量管理

药物临床试验的质量，直接影响药品监管决策证据与药品临床使用证据的可靠性，是药物临床试验的生命线。临床试验的质量管理应当涵盖临床试验的全过程，包括临床试验的设计、实施、记录、评估、结果报告和文件归档等。按照 GCP 要求建立质量保证（quality assurance，QA）体系是保证药物临床试验质量的重要举措。以下将主要介绍质量保证体系的组成及临床试验管理的关键环节。

（一）质量保证

指在临床试验中建立的有计划的系统性措施，以保证在临床试验的实施和数据的生成、记录及报告均遵守试验方案、GCP 与相关法律法规。药物临床试验质量保证体系的组成要点如下所示。

1. 标准操作规程（standard operating procedures，SOP）　指保证某项特定操作的一致性而制订的详细的书面要求。按照 GCP 的要求，申办者和临床研究机构都应根据各自的职责要求，制订相应的配套标准操作规程。制订和实施标准操作规程是药物临床试验质量保证的基础，标准操作规程应逐步修订完善，修订过程亦应记录在案。

2. 质量控制（quality control，QC）　指在临床试验质量保证系统中，为验证临床试验所有相关活动是否符合质量要求而实施的技术和活动。制订并实施标准操作规程是保障质量控制得以实施的基础。其重点包括研究人员定期实施仪器维护和校准；自查数据记录的准确性与完整性；使用经过验证的统计学软件，采用可靠的数据输入办法等质量控制措施。

3. 监查与稽查　监查（monitoring）指监督临床试验的进展，并保证临床试验按照试验方案、标准操作规程、GCP 和相关法律法规要求实施、记录及报告的行动。监查员是由申办者任命的具备相关知识，经过专业和 GCP 培训，并对申办者负责的人员。其主要任务是在临床试验开始前、进行中及结束后对临床试验的各承担机构进行访视，随时了解试验进行情况，核实试验数据、方案依从性、试验药物管理、受试者的保护，发现存在的问题并得到及时纠正，并将每次访视的情况报告申办者。监查可以对研究者实施临床试验质量控制有巨大的推动作用。

稽查（audit）指对临床试验相关活动和文件进行系统的、独立的检查，以评估确定临床试验相关活动的实施、试验数据的记录、分析和报告是否符合试验方案、标准操作规程、GCP 和相关法律法规的要求。申办者选定独立于临床试验的人员担任稽查员，不能是监查人员兼任。稽查员应当经过相应的培训和具有稽查经验，能够有效履行稽查职责。

研究者和临床试验机构应当接受申办者组织的监查和稽查，以及药品监督管理部门的检查。在不违反保密原则和相关法规的情况下，监查员、稽查员可以查阅受试者的原始医学记录，以核实临床试验的过程和数据，研究者和临床试验机构应当配合并提供所需的与试验有关的记录。

4. 检查（inspection）　指药品监督管理部门对临床试验的有关文件、设施、记录和其他方面进行审核检查的行为，检查可以在试验现场、申办者或者合同研究组织所在地，以及药品监督管理部门认为必要的其他场所进行。

（二）临床试验用药品的管理

临床试验用药品（investigational product），指用于临床试验的试验药物、对照药物。按照我国GCP的规定，临床试验用药品的包装与标签必须符合试验设计的要求，如双盲试验要求试验药物与对照药物的外形、气味、包装、标签和其他特征方面均保持一致。临床试验用药品应由专人管理，使用及分发过程均应有完整记录。试验结束后的剩余药品应予回收并有相关记录。临床试验用药品应标明临床试验专用，由研究者负责使用于临床试验受试者，不得销售或转作他用。临床试验用药品的使用、分发等过程应接受监查员的监查。

（三）记录

药物研究的记录是指在药物研究过程中，应用实验、观察、调查或资料分析等方法，根据实际情况直接记录或统计形成的各种数据、文字、图表、声像等文件资料。对药物研究记录的基本要求：原始、真实、及时、准确、完整、规范。临床试验作为药物研究开发阶段的重要环节，其数据和资料的收集和管理也必须遵循这些一般要求。

（四）数据管理与统计分析

数据管理的目的是确保数据的可靠、完整和准确。临床试验中的数据管理相关方包括申办者、研究者、监查员、数据管理员和医药研发合同外包服务机构等，各相关方应各司其职、各尽其责。数据管理全过程的实施，从数据采集到数据库的最终建立，都必须符合我国GCP的规定和监管部门的相应技术规范要求。

临床试验除了遵循GCP以外，还必须事先应用统计学原理对试验相关的因素做出合理、有效的安排，最大限度地控制混杂与偏倚，减少试验误差。临床试验从试验设计到数据分析，均应有生物统计学专业人员参与。临床试验方案应包括统计分析计划，并说明采用的统计学方法，统计分析计划中应考虑受试者的分配方法、效应指标的假设检验方法，统计分析应尽可能遵从意向治疗原则（intention to treat, ITT），脱落和违背方案的受试者应在分析时予以考虑。随机入组后被剔除的受试者应尽可能少，若剔除则必须列出剔除的具体原因。应阐明所使用的统计方法和统计分析软件及其版本。计划的期中分析的时点选择也应在方案中说明。临床试验的统计分析报告内容应与试验总结报告内容相符。

（五）药物临床试验报告

临床试验报告是反映药物临床试验研究设计、实施过程，并对试验结果做出分析、评价的总结性文件，是正确评价药物是否具有临床实用价值（有效性和安全性）的重要依据，是药品注册所需的重要技术资料。临床试验报告不仅要对试验结果进行分析，还需对临床试验设计、试验管理、试验过程进行完整表达，以阐明试验结论的科学基础。

我国药品监督管理部门于先后发布了《化学药物临床试验报告的结构与内容技术指导原则》《中药、天然药物临床试验总结报告的撰写原则》《疫苗临床研究报告基本内容书写指南》。ICH发布了E3——《临床试验研究报告的格式和内容》。尽管不同的机构发布了不同的指南和要求，结构和格式上各有千秋，但是其要求基本上是一致的。

知识链接 10-3　　　　ICH–E3临床试验研究报告框架

1. 标题页

2. 概要

3. 个例临床研究报告目录

4. 缩略语和术语定义表

5. 伦理学　①独立伦理委员会或机构审查委员会；②研究的伦理行为；③患者知情与同意。

6. 研究者和研究管理结构

7. 简介

8. 研究目标

9. 研究计划　①整体研究设计和计划-描述；②研究设计的讨论，包括对照组的选择；③研究人群的选择；④治疗；⑤疗效和安全性变量；⑥数据质量保证；⑦研究方案中计划的统计方法和样本量的确定；⑧研究过程或分析计划的变更。

10. 研究患者　①患者的处置；②方案偏离。

笔记栏

11. 疗效评估 ①分析数据集；②人口统计学和其他基线特征；③治疗依从性的测量；④疗效结果和个体患者数据列表。

12. 安全性评价 ①暴露程度；②不良事件（AE）；③死亡、其他严重不良事件和其他重要不良事件；④临床实验室评估；⑤生命体征、体格检查发现和其他安全性相关观察结果；⑥安全性结论。

13. 讨论和总体结论

14. 参考但不纳入文本的表格、图示和图表 ①人口统计学数据；②疗效数据；③安全性数据。

15. 参考文献列表

16. 附录

（六）必备文件管理

临床试验必备文件是指能够单独或者汇集后用于评价临床试验的实施过程和试验数据质量的文件。这些文件用于证明研究者、申办者和监查员在临床试验过程中遵守了本规范和相关药物临床试验的法律法规要求。必备文件是申办者稽查、药品监督管理部门检查临床试验的重要内容，并作为确认临床试验实施的真实性和所收集数据完整性的依据。

申办者、研究者和临床试验机构应当确认均有保存临床试验必备文件的场所和条件。保存文件的设备条件应当具备防止光线直接照射、防水、防火等环境，有利于文件的长期保存。应当制订文件管理的标准操作规程。被保存的文件需要易于识别、查找、调阅和归位。用于保存临床试验资料的介质应当确保源数据或其核证副本在留存期内保存完整和可读取，并定期测试或检查恢复读取的能力，免于被故意或无意地更改或丢失。

用于申请药品注册的临床试验，必备文件应当至少保存至试验药物被批准上市后 5 年；未用于申请药品注册的临床试验，必备文件应当至少保存至临床试验终止后 5 年。（见二维码 10-3　拓展阅读）

（谢海棠　孙　华　李湘鸿）

本章二维码资源

第十一章 药物流行病学

学习要求：
1. 掌握药物流行病学的药品风险管理。
2. 熟悉药物流行病学的药物利用研究。
3. 了解药物流行病学的概述。

第一节 药物流行病学概述

一、药物流行病学的产生与发展

1. 药物流行病学的定义 药物流行病学是由临床药理学和流行病学相互渗透所形成的一门学科，是一门研究人群中药品利用及其效应的应用科学。药物流行病学运用流行病学原理与方法，研究临床药理学所关注的药物效应及不良反应，以评价药品在大范围人群中应用的效益－风险比（benefit-risk ratio），保障临床合理用药。

2. 国际药物流行病学的产生与发展 20世纪50年代末至60年代初，在欧洲、大洋洲、亚洲部分国家发生了上万例沙利度胺导致"海豹肢畸形新生儿"的灾难事件，堪称世界药物史上最严重的药害事件。世界各国围绕该群体事件展开了一系列药物流行病学研究，探索畸形儿发生与药物使用之间的密切联系，这一药害事件的典型案例研究催生与促进了药物流行病学学科的发展。

沙利度胺药害事件的深刻教训促使各国相继出台和完善相关药品管理的法律法规。1962年美国通过了《联邦食品、药品和化妆品法》的修正法案《科夫沃·哈里斯修正案》。该法案强调新药在进行人体试验前需完成充分的药理学和毒理学试验，以证明药物的安全性和有效性，并对新药审批程序做出详细规定。FDA要求申报者在开展新药临床研究前需递交临床前药理与毒理研究数据，明确规定新药临床试验分为三个阶段进行，药品上市前需完成随机对照临床试验以证明其有效性与安全性，其不断完善的新药审批程序一直沿用至今。该法案还要求对1938～1962年批准上市的药品进行药品质量、有效性、安全性的回顾性审查，对许多无疗效的药物及复方制剂做出撤市处理，开辟了主动进行药物上市后再评价研究的先例。《科夫沃·哈里斯修正案》的实施是现代药物发展史和药物流行病学发展史上的一个里程碑。

上述药害事件的严重性与普遍性使国际医药界的有识之士认识到，要保障人群的用药安全，除了上市前严格的临床试验之外，还必须系统地建立基于人群的药物效应研究理论和方法，由此促进了药物流行病学学科体系的形成。"药物流行病学"一词，最早于1974年以短语形式"pharmaceutical epidemiology"由瑞士药物流行病学专家Jan Venulet提出，1984年正式命名为"pharmacoepidemiology"，首次出现在英国学者Lawson D. H. 的论文"Pharmacoepidemiology: a new discipline"中，该文对这一新兴学科进行了系统、详细的阐述。

3. 药物流行病学在我国的产生和发展

（1）药物流行病学学术体系的建立与发展：从20世纪90年代起，国际药物流行病学研究迅速发展，我国药学、流行病学和临床药理学的学者及药政管理人员高度重视，以极大的热情投入我国药物流行病学的初创工作。上海、北京、温州、武汉等地的医药学工作者开展了一系列相关研究。1992年，《药物流行病学杂志》（*Chinese Journal of Pharmacoepidemiology*）在武汉创刊。1993年1月取得中国标准连续出版物号，得以正式出版。《药物流行病学杂志》是我国乃至整个亚洲药物流行病学学科领域中最早公开发行的专业期刊。继《药物流行病学杂志》之后，我国先后出版了中国科学技术协会主管的《药品不良反应杂志》，国家药品监督管理局主管的《中国药物警戒》等相关期刊。1994年由药物流行病学杂志社发起，向中国药学会申请成立中国药学会药物流行病学专业委员会，于1995年获中国药学会和中国科学技术协会批准。1995年，首届中国药物流行病学学术大会在武汉召开。1996年，由药物流行病学杂志社组织编写的《药物流行病学》专著出版，这是我国第一部药物流行病学专著。该书系统介绍了药物流行病学专业理论和实践经验，是制药企业、医疗单位、医药管理部门等相关专业人员的重要参考书籍。专业杂志的发行、专业学术机构的建立、专业著作的出版，标志着我国药物流行病学学科的创立，从而为学科发展构建了交流与合作平台。

（2）药品不良反应监测法规体系的建设与实施：药品安全问题是药物流行病学关注和研究的重要内容。近20年来我国药品安全性问题引起了社会广泛关注，药品不良反应（ADR）报告和监测工作得到政府和广大医药工作者前所未有的重视。《中华人民共和国药品管理法》（2019修订）中第12条规定："国家建立药物警戒制度，对药品不良反应及其他与用药有关的有害反应进行监测、识别、评估和控制。"2011年《药品不良反应报告和监测管理办法》正式实施，标志着我国药品不良反应监测工作开始步入法制化轨道。

（3）药品上市后再评价工作逐步开展：药物流行病学研究是药品上市后再评价的主要研究方法。随着中药注射剂的广泛应用，中药注射剂引起不良事件的报道日益增多，这些安全性问题进一步突显对中药注射剂进行上市后再评价的紧迫性和必要性。2009年7月《关于做好中药注射剂安全性再评价工作的通知》下发，这是我国有计划地开始对于一类药品进行上市后再评价的具体实践。

（4）药物流行病学数据库建设：药品安全性信息数据库建设与数据分析是药物流行病学研究的基本方法。药物流行病学涉及大量数据信息的收集、存储、加工、分析、统计等操作，主要依靠相关数据库，研究结果的可靠性亦取决于数据库的质量及其处理技术和分析方法的科学性。2003年上海市药品不良反应监测中心与复旦大学药学院合作，启动建立"上海市药品不良反应与用药人群监测平台系统"，并初步建立了可供药物流行病学研究的数据库系统。广东省药品不良反应监测中心建立药品不良反应数据库，并依靠药品不良反应网络管理平台进行信号检测，为发现新发、非预期的药品不良反应及其他药品安全性问题积累了有益经验。由Anderson教授于2003年建立的LactMed数据库是哺乳期药物使用领域最为权威的数据库。LactMed又称Drugs and Lactation Database（药物与哺乳数据库），是美国国立卫生研究院（NIH）国家医学图书馆（NLM）旗下TOXNET的子库之一。LactMed提供每个药物在哺乳期使用的最全面文献综述，包括药物的使用总结、药物浓度（乳汁和血液）、对泌乳和婴儿的影响、替代药物、参考文献等，是FDA、疾控中心（CDC）、美国妇产医师学院（ACOG）和美国儿科学会（AAP）、母乳喂养医学会（ABM）等多个权威机构推荐查询哺乳期用药信息的指定数据库。

二、药物流行病学的任务

药物流行病学的任务涉及研究与分析上市后药品用于广大人群的各类相关问题，主要任务包括：①补充完善上市前临床研究所获得的信息；②获取上市前临床研究未曾获得的新信息。

1. 补充完善上市前临床研究所获得的信息　新药上市前临床研究的规模有限，而上市后可在实施医疗方案的同时，进行新药的非试验性流行病学研究，以评价药物的有效性。通过上市后临床研究，可以经济而高效地积累较上市前临床试验样本量大得多的患者用药信息，据此以更精确的方法判定药品不良反应发生率。

药品上市前临床试验往往受到多种人为因素的限制，由于伦理因素未能纳入某些特殊人群，如老年人、儿童及妊娠期妇女等，故在药品上市后研究上述特殊人群的用药效应是药物流行病学的重要内容。

另外，药品上市前临床试验受试者的纳入均需遵照严格的入选标准，以期减少个体差异，从而增加发现不同试验组的组间差异概率。因此，在具体实施一项临床试验时，须拒绝将符合排除标准的患者纳入试验，其中包括正在服用其他药物或具有其他合并症的患者。而药品上市后的药物流行病学研究则会综合考虑多方面因素对药物效应的影响。在医疗实践中，常需了解一种药品相对于治疗同一适应证的其他可替代药品的比较信息，而这些信息只有在药品上市后进行药物流行病学研究时方可获得。

2. 获取上市前临床研究未曾获得的新信息　药物流行病学在这方面的任务包括：①发现新的药品不良反应，包括非常见药物效应和迟发效应；②了解大范围人群中药品应用疗效；③了解药物过量与中毒的效应；④对药品利用情况进行经济学评价。

由于药品上市前临床研究的结论因样本量相对较小而存在局限性，因此许多重要的非常见药品不良反应只有在药品上市后通过扩大样本量才能发现。药品上市前临床研究也可因用药时程及观测时程的限制而存在局限性。然而药品上市后临床试验则没有如此严格的时程限制，因此有可能对迟发型药品不良反应进行研究。多数情况下的药品上市前临床研究中，受试病例经过严格筛选纳入试验，且受到研究人员密切观察，受试者中很少发生用药过量情况。因此，对于过大剂量应用时的药物作用研究不可能在上市前完成，唯有在上市后药物流行病学调查中方才得以发现。现代社会越来越关注医疗保健成本，药品应用的成本核算不仅需要核算药品自身成本，还要考虑药品不良反应所带来的间接成本。如果药品所致药品不良反应需要额外医疗护理，甚至住院治疗，则所需成本往往较药品自身成本更高。相反，药物的有效应用则会减少医疗保健的花费，其所节省的价值亦将比药品自身成本更大。随着药物利用研究的发展，药品应用的经济学意义可在上市前得以预测，而更严谨的药物经济学研究只能在上市后通过药物流行病学手段得以实现。

药物流行病学作为一门新兴学科领域，已对医药学界的科学研究和发展做出了显著贡献。在当代社会，药品的安全性、有效性与价格适宜性是合理用药的主要内涵，也是一种药品能否长久地在市场流通使用的关键。只有药物流行病学研究才能真正回答药品对普通人群或特定人群的效应与价值，这是药物流行病学区别于其他学科专业的独特作用。通过药物流行病学研究，了解药物在广大人群中的实际使用情况，确定药品使用指征是否正确、用法是否适宜及将会产生何种效应，并找出药物使用不当的原因、药源性疾病的发生机制与相应防范措施，从而为医学诊疗及药事管理决策提供依据，以期达到促进广大人群合理用药和提高广大人群生命质量的目标。

三、药物流行病学的研究方法

药物流行病学是应用流行病学的原理和方法，研究人群中药物的利用及其效应的一门应用科学。因此，可以根据研究目的灵活选择流行病学的各种研究方法，既可以是常用的原始研究，如描述性研究、分析性研究和实验性研究；也可以采用二次研究，如系统综述和 Meta 分析。尤其在上市后监测和重大药害事件的调查中，可以灵活运用多种流行病学研究方法确定药物与不良事件的关系。但需要注意的是，不同的研究方法在因果关系论证上的能力不同，描述性研究是药物上市后研究的起点，也是药物上市后研究的主要方法之一，其通过描述与药物有关的事件在人群、时间和地区的频率分布特征、变动趋势，通过对比提供药物相关事件发生和变动原因的线索，产生研究假设，为进一步的分析性研究奠定基础。分析性研究因为有事先设立的对照组，通过比较研究组与对照组之间在各种分布上的差异，可以筛选与检验因果关系假设。实验性研究，尤其随机对照试验，是评价药物疗效的金标准，但通常不能专门用于药品不良反应的确证。

1. 描述性研究方法　药物流行病学常用的描述性研究包括病例报告和病例系列研究、生态学研究、现况调查（横断面研究）。

（1）病例报告和病例系列

1）病例报告（case report）：指通过对单个或少数几个特别的病例进行记录和描述，试图在疾病的表现、机制及诊断、治疗等方面提供第一手资料的医学报告。在药物流行病学领域，病例报告一般描述的是药物暴露并导致特殊事件（通常是不良事件）的病例。药物上市后所引起的罕见不良反应，甚至药源性疾病的初次报道大多来自医生的病例报告，通常是发现不良反应的第一线索，据此可以形成病因学假说。病例报告的特点是报告及时，可以迅速引起同行甚至公众的注意，形成安全警示信号；但病例报告的研究对象具有高度选择性，容易产生选择偏倚，只能用来产生病因学假设，不能进行因果关系的确定；而且一旦对某种药物的怀疑被公布，常引起医生和患者的过度报告，可能导致信息偏倚。

2）病例系列（case series）：与病例报告类似，但多在 10 例以上，且常是连续性入组病例的描述和总结。在药物流行病学领域，病例系列研究可以通过收集所有单一暴露因素的病例，再对其临床结局进行评价和描述，这些病例通常来自同一所医院或接受相同的治疗；病例系列研究也可以收集具有相同结局的病例，再追溯其暴露史。药物上市后，通过病例系列可以定量研究某种不良反应/不良事件（ADR/ADE）的发生率。当用病例系列研究来确定不良反应/不良事件发生率时，如果没有观察到特定事件，尤其是罕见事件的发生，通常可以采用"上限为三法则"（rule of three）来判断样本量，即针对 1/1000 的不良反应/不良事件发生率，至少要观察 3000 例服药对象，所发现的 1 例事件才具有统计学意义。

（2）生态学研究（ecological study）：在统计学上常被称为相关性研究（correlation study），它

是在群体水平上通过描述和比较不同群体中某因素的暴露状况与某研究结局（疾病或健康状况）分布的一致性和差异性，分析该暴露因素与研究结局之间的关系，从而探求病因学线索。在药物流行病学领域，生态学研究主要是描述某种不良事件和具有某些特征者，如服用某种药物者，在不同人群、时间和地区中所占比例，并从这两类群体数据中分析某种不良事件是否与服用某种药物有关，为进一步确定原因提供研究线索。

生态学研究又可以分为生态比较研究和生态趋势研究两种类型。生态比较研究（ecological comparison study）是观察不同人群或地区某种疾病的分布，然后根据疾病分布的差异，提出病因学假设。生态趋势研究（ecological trend study）是连续观察人群中某因素平均暴露水平的改变与某种疾病的发病率、死亡率变化之间的关系，了解其变动趋势；通过比较暴露水平变化前后疾病频率的变化情况，以判断某因素与某疾病的联系。生态学研究的特点是易于实施，可应用常规资料或现有资料来进行研究，因而节省时间、人力和物力，可以较快得到结果。但生态学研究只是分析群体平均药物暴露水平和人群总体发病率、死亡率之间的关系，我们并不知道每个个体的药物暴露与疾病状况，也无法控制可能的混杂因素；因此，这种方法只是粗线条的描述性研究，在结果讨论时必须慎重，避免出现生态学谬误（ecological fallacy）。

（3）现况调查：指主要用于了解药物使用的特点及与药物有关的事件分布特征，从而为进一步的病因学研究提供线索，为制订合理的药物使用策略和进行效果考核提供依据。

现况调查的特点是通过调查可发现疾病或健康状况与某些因素或特征的信息，但一般不知孰先孰后，因此在病因学分析时不能得出有关因果关系的结论，只能提示因素与疾病之间是否存在关联，从而为进一步的病因学研究提供初步线索。当然，如果暴露信息是不变的个人特征，如血型、遗传易感性等，则可以明确时间顺序。另外，现况调查在设计时一般不会特别设立对照组，但在资料分析时可以灵活地进行组间比较分析。从获取样本的方式可以将现况调查分为普查和抽样调查两类，普查是指对研究所确定调查范围内的全部观察对象进行调查；抽样调查是指从研究所确定全部观察对象中抽取一定数量的观察对象组成样本，根据样本信息推断总体特征的一种调查方法。抽样调查通常强调采取随机抽样（random sampling）的方法选取样本，即每名观察对象被抽到的机会相等，使样本信息对总体具有较好的代表性。设计时要确定抽样方法，并估算样本量。抽样调查的样本大小是抽样调查设计时必须考虑的问题。样本过大不仅浪费人力、物力，而且工作量过大容易造成因调查工作不细致所导致的误差；样本过小则影响其代表性。抽样方法主要有单纯随机抽样、系统抽样、分层抽样和整群抽样。

1）单纯随机抽样：单纯随机抽样是最基本的抽样方法。采用此抽样方法，需先将全部观察对象逐一编号，然后采用随机数字表或者抽签等方式选取一定数量的观察对象组成样本。此抽样方法通常只适用于观察对象数目不大的情况。

2）系统抽样：系统抽样是按照一定顺序机械地每隔一定数量的观察对象抽取一个样本的方法，因而又被称为间隔抽样、机械抽样或者等距抽样。一般情况下，系统抽样比单纯随机抽样的误差小，但如果研究总体的分布存在某种内在规律时，则可能会造成误差。

3）分层抽样：分层抽样是先将研究对象按某种特征分层，然后再在各层中随机抽样组成样本。在确定了样本总量后，从各层中抽取样本有两种方式：①各层抽样比例相同，如每层均抽出 10% 的研究对象，称为等比例分层随机抽样，此方法实施简单。②依据各层的特点，确定各层内抽样比例，称为不等比例分层随机抽样，此方法可使样本具有更好的代表性，减小抽样误差。但不等比例分层随机抽样的实施，首先需要对各层内的情况有一定了解，其具体实施过程也较复杂。

4）整群抽样：整群抽样是从要调查的总体中抽出部分群体，如城市的某些街道、学校的某些班级，然后对这些群体中的每名个体进行调查。在实际工作中整群抽样较方便且易被群众所接受，还可节约人力、物力，但最主要的缺点是抽样误差较大。

2. 病例对照研究　病例对照研究作为分析性研究方法之一，由于事先设计了对照组，通过比较病例组与对照组之间在各种暴露中分布的差异，可以概括和检验病因学假设。病例对照研究是指以现在患有某疾病的患者为一组（称为病例组），以未患该疾病但其他条件与患者基本相同的人群为另一组（称为对照组），通过询问、体检、化验或复查病史，搜集既往各种可疑致病因素的暴露史，测量并比较两组研究对象对于各种因素的暴露比例，经统计学检验若判定为有意义，则可认为因素与疾病之间存在着统计学关联；在估计各种偏倚对研究结果的影响之后，再借助病因学推断技术，推测出危险因素，从而达到探索和检验病因学假说的目的。

病例对照研究根据研究目的可以分为探索性和检验性两大类，因此设计和实施时首先要明确研究目的，可以是筛选和概括病因学假设，或者是检验病因学假设。首先应选择研究对象和估计样本量，确定调查的内容和方法，设计调查表；然后采用可行的方式调查研究对象，填写调查表；之后对调查所获资料进行统计学分析，对结果进行讨论；最后完成报告。（见二维码11-1 病例对照研究的方法）

3. 队列研究 队列研究是将人群按照是否暴露于某种可疑因素及其暴露程度分为不同的亚组，追踪其各自的结局，比较不同亚组之间结局频率的差异，从而判定暴露因子与结局之间有无因果关联及关联程度大小的一种观察性研究方法。在药物流行病学研究中，可追踪观察服药组与未服药组某种疾病的发生情况，以判断药物与不良反应之间的关联。

在队列研究中，所选研究对象必须是在开始时没有出现所研究的结局，但在随访期间有可能出现该结局的人群。暴露组与非暴露组必须具有可比性，非暴露组应该是除了未暴露于某种因素之外，其余各方面均应尽可能与暴露组相同的一组人群。由于在探求暴露因素与疾病的先后关系上，队列研究先确知其因，再纵向前瞻性观察而究其果，因此能够确证暴露因素与疾病的因果联系。队列研究同样首先需要明确研究目的。根据研究目的，选择研究人群，确定暴露组和非暴露组；对各组进行随访观察，收集研究所需资料，尤其需要准确记录每名研究对象的暴露与结局情况；比较暴露组与非暴露组之间发病率或死亡率的差异，计算暴露因素与结果的关联强度及其他分析指标，从而检验病因学假设。

（1）暴露因素的规定：在设计阶段就应对暴露做出明确规定，如暴露的性质、时间、频率、强度等。

（2）研究对象的选择

1）暴露人群的选择：通常选择暴露人群有特殊暴露人群、一般人群和有组织的人群团体。

2）对照组的选择

A. 内对照：如果调查对象是一个整体人群，则人群内暴露于某因素者作为暴露组，非暴露或暴露最少者作为对照组。

B. 外对照：另选择一组非暴露人群作为对照组。选择非暴露组的原则是需要与暴露组仅除研究因素不同之外，在其他方面均具有相似的可比性，诸如性别、年龄、民族、居住地等很多方面。

C. 人群对照：有时研究不再另设对照，而是以人群整体作为对照，这在职业流行病学研究中常用。以某职业人群作为暴露组，与此地区整个人群的发病率进行比较。

D. 多种对照：为了增强研究结论判断依据，可将上述方法综合起来，设立多种对照进行多重比较。

（3）资料收集：队列研究一般要求收集三类资料，即与暴露有关的资料、与结局有关的资料、混杂因素的资料。

1）基线调查：在现场调查实施开始之前，要进行一次基线调查，以获得各有关变量的本底数据，为以后的追踪随访及结局资料分析奠定基础。首先需要了解人群的暴露情况，据此将观察人群分为暴露组和非暴露组；其次需要了解人群的患病情况，已经罹患所研究疾病的人应当被排除。此外，还需要了解其他有关资料。

2）随访：组织调查人员对研究对象进行定期随访、定期体检。此方法的优点是可以获得很多信息，还可以借助常规登记和报告系统，从而获得结局信息。

（4）资料收集中的偏倚和质量控制

1）失访偏倚：由于研究对象移居外地、死亡于非研究的其他疾病、意外死亡、外出或不合作等原因而使随访中断者，包括研究者因各种原因未能随访的病例，均列为失访。失访偏倚影响研究的真实性，影响的程度取决于如下两个方面。一是失访人群的特征。失访人群在所研究的主要方面如果与研究人群区别不大，无显著性差异，那么偏倚影响不大。二是失访人群的人数。如果失访量小于观察人群总数的5%，可认为所产生的偏倚不大；如失访率大于5%，解释结果时宜慎重。

2）选择性偏倚：对于暴露组和非暴露组的错误分类，即将暴露人群错划入非暴露组，或反之，均可造成选择性偏倚，这往往导致联系强度的高估或低估。

3）测量偏倚：由于对疾病的诊断缺乏严格、客观的标准，或缺乏特异性诊断指标，或测量手段粗糙、测量仪器精确性差等均可导致漏诊及误诊，可导致测量的系统误差。队列研究样本量大，时间长，容易出现质量问题，需要在设计阶段即给予足够的重视，并在整个研究实施过程中强调并采取措施以保证设计所要求的质量标准。

（5）资料分析：队列研究的资料分析步骤包括如下几点。

1）计算各组的发病率：如果研究人群比较稳定，发病率的计算以整个观察时期的新发病例作为分子，以观察开始时的人口数作为分母，称为累积发病率。如果观察期间研究对象不稳定，有迁入、迁出、因非研究疾病死亡等原因导致各个研究对象的观察时间不同，须以观察人时作为分母计算发病率，称为发病密度，其反映疾病发生的强度或密度，是疾病发生的瞬时改变量。

2）组间率差异的统计学显著性检验：当观察样本量较大时，样本量的频数分布近似正态分布，可采用 U 检验来进行组间率差异的显著性检验。如果观察样本量较小或率较低时，可能不符合正态分布，则可改用二项分布或泊松分布检验。

3）暴露因素与结局事件的关联强度计算：队列研究可计算的关联强度流行病学指标包括相对危险度（relative risk，RR）和归因危险度（attributable risk，AR）。相对危险度是暴露组发病率与非暴露组发病率的比值，表明暴露组发病危险是非暴露组的多少倍。归因危险度表明暴露组发病率与对照组发病率相差的绝对值，表示发病危险特异性地归因于暴露因素的程度。

第二节　药品风险管理

一、药品不良反应与药源性疾病

WHO 将药品不良反应定义为正常剂量的药物用于预防、诊断、治疗疾病或调节生理功能时出现的有害的和与用药目的无关的反应。这一定义排除有意或意外的过量用药和用药不当所致的不良反应，将其限定为伴随正常药物治疗的一种风险，以消除报告者的疑虑从而便于药品不良反应监测报告制度的建立和工作的开展。我国制定的《药品不良反应报告和监测管理办法》对药品不良反应的定义是：合格药品在正常用法用量下出现的与用药目的无关的有害反应。该定义符合 WHO 对药品不良反应的定义范畴。

1. 药品不良反应的类型　药品不良反应有多种分类方法。20 世纪 70 年代，根据药物的不良反应与药理作用是否相关联，将不良反应分为 A 型和 B 型两类。随后由于新的不良反应被发现，又不能准确将其归类于上述两类不良反应，因此又增加了 C 型、D 型、E 型和 F 型不良反应。

（1）A 型药品不良反应：属剂量相关不良反应，该类反应主要由于药物的药理作用过强所致，通常与剂量有关，其特点是可以预测。在人群中的发生率高，但死亡率低。药物的副作用和毒性反应属 A 型药品不良反应。

（2）B 型药品不良反应：属剂量不相关性不良反应，该类反应是一种与正常药理作用无关的异常反应，通常与剂量无关，难以预测。其发生率低，但死亡率高。药物的过敏反应、特异质反应（idiosyncratic reaction）属于此类。

（3）C 型药品不良反应：是一种剂量和时间依赖性不良反应，该类反应发生缓慢，与剂量逐渐累积相关，发生率低。长期应用肾上腺皮质激素对下丘脑－垂体－肾上腺皮质轴的抑制属此类不良反应。

（4）D 型药品不良反应：是一种时间依赖的迟发性不良反应，此类反应发生率低，通常与药物剂量相关，随着药物的应用其效应逐渐显现。药物的致畸作用、致癌作用，以及迟发性运动障碍（tardive dyskinesia）等属于此类反应。

（5）E 型药品不良反应：属撤药反应，发生于停药后，发生率低。停用吗啡后出现的戒断症状，停用 β 受体阻滞剂后出现的反跳现象等属于此类不良反应。

（6）F 型药品不良反应：属治疗意外失败型（unexpected failure of therapy）不良反应，该反应与药物剂量相关，药物之间的相互作用是导致其发生的原因，发生率高。联合用药过程中应用了特异性药物代谢酶抑制剂可引起此类不良反应。

按照严重程度，药品不良反应分为轻度、中度、重度三个等级，具体定义及表现见表 11-1。

表 11-1 药品不良反应严重程度分级

药品不良反应严重程度	定义	表现举例
轻度	轻微的药品不良反应症状或疾病，停药后很快好转，无须治疗	消化道不适、轻微头痛、疲乏、全身不适等
中度	造成患者短暂伤害，不需住院或延长住院时间，需要治疗或干预，易恢复	较大面积的皮疹、视觉障碍、肌肉震颤、排尿困难、认知障碍、血液成分（白细胞、血糖等）的改变
重度	造成患者短暂伤害，门诊患者需住院，住院患者需延长住院时间（7 天以上） 造成永久性损害（系统和器官的永久性损害、"三致"、残疾等） 对生命有危险（如窒息、休克、昏迷、发绀等需急救的症状） 死亡	严重的肝肾功能异常、心律失常、严重过敏反应等

2. 药源性疾病 指在药物使用过程中，通过各种途径进入人体后发挥药理作用，产生一些与治疗作用无关的反应，出现生理生化过程紊乱、组织结构变化等异常反应，可引起单一或多个器官的功能或代谢紊乱和（或）组织学损害，常常有典型的临床症状，如四环素牙、链霉素耳聋等。药源性疾病是医源性疾病的主要组成部分。常见的药源性疾病有药源性肝病、药源性肾病、药源性心肌病、药源性肺纤维化、药源性骨病、药源性血液病等。

药源性疾病和不良反应既有关联也有所区别。药源性疾病是药品不良反应达到一定程度后产生的后果。例如，磺胺类药物可引起浅表性皮疹、瘙痒，停药后可能消失，这是一般性不良反应；但若发展成严重而持久的不良反应，如史-约综合征，或引起中毒性表皮坏死松解症等，可归属于药源性疾病。药源性疾病与不良反应的区别见表 11-2。（见二维码 11-2 药源性疾病的分类）

表 11-2 药源性疾病与不良反应的区别

项目	药源性疾病	不良反应
持续时间	较长	长短不一
反应程度	较重	轻重不一
发生条件	正常或非正常用量	正常用法用量

二、用药差错与药害事件

1. 用药差错（medication error，ME） 指药品在临床使用及管理全过程中出现的、任何可以防范的用药疏失，这些疏失可导致患者发生潜在的或直接的损害。用药差错涉及多个环节和类型，详见表 11-3。

表 11-3 用药差错的环节和类型

差错环节	差错类型	释义
技术环节处方（医嘱）开具与传递	处方错误	药物选择（基于适应证、禁忌证、已知过敏反应、现有药物治疗情况、相互作用），重复给药及其他因素不当（剂量、剂型、数量、疗程不当，给药途径、时间、频次、速率不当，溶媒、浓度不当），处方潦草导致辨认错误等
	处方传递错误	处方传递过程中出现的错误，如护士转抄错误；收费处转抄错误；医生口头医嘱未再次确认等；药品品种、规格、剂型、剂量、数量等与处方规定不符
药品调剂与分发	调剂错误	药品品种、规格、剂型、数量与处方规定不符
	药物配制错误	未能正确配制药物（包括分装、溶解、稀释、混合及研碎等）
	书写错误	在药袋、瓶签等包装上标注患者姓名、药品名称、规格及用法用量等时写错或书写不清
给药与监测	患者身份识别错误	将患者甲的药给了患者乙
	给药技术错误	给药使用的程序或技术不当，如给药途径错误；给药途径正确，但位置错误；给药速度不适宜；溶媒不适宜等

续表

差错环节	差错类型	释义
给药与监测	用药时间/时机错误	未按规定的给药时间间隔或特定的给药时机给药
	给药顺序错误	给药顺序不当导致错误
	遗漏错误	未能将医嘱药物提供给患者，或者患者漏服药物
	用药依从性错误	患者未按要求进行治疗，用药行为与医嘱不一致
	监测错误	监测缺失、监测方法不适宜、监测数据评估不适宜
用药指导	用药指导错误	医生、药师、护士指导患者用药不正确或未指导
管理环节药品管理	药品储存不当	药品没有按照标准储存条件储存，导致变质失效
	药品摆放错误	药品摆放不合理导致调配、给药错误
信息技术	程序错误、系统错误	药品信息系统设计和维护错误

> **知识链接 11-1**　　　　　　　　**用药错误分级**
>
> 　　参照国际标准，将用药错误分成以下 9 级。
> 　　A 级：客观环境或条件可能引发错误（错误隐患）。
> 　　B 级：发生错误但未发给患者，或已发给患者但患者未使用。
> 　　C 级：患者已使用，但未造成伤害。
> 　　D 级：患者已使用，需要监测错误对患者造成的后果，并根据后果判断是否需要采取措施预防和减少伤害。
> 　　E 级：错误造成患者暂时性伤害，需要采取处置措施。
> 　　F 级：错误对患者的伤害导致患者住院或延长患者住院时间。
> 　　G 级：错误导致患者永久性伤害。
> 　　H 级：错误导致患者生命垂危，需采取维持生命的措施（如心肺复苏、除颤、插管等）。
> 　　I 级：错误导致患者死亡。

　　2. 药害事件　一个非常广泛的术语，泛指任何与药物有关的医源性灾害或事件。药物不良事件（ADE）、药品不良反应（ADR）和用药差错都属于药害事件。药物不良事件和用药差错是两个存在重叠的群组，是药害事件的一个子集。任何由药物导致伤害的事件都被确定为药物不良事件，包括药品不良反应。用药差错是指任何可能导致药物使用不当或伤害的可预防性事件。

　　（1）药害事件的分类：根据药物在进行疾病预防、诊断、治疗过程中可能发生的事件，主要分为以下三种类型。

　　1）药品不良反应事件：指合格药品在预防、诊断、治疗或调整生理功能的正常用法用量下，出现的有害反应事件，如沙利度胺（反应停）与先天性肢体畸形事件、己烯雌酚与少女阴道癌事件等都是属于此类药害事件。

> **案例 11-1**　　　　　　　　**沙利度胺与海豹样短肢畸形**
>
> 　　20 世纪 50 年代末至 60 年代初，在世界各地，尤其是联邦德国和英国，发生了一起震惊全球的严重灾难性事件——新生儿"海豹样短肢畸形"，随着病例数显著增加，导致了一场"新生儿短肢畸形"的流行。根据专家们粗略统计，总病例数上万，残疾儿童数千。
>
> 　　**问题**　针对沙利度胺与海豹样短肢畸形，从药物警戒的角度出发应完善哪些药物上市后安全风险评估内容？
>
> 　　**分析**　诸多国家的专家们积极参与研究，经过五年的不懈努力，实施了药物流行病学研究和动物实验。多项研究数据共同揭示：妊娠期妇女在妊娠初期（关键是 4～8 周）服用了沙利度胺治疗妊娠呕吐，结果导致婴儿的胚胎期发育受阻，形成海豹样短肢畸形的风险增加了 146 倍。该药从市场上撤销以后，此类畸形病例也销声匿迹了。科学论证了妊娠期妇女服用沙利度胺引发婴儿短肢畸形的药害事件。

　　该研究案例是国际上最典型的药物流行病学研究范例。"沙利度胺灾难"的沉痛教训，促进了药物流行病学研究的发展。不少国家建立了先天性畸形监察系统与制度，要求新药临床前必须做毒理实验，包括一般毒理学实验和"三致"（致突变、致畸、致癌）实验，改进了药物的筛选、生产与使用、上市后监测的管理办法。

　　2）药品质量问题引起的药害事件：由于药品质量缺陷（假药、劣药）导致损害的事件，如"亮菌甲素注射液事件"、"欣弗事件"等，就属于药品质量问题导致的药害事件。

　　3）用药差错：由于合格药品使用过错（如超剂量使用、用错药和不合理用药等）导致损害的事件，可发生在药品流通的各个环节，如处方、调配、给药、监测等。有研究显示，在用药差错案例报告中，处方环节以书写差错最多，占 54.56%；调配环节以数量差错最多，占 35.19%；给药环节中前三位是药品差错、剂量差错和遗漏差错，分别占 27.54%、21.08% 和 20.13%。

案例 11-2　　　　　　　　　错将维库溴铵当成氨溴索致男童死亡

　　患儿，男，4 岁，因"发热胸痛两天"，入院就诊，诊断为上呼吸道感染。医生开具处方时，将注射用氨溴索（化痰药）误开成注射用维库溴铵（肌松剂）。患儿用药后随即出现头晕、视物模糊、出现重影、失明、口唇发绀、口吐白沫，两三分钟后患儿呼之不应，停止呼吸，经抢救无效死亡。

　　问题　该案例存在哪些用药差错？给药师带来的警示是什么？

　　分析　该案例经某市医学会出具了"医疗事故技术鉴定书"。鉴定专家认为：①该院医生用药差错，诊断与治疗不符；②药师未按照《处方管理办法》相关规定发药，即未审核处方就发药；③护士在操作过程中，未违反"三查七对"，未违反操作规程，但护士在第一次使用维库溴铵时，未尽到注意义务。鉴定的结论：构成医疗事故，本病例属于一级甲等医疗事故，院方负完全责任。

　　通过该案例，药师需加强培训，提高专业素质。药师应落实处方、医嘱审核制度，严格执行"四查十对"。应充分利用信息化手段，引入合理用药系统，开展事前审方，进行事前干预，最大限度减少药害事件发生。

　　（2）药害事件原因的探索方法：对于发生在个体或群体中的药害事件，需要临床药师、药物检测部门能够准确、快速地明确相关药品，找出药害事件发生的原因，并及时采取应对措施，以减少伤害，保护患者安全。但是药害事件发生的原因常常是复杂的，需要借助临床药理学、流行病学、统计学等的原理和方法进行调查分析。探讨药害事件原因的常用方法有个案调查、现况调查、病例对照研究、队列研究和实验研究方法等，在实际应用时需要根据药害事件发生的性质和特点，选择恰当的研究方法。

　　药害事件病因调查的主要目的是明确药害事件发生的真实原因或药品，采取针对性措施，防止药害事件的再度发生与发展，减少或杜绝药害事件对人群健康的危害。根据药害事件发生的对象（个体／群体）、类型、严重程度等不同，所采取的调查方法可能不同，但调查的思路和基本步骤是相同的。首先，审核临床观察病例的诊断，进行首报病例或成组病例调查分析，结合药害事件发生的概况、患者临床资料及其病前的药品暴露因素，进行初步分析，提出原初的病因假说；进一步采用分析性流行病学调查（即病例对照研究和队列研究方法），验证病因假设，检验因果关系，确认药害事件及用药风险；继续深入药品安全性再评价，采取对应的安全监管措施，实施风险管理（即实验性干预措施），以降低用药风险，最后评价风险管理效果，完成总结报告。

三、药物警戒

　　药物警戒是指"发现、评价、理解和预防不良反应或其他任何可能与医药产品有关问题的科学研究与活动"。药物警戒不仅涉及药物的不良反应，包括早期发现药品已知和未知的不良反应，分析影响药品不良反应的因素等，还涉及与药物相关的其他问题，如不合格药品、药物治疗错误、药物滥用与错用及药物相关病死率的评价等工作。药物警戒涵盖了药物从研发到上市使用的整个过程。根据 WHO 的指南性文件，药物警戒涉及的范围已经扩展到包括草药、药品和辅助用药、血液制品、生物制品、医疗器械及疫苗等几大方面。药物警戒的最终目标是保证合理、安全地使用药品，对已上市药品进行风险/效益评价和交流，对患者进行培训、教育，并及时反馈相关信息。

1. 药物警戒的目的 药物警戒从用药者安全出发，发现、评估、预防药品不良反应。目的在于：①尽早发现药品不良反应的信号；②寻找药品不良反应的诱发因素；③探究药品不良反应的发生机制，防范与用药相关的安全问题，提高患者在用药、治疗及辅助医疗方面的安全性；④定量地进行药品的利弊分析，评估药品的效益、危害、效果及风险，以促进其安全、合理及有效地应用；⑤反馈、宣传药品不良反应监测方面的信息，教育、告知患者药品相关的安全问题，为政府管理决策提供依据，增进涉及用药的公众健康与安全。

2. 药物警戒的意义 任何一种药物都包含着利益和风险的平衡，没有绝对安全的药物。药物警戒工作正是对药品上市全过程进行控制和管理，并提出相关的措施来保证药品的安全性，最大限度地减少不良反应发生。因此，它比药品不良反应监测更应完善。

（1）防止严重药害事件的发生、蔓延和重演：药物警戒通过收集已经发生的药品不良事件报告，进行分析、评价，研究不良事件的诱发因素，对于造成死亡或永久性残废的药品还必须评价其发生频率及用药的必要性，及时将有关信息反馈给医务工作人员，引起医生的注意。药品监督管理部门可以及时采取措施，以各种方式发布信息，限制、停止有关药品的生产、销售和使用，避免同样药品、同样不良反应的重复发生，保护更多人的用药安全和身体健康，甚至保护下一代的安全和健康。

（2）弥补药品上市前研究的不足，为上市后再评价提供服务：一些发生频率低的不良反应在临床试验中发生的概率很小，造成在上市后的大面积推广使用中可能出现意外的、未知的药品不良反应。因此与老药相比，对上市后的新药进行不断的监测更为迫切。

（3）促进临床合理用药：开展药物警戒工作，有助于提高医务工作者对药品不良反应的警惕性和识别能力，注意在同类药品中选用比较安全的品种，避免处方同时使用可能发生药物相互作用的品种，并注意患者用药后的反应，从而提高合理用药水平。

（4）为遴选、整顿和淘汰药品提供依据：作为药品上市后再评价工作的组成部分，药物警戒工作在药品安全性评价方面发挥着重要的作用。

（5）促进新药的研制开发：开展药品不良反应研究对于新药研制和开发也有重要的促进作用，研制高效、低毒的药物是新药开发的必然趋势。

3. 药物警戒与不良反应监测的区别 药物警戒与药品不良反应监测既有联系又有区别，两者的最终目标都是识别、评价和控制药品风险，提高临床合理用药水平，保障公众用药安全，改善公众身体健康状况，提高公众的生活质量。但两者间又有一定的区别，主要表现在以下几点。

（1）药物警戒覆盖面更广：药物警戒工作不仅涉及药品的不良反应监测，还涉及与药品相关的其他问题。从监测对象上看，药品不良反应的监测对象是合格药品，而药物警戒包括所有与药品相关的不良事件，如低于法定标准的药物、药物与化合物、药物与食物的相互作用等。工作内容方面，药物警戒工作包括药品不良反应监测工作及其他工作，如用药失误、治疗失败、药品用于无充分科学依据并未经核准的适应证、急性与慢性中毒病例报告、药品相关死亡率的评价、药物检测与误用等。

（2）药物警戒是主动开展药物安全性相关的各项评价工作：药物警戒是对药品不良反应监测的进一步完善，要求医务工作者对严重不良反应更敏感，更迅速地采取有力措施。药物警戒是人们开展药品不良反应监测之后，对药物安全性日益认识和重视，进而提出的比药品不良反应监测更系统、更全面、更科学的定义。因此，药品不良反应监测是药物警戒体系重要的组成部分。

4. 药物警戒研究实例 见案例11-3。

案例11-3 **非甾体抗炎药与上消化道出血事件**

非甾体抗炎药（nonsteroidal anti-inflammatory drug, NSAID）是一类具有抗炎、解热、镇痛作用的多类非同质化合物的总称。自1897年首次合成出阿司匹林后，100多年来，NSAID已增至百余种。随着NSAID在全球范围内的广泛应用，其可靠的临床效果受到广泛认可的同时，不良反应也逐渐被发现。由于NSAID种类繁多，应用的疾病种类、患者特点等不同，因此引起的不良反应类型、严重程度等不完全相同。NSAID的药品不良反应可累及胃肠道、心血管、肾、肝、血液及皮肤等多种脏器和系统，但最常见的为胃肠道副作用，其主要表现为胃、十二指肠溃疡引起的上消化道出血等严重不良反应。据 FDA 统计，服用 NSAID 3 个月的患者，上消化道出血和穿孔的发生率为 1% ～ 2%，服用 1 年的患者发生率 2% ～ 5%。国内报道 NSAID 引起上消化道出血的发生率为 2.1%。不同种类的药物引起的上消化道出血的危险性也不同，有学者报道，常用 NSAID 引起上消化道出血的相对危险度：布洛芬为 2.9，萘普生为 3.1，双氯芬酸为 3.9，酮洛芬为 5.4，吲哚美辛为 6.3，吡罗昔康为 18.0，保泰松为 23.4。除了上消化道出血／穿孔不良反应外，NSAID 还有引起心血管事件等严重不良反应的风险。

问题　从药物警戒的角度出发，如何控制 NSAID 的使用风险，确保患者用药安全？

分析　为了控制 NSAID 的使用风险，保证患者用药安全，FDA 于 2005 年 4 月 7 日发布了 NSAID 合理应用的声明，涉及 21 种 COX-2 抑制剂和非选择性 NSAID，包括处方药和非处方药。国家食品药品监督管理局于 2008 年 7 月 7 日也发布了《关于修订非甾体抗炎药处方药说明书的通知》，要求修订非甾体抗炎药处方药的说明书和标签"禁忌"及"注意事项"。

第三节　药物利用研究

一、药物利用研究的定义、作用及意义

1. 药物利用研究的定义　药物利用研究是 WHO 在 1964 年莫斯科药物毒理学会议上首次提出的，WHO 专家委员会对其所下的定义：对全社会的药物市场、供给、处方及其使用进行研究，重点是药物利用所引起的医药的、社会的和经济的后果，以及各种药物和非药物因素对药物利用的影响，从而促进合理用药。此外，美国的一些学者也提出过较为狭义的注释：药物利用研究就是对药物处方、调制及其摄入的研究。法国有学者则认为关系着人类健康前途的药物开发问题也应列入药物利用研究的范畴。上述定义，不论其广义或狭义注释都表明，药物利用研究范围甚广，涉及药剂学、药理学、药事管理学、社会人类学、行为学和经济学等诸多学科领域。

药物利用是 20 世纪 90 年代在我国发展起来的临床药学研究领域，是医疗机构必须开展的临床药学项目之一，也是临床药师参与合理用药的有效途径。近年来，药物利用研究在医院逐步展开，是医院了解药品使用规律的重要手段，也是医院实施合理用药的有力工具之一。

2. 药物利用研究的作用和意义　药物利用研究的目的是实现用药的合理化，保证药物使用的安全有效，它把合理用药扩展到一个更深更广的领域，这种合理化不仅指从医疗方面评价防病治病的效果，还从社会、经济等方面评价其合理性；从药物使用的宏观角度考察药物利用情况，根据经济学原理，把研究领域扩展到对整个社会药物资源的最佳利用上，从药物货源的社会分布、处方用药的频度、数量等方面考察药物是否物尽其用，以获得更大的社会和经济效益。药物滥用及其控制也可归类于药物利用研究的范畴。

知识链接 11-2　　　　　药物利用研究的作用与意义

1. 揭示药物消费的基本情况，了解药物临床应用的实际消费结构。

2. 揭示药物应用的规律和模式，通过对给药方式、用药剂量、使用频率、使用成本、治疗进展的研究，确定药物治疗的安全性、有效性和经济性。

3. 揭示药物消费分布与疾病谱的关系，预测药品的需求量和需求结构，为制订药物生产、引进和销售计划提供科学依据。

4. 反映人口素质和健康状况，从一个侧面反映国家的社会、经济、文化等方面的情况。

5. 对药物的应用进行监测，如对药品不良反应、相互作用等进行及时全面的监测，以达到监控用药和防止药物滥用的目的。

6. 为政府制定和调整医疗卫生保健政策及法规提供客观资料和依据。

药物利用研究是药物流行病学的主要课题之一。随着市场经济的发展和药品消费结构的变化，药物利用研究开始得到社会的普遍关注。近年来，在医院用药分析中，药物利用研究已从单纯的消耗量研究扩展到药物消费结构、处方行为研究、药物经济学分析、药物流行病学研究等许多领域，成为了解医院药物使用规律的重要手段之一。

笔记栏

二、药物利用研究的类型

最初的药物利用研究主要是定性研究，随后定量研究才逐步发展到世界各国。

1. 定量研究　指定量描述医疗卫生系统各层次的药物使用状态、发展趋势和时间过程，即通过区域性随机抽样调查所提供的资料，如年龄、性别、社会阶层、发病率和其他特征，定期做出数据统计。定量研究的成果可用来估计人口结构的药物利用情况，识别可能的药物过度利用或者利用不足，比较药物利用率的地区差异，对药物利用的临床效果、药物的销售结构及经济效益做出评价。通过定量研究也可以计算报告药品不良反应的比率，检验具体治疗种类的利用信息和药品管理的作用，用于计划药品进口、生产、销售，以及估计药品消费、社会保险及国家防疫保健的财政补贴标准等。

2. 定性研究　定性研究是评估药物利用的适当性，通常是按某一指标排列处方数据，如针对预定的标准对质量方面、医疗需要和药物处方的适当性进行比较，可应用流行病学的调查方法或者实验设计文献分析方法及其药物经济学研究等，进行药物使用的有效性、安全性、经济性等方面研究。定性研究是对药物利用监测和定性化的研究项目，而非常规行为，具有针对某一具体品种或者某类药物或是某一类疾病的特征，具有更强的实用性，但易受所依据标准的影响。定性研究侧重于药物使用的质量评价，如安全性和有效性，其衡量标准常采用权威性的或公认的药物使用标准，如规定每种药物每日剂量范围和处方量，药物使用的适应证等。

药物利用研究中定量研究和定性研究的比较分析见表 11-4。

表 11-4　药物利用研究类型的比较分析

研究类型	异同点	
	研究方法	作用效果
定量研究	运用统计学的方法，对研究数据作量化分析	获得药物利用情况的量化数据，可用来估计人口结构的药物利用，识别可能的药物过度利用或利用不足等
定性研究	围绕药物利用的合理性展开，对药物的利用质量、必要性和恰当性进行评价	定性分析的核心是临床合理用药，其最终是提供一个可供对照的、明确的、超前决策性的技术规范

从时间上看，药物利用研究又可分为回顾性研究、同步性研究和前瞻性研究。回顾性研究是对已完成的治疗、处方或病案资料进行分析，了解与拟订的准则或标准符合情况。这类研究不直接影响已完成的治疗，也不推迟治疗的过程，但其结果可以用来改善以后同类患者的治疗。同步性研究和前瞻性研究不具备上述数据资料和时间方面的优点，但可按照拟订的准则或标准对处方、医嘱或病案进行分析，预先调整治疗方案，从而提高治疗的效果、安全性、效价比和患者的依从性。

总的来说，无论是哪一种研究类型，都是为了探索一种既不忽视患者的合理需求又不违背社会合法需要的效益平衡。要达到两者的平衡，需大量收集数据，通过大样本的有效应用，按照研究目的，选取不同的设计和评价，具体体现流行病学的特征。

三、药物利用研究的方法和应用

药物利用研究主要是与药物应用有关的各个环节的研究，其主体涉及国家药品监督管理的体制、法律和医疗卫生保障制度，一般是在实际的内外因素作用下研究影响药物利用不同环节的因素，因而在研究方法上不同于药学其他学科的研究方法。药物利用研究作为一个新的研究领域，目前还处于探索和发展之中，药物利用研究的方法和应用较为多样化，现就其主要方法和应用介绍如下。

1. 药物利用调查和评价分析

（1）药物利用调查：药物利用调查是药物利用研究最常用和最主要的方法。调查一般规定特定的人群、地理范围和时间跨度，收集预先规定的数据，然后进行加工整理、分类排序，从而反映在特定环境下的药物利用或与药物利用有关的情况。（见二维码 11-3　药物利用调查的类型）

（2）药物利用评价：药物利用评价（drug utilization review，DUR）及其发展演变而来的药物利用评估（drug utilization evaluation，DUE）都是侧重于对研究资料的评价，在方法学上也称为"资料分析法"。一方面从药物使用的宏观角度观察药物利用状况，另一方面根据经济学原理把研究领域扩展到整个社会药物资源的最佳利用上，避免药物滥用、用药过度和用药不足等问题。药物利用的"恰当性"评估必须与治疗指征（适应证）、患者特征（年龄、性别、民族、生活习惯等）、药物剂量（超剂量或低剂量）、伴生疾病（对选定疗法产生禁忌或干扰的可能性）及其他药物的使用（药物相互作用）等指标联系起来，对药物利用进行客观的评价。这种评价既包含有定量研究，也有定性研究，还有定量与定性相结合的研究。

2. 药物利用研究的特殊量化分析　药物利用是社会大环境中发生的特殊现象，具有独特的数量特征和数量对比特征，因此也衍生出特定的药物利用量化分析指标。

（1）限定日剂量：限定日剂量（defined daily dose，DDD）是指某一特定药物为治疗主要适应证而设定的用于成人的平均日剂量。DDD 可以将来源于销售统计的可用数据量或药品库存的数据（包装、药片或者其他剂型的数量）转换或标准化成具有医学意义的计量单位，从而对使用特定药物或一类药物的人群数量进行粗略的评估。对于长期使用的药物而言，通常表示为每 1000 人每日的 DDD 数 [DDD/（1000人·日）]，其含义可以理解为在给定时间内接受特定药物治疗的人群占总人群的比例。对于医疗机构而言，则可以表示为采用床位占用率校正后每 100 张床位的 DDD 数（DDD/100 张床位）。对于一些短时程用药（如抗菌药物）来说，可以表示为每人每年的 DDD 数 [DDD/（人·年）]，从而可以用来估算一年之内每人接受特定药物治疗的天数。DDD 在药物利用研究中主要用于：描述和比较药物利用方式；提供估计药品不良反应发生率的分母；进行药物利用存在问题的流行病学筛查；监测药学信息和药政法规活动对药物利用现状的影响。（见二维码 11-4　限定日剂量的优势及使用局限）

（2）处方日剂量：处方日剂量（prescribed daily dose，PDD）是用作论证 DDD 合理性的另一种衡量单位。PDD 是从有代表性的处方样本中得出的日平均处方剂量。PDD 方法较 DDD 方法能更准确地反映人群药物暴露的情况，但 PDD 值有可能因为处方缺少一个明确的指示剂量而在推算时发生问题。例如，使用胰岛素病例的处方会因为胰岛素的多次补充，其剂量在处方与处方之间会有改变；某些药物诸如口服抗糖尿病药的 PDD 值也可能低于相应的 DDD 值；美国、瑞典等国家对常用处方药如地西泮、奥沙西泮等保持着较高的 PDD 值等。尽管 PDD 可用于接受药物人群数量的测算，但这一衡量方法不能以超出安全剂量或低于有效剂量的处方样本作药物利用的定量研究。

（3）药物利用指数：由于 DDD 方法只能从宏观上测算药物的利用状况，而不能反映医生的用药处方习惯，因此 1985 年 Ghodse 进一步对 DDD 方法加以补充，提出药物利用指数（drug utilization index，DUI）分析方法。即采用 DUI 作为分析技术指标，通过用总 DDD 数除以患者总用药天数来测量医生使用某药的日处方量，对医生用药的合理性进行分析。总 DDD 数可通过药物的总剂量除以相应 DDD 值求得。若 DUI＞1.0，说明医生的日处方剂量大于 DDD；若 DUI＜1.0，说明医生的日处方剂量低于 DDD。通过 DUI 的测算，可以了解医生的用药习惯，发现用药的流行趋势，估计用药可能出现的问题，监测用药的合理性，防止药物滥用或误用。用 DUI 指标考察药物利用情况资料来源可行，数据处理方便。

3. 医药市场信息分析　通过对医药市场信息分析，可以了解医药市场的产品结构及消费结构变化趋势、价格变化趋势、宏观调控趋势、产品的市场占有率和增长率，预测新开发或新上市品种的市场前景。

目前常用的分析方法主要有以下几种。

（1）金额排序分析：资料来源于医药单位购药金额、药品消耗金额、医药商业部门销售金额等。具体做法是选定某区域一段时间内一定样本数的药品，按药品金额或数量大小顺序排列，以此数据为基础作统计处理，分析社会的用药特点和用药趋势，供药品生产企业、经营企业、医疗机构参考。目前我国多个地区和部门都相应地组织这方面的工作，推动了我国药物利用研究的深入开展。

（2）购药数量分析：购药数量分析与金额排序分析相比，能更直接反映市场用药情况和基本趋势，排除那些单价昂贵的药品在金额排序分析中以销售金额为标准得出的偏性结论。这类研究在国内主要是通过比较在不同时间阶段药品销售的数量来分析领先药品的动态和趋势，为医药企业的生产、经营提供依据。

（3）处方频数分析：以医院处方作为信息资料，将认定的处方药物按处方数多少进行排序，作处方频数研究，以便从市场动态中得到启示。例如，有研究通过对1980～1991年间美国药房零售处方药中领先的200种处方药按频数大小顺序排列，再对认定的20种抗生素重新合并排列，得出了β-内酰胺类占主导地位，头孢类中头孢氨苄受到冲击，头孢克洛处领先位置，喹诺酮类发展很快的结论。

（4）用药频度分析：近年来，国内一些专家利用估计的用药人次数进行用药频度分析，评价药物在临床中的地位，以补充购药金额排序分析法中由于药品价格悬殊造成的不足。

知识链接11-3   **用药频度分析**

    用药频度分析的具体做法：①确定DDD值；②以药品的总购入量除以相应的DDD值求该药的DDD数，即日用药人次；③分别计算与购入量对应的总金额数，以总金额数除以DDD数求得每天的治疗费用；④对总购药金额、总购入量、DDD值、DDD数进行数据处理，求得购药金额序号和用药人次序号；⑤求得购药金额序号与用药人次序号的比值。此比值是反映购药金额与用药人次是否同步的指标，比值接近于1.0，表明同步较好，反之，则差。

    通过用药频度分析，了解每日用药费用、购药金额与用药人次的关系，剂型与用药人次和购药金额的关系，药品使用频度与疗效的关系等，可以估计药费可接受的水平，评估地区用药水平，分析药品消费结构和市场分布。

（5）药名词频分析：药名词频分析是通过统计分析医药期刊中药名出现的频率，定性分析药名词频与药物应用之间的关系，并为定量分析提供药名频次资料。

（6）产品投入四象限分析：采用以药品销售的市场增长率和相对市场占有率为指标，用于对产品投入的判断决策，见图11-1。如果产品处于风险阶段，应当给予更多的投入，让社会了解产品；如果产品已达到明星产品标准，则应努力扩大市场占有率；如果产品处于高利润阶段，应减少投资，重视利润的获得，如果产品处于衰退阶段，则不必做更多的投入。

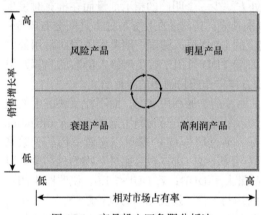

图11-1 产品投入四象限分析法

4. 药物信息分析   药物信息分析从宏观上讲，就是揭示药物的分布、使用和发展趋势，为药物的生产、经营、临床应用、开发和药政管理提供依据。

（1）信息来源：信息来源包括药典、药品集、工具书、各种检索刊物、专利文献等药学书刊，微型胶片、光盘、数据库等非书刊资料。还有WHO发布的药事管理资料，药品开发、药品使用信息，世界各国药事管理政策、法规和法令，药品管理和应用中的各环节的有关资料。

（2）信息内容：药品信息包括新药、进口药品、国产药品的供应情况、销售情况、临床应用情况及药品质量、药品需求和发展趋势；医药卫生管理部门和医院的基本情况，包括各级管理机构、医院基本情况、医疗条件、医疗水平、人员状况及各种疾病的诊治资料；制药企业规模、生产能力、产品信息；商业销售单位的规模、销售能力、销售品种的基本结构及产供销渠道的基本分布。

（3）信息分析

1）信息资料的鉴别和整理：药物信息资料质量的高低关系到研究成果的好坏。质量标准的指标有新度、深度、准确度、信息量和信息有效度。在上述指标基础上，对情报资料做出综合性的总体判断，包括可靠性判断、先进性判断和适用性判断。经过鉴别筛选后，对资料进行整理。

2）情报资料的分析与综合：这是信息研究工作的主要阶段。分析是要从资料中找出所提供的新知识、情况、理论、特点或经验。综合是运用逻辑的、数学的或直觉的方法，将得到的新信息加以全面的概括和综合，从中找出共同性或具有发展趋向性的特征与规律，在此基础上提出意见、观点、建议和方案。

现代系统分析技术在情报资料研究中得到广泛应用，主要有综合归纳法、对比分析法、相关分析法、因果关系法、背景分析法、趋势处理法等。这些分析方法同样适用于药物利用的定性或定量研究。

（4）开发药物利用数据库：标准化的药物利用数据是药物流行病学的研究基础，药物利用数据库是进行全面系统药物监测最重要的现代化情报源。因此，大力开发与改进药物利用数据库是药物流行病学研究者的紧迫任务。药物利用研究数据库可分为非诊断数据联网和诊断数据联网两大类型。非诊断数据侧重于药品生产和消费的研究，包括地区特点（人员及社会经济情况）、市场动态、药品产销数、医院处方、药房药品数据等。诊断数据则汇集药物的使用信息、患者特征、药物配伍等。（见二维码 11-5　开发药物利用数据库）

四、药物利用研究的影响因素

1. 药物因素的影响　药物因素主要包括诸如药物组成、药物剂型、生产工艺、生产环境、药物的包装、药物的运输、药物的储存等。以上因素不仅可以影响患者对药物的选择使用，而且对药物上市后较长时间内的群体应用有更为深刻的影响。

同一药物的剂型和给药方式不同，其药物吸收和血药浓度不同，因此，其药理作用可能不相同。同一药物的不同剂型和不同规格可以丰富药物制剂的品种，患者可以根据个体病情需要选择不同剂型、剂量的药物，使药物利用更为安全、有效、经济。

片剂包衣可以提高药物体外稳定性，掩盖药物的不良气味，避免体内酸、碱环境对药物的分解，从而使因这些原因应用受限的药物又重新得到人们的青睐；咀嚼片适用于吞咽困难的幼儿，加入糖类和香料可以提高患者的依从性；缓释制剂在应用后较长时间内可持续释放药物从而减少给药次数，血药浓度的波动小，且疗效持久、安全，在临床上越来越受到重视；将抗肿瘤药物制成靶向脂质体，使药物定位在肿瘤靶细胞内，提高了对肿瘤细胞的杀伤能力，减轻了对正常细胞的损害，因而在肿瘤治疗中地位越来越高。新辅料的发展还导致剂型结构的改变，可通过控制药物释放、制成长效制剂、防止复方药物配伍等，以延长和增加药物疗效。

同种药物的剂型相同，剂量相等，但配方组成不同、赋形剂不同或药物晶型及制备工艺的差异都会造成药物吸收和疗效的差异。例如，不同厂家生产的地高辛片，服用后的血药浓度差异可达 7 倍。仿制药与原研药在疗效上也可能会存在差异。例如抗癫痫药，患者对这类药物的浓度变化很敏感，制备工艺的差异、赋形剂的不同都会对疗效产生很大影响。

给药途径是由病情缓急、用药目的及药物本身的性质决定的。口服给药是常用的给药方法之一，虽然有着方便、经济、安全等诸多优点，但不适用于昏迷、抽搐、呕吐的患者；静脉注射给药药效发挥迅速，但给药方式不够方便；舌下给药仅适用于少数易黏膜吸收的药物，给药方法快速有效；局部表面给药是利用药物局部治疗作用，气管炎、哮喘患者采用局部气雾给药效果较好。若使用氨茶碱注射治疗哮喘患者，通常会出现心慌等不良反应；而使用氨茶碱栓剂，不良反应发生率会明显降低。给药途径的选择直接影响药物疗效，给药途径不同，不仅可以影响药物吸收的速度、体内有效浓度的高低、药物作用快慢，有时甚至会使产生的作用完全不同。例如，硫酸镁口服制剂可导泻、利胆，而其注射剂可降压、抗惊厥。因此，在临床治疗过程中，应依据患者的实际情况选择适当的给药方式。

药物利用还与用法、用量、给药时间、给药间隔和疗程是否合适等因素有关。药物的包装、运输与储存也是造成药物利用差异的因素之一，药物的包装、运输和储存不当可能造成药品吸湿、风化、挥发、氧化和吸收空气中的二氧化碳而变质。高温、光照等因素也会造成药物分解、含量降低、疗效减弱，严重者可能产生不良反应。

2. 非药物因素的影响　影响药物利用的因素，除药物本身的因素外，还受诸多非药物因素的影响，主要包括社会经济发展水平、国家卫生医疗政策及患者的用药依从性等。

（1）经济科技发展水平：从近年各国用药状况来看，发达国家主要是心脑血管类和消化系统类用药量大，而发展中国家则是感染性疾病发生率高，抗感染类药物使用率较高。就中国而言，城乡地区存在差异，用药结构也有很大不同。在偏远地区，廉价的普通药品使用频率较高；城镇地区的疾病谱向"富裕型"和"老年型"转移，保健型药品、老年病药品的生产和利用在高速增长。

（2）国家医药卫生政策：国家的法律和法规及相应的社会医疗保障与医疗管理制度在很大程度上对药物利用起导向作用。随着经济水平的高速发展，我国医保政策的全面实施，参保人员大幅增加，医保缴费基数和政府补助水平都相应提高，医疗需求也相应释放。实行国家基本药物制度后，不同等级医疗卫生机构基本药物的使用有明显增幅。药品价格的变动对药品的用量也有较大影响，价格对药品的使用影响相对复杂。目前，随着医药体制改革的逐步深化，公立医院开始逐步取消药品加成，从调整医疗服务等多个方面完善医院补偿机制，可以体现出医疗服务在医疗体系中的核心价值。但取消药品加成，公立医疗机构会有收入损失，国家需要不断完善对公立医院的补偿机制，增加政府对医院的财政补贴，提高医疗服务的价格并增加相应的药事服务费，来补贴公立医疗机构费用。

（3）用药依从性：用药依从性是指患者对医嘱的执行程度。不依从用药是影响患者健康的一大重要因素。据报道，患者对于药物治疗的不依从率平均高达 40%，其中老年人与儿童高达 55%，慢病患者的不依从率更高。治疗方案的复杂性、药物副作用、医生与药师缺乏对患者的用药指导及患者主观因素等原因都将影响患者用药依从性。制订合理的药物治疗方案，改善药物的剂型和规格，选择速效、长效、高效、低毒的药品，加强对患者的用药指导，提高患者的重视程度都可提高患者的用药依从性。在临床实践中只有考虑患者的依从性因素，才能对用药的实际情况做出正确估计，客观评价临床用药的效果。（见二维码 11-6　思考题）

（张抗怀）

本章二维码资源

第十二章　药物经济学

学习要求：

1. 掌握药物经济学的基本概念和主要评价方法。
2. 熟悉药物经济学的基本术语；药物经济学的研究设计和实施步骤。
3. 了解药物经济学的发展现状；药物经济学在临床药学及相关领域中的应用。

第一节　概　　述

一、药物经济学的产生和发展现状

（一）基本概念

药物经济学（pharmacoeconomics，PE）是指运用经济学的原理和方法，研究药物资源利用的经济规律，研究如何提高药物资源配置和利用效率，以有限的药物资源实现最大限度的健康效果改善的学科。简言之，药物经济学是人类为应对医药资源配置问题而发展起来的一门新兴交叉学科。药物经济学应用经济学原理，系统、科学地比较分析医药技术的经济成本和综合收益，进而形成决策所需的优选方案，旨在提高医药资源使用的总体效率。

广义的药物经济学是对药物研发、生产、流通、使用全过程中所需投入的各种人力、物力、技术、资金及时间等资源的配置和利用效率进行研究与评价，对这些资源的投入与产出进行识别、计量与比较。狭义的药物经济学，则是对药品使用过程中所必须投入的医疗产品或服务等资源的配置和利用效率进行研究与评价，主要表现为对临床药物使用过程中各种可供选择的治疗方案的投入与健康产出进行识别、计量和比较。在临床药学领域，药物经济学主要涉及其狭义范畴，包括一切有关药物临床应用的经济学研究。

药物经济学可为药物资源合理配置、有效利用及医药卫生政策制订提供科学依据。人们生命质量和健康需求的满足需要投入一定的药物资源来实现，而所投入的药物资源产生的健康改善为收益。药物经济学研究的主要目的在于如何提高药物资源的产出/投入比，以有限的药物资源实现健康水平的最大程度改善和提高。药物经济学研究的核心是让有限的卫生资源发挥出最大的社会经济效益。

（二）产生原因

医疗保健服务是人类维护健康的重要手段。随着经济发展、收入水平、健康服务需求不断提高及不合理用药问题层出不穷，人们消费结构中用于医疗保健服务支出增长速度最快。从20世纪80年代末期开始，医疗保健费用（含药物费用）逐年上涨已经成为妨碍各国卫生事业向前发展的沉重负担。

从全球发达经济体的资源配置来看，目前卫生总费用（total health expenditure）占GDP比重平均在10%左右。中国卫生总费用正逐年增加，2021年全国卫生总费用预计达75 593.6亿元，人均卫生总费用5 348.1元，卫生总费用占GDP百分比为6.5%，比2017年增长46.5%。欧美国家药品费用占卫生总费用的比重在20%以下，中国则高达40%，远高于其他国家和地区的平均水平。卫生费用，特别是药费增长过快，给患者、家庭、国家、社会和医疗保险机构带来沉重的经济负担。

卫生费用，特别是药费的快速增长主要由以下几个原因引起。

（1）社会经济原因引起的卫生费用合理增长，如经济发展、收入增加、通货膨胀、疾病谱改变、人口老龄化、新药研发费用增加、药品需求扩大和健康服务需求提高等。

（2）不合理医疗行为引起的医疗费用快速增长，如诱导需求、药品耗材虚高定价、不合理诊疗行为（过度医疗等）、不合理用药、药品收入占比较大、以药养医等。

（3）医药卫生体系的制度安排不合理引起的卫生费用增长，如大多数欧洲国家卫生服务由税收和医疗保险计划支付，从而使针对患者的费用控制不理想。卫生费用的恶性膨胀、预算的紧缩促使各国政府开始关注卫生服务体系的药物使用，同时卫生保健市场竞争的加剧，也提高了卫生服务支付者的费用意识。因此，许多国家出台了药品价格管制（定价管制、参考定价、利润控制）、对消费

179

者药品需求的直接抑制（如共付、处方费、药品报销范围）、对处方者施加影响（如预算控制、处方信息反馈、用药规范或指南等促进药品的有效利用）等一系列药品费用控制政策，从药品研发、生产、流通、应用、管理等方面对药品费用进行控制。

药品作为特殊商品，是一种经济资源，而资源有限性是所有经济学问题的共同特点。人类的健康需求是无限的，而用来满足健康需求的医药卫生资源却是有限的。由于医药卫生资源有限性和人类健康需求无限性矛盾的客观存在，因此如何科学评估并合理配置以有效利用有限的医药卫生资源，提高资源配置和使用效率，有效降低医疗和药品成本，满足人们不断增长的健康服务需求成为国家、社会、行业和个人所必须面对的重大社会问题。药物经济学为此提供了切实可行的理论指导和方法论。

（三）药物经济学发展现状

1. 国外发展现状　在欧美发达国家，尽管经济学分析方法很早就被用于合理分配和利用有限的资源，但是，将经济学分析方法应用于医药卫生领域，尤其是药物治疗方面却较晚。世界范围内药物经济学建立始于 20 世纪 60 年代末。

1967 年，Rice 发表的 "Estimating the Cost of Illness" 一文首次将经济学理念引入医药卫生领域，拉开了医药卫生领域应用经济学分析的序幕。

1970 年，Acton 对心肌梗死的预防进行了成本效果研究，首次将成本 - 效果分析法应用于医药卫生领域。

1986 年，"pharmacoeconomics" 这一术语首次出现在 Townsend 题为 "Postmarketing Drug Research and Development：an Industry Clinical Pharmacists Perspective" 的文献中。

1987 年，Michael Drummond 教授提出了得到经济学家公认的非常著名的 10 条经济学评价标准。（见二维码 12-1　Drummond 经济学评价标准）

1991 年，Bootman 等编写了第一本药物经济学专著 *Principles of Pharmacoeconomics*，标志着药物经济学作为一门独立学科初步形成。同年，加拿大安大略省率先制订了药物经济学评价指南草案，很大程度上推动了加拿大经济评价的改革进度。

1992 年，*Pharmacoeconomics* 在美国创刊，标志着药物经济学已成为一门独立的新兴学科。

1993 年 1 月，澳大利亚正式实施《药物经济学评价指南》，标志着药物经济学评价开始作为药物评审一项正式指标，与药物的疗效和安全同等考虑。此后，其他国家纷纷效仿，根据各自国情制订了相应的药物经济学评价指南。目前，全球包括美国、日本、中国在内的 49 个国家、地区或组织制订了药物经济学评价指南。（见二维码 12-2　全球药物经济学指南）

1993 年，国际药物经济学与结果研究协会（International Society for Pharmacoeconomics and Outcomes Research，ISPOR）成立，其使命是将药物经济学及其研究结果赋予实践。ISPOR 每年均有年会和活动主题，以促进药物经济学发展。

2006 年，为控制医疗卫生预算的连年赤字，韩国政府采取了一系列成本控制政策，健康保险审查及评估组织（Health Insurance Review & Assessment，HIRA）发布了《药物经济学评价指南》，并于 2008 年强制应用于药品定价和报销目录的遴选。

2012 年，马来西亚卫生部医疗服务局制定了《马来西亚药物经济学评价指南》，旨在提高医疗资源的使用效率，为药物经济学研究提供相应指导。

2013 年，日本厚生省公布了《卫生经济学评价指南》。

2015 年，南方共同市场（包括阿根廷、巴西、巴拉圭、乌拉圭）制定了《卫生技术经济评价指南（2015）》，建立了用于制定、实施、描述、报告和评估会员国卫生技术经济评价的程序和方法。

2016 年 4 月，美国管理监护药学学会（Academy of Managed Care Pharmacy，AMCP）发布了《AMCP 处方集递交规范》，为卫生经济决策（包括药物经济决策）提供临床证据和经济证据等。

目前，药物经济学在欧美发达国家得到了普遍应用和重视，被用于合理用药指导、药品定价、药品报销目录确定、药物政策制定等多个领域。许多国家正在开展药物经济学教育，培养药物经济学专业人才。美国已有多所大学，如亚利桑那大学（University of Arizona）、北卡罗来纳大学（The University of North Carolina）、得克萨斯大学奥斯汀分校（University of Texas at Austin）、加利福尼亚大学（University of California）等都开设专门的药物经济专业，培养药物经济学的硕士生、博士生及博士后。

2.国内发展现状 较之欧美等发达国家，中国的药物经济学研究起步较晚，20世纪90年代初才开始相关研究，研究初期仅限于药物经济学概念、原理和基本方法的理论探讨。

1990年，Paul F 和洪盈发表了我国第 1 篇药物经济学论文《H_2受体拮抗剂的药物经济学及其处方研究》，开启了药物经济学研究的大门。

1995年12月，台湾地区制订了《台湾药物经济学评估方法学相关指南》，为台湾地区药物经济学评估提供方法学指南。

2000年，国内第一部《药物经济学》教材面市。

2002年9月，复旦大学药物经济学研究与评估中心成立。该中心致力于中国药物经济学学科建设、研究发展和成果推广。

2004年，中国医师协会药物经济学评价中心成立，并于2006年3月成为国际药物经济学与结果研究协会中国分会。该中心以提高我国药物经济学研究水平、促进药物经济学评价结果在我国的应用及推广、提高我国临床合理用药水平、促进国际交流为宗旨，积极、广泛地开展药物经济学研究与推广工作。

2009年，国务院发布新医改政策明确指出，新上市药品和专利药品的定价将逐渐引入药物经济学评价，在其后的医疗保险目录调整方案和国家基本药物遴选方案中，人力资源和劳动保障部、卫生部分别提出，药物经济学将作为目录调整的重要依据。

2011年4月，中国药学会、中国科学技术协会和中国医师协会等相关机构，与国内外药物经济学相关领域专家共同协作制订了《中国药物经济学评价指南（2011版）》，为学术界、政府部门及产业界进行药物经济学研究提供了质量标准，为中国药物经济学的发展及中国医药卫生的改革发挥积极作用。

2015年1月，《中国药物经济学评价指南及导读（2015年版）》正式出版，为开展药物经济学研究提供系统的方法指导和案例支持。

2015年2月，国务院办公厅颁布的《国务院办公厅关于完善公立医院药品集中采购工作的指导意见》（国办发〔2015〕7号）指出，"采购周期内新批准上市的药品，各地可依据疾病防治需要，经过药物经济学和循证医学评价，另行组织以省（自治区、直辖市）为单位的集中采购"。

2015年4月，国家卫生计生委等9个部委联合发布的《关于印发国家基本药物目录管理办法的通知》（国卫药政发〔2015〕52号）指出："根据循证医学、药物经济学对纳入遴选范围的药品进行技术评价。"

2016年9月，人力资源社会保障部发布了《2016年国家基本医疗保险、工伤保险和生育保险药品目录调整工作方案（征求意见稿）》指出：医保目录遴选方面，"对同类药品按照药物经济学原则进行比较""提高用药的安全性、经济性、有效性"。

2016年12月，国务院发布了《"十三五"深化医药卫生体制改革规划》指出，"将加快药品注册审批流程、专利申请、药物经济学评价等作为药品价格谈判的重要内容""探索在基本药物遴选调整中纳入循证医学和药物经济学评价方法"。

目前国内一些制药企业开始将药物经济学研究与评价用于指导新药研发或药品营销活动等。中国一些高校已开设药物经济学课程，培养该专业方向的研究生。这些都有力地促进了中国药物经济学的发展。（见二维码 12-3 中国药物经济学评价指南与其他国家/地区指南比较）

二、药物经济学的基本术语

（一）成本概念及其类型

药物经济学中的成本（cost），是指在实施预防、治疗和诊断项目过程中所投入的全部资源或所付出的代价，可分为直接成本、间接成本与隐性成本。

（1）直接成本（direct cost）：是指在医疗服务活动中直接发生的成本，包括直接医疗成本（direct medical cost）和直接非医疗成本（direct non-medical cost）。直接医疗成本是指某种治疗方案所消耗的医疗资源，如医务人员的时间、药费、手术费、诊疗费、治疗费、护理费、监护费、材料费、病房费、检验费、吸氧费及其他保健成本。直接非医疗成本是指患者因寻求医疗服务而直接消耗的医疗资源以外的资源，如交通费、食宿费、营养费等。

（2）间接成本（indirect cost）：是指由于疾病、伤残或死亡造成的患者和其家庭的劳动时间及生产率损失，包括休学、休工、早亡等所造成的工资损失等，包括间接医疗成本（indirect medical cost）和间接非医疗成本（indirect non-medical cost）。间接医疗成本是指不能直接计入，需要按一定方案进行分摊的医疗服务项目的成本，如医院管理人员费用、医院运行所需要的成本等。间接非医疗成本，又称疾病自身成本，主要是指与疾病、残疾或者死亡相关的患者劳动力的损失，以及家属看护造成的收入损失等。

（3）隐性成本（intangible cost）：亦称精神成本、无形成本，是指因疾病或实施预防、诊断等医疗服务所引起的行动或行为不便，肉体和精神的痛苦或不适（如疼痛、忧虑、不安、紧张、恐惧等），以及引发的社会不安定等，是一种难以用货币衡量的成本。无形成本在实际研究中难以测量，很少应用。（见二维码 12-4　经济学中的成本概念）

（二）结果概念及其类型

在药物经济学中，结果（outcomes）即医疗卫生服务的产出或健康产出（health outcomes）。常用衡量结果的测量指标包括如下几种。

（1）效果（effectiveness）：是指特定的药物治疗方案的临床结果，以临床指标进行计量的结果，通常用非货币化的自然单位表示，如治愈率、好转率、症状消除率、生存率、挽救的生命数、发病率、死亡率、不良反应发生率、生理生化指标（如血压、血脂、血糖）等。

（2）效用（utility）：是指人们对于特定健康状态的期望或偏好程度，是人们对于干预措施所带来的健康结果做出的主观满意度判断。

（3）效益（benefit）：是健康产出的货币表现，即用货币单位对医疗卫生服务或疾病药物治疗的健康产出的量化测量，可分为直接效益、间接效益和无形效益。直接效益（direct benefit）是指采取某项药物治疗措施后所节省的卫生资源和健康改善及生命的延长。间接效益（indirect benefit）是指采取某项药物治疗措施后所减少的患者健康时间的损失或劳动生产力恢复带来的效益。无形效益（intangible benefit）是指采取某项药物治疗措施后减轻或者避免患者肉体和精神上的痛苦，以及康复后带来的舒适和愉快等。例如，传染病流行期间，各定点治疗单位采取中西医结合进行疾病治疗，使大量的患者康复，生命得以延长，由此所带来的收益属于直接效益。康复患者重返工作岗位后继续为国家和社会创造财富，所创造的财富属于间接效益。患者经过精心治疗，树立了战胜病魔的信心，身体逐渐康复，同时也消除了传染病所带来的紧张和恐惧，重返社会，心情愉悦、舒畅的精神收益属于无形效益。

第二节　药物经济学成本的测算

一、医疗成本的测算

药物经济学中的成本包括整个治疗周期的资源消耗或所付代价。需要测算的部分包括医疗成本、直接非医疗成本、间接非医疗成本和无形成本。

1. 医疗成本的测算内容　大部分医疗服务发生在医疗机构内。因此，医疗成本的测算以发生在医疗机构内的成本为计量重点，其内容主要包括以下六类。

（1）人力成本：医疗机构员工直接或间接为患者提供医疗服务所获取的报酬，包括工资、奖金及各种福利和补贴等。

（2）公务成本：包括办公费、差旅费、公杂费和邮电费等。

（3）药品与卫生材料成本：包括药品、影像检查材料、化学试剂、医用敷料的费用等。

（4）低值易耗品损耗成本：包括注射器、输液器、玻片的费用等。

（5）固定资产折旧成本：包括房产、仪器设备、办公家具、被服等各种固定资产的损耗。

（6）卫生业务成本：维持医疗机构业务开展所需的水、电、气、设备维修和更新等费用。

2. 医疗成本的测算方法与步骤

（1）明确项目科室与非项目科室：通常把直接为患者提供医疗项目服务的科室称为项目科室；把间接为患者提供医疗服务的科室，即直接为项目科室提供服务的科室，如行政管理和后勤科室，称为非项目科室。

（2）明确分摊系数：不同的项目科室对非项目科室所提供的服务的消耗量通常并不相同，因此，非项目科室的服务成本不能平均分摊到相关的项目科室，即需要确定分摊比例。分摊比例的确定遵循"收益原则"，即谁收益谁分摊，谁收益多谁分摊多。

（3）测算医疗项目服务成本：以医疗项目为成本测算对象，归集与分摊项目科室及其相关的非项目科室的费用，进而测算出医疗项目服务成本。

二、直接非医疗成本的测算

通过搜集实际发生的数量和单价资料测算患者为治疗疾病所花费的食宿费、营养费、交通费等。交通费和营养费按实际支出累计，家属照护的直接费用包括了家属照护的交通费、住宿费等。若雇人照护，则雇人照护的费用也应计算在内。若患者接受治疗之前可做家务，而治疗期间需要雇人完成家务，则这笔费用也应计算在内。一般情况下，直接非医疗成本因条件差异大，难以准确计算。因此，如果所占比例较小，在研究中可将其忽略。

三、间接非医疗成本的测算

通常采用人力资本法（human capital approach，HCAC）来进行间接非医疗成本的测量。人力资本法是指用患者增加的健康时间所带来的工资收益表示健康效益。人力资本法按照机会成本的原则测量，即通过衡量患者接受治疗的时间损失来进行测算。通常按患者接受治疗前的日均收入乘以治疗的天数计算，家属照护的时间损失，也按机会成本原则测量，即按家属正常工作时的日均收入乘以照护的天数。

摩擦成本法（friction cost method）也是常用的测量方法，其原理是在完全劳动力市场条件下，由于患者缺勤、休工需要聘请新的职工来代替，包括招募、培训后才能上岗，因此在这一段磨合时期中除生产损失外，还需要有培训上岗成本的投入，以此来估计患病后对总生产成本造成损失的价值。

四、无形成本的测算

目前国际上常采用意愿支付法测量无形成本。意愿支付法（willingness to pay，WTP）是指在个人总体效用值不变的情况下通过牺牲一部分货币收益来提高健康状态。意愿支付的金额可以通过对人群或患者的问卷调查获得相关数据。需要指出的是，无形成本通常不单独测量，这主要是因为：①隐性成本难以用货币准确测量，且计量隐性成本本身通常要付出较多的成本；②在测量效用时，隐性成本已被包含在产出的测量中，无须重复测算。（见二维码 12-5 药物经济学中成本的确认）

第三节 药物经济学评价方法

药物经济学研究的核心内容，就是评价各种药物治疗或非药物治疗方案的经济性。通常，成本指标采用货币单位表示，结果指标则因研究目的不同而采用效果、效用、效益等产出指标。目前最常用的药物经济学评价方法有四种，即最小成本分析、成本 - 效果分析、成本 - 效用分析和成本 - 效益分析。

一、最小成本分析

最小成本分析（cost-minimization analysis，CMA）是指在结果（有效性和安全性）没有差别的情况下，比较两个或两个以上药物治疗方案在成本上的差异，以成本最小的方案为最优方案。

CMA 只适合针对同一种疾病的两种或两种以上药物治疗方案结果相同或没有显著性差异的情况，通常用于比较已知能产生相同临床效果的等效药物之间的成本差异，或比较不同剂型的同类药物的成本差异。虽然 CMA 操作简单，但它要求药物的临床治疗效果，包括疗效、副作用、持续时间完全相同，由于目前对于如何判断各种治疗方案的疗效、安全性等是否相同或相近没有统一的标准，应用范围较局限。

二、成本 - 效果分析

成本 - 效果分析（cost-effectiveness analysis，CEA）是以临床效果为产出指标，比较两个或多个可选择的药物治疗方案的成本和结果的经济学评价方法。

（一）效果的测量

效果指标通常分为中间指标和终点指标。中间指标，如血压、血脂、血糖、白细胞数量等生化指标。终点指标为最终健康改善体现的指标，如高血压、糖尿病、心肌梗死、脑卒中、癌症等疾病治疗的有效率、治愈率、生存率，以及疾病导致的死亡或死亡率、并发症发生率、生命延长年数等。中间指标与健康有关，大多通过临床检查才能获知，一般不能体现最终的健康改善。终点指标大多反映的是已经发生或者患者可以感知的疾病事件，能体现最终的健康改善，如五年生存率通常作为癌症患者接受药物治疗后最终健康改善的效果指标。

（二）评价准则

CEA 的评价准则主要有如下两种。

1. 成本 - 效果比（cost-effectiveness ratio，CER）　在两个或两个以上备选方案中，通过计算每个备选方案的成本 / 效果值或效果 / 成本值，寻找经济性最佳的方案，即用单位临床效果所花费的成本或每一货币单位所产生的临床效果来评价经济性。CER 的意义在于表示要找出每改变单位临床效果，成本最小的方案，常用以下公式表示：

$$\text{Min}\{\frac{C_1}{E_1}, \cdots, \frac{C_n}{E_n}\} \tag{12-1}$$

式中，C_1 表示方案 1 的成本，C_n 表示方案 n 的成本，E_1 表示方案 1 的治疗效果指标，E_n 表示方案 n 的治疗效果指标。

案例 12-1

患者，男性，58 岁，40 年吸烟、饮酒史，患高血压 10 年，曾先后服用钙拮抗剂 X（A 方案）和血管紧张素转化酶抑制剂 Y（B 方案）等降压药各一年。服用 X 总花费为 1580 元，患者收缩压从 165mmHg 降至 147mmHg，服用 Y 总花费为 2548 元，患者收缩压从 165 mmHg 降至 140mmHg。

问题　请利用药物经济学评价方法判断高血压药物治疗方案 A 和 B 中哪一个是最优方案？

分析　A 和 B 两种药物治疗方案的 CEA 见表 12-1。

表 12-1　A 和 B 两种药物治疗方案的 CEA

	总成本（C, 元）	效果（E, mmHg）	CER
A 方案	1580	18	87.78
B 方案	2548	25	101.92

A 方案的 CER 为 87.78 元，表示该方案每降低 1mmHg 的血压需要花费 87.78 元；B 方案的 CER 为 101.92 元，表示该方案每降低 1mmHg 的血压需要花费 101.92 元。A 方案的 CER 小于 B 方案的 CER。因此，从 CER 的评价准则出发，A 方案的经济性要优于 B 方案，应选择 A 方案。

不同的决策者对于相对增加效果而多花费的成本有着不同的看法，考虑的重点不尽相同，因此会做出不同的选择。例如，在上例中，B 方案的 CER 值虽然高于 A 方案，但是，B 方案毕竟可以比 B 方案多降低 7mmHg。如果医生认为多降低的血压值可以有效减少心血管事件发生的概率，而多花费的成本又在经济承受范围之内，可能就会舍弃 A 方案，而选择 B 方案。

---

2. 增量成本 - 效果比（incremental cost-effectiveness ratio，ICER）　在某种药物治疗方案的基础上，采用另一种或更多种药物治疗方案所增加的成本和产生的额外效果进行的增量分析，其反映的是两种或两种以上备选方案之间效果差异的单位成本是否符合一定的外部判断性标准（阈值），用于考察所增加的成本是否满足一定经济性的要求，其计算公式如下：

$$\text{ICER} = \frac{C_1 - C_2}{E_1 - E_2} S \tag{12-2}$$

式中，C_1 表示方案 1 的成本，C_2 表示方案 2 的成本，$C_1 > C_2$，E_1 表示方案 1 的治疗效果，E_2 表示方案 2 的治疗效果，S 表示外部判断标准。

ICER 的计算步骤及判别准则：先将备选方案按成本额由小到大排序；求算成本额较小方案的 CER，判断其经济性，再求算与之相邻的成本额较大的方案与该方案之间的 ICER。若 ICER 小于阈值，则表明用增量成本所换取的增量效果是经济的，所以剔除次优的较小成本额方案，保留成本额较小的方案。用保留下来的较优方案与剩余方案依次进行比较，最终保留下来的方案就是最经济的方案。

案例 12-2

2020 年全球爆发严重威胁人类生命健康的新冠肺炎。某地 A、B、C 三所医院为挽救新冠肺炎患者的生命，分别制订并实施了相应的治疗方案 A、B、C，其治疗成本和效果见表 12-2。

问题 请对 A、B 和 C 三种方案进行药物经济学评价（假定多挽救一位患者生命的 ICER 的阈值为 25 万元），并指出哪种方案是最优方案。

表 12-2 三种治疗方案的 CEA

方案	成本（万元）	效果（挽救的生命数）	CER	ICER
A	90	30	3	—
B	550	50	11	23（B-A）
C	980	70	14	21.5（C-B）

分析 假设上述三个方案是独立的备选方案，彼此的采纳与否不会产生相互影响。从表 12-2 的 CER 值考察，假设决策者认为每多挽救一个生命数不超过 25 万元，那么进行追加投入，结论将会有所变化。计算三个方案的 ICER，进行增量分析。

首先根据成本额的大小对三个方案由小到大进行排序，接着以成本额最小的方案 A 为基准方案，用成本额次高的方案 B 对方案 A 进行增量分析，得出方案 B 对方案 A 的 ICER，为 23 万元，也就是方案 B 比方案 A 每多挽救一个生命数，需要多花费 23 万元。与决策者的阈值，也就是每多挽救一个生命数为 25 万元相比较，方案 B 对方案 A 的 ICER 值小于 25 万元。因此，可以保留方案 B，剔除方案 A。接着用成本额最高的方案 C 与方案 B 进行增量分析，得出方案 C 对方案 B 的 ICER 为 21.5 万元，也小于 25 万元（阈值）。因此，从该决策者的角度出发，这三个方案中，方案 C 为最优方案。如果仅计算三个方案的 CER，则应该选择方案 A。由此可见，选择 ICER 与 CER 两种不同的评价准则，得出的结论常常不一致。由该案例可知，增量分析法即 ICER 的评价准则更有助于得到符合经济学原理的决策。

（三）适用范围

CEA 简单、直观，容易被接受，适用于两个或两个以上备选方案中必须选择其一的情况，而这种情况在医疗服务中非常常见。因此，CEA 成为最常用的药物经济学评价方法，适用范围非常广泛。

由于成本和效果的计量单位不同，无法判别单位成本应该达到的经济性的最低效果值（比较基准值），导致决策者对单一方案进行 CEA 因缺乏比较基准值而不具有经济意义，不能判定单一方案的绝对意义上的经济性（即是否总产出大于总投入），只能在两个或两个以上的方案中比较，进而选择相对最优的方案。因此，CEA 仅适用于可获得同类临床效果并同时符合可比条件的两个或两个以上备选方案间的评价与比较，不能用于比较不同疾病的治疗方案。

三、成本 - 效用分析

成本 - 效用分析（cost-utility analysis，CUA）是指以效用值来评价结果的价值，比较两个或多个可选择药物治疗方案的成本和结果的经济学评价方法。CUA 通过比较治疗方案的成本和健康效用产出量，来评价该治疗方案的效果，是 CEA 的一种特殊形式。

（一）健康效用测量

与健康效用测量有关的因素主要包括健康状况和生存时间。健康状况（health status）是指疾病状态下患者的健康状况相对于一个完全健康的人的权重是多少。生存时间（survival time）是指患者在该疾病状态下的生存期限。健康效用指标包括质量调整生命年（quality-adjusted life years，QALY）、质量调整预期寿命（quality adjusted life expectancy，QALE）和伤残调整生命年（亦称失能调整生命年，disability-adjusted life years，DALY），目前最常用的是QALY。

QALY同时考虑患者的生命长短和生存质量，即患者相当于完全健康的人生存的时间数。该指标是生命数量和质量指标的结合，等于剩余的生命年数乘以这段时间内的健康效用值。健康权重系数的确定则由人们对自己健康和生活质量的满意程度来判定。健康效用值是介于 $0\sim1$ 的数值，即各种健康状况或失能情况下的权重系数。权重为0表示个体的健康状况接近死亡或者已死亡；为1时表示该个体已完全处于健康状态。权重系数越接近于1，说明患者越健康，反之，则越不健康。通过健康效用值的调整，可以将疾病状态下的生命质量转化为相当于完全健康人的生命质量年数。例如，假设完全健康人对生命质量的效用评价为1，而早期糖尿病患者对生命质量的效用评价为0.8，那么早期糖尿病患者生活1年的生命质量，相当于完全健康人生活0.8年的生命质量。

健康效用值测量可以通过量表进行。健康效用值的测量工具主要推荐以下几种：直接测量法中的标准博弈法（standard gamble，SG）、时间权衡法（time trade-off，TTO）、视觉模拟法（visual analog scale，VAS）；间接测量法中的WHO QOL-100量表（WHO quality of life）、欧洲五维生存质量量表（Euro-Qol-5 dimensions，EQ-5D）、健康调查量表6（short-form six dimensions，SF-6D）、健康调查量表36（short form36，SF-36）、健康效用指数（health utility index，HUI）和健康质量量表（quality of well-being，QWB）等。量表测评的内容通常包括躯体功能（physical function）、情感功能（emotional function）、社会功能（social function）、角色扮演（role performance）、疼痛和其他症状（pain and other symptoms）五个维度。被测患者根据量表内容回答描述不同维度健康状况的问题。基于问题的回答情况，量表计算出总分或指数来表示生命质量水平，将这一总分或指数换算成生命质量的权重，即可获得QALY。

健康效用测量也可以采用总体评估法，即让被测患者根据自身健康状况直接判断健康状况，并确定效用值，常用如下方法。

1. 评价标尺法（rating scale，RS） 也称等级评分法。可采用直线标尺或竖直的温度计型尺度来表示健康状况，要求被测患者在标尺上标示出最能代表其对生命质量偏好的位置，根据标示位置确定效用值。如以最差状态为0，最佳状态为100，被测患者标示在标尺的65位置上，则其效用值为0.65。

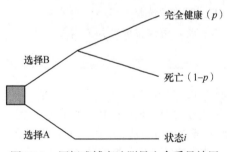

图 12-1 用标准博弈法测量生命质量效用

2. 标准博弈法（standard gamble，SG） 是一种运用期望效用理论测量健康状况和生存质量的方法。该法是决定一个人健康状况效用的过程，要求患者在不同的发病概率下进行博弈，选择恢复或死亡，直至没有差别为止。例如，一慢病患者面临两种选择A和B，A为保持目前的健康状态 i ，B为接受治疗，但存在不确定性，治疗的结果有 p 概率完全康复，$1-p$ 概率立即死亡，研究者不断地改变 p 的取值，直至患者选择A和选择B没有差别时，状态 i 的健康效用值就是 p（图12-1）。

3. 时间权衡法（time trade-off，TTO） 询问患者愿意在不够完美的健康状况下生活一段时间抑或愿意在完全健康状况下少活几年，完全健康生活年数与不够完美的健康状况下生活的年数的比值就是衡量健康状况选择的偏好。如图12-2所示，患者面临两种选择，选择A为在当前健康状态（ i ）下生活 t 年，选择B为患者愿意用当前状态下 t 年生存时间交换 x 年的完全健康状态。健康效用值等于完全健康状态下生存 x 年与当前状态下生存 t 年的比值。

4. 人数权衡法（person trade-off，PTO） 要求被测者评价不同方案帮助的人数是否相当。假定有 m 位患者患有A种疾病，n 位病人患有B种疾病，因受药物资源等条件的限制，只能帮助其中一组恢复健康。不断地改变 m 和 n 的值，直到选择帮助两组的概率相等，则 m 和 n 的比值为A疾病

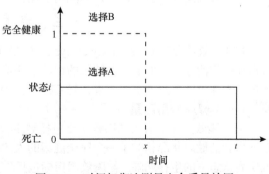

图 12-2 时间权衡法测量生命质量效用

相对于 B 疾病状态的效用值。

如果针对某一类疾病的测量量表已经开发成功，必要时应根据疾病的特点选择特殊疾病测量量表。QALY 可通过健康效用值与生命年数的乘积得到。

DALY 指标同时考虑死亡所造成人的寿命的损失和疾病及其他因素所造成人的健康的损失，是将死亡指标和伤残指标结合在一起，考虑各种影响因素的综合结果指标。同样，健康或功能的权重系数的确定由人们对自己健康和生活质量的满意程度来判定。

（二）评价准则

CUA 与 CEA 的原理一致，两者均以货币单位衡量成本指标，也均以健康产出为结果指标。CUA 的结果指标对难以用货币衡量的生命质量内容进行了量化，以 QALY 或 DALY 为结果指标。

1. 成本 - 效用比（cost-utility ratio） 采用方案总成本 /QALY 的评价准则在不同备选方案之间进行选择，与 CER 的含义类似，该比值的意义表示治疗方案使患者每获得一个 QALY 成本的大小，即找出每改变 1 个 QALY，成本最小的方案。常用以下公式表示：

$$\frac{C_1}{U_1} ? \frac{C_2}{U_2} \tag{12-3}$$

式中，C_1 表示方案 1 的成本；C_2 表示方案 2 的成本；U_1 表示方案 1 给患者带来的效用，即方案 1 使患者获得的 QALY；U_2 表示方案 2 给患者带来的效用，即方案 2 使患者获得的 QALY；式中"？"表示前后两者比较大小。

2. 增量成本 - 效用比（incremental cost-utility ratio，ICUR） 在某种药物治疗方案的基础上，采用另一种或更多种的药物治疗方案所增加的成本和产生的额外效用进行增量分析，目的是评价获得两种或两种以上备选方案之间效用差异的单位成本是否符合一定的外部判断性标准（阈值）。该指标用于考察所增加的成本是否满足一定经济性的要求，表示一个治疗方案比另一个治疗方案多获得一个 QALY 所需增加的成本。两个方案之间的 ICUR 计算公式如下（假设方案 1 的成本高于方案 2，且实施方案 1 获得的效用高于方案 2）：

$$ICUR = \frac{C_1 - C_2}{U_1 - U_2} S \tag{12-4}$$

式中，C_1 表示方案 1 的成本，C_2 表示方案 2 的成本，U_1 表示方案 1 给患者带来的效用，U_2 表示方案 2 给患者带来的效用，S 表示外部判断标准或阈值，即基准单位效用价值。

（三）适用范围

与 CEA 相比，CUA 更关注患者心理、生理和社会功能的状态，适用于慢病治疗方案的经济性评价。CUA 的适用范围包括：某些以生命质量为重要衡量指标的疾病，如关节炎、失眠、阿尔茨海默病、帕金森病、终末期肾病等。CUA 也适用于某种医疗方案延长了患者的生命却伴有严重副作用时，如癌症患者的治疗方案。

CUA 中的成本与效用的计量指标和计量单位不同，因此无法通过对效用与成本的比较来判定单一方案绝对意义上的经济性，只能用于对多个方案（两个或两个以上）的经济性进行比较选择。

四、成本 - 效益分析

成本 - 效益分析（cost-benefit analysis，CBA）是一种用于比较药物治疗方案所投入的成本和由该方案带来的产出效益的方法。效益和成本均用货币单位计量。

（一）效益的测量

直接效益表示的是节约的医疗卫生资源，如减少的药品费用、诊断和检验费用、手术费用等。间接效益的测定需要对各种效果指标和效用指标进行货币化，如生产力、发病率、患病率、治愈率、QALY 等。无形效益需要把患者痛苦的减轻、悲伤的减轻或消失等精神收益货币化，通常在研究时不予考虑。

目前，最常用的效益测量方法为人力资本法和意愿支付法。人力资本法用市场工资率来货币化患者健康时间的获得，并用患者增加的未来工资收益的现值来评价一个健康项目的效益。意愿支付法是一种用来评价对某商品偏好的强度（strength of preference）或者某商品价值的工具。它以患者的健康效用为基础，通过问卷测量患者的偏好，获得患者对健康改善价值的意愿支付值，体现健康状况改善，如生命的延长、劳动能力的恢复、身体痛苦的减轻及精神状态的改善等。

（二）评价准则

1. 净效益（net benefit，NB） 指某方案带来的贴现后的社会总效益与贴现后的社会总成本之间的差值，计算公式如下：

$$NB = \sum_{t=1}^{n} B_t(1+r)^{-t} - \sum_{t=1}^{n} C_t(1+r)^{-t} = \sum_{t=1}^{n}(B_t - C_t)(1+r)^{-t} \tag{12-5}$$

式中，B_t 为第 t 年末发生的收益，C_t 为第 t 年末发生的成本，n 为方案实施的年限，r 为基准贴现率。

如果 NB 大于 0，表示方案的效益大于成本，说明该方案具有经济性；反之，则该方案不具有经济性。在某些方案进行评价的时候，会设定一个项目最小净收益标准，只有超过这个最小净收益标准的方案才是可行的，否则应当放弃。在评价多个备选方案时，在资源有限的条件下，NB 越大的方案可以带来更多的社会财富增加，NB 最大的方案是最优的。

2. 效益 - 成本比（benefit-cost ratio，B/C） 指某方案带来的贴现后的社会总效益和贴现后的社会总成本之间的比值。表示每投入单位成本所能获得收益的大小，相当于投资回报率。比较 B/C 是为了评价有限资源的条件下，哪个方案可以带来最大的社会效益。B/C 的计算公式如下：

$$B/C = \sum_{t=1}^{n} B_t(1+r)^{-t} / \sum_{t=1}^{n} C_t(1+r)^{-t} \tag{12-6}$$

式中，B_t 为第 t 年末发生的收益，C_t 为第 t 年末发生的成本，n 为方案实施的年限，r 为基准贴现率。当 B/C 大于 1 时，表示该方案带来的社会效益大于社会成本，方案可行；当 B/C 小于 1 时，表示该方案带来的社会效益小于社会成本，方案不可行。在进行成本效益评价时，常设定一个最小收益成本比率，只有 C/B 超过这个比率的方案才是可行的，否则应当放弃。在评价多个备选方案时，方案的 C/B 越大带来的回报率越大。C/B 最大的方案是最优的。

（三）适用范围

CBA 是一种成本和结果均以货币为单位进行评价的分析方法，在医疗卫生领域，CBA 的适用对象一般是医药卫生行政机构，可为制订或修订医药政策提供理论依据。CBA 不仅可以对治疗结果相似的方案进行比较，也可以对治疗结果不同或者不相关的方案进行比较。CBA 不仅可以用于多个治疗方案的评价和选优，也可以用于单个治疗方案的经济性评价。

此外，由于成本和效益都以货币单位进行测量，因此 CBA 还可以用于医疗卫生项目与其他领域项目的比较。但是，研究者尤其是医务工作者很难将临床效果或效用指标进行货币化，在医疗卫生领域的应用受到了局限。（见二维码 12-6 药物经济学评价方法比较）

第四节 药物经济学的研究设计

药物经济学应根据研究目的、疾病种类的不同选择不同的研究设计方法。药物经济学研究类型主要包括前瞻性研究、回顾性研究、模型研究、混合研究（临床试验结合回顾性或实际条件下的数据收集）及二次文献研究。其中，前瞻性研究又包括随机临床干预研究和前瞻性观察研究。

一、前瞻性研究

（一）随机临床干预研究

随机临床干预研究可分为围绕随机对照试验（randomized controlled trial，RCT）的平行研究（parallel study）和实际临床试验（programmatic clinical trial，PCT）研究。围绕随机对照临床试验的平行研究是将药物经济学研究与药物临床试验相结合，通常在药物Ⅲ期临床试验，也有在Ⅱ期或Ⅳ期临床试验中进行经济学研究。这是目前广泛采用的研究设计，借助药物临床试验严格的随机对照双盲设计，可以获得较强的可信度和较高的内部效度。但是，新药临床试验的主要目的是评价新药的安全性和有效性，试验中常采用安慰剂作为对照组，外部效度低，较少与已上市同类药物进行比较与评价。因此，平行研究的应用范围受到一定限制。

实际临床试验研究则是在药物的日常实际应用环境中进行的药物经济学研究。它专为药物经济学研究而设计，符合随机化原则和前瞻性特点，具有较高的外部效度。它要求将具有代表性的人群纳入研究对象，并且将研究方案与现实中所有的方案进行比较，研究组和对照组的患者按常规进行随访观察。因此，较之平行研究，该研究设计的结果更接近真实状况。

（二）前瞻性观察研究

前瞻性观察研究，即基于队列研究的药物经济学研究设计，是药物经济学研究设计的理想标准。它能反映真实条件下药品治疗的成本效果，具有很好的外部性，但由于取消了外部限制、患者依从性差和干扰因素多，从而降低了内部效度，并因此增加了分析的难度。

二、回顾性研究

回顾性研究（retrospective study）是指对已有病例资料进行回顾性整理分析，研究设计的思路是通过收集过去某个时间段内所有满足条件的病例，进行分组，将使用研究药物的患者组作为研究组，使用其他药物或者非药物治疗的患者组为对照组，进行比较研究。

回顾性研究最常用的是回顾性队列研究（retrospective cohort study）。回顾性队列研究有关数据大多可直接从现有的临床数据库获得，成本较低，研究时限也较短，并有较高的外部效度，是缺乏前瞻性研究时的最佳选择。该研究要求对任何可能的混杂因素，如年龄、性别、疾病严重程度、多种疾病并发状况等因素进行统计控制，但是由于现实环境中队列研究的选择偏倚（selection bias），研究组与对照组之间存在差异，难度较大。此外，现有的数据不是根据药物经济学研究目的而记录的，往往难以达到研究设计本身的要求。

三、模型研究

模型研究（model study）是指使用计算机辅助的数学方法和统计学方法，以一定的医学或药学文献、临床试验资料或者专家意见为基础，对各个备选方案在特定时间内的预期结果及变化过程进行定量描述和数学模拟。在药物经济学研究中，最常用的模型为马尔可夫（Markov）模型。

马尔可夫模型通过模拟随时间发生的随机事件的过程，以分析某变量的当前状况并预测该变量未来状况发生概率，能够在相对较长的时间框架内对治疗或干预方案的经济性结果进行评估。其原理是通过构造出一系列的健康状态，并模拟各状态在一定时间内的相互间的转移概率，结合每个健康状态上的健康效用值和资源消耗，进行多次循环计算，估计疾病的结果和费用（图 12-3）。根据特定的状态转移概率矩阵，一个或多个假设的队列将被用于模拟从一个健康状态发展到另一个健康状态。随着时间的推移和病情的变化，每一个健康状态均与特

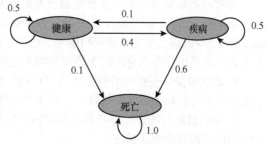

图 12-3　某疾病的简化马尔可夫模型

定的临床结果和成本相关联，可以对研究时间框架内干预队列和非干预队列的成本和结果进行估计，即对患者在不同干预或治疗方案中的期望寿命、QALY、资源消耗进行比较，进行 CEA、CUA 或增量分析。

四、混合研究

混合研究（mixed study）是以上几种研究方法的综合运用。药物经济学研究需要估算患者在接受药物治疗后长期的健康结果和资源消耗，需要利用已有的经济学资料、前瞻性研究的结果，以及报告过的回顾性临床研究结果，建立影响疾病发生和医疗费用产生的数学模型来进行模拟研究。混合研究是一种省时省钱的药物经济学研究方法，其优点是可以利用多种研究设计来解决单一研究不能解决的问题，缺点是由于难以获得患者的间接成本和效用资料，研究结果存在一定偏倚，而且由于方法过于烦杂，在实践中不易应用。

五、二次文献研究

二次文献研究（secondary literature study）主要是指利用已公开发表的文献资料，对不同药物治疗方案进行系统的药物经济学综述分析。同时，在模型法研究中，也可以采用二次文献研究的方法对临床试验中药品的安全性和有效性等进行 Meta 分析，将分析结果作为模型中参数假设的主要来源。二次文献研究的特点是研究时间短，研究成本低，但必须基于充足的现有文献，以及不同研究文献的可比性等假设条件。

笔记栏

第五节　药物经济学研究的基本流程

药物经济学研究应根据研究问题的不同选择合适的评价方法，按照科学、规范流程开展。下面结合具体案例，阐述药物经济学研究的基本流程。

案例 12-3

患者，女，42 岁，因急性单纯性膀胱炎入某医院肾内科治疗。肾内科主治医师根据患者病情拟定了三种药物治疗方案（表 12-3）。为提高药物治疗效果，现请肾内科临床药师针对三种治疗方案给出推荐意见。

表 12-3　泌尿系统感染的三种备选药物治疗方案

方案	药物治疗方案
A	注射用头孢曲松钠＋注射用氨苄西林钠舒巴坦钠，1 次 / 日，8 天为 1 个疗程
B	诺氟沙星（3 次 / 日）＋环丙沙星（1 次 / 日），7 天为 1 个疗程；如未愈，改用注射用头孢曲松钠（1 次 / 日），7 天为 1 个疗程
C	阿莫西林（3 次 / 日）＋注射用头孢唑林钠（1 次 / 日），6 天为 1 个疗程；如未愈，改为注射用头孢哌酮钠，1 次 / 日，5 天为 1 个疗程

问题　临床药师应如何根据所掌握的专业知识，按照药物经济学研究的基本流程，对该泌尿系统感染患者的三种方案进行比较，并遴选出最佳方案？

一、明确研究的问题

药物经济学研究的第一步是明确研究的问题，主要包括研究背景（study background）、研究产品（study object）、研究角度（study perspective）、研究人群（study population）和研究目的（study objective）等内容。除主要研究问题外，也可包括次要研究问题，如干预对不同亚组的影响或不同治疗方式（单药治疗和联合治疗）造成影响的差异等。

1. 研究背景　包括所研究疾病的流行病学概况及其经济负担、主要干预手段与疗效、国内外关于相关干预的药物经济学评价现状（基本结论和尚存问题）及本研究的价值（必要性和重要性）。

2. 研究目的与假设　研究者应当明确提出药物经济学评价的主要研究目的和待证明的假设，假设应当以可回答的方式提出。

3. 研究角度　研究者应根据研究目的和报告对象确定研究角度。可以分别从全社会、医务人员、患者、医保方和雇主等不同视角进行研究。从全社会角度出发，研究的目的是最大限度地利用全社会的药物资源，实现社会群体健康状况的最大程度改善；从患者个人角度出发，研究的目标是在尽可能少的个人支付条件下，实现自身健康状况的最大程度改善；从医务人员、医保方和雇主角度出发，研究的目的是如何以尽可能少的成本获得尽可能大的效果、效用或效益，实现自身利益的最大化。在一项药物经济学研究中，应当自始至终坚持研究角度的一致性。

案例 12-3 分析 1

案例 12-3 中的三种药物治疗方案是近年来某三级综合医院肾内科临床药物治疗中常用的方案。该项研究明确了从医疗服务提供者的视角出发。治疗方案的成本主要考虑直接成本，间接成本和无形成本可以忽略不计。除了三种药物治疗方案以外，还需要考虑是否存在其他类似的备选有效方案以及非药物治疗方案。如果有，应一并列入研究和比较的范围。

4. 研究人群　研究需要明确药物适用的目标人群、纳入标准及排除标准。目标人群应当采用流行病学特征描述患者类型，如疾病类型及严重程度、有或没有其他并发症或危险因素、年龄、性别、社会经济特征等。

二、明确干预措施及对照选择

干预措施（intervention）和对照（comparator）的描述应该包括剂型、规格、用量、治疗方式、合并用药和治疗背景等信息。对照建议尽可能选择适应证相同的常规治疗（conventional treatment）

或标准治疗（standard treatment）方案。如果某些疾病目前仍然无有效治疗措施或不建议干预（如前列腺癌的观察等待法"Watchful Waiting"），药物经济学评价可以与安慰剂（即无干预）进行比较，但须说明其无医药干预的临床合理性。如果新药属于现存的治疗药物分类，原则上选择同一治疗分类中最常用的药物或标准治疗作为对照；如果药物属于一个新的治疗药物分类，且适应证与其他药相同，则选择适应证最相近的药物作为对照。空白对照一般不推荐，仅在围绕临床试验的平行研究（piggyback）中使用。（见二维码12-7　药物经济学研究对照的选择）

药物经济学研究应尽可能将所有治疗某种疾病的有效方案列入备选方案，至少应包括临床上已有的最佳药物治疗方案及最低成本的药物治疗方案。

三、确定样本量和研究时限

（一）样本大小

当研究中的数据来源于医保数据库等大样本数据时，由于样本量往往已远超过最低研究样本量的要求，不需要计算最小样本量。而当研究者自行设计数据收集方案时，特别是收集数据成本较高时，需考虑最小样本量要求。

对于围绕临床试验的平行研究和二次文献研究来说，样本量由临床试验和已有研究决定。而随机临床干预研究、前瞻性观察研究和回顾性队列研究中要求的样本大小与NB、随访时间、成本数量和单位价格、亚组人群有关。一般来说样本量应略大于随机临床试验，推荐采用药物经济学试验样本公式进行估算。当估算公式中的各个参数难以获得时，每组患者样本量不得低于按临床试验或队列研究样本量估计公式计算的样本量。

（二）研究时限

研究时限（time horizon）取决于药物经济学研究中疾病的种类、治疗目标和预期结果等。一般来说，样本观察时间应足够长以获得干预所产生的主要成本和产出。研究设计中应说明研究时限及依据。当采用模型法来模拟长期治疗的成本和效果数据时，除了应列出长期治疗模拟时间及依据外，还应列出短期治疗的原始数据及研究时限。

药物经济学研究时限的确定是以治疗方案能否对患者最重要的健康状态及成本产生影响为依据，其中健康状态包括期望治疗结果和预料之外的药品不良反应等。

四、选择适当的评价方法

开展药物经济学研究，研究者应当根据研究中干预措施的特点、数据的可获得性及评价的目的与要求选择适当的评价方法。在条件许可时，建议优先考虑CUA或CEA，也可以采用CEA或CBA，但应当说明其理由。研究者可同时采用两种或两种以上的方法进行评价，或者以一种方法为主联合其他方法进行评价，并比较和分析各种评价方法结果之间的差异。

药物经济学评价的基本决策原则是增量分析（incremental analysis），即计算干预手段与对照手段的相对成本和效果之差的比值，即ICER。药物经济学评价必须报告CER。

> **案例 12-3 分析 2**
>
> 案例 12-3 中，三种药物治疗方案的结果均以治愈率来表示，而且三种方案的治愈率不一致（差异具有统计学意义）。因此，最小成本分析法不适合案例 12-3。三种方案均采用临床效果指标，难以将其转化为货币单位，无法采用 CBA。泌尿系统感染是一种短期治疗疾病，通常对患者生命质量的影响较小，不需要考虑患者对治疗结果的满意程度或偏好，CUA 也不适合。在本案例中，三种治疗方案的具体内容相似，可计算出三种不同治疗方案获得每单位治疗效果的所需成本，因此采用 CEA 法最合适。

五、成本的确认和测量

药物经济学研究的一项主要任务是对成本进行确认、测量和分析。

（一）成本确认

在确认成本时，应该包括所有直接医疗成本。在可获得数据的情况下，建议包括直接非医疗成本和间接成本。无形成本可灵活处理。当无形成本较大时，需要对其进行专门评估。成本范围的确认需要与所确定的研究角度一致，不同的研究角度决定不同的成本范围。从全社会的角度来看，转移支付不应纳入成本确认中。但如果支出较大的话，可以单独列出分析。然而，从公共支付者的角度来看，建议把转移支付成本纳入分析。

同时，建议将因生命延长而产生的与此项干预活动有关的成本纳入成本分析，可以排除与治疗无关的成本。研究人员可以采用敏感性分析（sensitivity analysis）来判断这类成本的大小，如果这类成本很小，可以不予考虑；如果这类成本较大，则应该纳入分析。

如果所研究的医疗干预中发生了药品不良反应，应当确认因处理不良反应而消耗的成本。与药品不良反应相关的成本主要有两类：①为避免或监测药品不良反应发生而产生的成本；②药品不良反应发生后进行医疗干预而产生的成本。

在采用临床试验设计收集数据进行的药物经济学评价中，应当识别并排除为了进行临床试验而发生但在实际临床治疗中不会发生的成本项目。如某些成本项目难以明确确定在实际临床治疗中是否会发生，可以参考同类非基于临床试验的药物经济学评价中的成本构成进行敏感性分析。

▌（二）成本的测量

成本由消耗资源的数量和单价的乘积构成。医疗资源的计量单位可以根据国家卫生与健康委员会、发展和改革委员会制定的医药服务项目标准来确定。

医疗资源的单价可以从两个维度测量：一个是平均单位价格，如次均住院费用、日均住院费用，次均门诊费用等；另一个是明细单位价格，即逐项计算各项具体耗材和劳务的费用。如果条件允许，尽可能使用后者。

研究组和对照组所涉及的资源单价必须使用同一价格来源。医疗资源的单价建议使用市场终端支付价格。如果药品仍未上市，建议采用生产厂商建议价格进行分析。如果使用其他价格体系，应该明确注明并解释其合理性。

一般通过查阅国内外文献并搜集各种已有的成本和结果数据，确定需要计算的各项成本，可以通过医院信息系统（hospital information system，HIS）搜集所需的费用数据来计算成本。

对于疾病治疗所付出的时间成本，通常采用人力资本法进行计算，即参照市场平均工资水平计算其付出的时间成本。

案例 12-3 分析 3

案例 12-3 中，通过该医院 HIS 的数据搜集，明确各类药物使用的费用如表 12-4 所示。

表 12-4　三种药物治疗方案中药物的单次费用

药品名称	注射用头孢曲松钠	注射用氨苄西林钠舒巴坦钠	诺氟沙星	环丙沙星	阿莫西林	注射用头孢唑林钠	注射用头孢哌酮钠
费用/次（元）	103.5	59	0.3	32.2	1.90	33.6	319.2

注：所有患者的住院费用是 1200 元/天

六、结果的测量

根据所选择药物的药物经济学评价方法，确定健康产出（结果）的测量指标，即效果、效用、效益。

▌（一）效果测量

药物经济学评价优先使用实际效果指标。当只能获得试验条件下的临床疗效指标时，可根据相关模型用临床疗效指标估计效果指标，再进行分析。如果不能进行模型估计，仍可以采用临床疗效指标进行药物经济学评价，但应当说明在试验条件下和实际使用状态下的可能差别和偏倚，并进行敏感性分析。

在药物经济学研究中，通常将患者在接受药物治疗后得到的结果包括治愈、死亡、转归后治愈或未治愈等称为治疗终点（therapeutic endpoint）。为了提高不同干预措施之间的可比性，药物经济学的评价应该尽可能采用终点指标（final endpoints）。如果获得终点指标有困难，也可以采用比较关键的中间指标（intermediate endpoints）进行分析，但应提供相应的研究文献依据，说明中间指标与终点指标之间的联系和相关程度。

（二）效用测量

测量健康效用值时，当目标人群为健康人群时，建议使用通用效用值测量量表。当目标人群为患病人群，且有适合该病种的效用值测量量表时，建议使用疾病专用效用值测量量表。当目标人群为患病人群，但没有适合该病种的效用值测量量表时，建议使用通用效用值测量量表。

健康效用值的测量既可用标准博弈法（SG）、时间权衡法（TTO）、视觉模拟法（VAS）等直接测量法，也可用欧洲五维生存质量量表（EQ-5D）、健康调查量表6（SF-6D）、健康效用指数（HUI）、健康质量量表（QWB）等间接测量法。使用间接测量方法时，应当首选基于所研究人群的效用值转换表。当不能获得此转换表时，可以采用应用广泛并得到普遍认可的效用值转换表，也可以采用基于其他社会文化背景相近人群的效用值转换表，并进行敏感性分析。

（三）效益测量

直接效益计量因干预措施而发生了实际货币交换的收益。在测量直接效益时要特别防止双重计算，即避免将所改变的卫生资源同时计入成本和健康产出变量当中。间接效益和无形效益计量没有直接发生实际货币交换的收益，因此需要一定方法予以测算，通常包括人力资本法和意愿支付法等。采用意愿支付法时，要特别说明研究中的假设、提问方式、测量效益的范围、问题的语言表述等。

> **案例 12-3 分析 4**
>
> 案例 12-3 中，治疗终点分析如下：在规定的一个治疗周期内，部分患者通过三种药物治疗方案的治疗，疾病痊愈，患者出院；部分患者未能治愈，需要调整治疗药物进一步进行治疗。在未能治愈的患者中，经过检查和诊断，改用其他药物进行治疗。这部分患者经过治疗，又可以分为治愈和未治愈两种情况。在规定疗程之外，患者再次进行治疗所消耗的成本为附加成本。

（四）确定结果事件的概率

结果事件的概率是用于计算成本和进行决策时的重要参数，因此必须在比较分析前确定。药物治疗方案发生结果事件的概率主要有治愈率、转归率、死亡率、不良反应发生率等。

> **案例 12-3 分析 5**
>
> 案例 12-3 中，通过查阅多个医院的历史用药数据可知，三种药物治疗方案的结果事件概率如图 12-4 所示。

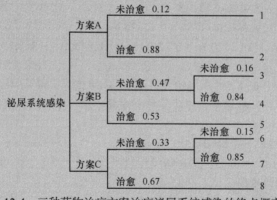

图 12-4　三种药物治疗方案治疗泌尿系统感染的终点概率

七、模型分析

无论采用何种药物经济学评价方法，都必然基于对数据的统计分析。数据的统计分析可以采用简易的描述性分析（descriptive analysis），也可以采用较复杂的模型分析，这需要根据研究的数据和条件而定。模型分析有多种形式，主要包括决策树模型和计量经济模型。前者是指通过对研究变量间的特征关系（如逻辑关系、数量关系或因果关系等）的经验观察和认知，建立变量间逻辑关系的模型框架，进而根据各种数据对模型进行赋值和量化分析。计量经济模型主要是通过对原始数据的统计回归分析，直接估计变量函数关系的参数，亦即不同药物治疗的成本效果之差的区间估计值。

笔记栏

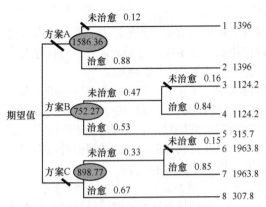

图 12-5　三种药物治疗方案治疗泌尿系统感染的决策树分析

药物经济学数据分析最常用的是决策树分析（decision analysis tree，DAT）。决策树分析是指在已知各种情况发生概率的基础上，通过构成决策树模型（decision tree models）说明可以采取行动的方向和结果，并求算出期望值符合条件的方案，从而评价项目的风险，判断其可行性的决策分析方法。研究者应对决策树模型中的各种因果关系、使用的外推技术、模型范围、结构及数据等方面的假设进行解释和说明。模型结构应当能够反映研究疾病的相关理论、疾病进展、疾病治疗方案的影响及与研究有关的问题。模型结构应当既简洁明了，又能反映问题的主要方面。研究者应当系统地识别、收集和评价模型中使用的数据，详细说明模型中所有参数的来源和选择依据。

如图 12-5，运用 CER 分析，三个方案中，方案 B 的 CER 值最低，获得单位临床产出的成本最低，因此应选择方案 B，舍弃方案 A 和方案 C。然而，方案 C 的成本高于方案 B，治愈率也高于方案 B。因此，应继续进行增量分析，计算方案 C 对方案 B 的 ICER 值，即

$ICER_{(C-B)}$ =（854.28–695.695）/（0.9505–0.9248）=158.585/0.0257=6170.62，表示方案 B 比方案 C 多获得一个百分点的治愈率，需要多花费 6170.62 元，这一结果应与决策者的阈值即外部判断性标准进行比较。

案例 12-36 分析

首先要计算 8 个结果点的成本，即每个方案的直接医疗成本。

方案 A：结果点 1 和结果点 2 的成本。方案 A（1，2）=（103.5+59）×8+12×8=1396

方案 B：方案 B（5）=（0.3×3+32.2）×7+12×7=315.7，方案 B（3，4）=315.7+103.5×7+12×7 =1124.2。

方案 C：方案 C（8）=（1.9×3+33.6）×6+12×6=307.8，方案 C（6，7）=307.8+319.2×5+12×5= 1963.8。

接着计算三个方案的路径成本，即用每个方案的每个结果点的成本额与路径发生概率相乘，并将结果相加，得到每个方案的路径成本：

方案 A 路径成本 =1396×0.88+1396×0.12=1396。

方案 B 路径成本 = 1124.2×0.16×0.47+1124.2×0.84×0.47+315.7×0.53 = 528.374+167.321 =695.695。

方案 C 路径成本 = 1963.8×（0.15+0.85）×0.33+307.8×0.67 = 648.054+206.226 = 854.28。

其次，计算三个方案的治愈率，即计算每个方案治愈路径的累积概率：

方案 A 的治愈率 =0.88。

方案 B 的治愈率 =0.84×0.47+0.53=0.9248。

方案 C 的治愈率 =0.85×0.33+0.67=0.9505。

再次，计算每个方案的期望值，即 CER：

方案 A 期望值 =1396/0.88=1586.36。

方案 B 期望值 =695.695/0.9248=752.27。

方案 C 期望值 =854.28/0.9505=898.77。

最后，用决策树（图 12-5）展示以上计算步骤。

八、贴现和敏感性分析

如果疾病治疗的时间或药物经济学研究的时间跨度超过 1 年，则需要将成本和结果进行贴现。贴现是指把将来的价值换算成现在的价值，其换算的比率称为贴现率（discount rate），也称折扣率。贴现率一般为市场利率，建议采用一年期的国家指导利率或国债利率进行贴现。国际上一般推荐 5% 的贴现率。

笔记栏

药物经济学研究过程中，由于经济分析数据存在着不确定性，使得结果与真实情况往往存在差异，产生偏差，因此需进行敏感性分析。常用的敏感性分析方法有单因素敏感性分析法、多因素敏感性分析法多因素、阈度分析法、极端值分析法和概率敏感性分析法。

九、结果报告

药物经济学的研究报告内容通常包括研究背景、研究目的、研究方法、研究过程、敏感性分析的结果、研究的结论及结论可能存在的局限性。

条件允许时，研究报告应对研究结果的公平性问题进行讨论。确定主要的受益亚组和劣势亚组的公平性相关特征，如年龄、性别、种族、地区、社会经济地位或健康状态等群体特征。当不同亚组获益程度不同，且可以选择性地对不同亚组进行干预时，则应当报告每个亚组的成本效果信息。

研究者在进行研究结果的解释和推广时应考虑其外推性和适用性。要考虑从本研究环境（区域）或研究群体所获得的结果，能否外推或应用到另一实际临床环境（其他区域、其他医疗环境）或不同群体（男性与女性之间，年轻人与老年人之间），要考虑本研究结果能否反映并适用于更广泛的"真实世界"。（见二维码 12-8 药物经济学研究报告的标准格式）

第六节 药物经济学在临床药学及相关领域的应用

药物经济学是为药物资源优化配置和高效利用提供科学依据的学科。从 20 世纪 70 年代发展至今已逐步被医务工作者、卫生决策者、医疗保险机构等接受，并在临床药学等药学各个领域得到越来越广泛的应用，成为新药研发、生产、营销、药品定价、药品招标、医保支付、药物评价，以及制订基本药物目录、医疗保险药品报销目录、医院处方集、用药规范和临床指南的重要依据。

一、在临床药学实践中的应用

（一）参与临床用药决策，促进临床合理用药

在临床药物治疗过程中，临床药师利用专业技术优势，应用药物经济学研究方法，参与临床用药决策，为患者选择成本低而效果好的药品，制订最佳给药方案，优化药物治疗效果，为患者和国家节约医药费用，促进临床合理用药。

（二）开展药物经济学评价和分析，制定临床药物治疗规范

通过比较不同药物治疗方案的成本和收益，揭示特定疾病、特定人群的最佳药物治疗方案，为制定临床药物治疗规范提供依据，提高药物治疗的质量和水平。

（三）用于药物利用研究

药物经济学不仅从医疗角度评价药物防病、治病的效果，还从社会、经济等方面评价其合理性；通过对医院用药现状进行调查，对用药趋势进行分析和预测，为药品使用的管理决策提供信息。

（四）用于医院药品目录或处方集的制定

利用药物经济学研究结果，将疗效好、安全性好、价格适宜的药品遴选进医院基本用药目录，使药品费用控制在适宜的范围内。

（五）用于临床药学服务质量评价

药物经济学评价是一项基本的临床药学服务项目，也是临床药师的工作职责。药物经济学可以评价药学服务的相对经济效果，使临床药师紧紧围绕合理用药开展药学服务工作，如开展个体化给药方案设计、治疗药物监测与药物基因组学检测，对临床用药进行干预，提高药物疗效，减少不良反应，减少药品及相关费用，使药物治疗方案获得良好的 CER。临床药师开展临床药学工作时不仅要考虑药物治疗的安全性和有效性，同时也要考虑其经济性，帮助患者节约医疗费用，促进合理用药。

二、在医药卫生资源使用中的应用

药品作为特殊商品，是一种经济资源，而资源有限性是所有经济学问题的共同特点。医疗费用，特别是药费增长过快，给社会、患者及其家庭、医疗保险机构带来沉重的经济负担。寻找合理使用药物、减少药品浪费的策略和方法，保证有限卫生资源得到最佳利用，控制药品费用不合理增长是

药物经济学的重要任务。

面对快速增长的医疗费用，除传统的药品价格管制、通用药替代、费用共担和总额预算外，各国政府都开始寻找新的策略来有效控制卫生费用，其中一个解决办法就是在药品价格和补偿决策中运用药物经济学进行评价。

药物经济学可使有限的医药卫生资源得到合理配置和有效利用，提高资源使用效率，控制药品费用不合理增长，提高药品使用的有效性、公平性和可及性，满足人们不断增长的健康服务需求。

目前国内在控制药品费用不合理增长方面采取了许多切实可行的办法，如从可控因素入手，以医疗服务的提供方（即医院和付费方）、需求方（患者）为重点，实行"总量控制、结构调整"政策，采取了诸如"控制药品价格，风险共担合同"、加强对医护人员的职业道德教育等措施。这些措施对药品费用的不合理上涨起到了较好的控制作用。

三、在国家医药卫生政策制定中的应用

药物经济学研究和评价可为医药卫生管理部门合理分配卫生资源、优化资源配置、制定医药卫生政策提供决策依据。例如，美国公共卫生署公布的评价指南提供了所有卫生干预的 CEA 的指导，目的是便于进行预防和治疗干预、公共卫生和医学干预、药物与其他卫生干预方法的比较。研究表明，在定价决策及药品报销中强制使用药物经济学评价指南的国家，其人均药品费用和药品费用占卫生总费用比例都低于非强制应用的国家。

为使有限的医药卫生资源获得最大、最合理的全民健康收益，我国实施国家基本药物制度。国家基本药物制度是对基本药物目录制定、生产供应、采购配送、合理使用、价格管理、支付报销、质量监管、监测评价等多个环节实施有效管理的制度。国家基本药物制度在基本药物的遴选、生产、流通、使用、支付、监测等环节完善了国家药物政策，健全了药品供应保障体系，有力地保障了人民群众基本用药，使用药安全有效、价格合理、供应充分，缓解了群众"看病贵"问题，最大程度减少了患者药费支出，减轻了患者用药负担，增强了群众获得感。在国家基本药物制度制定和完善过程中均将药物经济学作为重要的决策依据。

此外，在医疗保险、工伤保险、生育保险制度，药品招标采购、药品分类管理办法、抗菌药物临床应用管理办法等相关制度制定过程中也将药物经济学作为重要的决策依据。

四、在药物目录遴选和处方集制定中的应用

（一）遴选国家基本药物，促进基本药物合理使用

基本药物是适应基本医疗卫生需求，剂型适宜，价格合理，能够保障供应，公众可公平获得的药品。《国家基本药物目录》是各级医疗卫生机构配备使用药品的依据。药物经济学与《国家基本药物目录》有着密切的联系，国家卫生健康委可根据药物经济学研究结果对纳入遴选范围内的药品进行技术评价，提出遴选意见，形成备选目录。

临床药师熟悉基本药物的各种特性，具备药物经济学等专业知识，可在临床药物治疗的过程中运用药物经济学研究结果，帮助医师合理选择经济性较好的基本药物，节约药费。

（二）遴选《基本医疗保险药品目录》，控制医疗保障药品费用

在医药卫生决策方面，药物经济学评价及其证据正发挥越来越重要的作用，其研究结果可为遴选基本医疗保险药品提供依据。研究者可以《基本医疗保险药品目录》内的同类药品为对照，对拟进入用药目录的药品进行药物经济学评价。例如，通过对不同药品、同一药品不同来源和不同剂型进行 CEA，确定临床疗效好、安全性高、更具药物经济学优势（成本／效果比高，价格合理）的药品进入药品报销目录。

以澳大利亚为例，任何一种药品在澳大利亚上市后，可以以任何价格销售。但是，所以药品只有进入药品报销目录才能报销。制药公司要想让其药品进入报销目录，必须向卫生部提供包括药物经济学评价在内的一系列综合性资料。卫生部药物评价部门将对药品的临床成本／效果、数据质量、假设合理性和经济学评价模型等方面提出意见，并上报药物报销咨询委员会。

（三）在处方集制订中的应用

为规范医疗机构用药行为、保障患者用药安全，WHO 和英国、美国等许多国家均编写了处方集。其中，《中国国家处方集》是我国第一部统一的国家级权威性的处方集，它既是合理用药的指

导性文件，也是实施国家药物政策的重要文件。《中国国家处方集》所遴选的药品品种涵盖了《国家基本药物目录》《国家基本医疗保险药品目录》中的全部药物和其他一些常用药物，基本满足了临床常见病、多发病及重大疾病、疑难病、复杂疾病抢救、治疗的需要。在《中国国家处方集》的编写过程中大量借鉴了药物经济学的研究结果。

五、在药物研发和生产中的应用

在药物研发和生产领域，药物经济学可用于药物研发决策、新药申报、临床试验设计、药品定价及降低生产成本，从而促进创新药和仿制药的研发与生产。

（一）指导药品研发

以仿制药研发为例，制药公司在选择仿制药研发立项时，通常需要收集拟研发药品的价格、疗效、安全性等数据，通过选择在药物经济学方面具有优势的产品进行仿制，可以有效降低企业成本，提高企业营收。目前，很多著名的国际制药公司在新药研发过程中，都会不同程度地运用药物经济学理论，以使企业获得一定的竞争优势，并且以此占据更多的市场资源。

（二）降低生产成本

药物经济学可应用于药品生产的各个环节。在保证药品质量的前提下，通过改进生产工艺，强化生产管理，降低整个生产过程中人力消耗和资源消耗，减少生产过程中的各项开支，最大限度地降低药品的生产成本，提升药品的经济性。

六、在药品营销中的应用

（一）提升药品营销人员的服务质量和水平

现代产品的销售已经不再局限于产品本身，而是更加注重满足消费者对服务的需求。因此，运用药物经济学能够帮助医药流通企业工作人员为消费者提供更优质的服务，提升药品营销人员的药学服务质量和水平，促进消费者和企业之间进行有效的沟通，促进患者合理用药，改善医患关系。

（二）提升医药流通企业的采购和销售水平

在药品营销过程中，可利用药物经济学方法进行决策，制订科学、合理、销售方和消费者双方都能接受的药品售价（包括批发价和零售价）。这样不仅保护销售方和消费者双方利益，还有利于药品营销企业扩大销售，在激烈的市场竞争中占据优势。

合理采购药品是医药流通企业的重要营销决策之一，对企业经营利润及社会形象有重要影响。在面对同一药品选择哪家生产企业、同一适应证药品选择哪个品种等情况时，运用药物经济学理论和方法进行分析评估，对药品的经济性、疗效和安全性做出全面评价，争取做到效益最大化，为企业的采购决策提供科学依据，提高决策准确性，在满足消费者需求的同时，最大限度地提升企业利润。

企业还可利用药物经济学来指导药品的销售策略，使药品的经济性优于同类产品，使消费者更愿意购买。此外，企业也可以利用药物经济学宣传并树立企业良好的社会形象，以此来赢得消费者的信任。

七、在药品定价中的应用

传统的药品定价只考虑药品生产、流通和使用成本，不考虑药品使用后产生的收益。药物经济学可提供药品经济性信息，可以把药品的临床效果和成本结合在一起考虑，从而使药品定价更科学、合理。目前，国际上大多数制药公司都已经采用药物经济学研究制订药品价格。许多美国和欧洲制药公司在美国申请新药时提供了药物经济学研究资料。

在我国药品价格体系中，亟须解决的问题是药价虚高，而运用药物经济学能很好地解决这一问题。目前，无论是由我国政府定价的药品，还是由企业自主定价的药品，在价格规范上，往往缺乏科学、客观、定量化的统一评估标准及理论依据，定价机制模糊，不利于监管。政府在药品定价监管中，可采用药物经济学成本收益评价的方法来评估新药的价格是否合理，并逐步要求企业申报的价格依据中包含药物经济学研究与评估内容，并以此为基础制订药品价格指导制度。

目前我国实行的是按成本定价模式，现在药品价格一降再降，对高价的创新药打击很大。药物

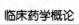

经济学介入后,不仅仅是根据药品的成本定价,还会考虑到药品的效果及其价值,使成本定价向价值定价转变。药物经济学的介入可为创新药和仿制药提供定价依据。

此外,药物经济学为药品定价管制提供依据。对药品价格的控制结果会直接影响整体卫生费用总量。也就是说,药品价格的下降将直接促使整体卫生费用的下降。

八、在临床指南和用药规范制订中的应用

在制定临床指南和用药规范时往往运用药物经济学的理论、方法和技术,参考药物经济学研究成果,如英国国立临床规范研究所制定临床诊疗规范时非常重视药品的成本效果方面的循证医学证据。我国在《国家基本药物临床应用指南》《中成药临床应用指南》《抗菌药物临床应用指导原则》《抗肿瘤药物临床应用指导原则》等临床指南和用药规范制定中运用了药物经济学的理论、方法、技术和研究结果。(见二维码 12-9 思考题及其答案)

(马 国 李 歆)

本章二维码资源

第十三章 循证药学

学习要求:

1. 掌握循证药学的概念和要素。
2. 熟悉循证药学实践的意义、基本条件和方法。
3. 了解循证药学产生的背景及其在临床治疗中的作用。

第一节 循证药学概述

一、基 本 概 念

循证药学(evidence-based pharmacy,EBP)是贯穿药学研究和实践的重要方法,是循证医学(evidence-based medicine,EBM)在药学领域的延伸和发展,也是 20 世纪 90 年代医药学领域的重大进展之一。循证药学将当前最佳研究证据、临床药师专业技术水平和成熟经验、患者的需要与意愿三者完美结合,实施药学服务与临床用药管理,是适合医院药学发展的新实践模式(图 13-1)。

狭义或经典循证药学是一种药学实践过程,可称为"循证药学实践"(evidence-based pharmacy practice),指临床药师在药学实践中,慎重、准确和明智地应用当前最佳证据,与其临床技能和经验相结合,参考患者意愿,做出符合患者需求的药学服务过程。从这个意义讲,经典循证药学和经典循证医学一样,皆是以患者为服务对象,其实践主体是

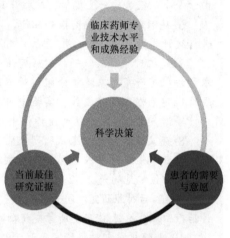

图 13-1 循证药学实践模式

直接为患者提供药学服务的药师,实践领域是围绕患者用药的全部活动,实践方法是借鉴和应用循证医学理念。广义的循证药学是贯穿药学科学研究、教育、实践与管理全过程的方法学,基本理念与核心就是利用高质量证据指导药学科研、教学、决策、管理与实践,运用循证的理念和方法学解决药学领域的实践和研究问题。循证药学为药学学科与药学职业发展提供了新的实践模式。

二、基 本 要 素

(一)高质量证据是循证药学的核心

循证药学以利用当前最佳证据解决临床用药问题为主要特征,因此,在循证药学实践过程中,高质量证据是其核心,是解决问题的关键所在。

证据来源于现代临床医药学的研究成果,按研究方法不同可分为原始研究证据和二次研究证据两类。原始研究证据是对直接以患者为对象开展的临床试验研究所获得的第一手数据,进行统计学处理、分析和总结后得出的结论。获得原始研究证据的研究方法主要包括观察性研究和试验性研究。观察性研究不施加干预措施,包括队列研究、病例对照研究、横断面调查、描述性研究、病例分析、病例报告;而试验性研究会施加一定的干预措施,包括随机对照试验、交叉试验(如药物生物等效性试验)、前 - 后对照研究、非随机同期对照研究等。二次研究证据是尽可能全面地收集某一问题的全部原始研究证据,进行严格评价、整合处理、分析总结后所得出的综合结论,是对多个原始研究证据再加工后得到的更高层次的证据,其主要来源于系统评价、临床实践指南、临床决策分析等。

> **知识链接 13-1** 　　　　　　　　**常用临床研究设计方法**
>
> 1. 队列研究　将某一特定人群按是否暴露于某可疑因素或暴露程度分为不同的亚组,追踪观察两组或多组成员结局(如疾病)发生的情况,比较各组之间结局发生率的差异,从而判定这些因素与该结局之间有无因果关联及关联程度的一种观察性研究方法。

2. 病例对照研究　以确诊某特定疾病的患者作为病例，以未患该病但具有可比性的个体作为对照，通过询问、实验室检查或复查病史，搜集既往各种可能的危险因素的暴露史，测量并比较病例组与对照组中各因素的暴露比例，经统计学检验，若两组差别有统计学意义，则可认为因素与疾病之间存在着统计学上的关联。

3. 横断面调查　又称横断面研究、现况研究或现况调查。因为所获得的描述性资料是在某一时间点或在一个较短时间区间内收集的，所以它客观地反映了这一时间点的疾病分布及人们的某些特征与疾病之间的关联。

4. 描述性研究　主要用来描述人群中疾病或健康状况及暴露因素的分布情况，目的是提出病因假设，为进一步调查研究提供线索，是分析性研究的基础；还可以用来确定高危人群，评价公共卫生措施的效果等。

5. 病例报告　是对罕见病进行临床研究的重要形式。对单个病例或 10 例以下病例详尽的临床报告，包括临床、组织化学、细胞学、免疫学、电镜、遗传学等各方面资料进行记录和描述。由于是个例报告易产生偏倚，在临床试验中仅用于早期重大治疗措施的阐述。

6. 病例分析　与病例报告相似，不同的是报告例数增加，在 10 例以上，可分组比较分析，进行统计学显著性检验，并可估计机遇作用的大小，是总结临床经验的重要方法。

7. 随机对照试验　一种对医疗卫生服务中的某种疗法或药物的效果进行检测的手段，其基本方法：将研究对象随机分组，对不同组实施不同的干预，以对照效果的不同。具有能够最大限度地避免临床试验设计、实施中可能出现的各种偏倚，平衡混杂因素，提高统计学检验的有效性等诸多优点，被公认为是评价干预措施的金标准。

8. 交叉试验　是临床试验研究常用的设计类型之一。在交叉设计试验研究中，受试者通常会经过随机化过程进入不同的实验顺序组，在各个试验阶段按研究设计逐一接受相应的治疗处理。其中最常见的是 2×2 交叉设计。

9. 前 - 后对照研究　同一组患者先后接受两种不同的治疗，以其中一种治疗作为对照，比较两种治疗结果的差别，以确定所考察药物的疗效，适用于慢性稳定或复发性疾病，如高血压和高血脂等。

10. 非随机同期对照研究　试验组和对照组同期进行研究，但分组并不随机，而是根据研究者或患者意愿进行分组，如突发公共卫生事件严重急性呼吸综合征、人禽流感等研究。

由于临床证据繁多、来源复杂、质量良莠不齐，应用时需要对证据进行评价。证据评价的基本要素包括证据的真实性、重要性和适用性。不同研究类型的系统评价，其证据的质量评价方法有所不同。定量研究的系统评价目前用得比较多的证据分级方法是 2004 年 GRADE 分级（表 13-1），而定性研究的系统评价采用 CERQual 分级（表 13-2）。（见二维码 13-1　证据分级系统的发展及常见证据分级体系）

表 13-1　2004 年 GRADE 证据等级和推荐强度

证据水平	具体描述	推荐级别	具体描述
高	未来研究几乎不可能改变现有疗效评价结果的可信度	强	明确显示干预措施利大于弊或弊大于利
中	未来研究可能对现有疗效评估有重要影响，可能改变评价结果的可信度	弱	利弊不确定或无论质量高低的证据均显示利弊相当
低	未来研究很有可能对现有疗效评估有重要影响，改变评估结果可信度的可能性较大		
极低	任何疗效的评估都很不确定		

表 13-2　定性系统评价 CERQual 证据等级

证据分级	意义
高	研究结果高度反映研究问题的真实情况
中	研究结果基本反映研究问题的真实情况
低	研究结果部分反映研究问题的真实情况
极低	不清楚研究结果与研究问题真实情况的相符程度

（二）临床药师的专业技能与经验是循证药学实践的保障

循证药学提倡将所得到的最佳临床用药证据与临床药师的实践经验相结合，为患者制订获益最大的用药方案与药学监护计划。忽视临床药师的实践经验，可能错用最佳证据，导致治疗效果不佳。患者的性别、年龄、人种、病理生理情况、疾病特点、社会经济情况等对治疗都有影响，故临床药师面对复杂的临床用药问题时，没有放之四海皆准的"最佳证据"，需结合自身的专业技能和经验，综合考虑多种因素，灵活应用，为患者提供个体化的用药方案和药学监护计划。

临床药师是循证药学实践的主体，开展循证药学要求临床药师应具备以下方面的综合能力：系统的临床药学专业理论和技能；一定的临床流行病学、统计学和药物经济学基础；较强的协作和交流能力；高度的职业责任。同时，临床药师应终身学习，随时更新知识，跟踪本领域最新研究进展，充分了解和应用最新的临床用药证据，才能保证为患者提供高质量的临床药学服务。

（三）充分考虑患者的意愿是循证药学实践的重要思想

患者是循证药学实践服务的主体，在循证实践过程中，患者的合作十分重要。因此，循证药学提倡临床药师在重视患者疾病治疗的同时，必须尊重患者的选择和意愿，力求从患者的角度出发，了解患者对疾病的疑虑和恐惧、对药物的认识、对治疗效果的期望、对治疗方案的选择等。只有在药物治疗过程中与患者保持良好的沟通和交流，建立良好的医患关系，才能获得患者的高度依从，确保药物治疗方案的顺利实施，使患者获得最佳的治疗和预后效果。

三、循证药学的发生发展

循证药学是遵循最佳科学证据的药学实践过程，是循证医学的理念与方法在药学领域的延伸和发展。

（一）循证医学的产生和发展

循证医学是 20 世纪 90 年代初发展起来的一门新兴交叉临床医学基础学科，是遵循证据的医学，迄今最广为接受的定义是 1996 年 David Sackett 在 BMJ 发表的文章中的定义，即循证医学是慎重、准确、明智地应用当前所能获得的最好研究证据来确定患者的治疗措施。2014 年 Gordon Guyatt 在第22 届 Cochrane 年会上，进一步完善循证医学定义为临床实践需结合临床医生个人经验、患者意愿和来自系统化评价和合成的研究证据。其核心思想是任何医学决策的实施应尽量以客观科学研究结果为依据。临床医疗方案、临床实践指南及医疗卫生决策的制定和实施都应依据当前最好、最新的研究结果，结合专业诊疗经验，充分考虑患者的权利、期望和价值取向，同时兼顾医疗卫生环境的实际情况。

1990 年 JAMA 开辟"临床决策——从理论到实践"专栏，邀请流行病学家 David Eddy 撰写临床决策系列文章展开讨论。同年 Gordon Guyatt 将经严格评价后的文献知识用于帮助住院医生做出临床决策，产生了有别于传统临床决策方法的新模式，并选用"evidence-based medicine"一词描述其特点。该词首先出现在 McMaster 大学非正式的住院医师培训教材中，并于 1991 年正式发表在《美国内科医师学会杂志俱乐部》杂志（*ACP Journal Club*）。1992 年 David Sackett、Gordon Guyatt 等联合美国的一些医生成立了循证医学工作组，并在 JAMA 上发表文章《循证医学：医学实践新模式》，首次提出循证医学的概念和术语，标志着循证医学正式诞生。1993 年，国际 Cochrane 协作网在英国成立，目前 Cochrane 协作网已发展成为拥有 43 个国家和地区中心的庞大网络。

> **知识链接 13-2** **Cochrane 协作网**
>
> 1. Cochrane 协作网是一个国际性非营利的民间学术团体，旨在通过制作保存传播和不断更新医疗卫生各领域防治措施的系统评价，提高医疗保健干预措施的效率，帮助人们制订遵循证据的医疗决策，促进 21 世纪的临床医学从经验医学向循证医学转变。
>
> 2. Cochrane 协作网十项原则：相互合作；热心奉献；避免重复；减少偏倚，通过各种方法，如严谨的科学设计，确保广泛参与及避免因利益对结果产生的偏倚；及时更新，通过约定，确保 Cochrane 系统评价随着有关新研究证据的出现而不断更新；力求相关，提倡采用能真正帮助人们选择医疗决策的疗效评价指标；推动实践，通过广泛传播 Cochrane 协作网的研究成果，

发挥联合策略的优势，采用适当的价格、内容和媒体以满足全球用户的需求；确保质量，采用先进的方法学和开发能改进质量的支持系统，以不断提高系统评价的质量；持续发展，确保对评价、编辑处理和主要功能的管理和更新；广泛参与，促进不同阶层、语言、文化、种族、地区、经济和技术水平的国家和人民参与合作。

循证医学自1992年提出以来一直备受关注，已在全球传播并迅速发展，表现出了强大的生命力和影响力。在不断探索和解决问题的过程中，循证医学的理念和方法已逐渐深入到所有医药卫生及其他领域，如循证公共卫生、循证药学、循证护理、循证中医药学等，随着时代的不断前进，它将日臻完善，为临床决策的科学性和临床医学的现代化做出更大贡献（图13-2）。

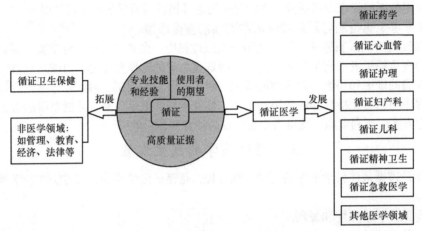

图 13-2　循证与循证实践范围

（二）循证药学的产生和发展

药物治疗是疾病干预最重要、最常用的手段之一，合理用药对提高临床医疗技术具有重要作用，尤其需要循证。20世纪80年代以前，临床药物治疗方案的选择和治疗效果的评价大多以临床医师的经验及推论为基础，即根据某一药物对反映疾病变化的临床指标[如血压、血流动力学、血液生化指标（血糖、血脂等）、影像学等]的改变来推断其是否发挥了治疗作用。临床药师也是以散在的药物临床研究和药动学研究资料为依据，凭经验并借助 TDM 结果参与临床药物的选择。这种传统的药物选择、药物有效性评价、安全性评价和预后评价是建立在非系统观察的临床经验基础之上，即在具体的临床工作中，医药工作者往往把自身的经验、直觉、掌握的基础理论或对动物试验结果的推理，或零散的、非系统的人体研究结果作为临床决策的证据。至20世纪90年代后期，医药工作者认识到，社会和医院药房进行的药学领域相关活动都应同医学功能相似，建立在遵循循证医学原则的循证药学的基础上。于是伴随着循证医学和临床药学的发展，循证药学也逐渐开始了其在临床用药中的指导作用。

循证药学的概念是在20世纪90年代末期才出现并完成的。1997年英国皇家药学会提出，促进药学中的循证实践将为药学服务开辟新纪元。1998年加拿大学者 Mahyar Etminan 等发表关于循证药物治疗学的基本概念和临床应用的文章，首次列举了临床药师运用循证医学理论和方法指导药学实践的经典案例。1999年英国皇家药学会推动研究与药学实践结合工作组（Getting Research into Pharmacy Practice Working Group）在《医学、药学和国家卫生服务》一书中提出，要在药房建立"循证文化"，推动循证药学实践。2001年英国 Cochrane 中心培训部主任、临床药师 Phil Wiffen 教授出版了 *Evidence-based Pharmacy* 一书，提出了"循证临床药学"的定义，阐述了临床药师循证实践的模式和方法。同年陈均、蒋学华发表《临床药学实践中的循证药学》在中国首次提及循证药学的概念，内容及在临床药物治疗决策中的应用研究。2007年，蒋学华在其主编的《临床药学导论》中，设专章介绍循证药学，将循证药学定义为将追求证据、遵循证据的理念与临床药学学科相结合，并全面应用于现代药物治疗实践过程中，以达到合理用药目的的综合性应用学科。2007年在北京召开的世界药学大会暨国际药学联合会第67届年会的主题就是"循证药学"。2011年，张伶俐等系统评价循证药学定义文献现状，提出了基于全面证据的定义，探索了循证药学学科发展的机遇和挑战。2013～2015年期间，Phil Wiffen教授在 *Eur J Hosp Pharm* 上更新发表了循证药学系列文章12篇，深入阐述了循证药学的产生和发展过程。2018年底，中国药学会循证药学专委会成立。

作为循证医学的分支领域之一，循证药学遵循循证医学的原则，借鉴了循证医学"有证查证用证，无证创证用证"的实践理念，结合临床药学和药物流行病学的知识来研究、评价药物的临床应用，其侧重于药物的疗效、安全性、经济学意义等方面，强调尽量以现有的最新、最可靠的客观依据，进行治疗方案制订与评价、治疗指南制订与修订、与药品有关的医疗卫生决策等。当前循证药学工作的主要内容包括：药物疗效证据的收集、整理和提供咨询；深入临床，协助医生制订最佳用药方案；基本药物遴选与新药准入；药品再评价（安全、有效、经济）和中医药临床疗效评价体系的建立等。

据文献计量分析显示，2006年后，循证药学的文献数量大幅度增长，这提示了近年来国内学者对循证药学的关注度正在持续升高，循证药学已经成为未来药学工作方法的发展趋势之一。

四、循证药学实践的意义

循证药学实践是为了解决临床医疗实践中与用药有关的难题，充分地应用医药学研究的最佳成果，促进临床医疗实践，最有效地服务于患者，保障人民健康，其意义包括以下几方面。

1. 在医疗方面可促进医疗决策的科学化，提高医疗质量，提高临床医务工作者的素质，规范临床实践行为模式。①在医疗团队中，高素质的临床药师与当前最佳的临床研究证据结合，尊重患者的选择，对个体化诊治做出最佳决策。②增强临床诊疗实践的安全性、有效性、经济性、适用性，防范和减少医疗纠纷。③对当前尚无安全、有效证据的疑难病症，提供信息供临床药师进一步探索，促进临床药学科研发展。

2. 在教育方面促进知识更新，改进药学教育体制，倡导教育者与受教育者成为终身学习者。

3. 在科研方面为临床科研提供方向，促进临床科研方法学规范化，提高研究质量。

4. 在卫生管理方面有利于卫生决策、医疗保险的科学化，高效、合理地利用有效资源，减少浪费。

第二节 实践循证药学的条件、方法

一、实践循证药学的基本条件

（一）临床问题是实践循证药学的出发点

提出临床问题是循证药学实践的第一步。发现和提出一个好的问题可以帮助临床药师进一步明确目的，使目标更清晰，内容更有针对性，也可以使得临床药师更容易抓准治疗中的疑难和重点，同时也可以提高临床药师自身提出、分析、解决问题的能力。临床药师应该以科学方法为指导，以解决患者的药物治疗相关问题为核心，善于在药学实践中观察、发现和提出问题。没有问题，不经过思考、总结、实践，药学就不可能取得进步，患者也不能得到更好的治疗，只有不断提出问题，寻找答案，才能使药学发展和进步。因此，提出问题是实践循证药学的出发点，也是关键的一步。

（二）全面地理解循证药学思想是正确实践循证药学的关键

循证理念的核心是决策有据，并强调证据的合理性。循证药学强调合理的药物治疗方案与药学监护计划的制订必须基于当前可得到的最佳药物临床研究证据，结合医师、临床药师的个人经验，以及与患者有关的第一手临床资料，并尊重患者的选择和意愿。它既反对片面强调个人经验的作用，也反对机械地生搬硬套证据；既重视临床药学技术人员的主导作用，也强调患者的主观期望。可以说，高质量的临床用药证据是实践循证药学的物质基础，高素质的临床药师是开展循证药学的主体，充分考虑和理解患者的意愿则是循证药学有效实施的保证。

（三）必要的硬件和软件设施是实践循证药学的基本保障

广泛而有实效的培训和宣传，方便快捷的信息查询处理、强大的专业数据库及严格的质量控制是实践循证药学的重要支持。因此，为了实现高质量的临床药学服务，相应的信息辅助设施是必要的，包括图书馆、计算机检索系统、计算机网络、循证电子资源等。

（四）主管部门的支持是实践循证药学的重要条件

目前，我国的循证药学工作还处于起步阶段，需要政府主管部门的高度重视、直接参与、经费支持和信息支持。特别是一些急需解决的临床用药关键问题，不仅需要主管部门提供经费和政策支持，还需要主管部门协调关系，组织各相关学科的人才资源、信息资源和研究力量，开展基于问题的循证研究，得出的结论直接用于指导用药决策和实践。

（五）明确目的，准确定位，学以致用，持之以恒是实践循证药学的原动力

循证药学的实践者可以分为两种类型：最佳证据的提供者和应用者。最佳证据的提供者是一批颇具学术造诣的临床流行病学家、各专业的临床药师、临床统计学家、卫生统计学家和医学信息工作者等，他们共同协作，提供药学实践中存在的某些问题，从全球的医药学文献中，去收集、分析、评价及综合最佳的研究成果（证据），为临床药师实践循证药学提供证据，没有他们的辛勤劳动就不可能做到循证药学实践。而最佳证据的应用者是从事临床药学工作的临床药师们，为了对患者的用药问题做出最佳决策，应联系各自的实际问题，去寻找、认识、理解和应用最佳最新的科学证据，做到理论联系实际，方能取得最好的结果。无论是提供者还是应用者，除了自身专业基础与技能外，也要具有相关学科的知识和学术基础，只是要求的程度有所不同，明确自身角色，准确定位，终身学习并学以致用，才能为循证药学实践提供源源不断的动力。

二、循证药学实践具体步骤

循证药学实践的步骤如图 13-3 所示，包括提出问题、收集证据、严格评价证据、临床用药决策和实施结果评价等 5 个步骤。

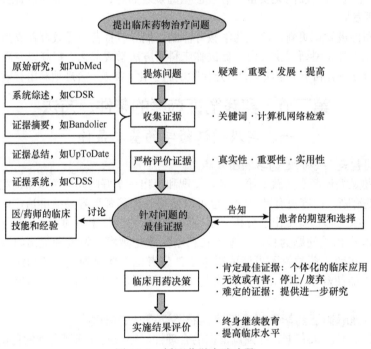

图 13-3　循证药学实践步骤

（一）提出问题

提出明确的临床药物治疗问题，是实践循证药学的第一步。它包括如何根据临床诊断，结合患者具体的病理生理情况和药物治疗目标，提出药物治疗过程中与药物选择、剂量确定、给药途径及给药间隔、疗程、药品不良反应及药物联合应用的合理性等相关的问题。要提出一个好的问题，临床药师需具备对患者的责任心、丰富的医药学知识、一定的人文科学及社会心理学知识、综合分析的思维和判断能力等条件。临床药师应勤于学习药学专业知识，努力培养对临床实际问题的敏感性，善于在临床药学工作中认真观察、发现问题和提出问题，并依据其轻重缓急，提炼出临床上最亟须解决的问题，以最大限度满足临床工作所需，为临床合理用药提供最佳的、最急需的证据。

临床问题多种多样，来源众多，临床药师在工作中会面对患者、家属、医生、同事提出的各种问题，以及自身思考提出的问题。从循证临床实践角度，这些问题可以分为两类，即背景问题（一般性问题）和前景问题（特殊性问题）。背景问题是有关疾病背景知识的问题，涵盖疾病的病因、临床特点、诊断、治疗、预后、预防等方面，如糖尿病有些什么并发症？治疗药物有哪些？前景问题是循证临床实践中的主要问题，是有关某一患者疾病诊疗等方面的特定问题，是在疾病背景知识基础上提出的，不仅涉及医学基础知识，而且需要某一领域最新研究进展，也是涵盖疾病的病因、临床特点、诊断、治疗、预后、预防等方面，如哪些生活习惯与糖尿病的发生发展有关？两种药物在治疗糖尿病时的有效性和安全性差别大吗？

对于提出的临床问题，为便于寻找答案，需要合适的、科学的语言将非结构性的临床问题转化为可回答的结构性问题，即构建临床问题。针对治疗性研究的PICOS要素包括：P（participants/patients），研究对象的类型、所患疾病类型及其诊断标准、研究人群的特征和所处环境；I（intervention），研究的干预措施；C（comparison），进行比较的措施；O（outcomes），结局指标，包括所有重要的结果（主要结果和次要结果）及严重的不良反应；S（study design），研究类型，如随机对照试验和（或）非随机对照试验、队列研究、病例 - 对照研究。

PICOS要素的确定对指导检索、筛选和评价各临床研究，收集、分析数据及解释结果的应用价值均十分重要，必须准确、清楚定义。

案例 13-1　　　　　　　　　**PICOS 原则示例**

湿疹是由多种内外因素引起的一种具有明显渗出倾向的炎症性皮肤病，伴有明显瘙痒，易复发，严重影响患者生活质量，我国人群患病率约为7.5%。治疗湿疹最常用的药物为糖皮质激素，临床效果较好，但由于其长期使用容易产生不良反应，影响治疗过程，且停药后易复发，局部皮损的细菌定植及合并感染等还常导致外用激素效果不佳，有研究主张采用抗菌药物与糖皮质激素联用治疗此类疾病，复方多黏菌素B软膏为硫酸多黏菌素B、硫酸新霉素、杆菌肽和盐酸利多卡因组成的复方制剂，其中前三种成分均为抗菌药物，被广泛用于创伤治疗和预防皮肤感染。复方多黏菌素B软膏与糖皮质激素联合使用治疗湿疹的有效性和安全性有待研究支持。

问题　对复方多黏菌素B软膏联合糖皮质激素治疗湿疹有效性和安全性进行系统评价时PICOS分别是指什么？

分析　在复方多黏菌素B软膏联合糖皮质激素治疗湿疹有效性和安全性的问题中，P为湿疹皮炎患者；I为复方多黏菌素B软膏和糖皮质激素软膏交替使用（每种药物使用间隔时间不少于2h），或使用前按1∶1的比例均匀混合，每天各用1～2次；C为单独使用糖皮质激素软膏，每天1～2次；O为有效率，不良反应发生率和复发率。S为研究类型，由于上述的表述中没有特别提出具体研究类型，此处不能确定。但循证评价时，通常有效性评价选择S为RCT，安全性评价选择S为RCT和观察性研究。

（二）收集证据

循证药学是遵循证据的临床药学实践，也是追求证据的临床药学。证据及其质量是循证药学的关键，是实践循证药学的重要基石。前面第一节提到过，循证药学证据的来源包括原始研究证据和二次研究证据，它们分别为一级来源证据和二级来源证据。收集证据的过程包括确定检索数据库、制订检索策略、检索和获取文献、评估和总结证据。

数据库大致可以分为两类，一类是原始文献数据库，如 Medline、PubMed、EMBASE、Cochrane Library、CBM、CNKI 等；另一类是二次文献数据库，如 Clinical Evidence、PIER、UpToDate、NGC、SIGN、中国临床指南文库、APC Journal Club、Bandolier、CDSR、DARE 等。对于紧急、迫切的临床问题，优先检索循证临床决策支持系统如 UpToDate 等，其次是相关指南；对那些不需急于回答的问题，可进行系统评价。而为制作系统评价进行的检索，应包括 Cochrane Library、相关专业数据库、Medline、EMBASE、PubMed，同时尽可能补充检索其他资源，如内部报告、会议论文等。

知识链接 13-3 　　　　　　　　　常用数据库及其网址

1. Medline 是美国国立医学图书馆生产的国际性综合生物医学信息书目数据库，是当前国际上最权威的生物医学文献数据库，收录 1966 年以来世界 70 多个国家和地区出版的 3400 余种生物医学期刊的文献，近 960 万条记录。目前每年递增 30～35 万条记录，以题录和文摘形式进行报道，其中 75% 是英文文献，70%～80% 文献有英文文摘。网址为 https://www.medlineuniversity.com/home 或通过 PubMed 进行访问。

2. PubMed 是一个提供生物医学方面的论文搜寻及摘要，并且免费搜寻的数据库。它的数据库来源主要为 Medline、OLDMEDLINE、Record in process、Record supplied by publisher 等。其核心主题为医学，但亦包括其他与医学相关的领域，像是护理学或者其他健康学科。网址为 https://pubmed.ncbi.nlm.nih.gov/

3. EMBASE 数据库涵盖 70 多个国家/地区出版的 4814 种期刊（其中 1804 种期刊为 EMBASE 特有期刊），收录自 1974 年以来的内容，覆盖各种疾病和药物的信息。网址为 https://www.embase.com/

4. Cochrane Library 汇集了关于医疗保健治疗和干预有效性的研究，是循证医学的金标准，并且提供有关最新医疗的最客观信息。网址为 https://www.cochranelibrary.com/

5. CBM 是中国生物医学文献数据库，收录 1978 年至今 1800 余种中国生物医学期刊及汇编、会议论文的文献题录 820 余万篇，网址为 http://www.sinomed.ac.cn/

6. CNKI 即中国知网，是国家知识基础设施的概念，由世界银行于 1998 年提出，现已发展成为集期刊、博士论文、硕士论文、会议论文、报纸、工具书、年鉴、专利、标准、国学、海外文献资源为一体的、具有国际领先水平的网络出版平台。中心网站的日更新文献量达 5 万篇以上。网址为 https://www.cnki.net/

7. UpToDate 是基于循证医学原则的临床决策支持系统，帮助全世界的医生在诊疗时做出正确的决策，它整合了研究证据并给出分级的推荐意见，这些意见能够运用于临床实践。网址为 https://www.uptodate.cn/home

　　检索策略是指在解析相关问题的基础上，明确检索的目的和信息需求，选择适当的数据库，确定检索词并构造检索式，从而制订出较为完善的检索计划和方案，根据检索的实际情况适当地修改和调整检索策略，以达到最佳检索效果，其制订是获取证据资源的重要环节。恰当的检索词和检索策略可以保证准确和全面地获取证据资源。检索词是表达信息需求和检索课题内容的基本单元，其选择正确与否直接影响检索效果，检索词的设定通常参考 PICO 模式构建的临床问题，主要来源于 P（研究对象）和 I（干预措施），当 P 和 I 检索结果太多时，可考虑通过 C（对照措施）和 O（结果指标）进行限定。不同数据库，检索策略不全相同，检索策略应包括所需要检索的数据库及每个数据库的详细检索方法，另外须明确检索来源名称、检索起止时间和文献语言，参考与所研究问题相关、已发表的系统评价检索策略，根据 PICO 原则进行检索。

案例 13-2 　　　　　　　　　检索策略示例

　　类风湿性关节炎是一种慢性、全身性自身免疫性疾病，以关节滑膜慢性炎症为主，能引起关节疼痛，继而出现骨破坏、关节间隙变窄，最后导致关节畸形和不同程度的残疾，是劳动力丧失和致残的主要原因之一，严重影响患者生活质量。我国患病率为 0.5%～1.0%，患者人数高达 500 万。目前其病因尚不明确，常用药物有非甾体抗炎药、抗风湿药、糖皮质激素等，甲氨蝶呤（methotrexate，MTX）是早期治疗类风湿性关节炎的首选药，可改善 60% 以上临床症状。艾拉莫德（iguratimod，T-614）是我国自主研发治疗类风湿性关节炎的新药，对缓解类风湿性关节炎症状具有积极作用。关于艾拉莫德和甲氨蝶呤孰优孰劣尚无确切定论。

　　问题　对艾拉莫德和甲氨蝶呤治疗类风湿性关节炎孰优孰劣这个问题进行系统评价时，如何制订检索策略？

分析 根据 PICO 原则与上述研究问题,可制定如下检索策略:中文检索词包括艾拉莫德(I)、甲氨蝶呤(I)、类风湿性关节炎(P)等,英文检索词包括 Iguratimod(I)、T-164(I)、Methotrexate(I)、Rheumatoid arthritis(P)等,检索的数据库包括 Cochrane library、EMBASE、PubMed、CNKI、CBM、VIP 和万方数据库,收集有关艾拉莫德和甲氨蝶呤比较治疗类风湿性关节炎的随机对照临床试验,检索时限均为建库至今。以 PubMed 为例,检索策略如下:

```
#1   Iguratimod [MeSH Terms]
#2   Iguratimod [Text Word]
#3   T-614 [Text Word]
#4   #1 OR #2 OR #3
#5   Methotrexate [MeSH Terms]
#6   Methotrexate [Text Word]
#7   #5 OR #6
#8   Rheumatoid arthritis [MeSH Terms]
#9   Rheumatoid arthritis [Text Word]
#10  RA [MeSH Terms]
#11  #8 OR #9 OR #10
#12  #4 AND #7 AND #11
```

制订好检索策略后,针对选择的数据库进行检索,通过浏览和分析检索结果,判定是否需要扩大或缩小检索范围。如果检索结果能够满足最初的检索目的,则确定需要进一步查阅全文的文献。原始文献全文可通过电子数据库检索系统中的全文链接、专业网站的付费订购、文献求助、馆际互借、联系原作者等途径获取。

针对检索得到的文献,需要对其进行评估并总结,以判断其能否回答临床问题。如果评估文献后,发现检索结果不能满足最初的检索目的,应分析原因,是数据库不当,或检索词、检索策略不合理,还是该临床问题确实无相关研究证据。必要时,再次选择数据库、确定新的检索词和制订新的检索策略,评估新检索的研究结果,并总结研究证据。

(三)严格评价证据

从证据的真实性、重要性及适用性等方面严格、规范、系统地评价所获得的证据,从中找到能够解决问题的最佳证据,这是实践循证药学的核心环节。根据证据不同的研究类型,采用的评价标准不同。对于随机对照临床试验,其方法学的质量评价推荐使用 Cochrane 协作网偏倚风险评价工具;队列研究使用纽卡斯尔-渥太华量表(the Newcastle-Ottawa Scale,NOS)系列中的"队列研究的 NOS 评价标准";病例对照研究则采用 NOS 系列中的"病例对照研究的 NOS 评价标准"。二次研究证据的评价也是从真实性、重要性、适用性三方面进行评价,其中真实性的评价常用工具是 OQAQ(overview quality assessment questionnaire)量表,临床价值的评价包括结局指标及其效应量的评价,适用性评价要考虑患者的特征、疾病的特征及并发症、现有医疗条件、患者意愿、社会经济状况等因素。(见二维码 13-2 Cochrane 偏倚风险评价工具、NOS 及 OQAQ)

(四)临床用药决策

将经过严格评价所获得的最佳证据用于指导临床药物治疗方案与药学监护计划的制订或评价,以促进合理用药,实现循证药学实践的最终目的。而对于经过严格评价为无效甚至有害的治疗措施则予以否定,对尚难定论并有期望的治疗措施,则可为进一步的研究提供信息。将最佳证据应用于患者时,还必须遵循个体化的原则,具体情况具体分析,切忌生搬硬套。此外,还要有涉及患者接受相关诊治决策的价值取向和具体的医疗环境和条件,才能是最佳决策,见图 13-4。

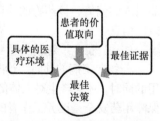

图 13-4 循证的最佳决策

(五)实施结果评价

通过以上四个步骤确定临床药物治疗方案与药学监护计划并实施后,应关注应用最佳证据指导解决具体问题的结果,并对结果进行分析评价。一个成功的循证药学实践过程,可用于指导进一步的实践,反之则应分析原因,找出问题,再针对新的问题进行新的循证研究和实践。通过循证药学实践，必然会有成功或失败的经验和教训，临床药师应进行具体的分析和评价，认真总结，达到提高认识、促进学术水平和提高医疗质量的目的。对于尚未解决的问题，则为进一步的研究提供方向。

总之，完整的循证药学实践过程包括：提出明确的临床药物治疗问题；尽可能系统、全面地收集针对问题的证据资料；对所找到的证据作正确、客观的评价，以得出最佳证据；应用所获得的最佳证据确定药物治疗方案与药学监护计划；对药物治疗方案与药学监护计划的实施效果进行总结与再评价。

第三节　循证药学在临床药学实践中的作用

在临床药学实践中，掌握和运用循证的思想和方法，全面深刻地认识药品，解决药品应用与管理问题，为健康中国建设发挥积极作用。

一、药品的循证评价

随着医药科技的飞速发展，上市新药不断增加，疾病治疗的药物选择性也越来越大，如何选择并应用最新、最佳证据，指导对患者的治疗决策具有十分重要的意义。应用循证药学的评价方法进行全面深刻的药品评价研究，可以获得准确的药品信息，为药品应用管理提供决策依据，同时，也为药品临床应用奠定坚实的基础。

> **案例 13-3　　　　　　　　　　合理选择抗菌药物**
>
> 患者，男，56 岁，诊断：①肺部感染；②车祸伤；③脑多发出血去骨瓣减压术后；④脑脓肿。深部痰培养及脑组织培养均多次检出产超广谱 β- 内酰胺酶的大肠埃希菌，依据药敏实验结果选用头孢他啶（最低抑菌浓度 MIC ≤ 1）抗感染治疗，发热未能控制。
>
> **问题**　患者发热未能控制的原因是什么？患者治疗药物应该如何调整？
>
> **分析**　《2014 中国产超广谱 β- 内酰胺酶肠杆菌科细菌感染专家共识》中指出，对于是否可用头孢菌素治疗体外药敏试验显示为敏感的产超广谱 β- 内酰胺酶（extended spectrum β-lactamase，ESBL）细菌感染，目前临床证据很少，故不应使用头孢菌素类治疗产 ESBL 细菌引起的严重感染。针对产 ESBL 肠杆菌科细菌相关的颅内感染，应用第三代头孢菌素将会造成治疗失败，所以患者发热未能控制；该共识认为碳青霉烯类是目前治疗产 ESBL 肠杆菌科细菌所致各种感染的最为有效和可靠的抗菌药物，美罗培南对产 ESBL 肠杆菌科细菌所致颅内感染及肺部感染均有良好的疗效，因此建议患者可更换药物治疗方案为美罗培南每次 2g，q8h，ivdrip。

（一）有效性评价

药物的有效性是临床药学实践所关注的重要临床问题。针对不同药品，采用不同的循证评价方法，可以获得更加可靠的药品有效性信息。纳入随机对照临床试验的系统评价是公认药物效果评价的最高级别研究证据，也是药品应用管理与药品临床应用的最佳证据来源。针对药品有效性评价开展的系统评价，是通过全面收集原始研究，严格评估质量，定性或定量合成数据，充分考虑研究可能引入的偏倚、该药物的临床风险、经济性和适用性等因素后，综合解释研究结果而获得的药品有效性信息。

（二）安全性评价

药物在疾病的预防、诊断和治疗过程中具有十分重要的地位，但药物具有两重性，在起治疗作用的同时，还会产生对人体健康的不利影响，给患者造成危害，甚至危及生命。因此，在临床实践中保障用药安全是医务工作者的基本责任。医务工作者可以通过描述性研究、分析性研究或实验研究对药品不良反应进行检测。药物流行病学的方法可以确定药品不良反应的发生率，寻找诱发药品不良反应的危险因素，验证以前发现的信号，同时通过计算相对危险度（relative risk，RR）、比值比（odds ratio，OR）判断药品与不良反应之间的联系强度。循证药学基于上市后药物临床应用信息，进行大样本药物安全性评价，其结果是药物安全性评价的最佳证据，也是药品应用安全性保障的重要依据。

（三）经济性评价

以尽可能低的治疗成本取得尽可能好的治疗结果，是临床药学实践的主要目的。药品的药物经济学特性对药品可及性和医疗资源的合理使用，发挥着重要的作用。广义的药物经济学是从整个社会角度出发，研究以有限的药物资源实现健康状况最大限度改善的合理途径与合理方法的学科。它将用药的经济性、安全性、有效性置于同等的位置，应用现代经济学的研究手段，结合流行病学、决策学、生物统计学等多学科的研究成果，全方位地确定、测量、比较不同药物治疗方案间、药物治疗方案和其他方案（如手术治疗）及不同医疗或社会服务项目（如社会养老等）的成本、效益、效果和效用。循证药学实践相关的经济学评价主要为上市后药物的经济学评价，它研究药物在临床真实条件下的使用情况，并强调不同药物或给药方案（较少涉及安慰剂）的比较。在利用循证方法进行药物经济学评价过程中，会遇到模型、指标结构等资料不统一、难以整合等问题，如何针对这些问题，合理地设计评价策略，尚待进一步的研究和实践。

二、促进药学服务高质量发展

在健康中国建设中，我国医院药学的药学服务模式正深入地进行着"两个转变"：从"以药品为中心"转变为"以病人为中心"；从"以保障药品供应为中心"转变为"在保障药品供应的基础上，以重点加强药学专业技术服务、参与临床用药为中心"。药学服务成为医疗机构诊疗活动的重要内容，成为促进合理用药、提高医疗质量、保证患者用药安全的重要环节。药师成为提供药学服务的重要医务人员，是参与临床药物治疗、实现合理用药目标不可替代的专业队伍。

随着疾病谱的变化和新药品种快速增多，药品应用难度加大，加之临床不合理用药行为，导致药源性疾病明显增多。据 WHO 报道，全球死亡人数中将近 1/7 不是死于自然衰老及疾病，而是死于不合理用药，以及由不合理用药诱发的药源性疾病。只有大力推进合理用药，才能将药源性疾病的发生降低到最低限度，同时减少资源的浪费，避免大量药害。运用循证药学的方法，基于循证证据干预不合理用药，判定药品不良反应，为药品应用提供依据，从而为促进合理用药发挥积极作用。

合理用药（rational use of drug）是高质量药学服务的追求目标。合理用药是以安全、有效、经济、适当为指标，对适时的药品信息、疾病信息和患者信息进行综合分析、权衡利弊后，选择和实施的临床药物治疗。循证药学的出现为临床药师实施药学服务，促进合理用药提供了可行且有效的模式。循证的临床药学实践强调以患者为中心，关注从选择、处方、调剂、使用及用药后的患者的药品监护全过程。依据循证药学理念，药师在掌握系统的临床药学知识前提下，注重对临床研究证据的收集、分析和评价，同时考虑患者的特性，为药物应用问题提供最优化的、具有说服力的解决方法。目前，我国的临床药学正在迅速发展，各个医院因地制宜地创新着临床药学实践模式，循证药学的理念与方法将有助于药学服务高质量发展。

三、促进个体化用药

2003 年 9 月国际药学联合会第 63 届世界药学大会的专题报告中提出了"个体化治疗"的概念，为世界药学界所瞩目。个体化用药（personalized medicine/individualized medication）是针对患者实时状况，充分考虑其个体特征拟定和实施的药物治疗。个体化用药的提出为循证药学实践带来了挑战，同时也带来了新的发展要求。

药物反应的个体差异是药物治疗中的普遍现象，也是临床药物治疗过程中最困扰医务工作者的问题之一。同一种疾病、同样的药物、同等的剂量，对某些人有效、安全，对另一些人却无效、甚至引起严重的不良反应。例如，某些超敏感个体应用常规剂量的肌松药琥珀胆碱，出现严重且持续的呼吸肌麻痹；原发性高血压患者对降压药物治疗的个体差异；不同患者应用美芬妥英、华法林和异烟肼等药物表现出明显不同的药物效应及不良反应等。由于普遍存在药物反应的个体差异，使得许多药物疗效及其治疗的安全性无法准确预测。因此，在制订用药方案时，必须个体化以提高药物治疗的合理性。

在制订个体化用药方案前必须对相关循证药学研究结果有充分认识，在循证的基础上进行个体化治疗，可在不同程度上减少个体化治疗方案的盲目性，并提高个体化治疗的成功率。在运用循证药学结果实施药物治疗时，随着治疗病例的增多，就可能不断发现因个体差异而不适合用该结果来治疗的病例，如疗效差或不良反应明显的病例。针对这些病例，可给予个体化治疗。通常的医疗实践中，个体化治疗更多的是依赖医生的经验和推测，而这些经验和推测往往缺少大样本、多中心、盲法、随机的观察来验证其有效性，但当个体化治疗的病例累积到一定程度时，便可开展循证研究，获得最新的循证证据。

总之，个体化用药需要以循证药学指导的临床研究证据为基础，这些证据须满足高质量、具有代表性、来源完整和可靠的要求，故循证药学的发展必将促进个体化用药的发展。临床药师结合患者个体情况，广泛收集临床证据，为临床设计合理的个体化用药方案，是临床药学的努力方向，也是药学服务高质量发展的具体体现。（见二维码 13-3　思考题）

（王　凌）

本章二维码资源

第十四章 药学信息服务

学习要求：

1. 掌握药学信息、药学信息服务的基本概念；药学信息资源的种类、来源与获取。

2. 熟悉药学信息的基本特征；药学信息服务的目的、特点和基本原则；医院药学信息服务的基本内容。

3. 了解药学信息服务的实施与评价；医院药学信息服务的发展与现状，以及基于网络信息技术的医院药学信息服务系统。

随着科学技术的迅猛发展，信息正以每分钟数亿单位的速度增长。运用现代技术手段，将不同信息进行整理，使之能及时、有效和充分地服务于人类，完善社会服务是不同行业信息服务的目标。药学信息服务是 20 世纪中期提出并发展起步的，随着药学相关学科的不断发展，药学研究日益全面深入，药学信息数量激增，如何有效地对这些信息进行鉴别、分类、评价，用于药品研发、生产、流通等各个环节都是药物信息服务的重要内容。

第一节 药学信息

一、药学信息的基本概念

信息（information）是指客观世界中各种事物的变化和特征的反映，以及经过传递后的再现。不同领域中，信息是指在特定环境下，对特定人群有用的数据、资料、消息、信号、知识等的集合。信息学（informatics）就是研究和运用各种硬、软件设备与规则，用于研究信息的产生、获取、传输、处理、分类、识别、交流、认知、存储、管理与利用的学科。

药学信息（drug information, DI），又称为药物信息或药品信息。广义的药学信息包括药学学科相关的所有领域的文件、资料、图表和数据等信息，如药物的结构、剂型、作用机制、体内过程、临床应用、不良反应和禁忌证等，疾病病理生理特征、患者机体健康状态等，药物的研发、生产、销售、监督和管理信息等，是药物、疾病和人三者间内在规律与联系等各种讯息的反映。

狭义的药学信息，是指以实现合理用药为目的，所涉及信息的总和，包括药物的研发、生产、流通、管理与使用等全过程，集中表现为药品的使用信息。

随着医药科技信息产业的飞速发展，药学信息已发展成为一门独立的分支学科——药学信息学（pharmacoinformatics），即应用信息学的原理和方法及数学、统计等相关学科的观点与理论，研究药学信息的运动状态和规律，将药学信息转化为有用的知识，促进药学学科的进一步发展。以期提高人们获取和利用药学信息的能力，提高人民群众身体健康水平。

二、药学信息的基本特征

1. 实践性 药物的产生与发展来自社会实践。从远古时代的"口尝身受"到近代实验动物的发展，再到现代系统理论指导下的药物研发、生产和应用，都是药学不断实践与进步的过程。药学信息就是在这一过程中不断累积，同时药学信息累积的经验与教训又会推动药学实践不断前进。

2. 多样性 药学信息不仅仅局限于药物本身，也涉及整个药学及相关学科领域的信息知识，如政策法规、疾病基础、人文伦理等，这些信息组合在一起使得药学信息能够全面、系统地为药物研发、生产、流通、应用和管理服务。药学信息在信息来源、内容、载体和利用等方面呈现出多样性的特征。

3. 时效性 药学信息是无穷无尽的，一段时间内药物信息是有限的，随着药学实践的不断深入，新药不断发现，人们对现有药物也不断产生新的认识。随着药学实践的发展与变化，药学信息的可利用价值也会相应地发生变化。随着时间的推移，信息可能会失去其使用价值，变为无效信息。在药品的研发、生产、销售、使用和监管过程中，只有充分运用最新药学信息，才能有助于做出更好的决策，推动药学事业向前发展。

4. 传递性 传递是指信息从时间或空间的某一点向其他点移动的过程。药学信息可以通过多种渠道、采用多种方式进行传递，如药学信息可通过面对面交流、电话、传真、网络等传递方式向外不断扩散传递。

5. 依附性 药学信息不能单独存在，只有被各种符号系统组织成为某种形式的符号序列，并需要依附于一定的载体才可能被表达、识别、传递、存储、显示与利用，如药学信息可依附于纸质的图书、杂志、报纸及云终端、硬盘、光盘、磁带、录像带等。

三、药学信息资源的种类

药学信息资源按其加工深度、信息内容、载体形式和出版类型等不同方式可以分为不同类型，常以信息的加工深度将药学信息分为以下几类。

（一）一次文献

一次文献（primary document）也称原始文献或一级文献，指作者直接记录实验新发现、科研成果和科研总结而首创的原始论文，具有一定的新发明创造和新见解的原始文献，包括国内外学术期刊论文、学位毕业论文、药学科技报告、专利文献、技术标准、会议论文、临床试验药物疗效的评价和病例报告、法规资料及其他药学资料等。

一次文献是文献检索最终查找的结果，在整个信息资源中，一次文献的种类最多、数目最大、内容最多、创新性最强、更新最快，所记载的信息内容通常也很具体、详细。

（二）二次文献

二次文献（secondary document）又称检索工具，是对分散无序的一次文献按照一定的规则进行筛选、浓缩、整理和组织编排而形成的目录、索引、文摘和题录等。其目的是为读者全面、系统、广泛、完整了解药学中某一方面的一次文献提供方便，可起到事半功倍的效果。文献检索课，主要就是介绍二次文献的检索规律和使用方法，如《中文科技资料目录·医药卫生》、《医学索引》（Index Medicus，IM）、《科学引文索引》（Science Citation Index，SCI）、《中文社会科学引文索引》（Chinese Social Sciences Citation Index，CSSCI）、《国际药学文摘》（International Pharmaceutical Abstracts，IPA）、《化学文摘》（Chemical Abstracts，CA）、《生物学文摘》（Biological Abstracts，BA）、《医学文摘》（Excerpta Medica，EM）、《中国药学文摘》（Chinese Pharmaceutical Abstracts，CPA），以及一些数据库如国家科技图书文献中心网络资源（https://www.nstl.gov.cn）、Medline 数据库（http://www.ncbi.nlm.nih.gov/pubmed）及 Toxnet 毒理网数据库（https://www.nlm.nih.gov/toxnet/index.html）等。

（三）三次文献

三次文献（tertiary document）又称综述文献，是在合理利用二次文献的基础上，对大量一次文献内容进行分析、归纳、综合及评述等再加工后的出版物。三次文献内容高度概括，是科技文献的浓缩，一般要求通过评价、筛选，用精炼的文字系统分析或综合药学某领域或专题的发展历史、已取得成就及发展趋势，药典、药品集、处方集、诊疗指南、综述、手册、年鉴、进展报告、教科书、百科类、专著类及工具书等都属于此类。

此外，按药学信息所属专题不同，可分为药剂学信息、药品质量信息、药动学信息、药效学信息、药品安全性信息、药物经济学信息、药事管理信息等；按药学信息载体形式不同，可划分为印刷型文献、微缩型文献、电子数字型文献和声像型文献等；按出版类型，可分为图书、期刊、专利文献、科技报告、学位论文、会议文献、标准文献和科技档案等。

四、药学信息的来源、获取和管理

（一）药学信息的来源

1. 传统药学信息资源 传统的文献期刊、图书、工具书、专利、管理法规等是获取药学信息的常用来源之一。药学信息可以来源于医院药学科室内的临床药学、调剂和制剂等部门，临床科室、生产企业、学校、各相关科研机构及政府机构等。

（1）原始资料：包括期刊、报纸、学位论文、会议论文、专利及药品不良反应报告、医疗机构药历、用药分析和相关医疗机构的管理文件和资料等。

期刊仍是药学信息的主要来源，期刊提供的药学信息不及药学专著全面系统，但具有种类多、数量大、周期短和见报快等特点。药学相关期刊可以分为综合性药学期刊和专业性药学期刊。目前国内正式的出版杂志有 500 多种，其中药学类的有近百种，如国内的《中国药理通报》《药学学报》《中国药学杂志》《中国新药杂志》《中国医院药学杂志》等。国外出版的药学类期刊也很多，如 *Clinical Pharmacology and Therapeutics*、*British Journal of Pharmacology* 等。（见二维码 14-1 国内药学类中文核心期刊）

医药类的报纸主要以传达医药信息、普及医药知识及宣传医药法律法规为主，与期刊相比，其学术性要弱些，主要以科普文章为主，如《健康报》《中国中医药报》《医药经济报》等。

学位论文主要来源于高校、科研院所等机构的毕业生为获得学士、硕士、博士学位所撰写的论文。通常博士论文的学术价值和创新性较高。药学专业的学位论文可涉及临床药学、药学实验研究、药物经济学等多个领域。

药事法规是由国家制定和认可并依靠国家强制力保证其实施的，具有法律效力，以保障药品的安全有效、经济合理的相关行为规范的总称。《中华人民共和国药品管理法》是药品行业的最高法规标准，它以宪法为依据，通过《中华人民共和国药品管理法实施条例》具体规范行为标准，由数量众多的药品管理法律、法规、规章及其他药事管理规范性文件构成。药品生产、流通、销售部门及医药机构以《中华人民共和国药品管理法》为依据，拟定具体药品管理规范。

此外，国家药品监督管理部门还制定药品批准文号、药品说明书、药品许可证、药事案件处理材料等大量的药品管理行政文书，组成一类重要的药学信息资源。

（2）工具书和参考书籍：此类图书的时效性较期刊慢一些，但通过加工和整理后，其提供的信息全面、系统、规范，可分为药典、专著类、教科书和百科类等。

药典是由国家权威机构制定的药品标准，是药品生产、检验、使用和监督管理的重要技术依据，可从中获取药品通用名、结构、性质、用途、检验、制剂、储藏等药学信息。《中华人民共和国药典》（简称中国药典，Chinese Pharmacopeia，ChP）由中国药典委员会编辑出版，经国家食品药品监督管理局批准颁布实施。每 5 年修订一版，现行使用的是 2020 年版，分为四部：一部收载药材及饮片、植物油脂和提取物、成方制剂和单味制剂等；二部收载化学药品、抗生素、生化药品、放射性药品及药用辅料等；三部收载生物制品；四部收载凡例、制剂通则、分析方法指导原则、药用辅料等。药典配套丛书《临床用药须知》是由国家药典委员会主编，提供《中国药典》收载的药品及国家药品监督管理局颁布的药品的临床应用信息，供临床用药参考。

知识链接 14-1   **国外药典**

不同国家药典内容不尽相同，常用作参考资料的还有：

（1）《美国药典》（*the United States Pharmacopeia*，USP），由美国药典委员会编辑出版，制定了人类和动物用的质量标准并提供权威的药品信息。

（2）《英国药典》（*British Pharmacopoeia*，BP），由英国药品委员会编辑出版，不仅提供药用和成药配方标准及公式配药标准，而且提供所有明确分类并可参照的欧洲药典专著。

（3）《欧洲药典》（*European Pharmacopoeia*，EP），由欧洲药典委员会编辑出版，基本组成有凡例、通用分析方法等。

（4）《日本药局方》（*Japanese Pharmacopoeia*，JP），由日本药局方编辑委员会编写，经厚生省颁布执行。分两部出版，第一部收载原料药及其基础制剂，第二部主要收载生药、家庭药制剂和制剂原料。

（5）《国际药典》（*Pharmacopoeia Internationalis*，Ph. Int.），WHO 为统一世界各国药品的质量标准和质量控制的方法编写。《国际药典》并不对各国药典具有法律约束力，仅作为各国编纂药典的参考标准。

专著和工具书主要常用一些国内外比较著名的、权威的参考书籍，如中文书籍有《新编药物学》《实用抗菌药物学》《临床药理学》《MIMS 中国药品手册》《治疗学的药理学基础》《中国国家处方集》《中国药学年鉴》等；外文书籍有 *Merck Index*（《默克索引》），*Physician's Desk Reference*（PDR，《医师案头参考》），*Martindale the Extra Pharmacopoeia*（《马丁代尔药典》），*British*

National Formulary（BNF，《英国国家药品处方集》）等。

教材主要指教科书。我国高等学校药学类专业（药学、临床药学等）、高等中医药院校中药类专业教材主要突出思想性、科学性、启发性和适用性，兼顾理论性和实践性，主要培养药学专业学生扎实的理论基础和严谨的科学思维。这些教材被国内高等医药院校广泛应用，为中国药学、临床药学、中药学未来人才的培养做出了巨大贡献。

（3）药品说明书：药品说明书是药品生产企业提供的，经国家药品监督管理部门批准的具有法律效力的重要药品文书，是临床用药的重要依据。药品说明书包含药品安全性、有效性等重要科学数据、结论和信息，用以指导合理使用药品的技术性资料，同时也成为判断用药行为是否得当的最具法律效力的依据。药品说明书在药学信息获取工作中的地位不容忽视。在处理药品不良反应等事件时，首先的依据是药品说明书。药品说明书的内容应包括药品的商品名、通用名、规格、生产企业、产品批号、药品批准文号、有效期、主要成分、适应证（功能主治）、用法用量、禁忌证、不良反应和注意事项，中药制剂说明书还应包括主要药味（成分）性状、药理作用、储藏等。

（4）学术交流：积极参加学术会议、专题报告和继续教育讲座是药学专业技术人员获取新信息的重要渠道。通过专家的学术报告、会议论文都可以了解某一专业领域前沿的情况。

（5）临床实践：临床药师参与临床查房、会诊、病例讨论、诊疗方案制订等临床实践，在与医师、护士和患者的接触中获得药学相关第一手资料，也是药学信息的来源之一。

（6）临床诊疗指南：诊疗指南是临床诊疗重要的依据和参考，一般由各级专业学会或机构组织编写，具有更新快，专科诊疗信息全面、系统等特点，具有临床实用性和权威性。

2. 数字化药学信息资源　随着药学信息资源的不断扩增，传统药学信息资源的容量有限，远远不能满足飞速增长的药学信息的储存和传播的需要。随着信息与计算机技术的发展，数字化药学信息资源应运而生。数字化信息资源可以大量储存信息，并可以方便地通过互联网进行传递，有利于信息的高速传播和利用。数字化药学信息资源已成为药学专业人员获得药品信息的主要来源，如各种数据库、电子图书、电子期刊、电子报纸、公告板、论坛、网络新闻等。

医药电子出版物是指以软磁盘、CD-ROM、DVD-ROM 等存储介质为媒介的电子出版物，内容包括电子图书、电子期刊和电子报纸等多媒体。《中国学术期刊（光盘版）》是我国第一部以电子期刊方式连续出版的大型集成化学术期刊全文数据库，是目前国内影响较大的全文检索系统。

数据库作为药学信息的储存方式，具有方便检索与查询的特点。常见的医药学数据库可按内容划分为参考数据库、全文数据库、事实数据库等。主要有中文科技期刊数据库，中国期刊全文数据库 CNKI，维普资讯，万方数据资源系统，Science Citation Index（SCI，美国科技信息所 ISI 的科学引文索引数据库），Chemical Abstracts（CA，美国化学文摘数据库），Spring Link 外文全文数据库，Medline 数据库（美国国立医学图书馆），Embase 数据库等。

常见的电子图书有超星数字图书馆、国家科技图书文献中心医学图书馆、西医图书数据库、方正 Apabi 电子图书、Springer Link 电子图书、EBSCO eBook、MyiLibrary、Karger 电子书、Access Medicine、Wiley Blackwell 在线图书和参考工具书、EB Online（《大英百科全书》网络版）。

期刊、学位论文也可以通过网络获取，如电子期刊有中国期刊网、万方数字化期刊、维普电子期刊等。学位论文有中国知网博硕士学位论文数据库，它收载全国 1984 年以来全国 510 条家培养单位的博士学位论文和 780 余家硕士培养单位的优秀硕士学位论文，是目前国内相关资源最完备、高质量、连续动态更新的中国优秀博硕士学位论文全文数据库，已累积博硕士学位论文全文文献 500 余万篇。论文内容覆盖基础科学、工程技术、农业、医学、哲学、人文、社会科学等各个领域。此外还有万方数据知识服务平台的中国学位论文全文数据库。国外较著名的有 PQDT（ProQuest Disserrations & Theses）学位论文，是美国 ProQuest 公司出版的博硕士论文数据库网址，也是目前世界上最大和最广泛使用的学位论文数据库。它收录欧美 2000 余所大学文、理、工、农、医等各领域的博士、硕士论文的摘要及索引，内容覆盖理工和人文社科等广泛领域，是学术研究中十分重要的参考信息源。

药学专业网站与论坛网站包含的内容较全面，一般都设有多个栏目，如药学动态、新药介绍、药师之友、专题讨论、医药文献、相关网站链接等。这类网站有国家药品监督管理局、中国食品药品检定研究院、中华人民共和国国家卫生健康委员会、国家中医药管理局、中国药学会、中国医院协会等机构的官方网站。

医院药学部门定期推送电子杂志、药讯及公众号，目前已有很多大中型医院利用互联网优势，通过微信公众号定期推送电子信息资源，主要包括临床安全用药案例、医药时讯速递、药物警戒、用药安全等，旨在倡导临床安全用药，推动安全用药实践。

此外，还有综合性网站，互联网搜索引擎，也可进行药学信息的查询。这类网站综合性强，包含内容广泛，查询方便，不同搜索引擎输入同一关键词，所得到信息侧重不同。但此类网站获得的药学信息的专业性参差不齐，有些链接内容相比专业医药网站信息的专业性低，需辨别真伪后方可使用。

（二）药学信息的获取

1. 药学信息的收集 根据不同信息目标和需要，药学信息收集从以下几个方面展开。

（1）整理现有药学书籍，并购置新书。

（2）订阅专业数据库、医药期刊或报纸，并对期刊等信息进行整理再加工。

（3）积极参加医药学术交流会议及医学药学继续教育培训班，收集最新研究动态及相关资料。

（4）经常性地对互联网上药学资源进行有目的的检索和筛选，可以采用固定的检索公式对数据库等网络资源进行追踪检索。

（5）及时收集整理医院药学信息，如医院药事管理有关政策、临床用药问题、医院药学工作和药剂科专业和管理方面的资料等；深入临床，在药学服务实践中发现和收集药学信息。

（6）收集国家药监部门药事法规、管理性文件及药品说明书，这是药学信息的重要来源。

（7）从医药工作者科研论文及工作经验中提炼、归纳和总结。

（8）从药品生产、流通企业获取药品信息。

2. 药学信息检索载体的选择 需要综合性的药学信息，可通过检索二次文献获得；如果需要即时信息，以杂志、专业文摘等文献为主，并根据需要和获取信息的渠道，查阅印刷品、电子刊物，如杂志、文摘库的光盘和国际互联网等。一般查阅数字信息相比查阅传统纸质信息更为方便快捷，但通常数字信息数量庞大，也需要花费时间进行筛选。药学工作者还要更多了解和熟悉不同信息检索载体的内容、特点、更新频率及收载范围等相关信息，才能保证检索工作有的放矢，事半功倍。（见二维码 14-2　常用药学信息数据库与网站）

（三）药学信息的管理

面对海量的信息，如何将采集的药学信息整理、保管及利用，是药学信息管理工作中的重要环节。药学信息正确分类、编目与索引是信息查询并利用的基础。一般可通过传统的人工方式或借助计算机及网络技术来完成信息的管理，以达到信息资料的完善储存、流通顺畅、充分发挥作用等。

1. 所有图书都要及时登记、编号、建卡、分类存放，建立严格的借阅手续。

2. 所有订阅期刊定期整理装订成册，保持资料的连续性。

3. 建立药学信息资料卡片库。摘录最新期刊、资料上的药物信息，并建立卡片。此法主要应用于计算机技术尚未广泛应用时，卡片法在药学信息工作中发挥了巨大的作用，目前一些偏远、计算机及网络技术不发达地区仍在使用此法。

4. 基于计算机技术建立药学信息数据库。计算机辅助系统的引入是信息的管理的新台阶。各大科研院所、高校图书馆、企业药品质控与销售等均通过建立或购买计算机管理平台实现自身信息管理的自动化、集约化。医疗机构通过应用计算机"药品管理系统"将门诊药房、住院药房、药库管理、护士工作站、医生工作站等构建成为网络，方便进行药品信息查询检索和药品使用监测管理。计算机及网络技术辅助药学信息资源的充分利用与开发研究，是提高药学情报工作效率的重要手段和发展方向。

五、药学信息评价

药学信息评价，是指对药学信息的来源和信息本身进行分析、归纳、总结，去伪存真，以获得准确可靠药学信息的过程。随着信息科学的迅猛发展，互联网技术的不断完善，药学信息的数量呈现飞速增长的态势，通过各种渠道获得的繁杂的药学信息，需要通过科学的信息评价过程，才能去伪存真，变成有价值的药学信息，才能用于药学研究和药学决策，在促进医药科学发展方面发挥应有的作用。药学信息评价成为药学信息利用的基础，在评价药学信息时首先有必要确认药学信息的来源，通常权威的专著、参考书、期刊等信息可信度较高。

笔记栏

（一）对文献信息的评价

文献是获取药学信息的主要来源，客观衡量其准确性与价值，是成功利用信息的关键。在文献评价中，应恪守"循证"的原则。循证药学既强调严谨的科研方法，又注重大规模的临床试验结果。因此，在药学信息服务中，药学专业人员可以将收集到的药学信息，运用随机对照试验的系统评价、Meta 分析和描述性系统评价技术，对药物的安全性和有效性进行评价，最后得到可靠的结论。对文献的评价还需注意内容的相关性、客观性、新颖性，内容的广度和深度，结果的准确性及参考文献等信息。

（二）对网络信息资源的评价

综合性网络资源及正在兴起的"自媒体"，使当代的网络信息烦冗复杂，且由于网络信息无须编辑或专家的预审，也没有能够保障其准确度的统一标准。因此，对网络信息更有必要仔细衡量其信息价值，尤其是对药学专业技术人来说更是如此，尽量衡量其权威性、准确性、客观性、相关性和时效性。

第二节　药学信息服务概述

一、药学信息服务基本概念

药学信息服务（drug information service，DIS）或称药学信息活动（drug information activity）是所有涉及药学信息的活动，其中主要是向包括从事医药相关行业人员、患者及公众在内的群体提供及时、准确、全面的相关药物信息，如药物的有效性、安全性和成本效益等，以促进合理用药，改善药物治疗效果，完善医疗决策，提高医疗质量的药学活动。实施药学信息服务是临床药学工作的重要内容，是当今药学服务工作的基础。

广义的药学信息服务是指所有涉及药学信息的活动，包括药物研究、生产、流通、管理及药学教育等各个环节。例如，向药物研发者提供疾病病理生理变化、药效学、药动学参数等资料，供其开发新药或优化已有药物；向药物生产者提供市场需求和临床用药趋势，使其获得药物供应相关信息；向药物使用者提供药物安全性、有效性，药物价格等，使其获取药品应用相关信息；向政府管理部门提供药物流行病学、药物经济学、药物使用情况等，使其获得有助于制定药物政策与法规等的信息。

二、药学信息服务的目的与特点

（一）药学信息服务的目的

1. 了解科技前沿，推动药学科研发展　药学信息与药学科研工作息息相关。从药学科研的选题与设计，到科研方案的实施与总结，药学人员都需要快速、准确、全面地获取各种药学前沿信息。只有这样，才能确保选题的科学性、新颖性和可行性，高水平地完成科研任务，实现科研目标，结合最新药学信息，发现药学科学规律。通过科研结论的交流，进一步丰富药学信息的内容，推动药学科研不断向前发展，提高科研工作的效率与水平。

2. 为药物生产与流通提供信息支持　在药物生产与流通环节中需要药学技术人员掌握大量药物信息和药品经济学信息，才能满足药品生产和流通的需求。药学信息服务人员为其提供最新、及时、全面、专业的信息，有助于提高这些生产和经营企业的核心竞争力及药品质量。

3. 辅助管理部门药学决策、相关法规、标准等的制定　向政府和管理决策部门、药事管理与药物治疗委员会、卫生行政管理部门及医疗机构感染管理委员会等提供信息支持。编写医疗机构基本药品目录、处方手册、药讯等。利用大数据分析部门或区域范围内的用药信息，为政府管理政策提供数据和信息，辅助制定各类药品相关管理规定、药品定价等。

4. 促进合理用药，提高药物治疗的水平　在药物治疗过程中，临床药师利用药物信息指导临床医师合理使用药物，规范护士正确执行医嘱，指导患者遵从医嘱合理使用药物。在这一过程中，通过医护人员之间及医护人员与患者之间的相互协作，加强沟通，共同促进合理用药，提高药物治疗质量和水平。

5. 以患者为中心，提高药学服务的质量　药学信息服务是临床药师以患者为中心开展工作的重要基础。通过面对面、网络等多种渠道向患者提供药学信息咨询与用药指导，确保患者用药安全、有效和经济，避免一些医疗纠纷的发生，促进医患关系和谐发展。除了为患者进行用药指导，还可以到社区或通过多媒体传播方式，为公众提供疾病预防、普及用药知识与培训，更有助于医疗机构开展药学信息服务，满足患者的健康服务需求，同时也为药师的工作赋予了全新的内容，大大提升了医疗机构的核心竞争力。

6. 培养未来药学工作者，在职人员继续教育 学生通过教材、互联网资源等载体学习医药相关信息，成长为未来药学专业人才；通过了解药学前沿领域，参与科研实践等，提高学生对科研的兴趣、培养科学的思维与逻辑，为培养未来高精尖的药学专业人才打下基础。对医务人员来说，以多种方式参与药学等专业的继续教育工作，可以及时掌握正确疾病的药物治疗、药物的研发、应用、安全性等药物信息，提升自身工作质量和水平。

（二）药学信息服务的特点

1. 全面性 药学信息服务的对象是全面的，包括临床医师、护士、药师、患者及其家属、公众及医药各级管理人员等。药学信息服务涵盖的环节是全面的，包括药物研发、生产、流通、使用、管理及药学教育等各个领域。药学信息服务形式是全面的，通过包括网络、移动通信、期刊、图书、用药咨询、药学教育与培训等多种途径开展。药学信息服务的内容是全面的，涉及药学各学科及相关学科知识，提供了药物应用的安全性、有效性、经济性等各方面信息。

2. 专业性 药学信息多具有很强的专业性，因此药学信息服务也是一项对从业人员专业性和技术性要求很高的工作。服务人员应是药学专业技术人员和药学信息专家，不仅具备扎实的理论知识、专业技能和丰富的临床实践经验，还要具备计算机及网络信息技术等基础知识、较高的外语水平和相关学科知识，以便拥有较高信息的获取、分析、评价、加工处理能力和沟通交流能力。

3. 开放性 药学信息服务的开放性主要体现在如下方面。①服务对象：所有的人群和组织机构，研发、生产、流通、使用各环节及教育领域，从患者到公众健康保健与预防；高校、药物研发机构、医疗机构、医药管理部门、社会药房、社区中心及家庭等。②服务方式：面对面交流，以及通过报刊、电视、电话和网络等方式，为患者和公众提供药品及健康教育等专业服务。

4. 持续性 药学信息具有持续性，处在不断的发展和变化之中，需要药学信息服务的提供者不间断地收集、评价、存储最新的药学信息，才能更准确、更好地向各类组织机构和个人提供药学信息服务。

三、药学信息服务的对象与内容

（一）药学信息服务的对象

1. 医护人员 医生和护士是药学信息服务的主要需求者。提高医护用药水平，直接关系到药物治疗的合理性与安全性。随着当前药品种类和数量的日益增加，药物的有效性与安全性数据也处在不断更新之中。药学信息服务能提供及时、准确、可靠的药物信息，有助于临床医师拟定更优化的治疗方案。护士通过药学信息服务也能够更及时、准确地请领、使用和管理药品，正确地使用药物，规避配伍禁忌等。

案例 14-1 **临床药师为临床医师提供药品信息**

临床药师与临床医生共同查房过程中，有一位孕 26 周患者，因妊娠糖尿病并发酮症酸中毒入院，为使患者得到及时有效的治疗，医生欲给予注射用生长抑素进行治疗，但不清楚该药对妊娠和胎儿有何影响，遂与临床药师共同商讨。

问题 临床药师与临床医师共同查房，制订处方的优势是什么？有什么意义？

分析 临床药师经过药学信息检索分析，参照药品说明书及 *Drugs in Pregnancy and Lactation* 给出如下意见：

说明书中明确写明妊娠期禁用该药，但 *Drugs in Pregnancy and Lactation* 中显示该药妊娠用药风险级别为 B 级，即动物生殖研究未发现风险，但是没有人类妊娠的对照研究。临床药师应提醒医师注意，当说明书信息与其他药学信息有冲突时，首先应以具有法律效力的说明书为准。若患者必须使用该药时，需做好患者家属知情同意后，方可使用。

---

2. 药师 药师不仅仅是药学信息服务的提供者，同时也是药学信息服务的对象，只有吸纳最新、

最准确的药学信息才能为其他受众提供更好的药学信息服务。

3. 患者及家属 患者是药学信息服务的重点人群，婴幼儿、老年人和智力障碍患者的家属也是药学信息服务的重点对象。向患者及其家属提供药物咨询服务，传递药学信息是药学信息工作者的一项主要任务。临床药师与患者及家属通过面对面的交流、电话、网络等多渠道的沟通，提高患者合理用药的意识，客观看待药物治疗的作用与副作用，可以使患者排除一些不必要的顾虑，增加患者依从性，实现合理用药。通过沟通还有助于拉近医患距离，增进理解，有助于缓解医患关系，创建和谐就医环境。

案例 14-2   **临床药师指导患者合理用药**

临床药师在门诊药房提供用药咨询服务。某日，一名65岁老年患者前来咨询。患者被诊断为冠心病，医生为其开具硝苯地平控释片（拜新同），用法为口服，每次1片，每日1次。患者因之前用过硝酸甘油，医生曾嘱咐硝酸甘油需舌下含服提高药效。遂咨询临床药师，拜新同是否也可以舌下含服提高药效。

问题 药物的用法都与哪些因素有关？临床药师在与老年患者交流时，除了专业信息的传递，还应该注意哪些问题？

分析 通过检索药品说明书，拜新同为硝苯地平控释片，根据剂型特点，控释剂型是用特殊的制剂工艺（渗透泵）保持药物进入人体消化系统后缓慢恒速地释放药物到血中，在避免血压大幅波动的同时能减少服药次数，增加用药的依从性。说明书中明确规定了"请勿咬、嚼、掰断药片"以免破坏控释片完整性，造成药物缓释异常，引起药物在体内浓度波动，不良反应增多等。同时，含服本品，药物不会短时间溶解吸收，且无法发挥缓释剂型优势。故含服用法是不正确的，为了患者的用药有效、安全，故嘱咐老人务必不要含服，按医嘱少量液体整片吞服。

4. 公众 药学信息服务不仅局限于医药卫生人员和患者，还包括一些潜在的或自行用药的人群。例如，一些疾病早期尚未用药人群及社会药房消费者也是药学信息服务的服务对象。药学信息的广泛传播，让更多人成为药学信息服务的受益者。药师有义务和责任为公众提供全方位的药学信息服务，及时提供疾病预防、药物使用等方面的专业指导和咨询。

案例 14-3   **临床药师为公众普及用药信息**

某院临床药师在线与公众交流用药知识。有网友问道，感冒发热时是不是用点抗菌药物能好得快？为什么有的医生会给患者开抗菌药物，有的又说不需要用抗菌药物？到底什么才是正确的？

问题 临床药师在为公众进行药品信息普及时，应该注意哪些问题？

分析 此问题涉猎内容较多，需要临床药师能够对所涉及的药品与疾病相关信息进行综合分析。通过中华人民共和国国家卫生健康委员会网站、中国疾病预防控制中心网站等政府官方网站发布的官方指南及医药专家编写的科普类医药书籍中涉猎内容汇总分析如下。

流行性感冒多是流感病毒引起的急性呼吸道感染，该病是由流感病毒引起，可分为甲（A）、乙（B）、丙（C）三型。抗菌药物主要是一类能够针对不同类型细菌感染具有抑制或杀灭作用的药物。因此如果是病毒引起的感冒症状，使用抗菌药物是完全起不到治疗作用的，反而有可能因为抗菌药物的滥用而引起其他不良反应。

同时也应该告诫公众，随着现代社会人民文化水平和生活水平的提高，公众自我保健、自我药疗的意识也增强了，虽然人们对药品基本知识有了一些了解，但对如何正确、合理地使用药物仍知之甚少，甚至存在一些误区，如认为贵药、新药、进口药就是好药；药吃得越多，好得越快；静脉用药最有效；遇到感冒就输液；中药没有不良反应等。我国抗菌药物滥用导致耐药的状况较为严重，WHO调查显示中国院内抗菌药物使用率高达80%，其中使用广谱抗菌药物和联合使用两种以上抗菌药物的占58%，远高于30%的国际平均水平。因此抗菌药物一定要凭医生处方遵医嘱使用，千万不能自行使用，否则当真正需要使用抗菌药物时，也许已经无药可用了。

5. 政府管理部门 通过药学信息服务为政府管理部门提供更多、更新、更准确的药物安全性、有效性、经济性和药物的不良反应相关信息，为政府的管理决策和政策的制定提供理论依据和数据。例如，《国家基本药物目录》《医保药品目录》《处方药与非处方药分类管理办法（试行）》的制定、非处方药品的遴选及药品不良反应的预警等，这些工作的开展都依赖于各方面药学信息的提供，尤其药品不良反应的监测和上报工作，对上市后药品在临床中使用的安全性，提供了越来越有说服力的数据和证据。

6. 其他药学相关人员　所有的药学工作都离不开药学信息服务的支持。医药院校的师生、医药科研工作者、制药企业的工程师等领域药学人员在日常工作中都需要药学信息。他们是药学信息的生产者、药学信息服务的传递者，也是药学信息服务的受益者。

（二）药学信息服务的基本内容

药学信息服务工作涵盖整个药学领域，涉及药物研发、生产、流通、使用、管理及药学教育等多个环节。不同领域的药学信息服务内容各不相同。

1. 药物研发领域　向研发机构及相关人员提供国内外药物研究的最新资料，如疾病病理生理的研究进展、新药研发动态和热点、新药筛选、新药发现、药物研发进展、专利信息、技术信息、研发流程、药理学与毒理学研究、药物临床研究、政策法规和新药报批流程等相关信息服务。

2. 药物生产领域　向生产企业人员提供药品工艺规程、质量标准、生产管理、质量控制要求、药品价格、市场动态、政策法规和管理规范等相关信息服务。

3. 药物流通领域　向药品流通领域人员提供药品营销信息、市场现状与发展动态、流通质量管理规范、营销政策与法规、营销策略、药物经济学等信息服务。

4. 药物应用领域　该领域的服务是药学信息服务的核心环节，主要包括：①向医护人员、患者及家属提供合理用药指导，如药物的用法用量、禁忌证、药物相互作用、药品不良反应与注意事项、特殊人群用药等方面的药物信息；②开展药物咨询、用药教育、用药指导，提供选药用药、处方和医嘱审核、制订给药方案所需信息，归纳整理与评价医院用药信息，及时纠正不良用药现象，编写和维护医院药品处方集；③发现、分析并上报药品不良反应信息；④开展社区药学信息服务，开展合理用药和健康教育宣传；⑤提供影响公众健康的突发事件、急性中毒等危急状态下的药学信息服务；⑥深入药学信息服务的研究，不断优化药学信息服务。

5. 药品管理领域　药学信息服务为政府机构（如药品监督管理部门）、生产企业、经营企业和各级医疗机构管理部门提供药品研发、生产、经营、应用，以及药物利用、药物安全性、有效性、经济性评价等相关数据和信息，为国家相关政策及企业和医疗机构自身的一系列具体管理规定的制定提供强有力的信息支持，确保药品管理规范，保障用药安全、有效。

6. 药学教育领域　为医药院校师生等提供药学专业基本理论、基本知识、专业技能、职业素质等方面的药学信息；提供药学学科建设、人才培养、课程体系、实习实践、网络课堂、国际交流；定期开展医药护等从业人员继续教育培训，提升药学信息储备等教育教学信息。

四、药学信息服务的基本原则

现代药学服务中的药学信息工作，不是被动地收集数据、整理保管资料信息的模式，而是充分利用网络等多种渠道主动传播药学信息、解答患者及医护人员咨询、辅助支持医疗决策和开发医药信息相关的现代服务模式，具有专业性强、知识层次深、服务范围广等特征。

（一）针对性

药学信息服务的对象中专业知识层次差距大，既有专业层次较高的医护等医药背景人员，还有患者及一般公众等医药专业知识较少人员。因此，在服务的过程中要有的放矢，针对不同人群、不同需求进行服务，信息内容要"适销对路"，与服务需求相"匹配"。例如，对医护人员可尽量使用专业性语言，而对患者和普通公众尽量做到通俗易懂，简单方便。

（二）系统性

药学信息服务的内容要有完整性。对来源于医药研究机构及企业的最新信息和来源于临床的药物治疗信息及回溯性药学知识，能进行有效地组织和优化处理。在时间上保证连续性，具有信息的时代特点及信息客观发展的系统性。

（三）及时性

信息价值的生命是时间，信息传递越及时，意义就越重大。药物信息日新月异，如新的适应证、新的用法用量、新的药品上市及新的不良反应的发现等，药学信息工作就应把握住时机，及时推陈出新，尽早规避用药风险，不断完善医药事业的发展。

■（四）可靠性

药物与人的生命安全信息相关，医药信息必须以客观事实为依据，所有信息来源必须可追溯到原始资料，确保信息的准确性。来源虚假或者错误的药学信息，对药物治疗的危害很大，甚至引起严重后果，各种信息数据要认真甄别，确保信息内容的可靠。

■（五）方便性

药学信息服务的方便性是指要充分运用先进的信息处理技术，优化服务手段。借助现代化手段，一方面，使药学信息服务提供者与受众的沟通渠道越来越多，越来越方便；另一方面，使药学信息服务的提供者获得各种药学信息的途径越来越多，速度也越来越快。

■（六）伦理性

药学信息服务过程中要严格遵循国家法律法规和职业伦理道德要求，以人为本，遵循人道主义原则。例如，不得未经允许剽窃他人研究成果，不得篡改实验结果，不得未经患者允许私自窃取患者疾病及治疗相关信息等。

五、药学信息服务的实施

药学信息服务的实施可以通过编写文字资料（如药讯、医院药品处方集、宣传窗等）、宣传讲座、用药教育、用药指导与咨询服务、参与临床药物治疗活动、提供和建立药学信息服务网站或数据库等方式实现。

药学信息服务的实施过程可以简单描述为，在科学实验和临床治疗等实践中产生药学信息，这些信息经不同途径传递给药学人员，药学人员对原始信息进行加工处理，按不同需求进一步调节和管理，从而得到更符合不同受众（如医护人员、患者等）需要的信息，最后将这些药学信息反馈后再进行组织和优化，找出可以遵循的规律，总结提炼，形成知识体系。下面以患者药学信息服务为重点，介绍药学信息服务的实施。

■（一）获取服务对象的资料及问题

不同对象所关注问题可能不同，如在医院中患者关注药物疗效、成本及安全性；临床医师关注药物的选择、合理应用及给药方案制订；护士关注药物用法用量与配伍禁忌等。临床药师应根据服务对象的类型与特点进行个性化服务，具有针对性，采用不同的沟通交流的方式、方法和技巧。因年龄、专业知识、语言表述、文化背景等多种因素导致有些患者无法确切表达临床药师想要了解的专业相关信息，此时询问其相关背景信息，可能会帮助药学人员了解更多用药信息。例如，询问患者青霉素是否过敏，患者表示不知道，此时可以进一步询问他上一次咳嗽发热用什么药物治疗？患者表示上一次就在胳膊上扎了一点青霉素，后来"鼓起了一个大包"，如此也能获得该患者青霉素过敏的资料。根据直接或间接对患者提问获得的信息，对患者全部疾病和药物信息资料进行分析、判断、分类和提问，然后有的放矢地回答问题，逐一评估患者的需求，然后给予恰当的回答，回答问题应紧扣主题。

■（二）明确服务目标

根据服务对象的不同需求，确定药学信息服务要达到的目标。以患者为例，服务目标为如何正确选择、合理使用药物，保证药物尽量安全、有效、经济、依从性好。对患者提问的回答要有的放矢，尽量简单明了，突出重点，除了要必须提醒的药品不良反应、注意事项外，避免面面俱到，以免提供的信息太多，给患者带来困惑。

■（三）运用药学信息资源，寻找问题答案

药学信息服务提供者通过运用专业的药学信息资料，根据不同的问题分类构建检索策略，应用数据库、工具书等进行信息检索。将检索到的文献信息进行分析、归纳和总结，提炼出所需要的信息，从中找出问题的答案，还要对信息的可靠性、先进性与效用性做出科学评价。

■（四）答疑解惑，提供药学信息服务

医疗机构中，临床药师根据信息检索、分析、归纳的结果，结合自身知识和经验，为咨询者答疑解惑，提供具体的药学信息服务。例如，帮助患者正确认识药物，明确药物作用与不良反应，避免给患者造成不必要的危害和心理负担，进行用药指导和药学监护。

（五）评估药学服务效果

详细记录每个咨询问题及回答结果，必要时可记录咨询者的联系方式以便对问题进行补充、更正或随访。药学信息服务记录应定期进行统计分析，找出临床常见、共性的问题，有针对性地进行药学干预，变被动药学信息服务为主动药学信息服务。要确保所提供的药学信息被咨询者真正掌握和理解，取得预期效果。评估患者掌握程度，可通过开放式、引导式或转述的方式进行。通过与患者交流，确认患者是否真正掌握相关信息，再加以纠正。除确认药学信息服务的现场效果外，还要确定服务的最终效果。

六、药学信息服务的评价

药学信息服务的过程中应进行服务质量评价，保证临床治疗效果，树立药师信息服务的权威。

1. 药学信息服务质量评价　包括如下三方面。

（1）组织机构与基本条件：需要考察设备、文献资源和组织（如政策、程序、服务时间和人员组成）。

（2）过程：评价所提供药学信息的准确性和全面性，如通过信息服务的工作量（咨询服务数量）和信息质量（咨询服务的及时性、准确性和完整性），评价是否达到了要求。

（3）结果：评价咨询者的满意程度和服务效果。

2. 药学信息服务评价方法　常用的有如下几种。

（1）工作量统计：用于确认药学信息服务的询问数量和类型、咨询者类型、信息源和咨询时间。

（2）咨询者的评价：制作咨询质量评价量表，从咨询者的角度了解信息服务的质量，如定期以调查问卷形式进行服务质量的评价。

（3）同行评价：寻找专业背景相同或相似的同行进行评价，这是评价药学信息服务质量和效果的基本方法，也是促进药学信息服务改进与发展的基本方法。评价者可以是参与信息服务的药师、其他岗位的药师或医护人员。

3. 药学信息服务质量评价原则　药学信息服务由于受到服务对象的影响，具有多变性和不确定性等属性。因此，对药学信息服务实施质量评估有一定难度。质量评价要考虑多因素，要从考察药师的服务能力与素质、提供信息的准确与全面、信息服务的结果等方面着手。根据质量评估具有主观性的特点，评估时应遵循以下原则：①评估的内容与具体服务对象相结合原则；②直接效果与间接效果相结合原则；③近期效果与远期效果相结合原则；④个体与群体相结合原则。多数情况下用模糊方法作定性描述，结果的评分过程和标准是定性的。随着药学信息学的发展，信息服务质量评估向半定量，进而定量化过渡和发展。

第三节　医院药学信息服务

医院药学信息服务主要是在医院药剂科中进行的药学信息的收集、保管、整理、评价、传递、提供和利用等工作。

一、医院药学信息服务的发展与现状

20世纪70年代以后，国内一些科研院所和医疗机构开始成立药学情报中心或信息中心，收集药物研发、生产、流通、临床应用等方面的信息，并应用于药物研发和临床实践中。

1981年，卫生部制定的《医院药剂工作条例》中明确医院药剂科工作内容，其中明确指出药剂科有权检查、监督医院各科室合理用药情况，应积极宣传用药知识，监督合理用药，科学用药，并提出有条件医院可以成立情报资料室。但因当时药学信息工作不能直接创造经济效益而未得到足够重视。

2002年，卫生部会同国家中医药管理局共同制定了《医疗机构药事管理暂行规定》，于2011年总结多年来实施情况，结合当前法规、药学发展情况，卫生部、国家中医药管理局和总后勤部卫生部共同制定《医疗机构药事管理规定》，明确"药学部门具体负责药品管理、药学专业技术服务和药事管理工作，开展以病人为中心，以合理用药为核心的临床药学工作，组织药师参与临床药物治疗，提供药学专业技术服务"。在医院等级评定中也将医院建立药学情报室，提供药学信息服务作为指标之一。我国还在各省建立医药情报所等机构来提供药物信息。

随着近年来临床药学的不断发展，不少医院开始成立信息资料室，负责药学资料的收集、整理和传递等任务。也有一些医院成立临床药学中心，负责向医护人员和患者及公众提供合理用药信息，使传统的医院药剂科职能"以药品为中心"向"以病人为中心"转换。2018 年，国家卫生健康委、国家中医药管理局联合印发《关于加快药学服务高质量发展的意见》，提出：积极推进"互联网＋药学服务"健康发展。2019 年，由中国医院协会药事专业委员会组织编写《医疗机构药学服务规范》发布，明确药学门诊、处方审核、药物重整、用药咨询、用药教育、药学查房、用药监护、居家药学服务等的具体标准。2020 年 2 月，国家卫生健康委、教育部和财政部等 6 部门制定《关于加强医疗机构药事管理促进合理用药的意见》进一步明确提出和规范"互联网＋药学服务"。随着药学科学、信息技术、互联网技术的不断发展，一些较发达城市的医院也逐渐开始建立和利用各类数据库如处方自动筛查系统、配方软件系统、药品不良反应检测系统、全国合理用药监测系统等，对于提高药学信息服务的水平和质量大有裨益。

> **知识链接 14-2**   **信息药师**
>
> 我国在 2002 年提出了信息药师（information pharmacist）的概念，即以药学信息服务为核心，掌握扎实的药学信息基础知识，能运用现代信息技术对药学信息进行收集、整理、加工及服务的复合型药学人才。
>
> 北京、上海、广东等地医院率先对信息药师工作进行探索。目前国内设置专职信息药师岗位的医院尚较少，但很多医院已经开始逐渐设立兼职信息药师岗位。为了更好地提升药学信息服务，已有一些大型医院开始培训专业信息药师。
>
> 目前，信息药师在我国发展相对滞后，国家卫生医疗部门尚未对信息药师有关工作做出相应的界定。但随着计算机和互联网技术的不断发展，传统医患关系模式改变，相信未来信息药师必将是医院药学部门提供"互联网＋药学服务"的关键角色。

二、医院药学信息服务的内容

医院药学信息服务的内容主要包括指导合理用药，参与治疗方案的拟定，收集药物安全性和疗效等信息，建立药学信息系统；提供准确、翔实的药品临床合理用药参考信息，用于指导医疗人员合理用药，提供用药咨询服务，提高药师价值、规避医疗差错。通过医院药学信息服务有助于促进医院药学工作模式的转换，加快临床合理用药进程，使药学服务质量和水平得到提升，同时，通过建立 HIS，药师工作效率得到提高，对于整个医院的药学管理质量和水平都有明显提升。

药学信息服务是医院临床药学服务的重要组成部分，也是药师进行药学实践的依据，其核心是以循证药学的理念为临床提供高质量、高效率的用药相关信息，是医院开展药学服务和药学研究的基础。医疗机构药学信息服务的质量和水平也从一定程度上反映了医院的质量和水平。药物信息服务体现在医院药学工作以患者为中心的各个方面，其工作内容主要包括如下几点。

（1）对临床用药信息进行收集、整理、保管、分析、加工、传递及评价，实现药学信息的有效管理。

（2）为临床合理用药提供支持。这是医院药学信息服务的最重要的组成部分。向医护人员、患者等提供药物咨询服务、用药教育等药学信息服务，保证用药的安全、合理、适宜。

（3）为药事委员会工作提供依据。以药品的安全性、有效性、经济性等原则为依据，医院药学信息服务为医院药事管理与药物治疗学委员会编写和遴选本医院处方集、基本药物供应目录提供依据，指导临床更加科学、合理和全面用药。

（4）提供专业性或科普的合理用药宣教。医院药学信息服务还需要向医护人员、患者、公众进行合理用药的宣传教育。针对不同人群，临床药师借助药物信息，选择易于接受的方式并结合自身的用药经验，以定期或不定期的药品快讯、新药介绍、宣传册、报刊专栏、讲座等形式宣传药物的合理使用。

（5）监测药品不良反应事件。参与药品不良反应事件和用药差错报告分析，及时发现、上报药品不良反应信息。

（6）医院药学信息服务可用于药物利用评估研究。特别是在药物利用评估评价标准的制定、药物利用评估实施过程中的药物经济学分析等环节，医院药学信息服务都起着重要作用。

（7）协助进行新药或老药新作用的临床评价，为药物临床评价各环节提供信息服务，最终为药品监督管理部门提供相关数据，确保药物安全有效。

（8）为医药相关人员、药学专业学生实习及基层进修药师提供药学信息技术教育与培训，帮助他们掌握药学信息服务技巧。

（9）开展药学信息服务相关研究工作，挖掘更多、更好的药学信息服务方法与技术，提高药学信息服务水平。工作还包括很多其他内容，如提供中毒解救的信息服务、对药学信息服务新技术的开发和新方法的研究等。

（10）开展院间、院企间及医院与科研院所间药学信息交流与合作，最大限度将不同机构间药学信息进行交叉整合，并加以利用。

三、基于网络信息技术的医院药学信息服务系统

随着网络信息技术的迅猛发展，医院药学工作也逐渐开发各种药学信息服务系统，大大促进了医疗机构药学服务质量和水平的提高。

（一）在线药学知识配方软件系统

该类系统是根据医院药房调剂与药物咨询服务等需求构建的在线知识界面配方软件系统，是应用已有的药学及其他相关数据库，在不干扰原有调剂操作流程前提下，通过改变软件界面，不使用或使用极少操作将药学服务的相关知识直观展示于新的软件界面中。

以门诊配方窗口使用的在线药学知识配方软件系统为例，该系统可为配方药师提供多方面的综合信息，如患者基本情况，当前应用药品的基本信息、医保情况、中标情况、临床目录等特殊信息提示，以及药品信息的实时提取和查询等方便药师查阅、核对。该软件系统药学信息量大、集中，能基本满足药师调剂和回答门、急诊患者的常见咨询问题，有助于增强药师的主动服务意识和信心。

（二）处方自动筛查系统

处方自动筛查系统（prescription automatic screening system，PASS）也称为合理用药监测系统，它是根据临床合理用药的基本特点和要求，运用信息技术对海量的、不断涌现的医药学及其相关学科知识和数据进行标准化、结构化处理而构建的一种规范化、自动化的数据库应用软件系统。

该系统具有全面、科学、即时、便捷等诸多优点，可发现潜在的不合理用药，能实现医嘱、处方自动审查和医药信息在线查询，帮助临床医师、临床药师等在药物治疗过程中及时有效地掌握和利用医药知识，减少药疗差错，防范药品不良反应发生，提高工作效率和合理用药水平。

处方自动筛查系统具有以下功能：处方、医嘱常规审查；特殊人群用药审查；医药信息在线查询；全面的药物监测结果的统计和分析。

处方自动筛查系统可挂接在含有门诊临床医师、住院临床医师、护士、静脉输液配置工作站等的 HIS 平台上运行，实现医嘱自动、高效审查，辅助临床医师正确筛选药物和明确医嘱，一旦发现问题时会及时进行提醒，以减少用药差错的发生。此外，处方自动筛查系统还配有独立的临床药师工作站，可为临床药师提供一个药品合理使用监控的工作平台，分析和研究全院所有患者的药物治疗情况，提高医院整体合理用药水平。

（三）全国合理用药监测系统

为加强医疗机构药物临床应用的管理，应建立统一、规范的药物使用管理机制，推进临床合理用药，保障患者用药安全。依据卫生部、总后勤部卫生部和国家中医药管理局联合下发的《关于加强全国合理用药监测工作的通知》（卫办医政发〔2009〕13号）文件要求，建立全国合理用药监测系统。截至2010年10月，全国合理用药监测系统办公室初步完成了全国合理用药监测系统的组织建设与管理体系。该系统总体构架主要由药物临床应用监测子系统、处方监测子系统、药物相关医疗损害事件监测子系统、重点单病种监测子系统组成。该系统借助各类数据库和网络计算机技术支持，通过整理形成了中国医疗机构完整的上报与监测、分析与评估、检索与发布、预警与防控、交互与共享的临床用药安全及药物相关医疗损害监测机制与系统。该系统具有以下功能：收集、整理

监测信息；编辑、发布监测信息；提出加强合理用药管理的政策建议。

（四）临床用药决策支持系统

临床用药决策支持（clinical medication decision support，CMDS）软件，以 HIS 为平台，以专业药学知识库为基础，为医院量身定制。该软件将药物与疾病，患者病理、生理情况进行自动关联分析，提供真正智能化临床药学服务决策支持，充实了临床药学服务内容，强化了医疗事故防范措施。同时，强制自动审查电子处方和医嘱，提供医药信息在线查询，及时发现潜在的不合理用药问题，帮助临床医药护人员等在用药过程中及时有效地掌握和利用医药信息，促进临床合理用药。

（五）药品不良反应监测系统

为加强药品的上市后监管，规范药品不良反应报告和监测，及时、有效控制药品风险，保障公众用药安全，国家药品不良反应监测中心根据《药品不良反应报告和监测管理办法》要求，建立了国家、省、自治区、直辖市及各地市"药品不良反应监测系统"，用于国家或地方的药品不良反应报告和监测资料的收集、评价、反馈和上报等。

（六）静脉用药集中调配管理系统

静脉用药集中调配中心（pharmacy intravenous admixture service，PIVAS），是药学部门依据医师处方或用药医嘱，经药师适宜性审核后，在洁净环境下对静脉用药进行调配，可直接供临床使用，是为临床提供优质产品和药学服务的机构。静脉用药集中调配管理系统的开发和应用，为静脉用药集中调配的有效实施提供了条件。

该系统具有支持计算机药物相互作用在线审查功能，实现了对药物配伍的自动审查；其条形码扫描功能、输液卡打印和查询功能支持药品过程管理和提供实时、汇总的核对信息，规范输液流程，防止输液差错，提高输液效率；支持临床医护人员及调配中心工作站间多方即时通信和交流功能。该系统可及时解决输液调配和使用过程中出现的问题，提高药物调配的质量和效率，确保输液安全。该系统可独立安装并运行，也可嵌入或挂接 HIS，在 HIS 平台下运行。

（七）药物利用分析系统

药物利用研究有助于分析和评估药物利用现状，促进药物合理使用，帮助管理部门制订药物相关政策。医院与信息科技公司等依据医院自身特点，开发多种医院药物利用分析系统。以某医院药学部开发的医院药物利用分析系统为例，其主要具有药品基本信息管理、药品存量控制、辅助采购、配方统计、用药分析、金额决算、辅助决策七大功能。该系统采用模块化结构设计，包括结构分析、存量控制辅助采购、配方统计、用药分析、金额决算、参数设置 6 个模块，用户可自定义上千种组合条件进行查询、统计和分析，并可将统计结果进行排序、图形化、打印和文件输出等。

（八）应急药学信息服务系统

突发公共事件中应急药学信息服务不同于一般的药学信息服务，它对药品准备、补充信息、调剂信息、安全信息有更高的要求。因此，针对造成或者可能造成重大人员伤亡的突发公共事件，建立基于移动通信设备与移动网络设备互联的应急药学信息服务系统和模式是非常必要的。应依照系统提示，第一时间调用已建立完好的药品信息储备模块，按区域及时补充、调剂以保障药品的基本供应；及时向灾区提供正确、实用、简洁的应急药品使用指导以保障用药安全有效，最终建立具有全局观、系统观、标准观和安全观的应急药学信息服务模式。

四、医院药学信息服务的挑战与未来

目前我国医院药学信息服务水平总体还不高，药师开展药学信息服务尚面临很多挑战：①医院和部分医护人员对药学信息服务理解和重视程度不够，多数工作仍停滞在收集和整理资料上，限制了药学工作人员主动性和积极性；②专业药学信息服务服务人员相对缺乏，相关教育、培训不足，工作水平不高；③对药学信息服务工作投入较少，医院尤其是基层医院对现代科技手段、创新服务方式的投入（如资金、设备）力度不足，缺乏相应支持；④中国本土药学资料质量尚待提高，医院药师查阅外文资料不方便，增加了检索和阅读难度。

发达国家中，医院药学信息服务是医院药学领域的重要组成。随着医疗体系改革的不断深入，政府医保资金的经济支持，大量新药的不断出现和以患者为中心的药学工作思路的转变，促使医院药学信息服务不断发展。

1. 未来医院药学信息服务将成为医院药学领域不可或缺的组成部分，药学信息技术将成为临床药师的常规技能，指导临床合理用药、用药教育、监测药品不良反应和上市后药品评价等。

2. 自动化药学信息系统的开发与应用将更加广泛，体现以下两方面。

（1）移动信息服务系统会不断发展壮大。随着信息产业的不断提速，药学信息增长的速度与临床药师等药学从业人员个人知识储备速度开始出现矛盾，影响了药学服务工作的效率和质量。除药学信息网站外，移动信息服务（如咨询）系统的构建，为临床药师参与药物治疗提供了一个很好的即时查询工具。该系统可提供患者药物治疗和合理用药相关数据、电子病历及药学服务互动工作平台。移动信息咨询和决策系统的应用提供了便利条件，如基于移动设备（智能手机、平板电脑、掌上电脑等）平台建立的便捷式临床移动医疗决策系统、应对突发公共事件的应急药学信息服务系统、与社区卫生服务中心相连的居民个人移动终端系统等均是药学信息服务的新模式，为药学信息服务提供了新思路。

此外临床药师、医护人员等还可以利用微信、微博、QQ等即时通信方式，建立用药教育公众号、服务群等沟通交流平台，为患者、公众等提供即时、高效、便捷的药物咨询、用药教育与用药指导等药学信息服务，宣传和普及合理用药知识，提高用药的安全性、经济性和依从性。

基于当前二维码技术开发的临床药学信息服务系统，将药品说明书、住院处方点评信息、临床药师查房记录和用药咨询等信息转化为二维码，实现了临床药学信息的电子化和图像化，方便临床药学信息的跨平台传播，提高了临床药师的工作质量和工作效率。

（2）临床药学大数据系统也会为医院药学信息的发展提供更多可能。现代医院正向"电子化、信息化、数字化、智能化"迈进。医药"大数据"时代为临床药学实践和药学服务带来了前所未有的机遇和挑战。人们可以开展大数据在临床药学领域的应用研究，整合包括基因组学、转录组学、蛋白质组学、代谢组学等在内的多重组学数据和临床资料，构建疾病与药物知识网络，开展大数据电子病历／药历、药物临床评价、个体化药物治疗、精准药物治疗及药物临床试验研究，构建临床药学数据挖掘、存储、集成、分析、利用、管理和共享系统，使普通民众能够获得方便、快捷的药学服务。利用大数据技术和药学信息技术，构建临床药学大数据系统，并将其应用于临床药学实践，可大大提高药学服务的效率、质量和水平，促进合理用药，提高患者的生命质量和健康水平。（见二维码14-3　国内外大数据发展概况）

知识链接 14-3　　　　　**大　数　据**

大数据（big data）是指在一定时间范围内无法使用常规软件工具进行捕捉、管理和处理的数据集合。其需要在新的处理模式下，通过对海量、高增长率和多样化信息进行运算、筛选，得出具有更准确决策力、洞察力和流程优化能力的信息资产。大数据具有5V特点（IBM提出）：volume、velocity、variety、value、veracity（大量、高速、多样、低价值密度、真实性）。

与人类生命健康紧密相关的大数据包括生物医学大数据、临床大数据（医疗大数据）等。不断进步和更新的诊疗技术和活动，会产生越来越多的临床数据。医学大数据将给医疗事业带来巨大变革，并将广泛应用于个体化医疗、转化医学、精准医疗、临床药学及临床科研等医疗领域。

---

3. 医院药学信息服务将向专业化、规范化、标准化方向发展，成为医护人员、患者及家属、公众和政府管理部门的可信赖的专业信息源。（见二维码14-4　思考题）

（王　丽　杨晓婧）

本章二维码资源

第十五章 医药伦理学

学习要求：

1. 掌握医药伦理学的定义及其在临床诊治和临床药学服务过程中的应用。
2. 熟悉医药伦理学的基本原则。
3. 了解中外医药伦理的代表人物和主要思想。

伴随着社会进步和医学研究、医疗卫生服务的快速发展，人民群众对医学、药学和医疗卫生工作的期望与日俱增，对医务工作者的素质提出了越来越高的要求。对医生而言，患者要求的不仅仅是技术，患者需要医生有强烈的同理心，希望医生更了解自己的病情和需求，希望医生花时间与自己相处和交流，做出更准确的诊断；对于药师和药学服务而言，已经从传统的"以药品为中心"转变为"以病人为中心"，从"以保障药品供应为中心"转变为"在保障药品供应的基础上，以重点加强药学专业技术服务、参与临床用药为中心"，要求药师的工作更加贴近临床，能够为患者提供优质、安全、人性化的药学专业技术服务。因此，在医药学工作者的素质中，职业道德素质和技术水平同等重要。只有良好的职业道德，不一定是位合格的医生、药师；但是，没有良好的职业道德，绝对成为不了合格的医生、药师。

第一节　医药伦理学的基本概念

"伦"指人与人之间的关系，"理"指事务和行为的规则、秩序和道理，伦理指的就是处理人与人之间关系的规则和道理。伦理和道德有相同亦有不同，两者相同之处在于通过一定的规范以协调人际关系和社会生活的秩序，两者又有不同，道德的主体是人，而伦理是研究道德的学问，是道德现象的理论化和系统化。

一、伦理学和医药伦理学

伦理学（ethics）是关于道德的科学，又称道德学、道德哲学，伦理学是一门研究社会道德现象的科学，是关于道德的学说和理论体系，以伦理和道德为研究对象的伦理学既要研究客观的道德法则，又要关注个体的道德修养。

医学伦理学（medical ethics）是运用一般伦理学原则解决医疗卫生实践和医学发展过程中的医学道德问题和医学道德现象的学科，它是医学的一个重要组成部分，又是伦理学的一个分支，医学伦理学是评价人类的医疗行为和医学研究是否符合道德的学科。

药学伦理学（pharmacy ethics）则是用伦理学理论和原则来探讨和解决在药学工作中人类行为的是非善恶问题。它是职业道德的一种，是一般社会道德在药学工作领域中的特殊表现，是指导药学从业人员与患者、服务对象与社会，以及药学人员彼此之间应当遵循的行为准则和规范。

二、中国传统医德规范

现代医学伦理道德的建设，不能忽略中国古代医学道德的影响，东汉张仲景《伤寒杂病论》中有"精研方术""知人爱人"；晋代杨泉在《物理论》中有"夫医者，非仁爱之士不可托也；非聪明理达不可任也；非廉洁淳良不可信也"；唐代孙思邈《备急千金要方》中有"人命至重，有贵千金，一方济之，德逾于此"，其中的"大医精诚论"是我国古代医学伦理思想形成的重要标志。

概括起来，中国传统医德规范包括以下五个方面。

1. 对待患者——至亲之想　孙思邈说："若有疾厄来求救者，不得问其贵贱贫富，长幼妍媸，怨亲善友，华夷愚智，普同一等，皆如至亲之想。"中国明代著名外科学家陈实功也说："凡病家大小贫富人等请视者，便可往之。勿得迟延厌弃，欲往而不往，不为平易。"

2. 治学态度——至精至微　孙思邈认为道德高尚的医生应"博极医源，精勤不倦"，要诊察"五

226

脏六腑之盈虚，血脉荣卫之通塞"，求得辨证准确，是"至精至微之事"。省疾问病，要"至意深心，详察形候，纤毫勿失，处判针药，无得参差"。

3. 服务态度——一心赴救 孙思邈《大医精诚》中对此有精辟的论述："见彼苦恼，若己有之，深心凄怆，勿避险巇、昼夜寒暑、饥渴疲劳，一心赴救，无作功夫形迹之心，如此可为苍生大医，反此则是含灵巨贼。"

4. 医疗作风——端正淳良 医生在仪表，气质上要严肃端庄，言谈举止有风度，表情要温柔典雅，为人谦虚恭逊，举止合乎礼节，动作文明轻柔，不装腔作势，不妄自尊大。

5. 对待同道——谦和谨慎 "戒毁同道"是许多医家对后人的谆谆告诫。孙思邈认为："道说是非，议论人物，炫耀声名，訾毁诸医，自矜己德。偶然治瘥一病，则昂首戴面，而有自许之貌，谓天下无双，此医人之膏肓也。"

知识链接 15-1　　　　　　　**孙思邈《大医精诚》**

　　学者必须博极医源，精勤不倦，不得道听途说。而言医道已了，深自误哉。凡大医治病，必当安神定志，无欲无求，先发大慈恻隐之心，誓愿普救含灵之苦。若有疾厄来求救者，不得问其贵贱贫富，长幼妍媸，怨亲善友，华夷愚智，普同一等，皆如至亲之想。亦不得瞻前顾后，自虑吉凶，护惜身命，见彼苦恼，若己有之，深心凄怆，勿避险巇、昼夜寒暑、饥渴疲劳，一心赴救，无作功夫形迹之心，如此可为苍生大医。反此则是含灵巨贼。……其有患疮痍下痢，臭秽不可瞻视，人所恶见者，但发惭愧、凄怜、忧恤之意，不得起一念蒂芥之心，是吾之志也。夫大医之体，欲得澄神内视，望之俨然，宽裕汪汪，不皎不昧，省病诊疾，至意深心，详察形候，纤毫勿失，处判针药，无得参差。虽曰病宜速救，要须临事不惑，唯当审谛覃思，不得于性命之上，率尔自逞俊快，邀射名誉、甚不仁矣。又到病家，纵绮罗满目，勿左右顾眄，丝竹凑耳，无得似有所娱，珍馐迭荐，食如无味，醽醁兼陈，看有若无。所以尔者，夫一人向隅，满堂不乐，而况病人苦楚，不离斯须，而医者安然欢娱，傲然自得，兹乃人神之所共耻，至人之所不为，斯盖医之本意也。夫为医之法，不得多语调笑，谈谑喧哗，道说是非，议论人物，炫耀声名，訾毁诸医，自矜己德。偶然治瘥一病，则昂头戴面，而有自许之貌，谓天下无双，此医人之膏肓也。……所以医人不得恃己所长，专心经略财物，但作救苦之心，于冥运道中，自感多福者耳。又不得以彼富贵，处以珍贵之药，令彼难求，自炫功能，谅非忠恕之道。志存救济，故亦曲碎论之，学者不可耻言之鄙俚也。

三、外国的医学道德传统

古希腊是西方医药学的发源地，古希腊的医药学在公元前 6 世纪～公元前 4 世纪形成，被尊称为医学之父的希波克拉底（Hippocrates，公元前 460 年—公元前 370 年）建立了一种健康和疾病的平衡学说。希波克拉底誓言总共约三百字（按中文计），但是产生的影响却非常深远。几乎所有医学学生，入学的第一课都要学习希波克拉底誓言，而且要求正式宣誓。该宣言简短而洗练，向世人公示了四条戒律：对知识传授者心存感激；为服务对象谋利益，做自己有能力做的事；绝不利用职业便利做违反医德乃至违法的事情；严格保守秘密，即尊重个人隐私，遵守为病家保密的道德要求。

印度是世界四大文明古国之一。公元前 5 世纪，古印度外科学鼻祖妙闻所著医学著作《妙闻本集》提出了医者四德，即正确的知识、广博的经验、聪明的知觉以及对患者的同情。公元 1 世纪，古印度另一位名医阇罗迦在《阇罗迦本集》中也有四德的提法，即医生要全心全意为患者服务，不能伤害患者；对医生的仪表、言行、作风提出严格的要求，"应该仪容端庄，一不酗酒，二不害人，三不教唆别人犯罪"；要求医生持续学习，听取有益的指导；提出了一个为人类谋幸福的行医目的。

中世纪名医迈蒙尼提斯著有《迈蒙尼提斯祷文》，该祷文提出了一系列医德规范，包括"启我爱医术，复爱世间人""无分爱与憎，不问富与贫""凡诸疾病者，一视如同仁"，该祷文在医德史上堪与希波克拉底誓言相媲美。

纵观中外医德，可总结为"精医德睿"四个字，即救死扶伤，尽职尽责；平等待人，一视同仁；医行庄重，语言和蔼；慎言守密，尊重患者；尊重同仁，团结协作。

四、现代医药伦理学的发展

20世纪以来，医药学有了飞速的发展，人们对生命科学和卫生领域的伦理思考已经突破了医疗领域的范畴，生命伦理学兴起，人们不得不重新思考医药伦理学中的新问题。

第二次世界大战时，德国纳粹分子借用科学实验和优生之名，用人体试验杀死了600万犹太人、战俘及其他无辜者，这些人被纳粹统称为"没有价值的生命"。主持这惨无人道试验的，除纳粹党官员外，还有许多医学专家。德国战败后，这些为首分子被作为战犯交由纽伦堡国际军事法庭审判，其中有23名医学方面的战犯。同时，纽伦堡法庭还制定了人体试验的基本原则，作为国际上进行人体试验的行为规范，即《纽伦堡法典》，并于1946年公布于世，《纽伦堡法典》第一个提出研究者应向参与研究的受试者详细讲解研究的内容，其核心包括：①受试者的参加必须出于自愿；②在参加任何临床试验前，必须知情同意；③必须有实验研究提供的科学依据；④不允许对受试者造成肉体或精神上的伤害；⑤在试验进行中的任何时间受试者均有权退出。

发生于1957～1961年间的沙利度胺事件则以高昂的代价促成了著名的《赫尔辛基宣言》这一国际医学界的基本道德标准的诞生。《赫尔辛基宣言》全称《世界医学大会赫尔辛基宣言》，首次于1964年6月在芬兰赫尔辛基召开的第18届世界医学协会联合大会上通过，后来经过数次修订。该宣言制定了涉及人体对象医学研究的道德原则，是一份包括以人作为受试对象的生物医学研究的伦理原则和限制条件，也是关于人体试验的第二个国际文件，比《纽伦堡法典》更加全面、具体和完善。之后，《东京宣言》《夏威夷宣言》《爱丁堡宣言》等的诞生，从人道主义原则、战俘问题、精神疾病、人体试验、死亡确定、器官移植等方面规定了国际医药卫生领域应共同遵守的道德法则。

第二节　医药伦理学的基本原则

医药伦理学是一般伦理学在医药实践过程中的具体应用，来源于医疗工作中医患关系的特殊性质，可运用医药伦理学在医药实践活动中探讨和解决具体问题。患者就医时一般要依赖医务人员的专业知识和技能，并常常不能判断医疗的质量；患者常要把自己的一些隐私告诉医务人员，这意味着患者要信任医务人员。这就给医务人员带来一种特殊的道德义务：把患者的利益放在首位，采取相应的行动使自己值得和保持住患者的信任。1979年的《贝尔蒙特报告》提出了三个基本原则：尊重个人、行善和公正；同年，伦理学家汤姆·L.比彻姆（Tom L. Beauchamp）和詹姆斯·F.奇尔德雷斯（James F. Childress）在《生物医学伦理学原则》（Principles of Biomedical Ethics）中提出了四个基本原则：自主、行善、不伤害和公正，这四个原则涵盖了日常医疗活动中常见的伦理问题。

一、自主原则

自主原则（principle of autonomy）指尊重患者自己做决定的原则，在诊疗过程中注重尊重患者的人格、隐私权和自主选择权。这就要求作为医务工作者，我们应该主动为患者提供足够的信息，让患者了解其病情相关的各个方面，如目前的治疗措施和治疗药物，这些措施或药物存在哪些利弊，让患者能够权衡利弊，自主决定是否接受某种治疗或药物；此外，医务工作者应尊重患者的隐私和人格，保证患者自主享有择医权、疾病认知权、知情同意权、保密权、隐私权等自主权益。但同时也应注意，在为患者自主选择提供充分条件的同时，也要正确对待患者拒绝和拒绝患者的不合理要求。

二、行善原则

行善原则（principle of beneficence）也称有利或有益原则。系指直接或间接履行仁慈、善良或对患者有利的德行，即做善事。行善原则主要包括：预防伤害、去除伤害和促进善事的积极行善原则；平衡利益和伤害的原则；行善过程中，应考虑患者的价值观且尊重其自主权，尽量将冲突降至最低，得到最佳平衡点，即兼顾行善与自主原则；还应考虑活动的结果是否符合患者所期望的最益，权衡轻重，再做决策，即应兼顾行善与不伤害原则。

三、不伤害原则

不伤害原则（principle of non-maleficence）又称无伤原则，要求首先考虑到和最大限度地降低对患者或研究对象的伤害，即不使患者身心受到伤害。

一般来说，凡是医疗上必需的，属于医疗的适应证，所实施的诊治手段应符合不伤害原则。相反，如果诊治手段对患者是无益的、不必要的或者禁忌的，而有意或无意地强迫实施，使患者受到伤害，就违背了不伤害原则。不伤害原则不是绝对的，因为很多检查和治疗，即使符合适应证，也会给患者带来生理上或心理上的伤害。如在用药过程中，出现药物的不良反应，即在治疗过程中，在正常用法用量下给患者带来不适或痛苦的反应；再如放疗和化疗虽能抑制肿瘤，但通常对患者的造血系统和免疫系统会产生不良影响。

临床上的许多诊断治疗具有双重效应。如果一个行为的有害效应并不是直接的、有益的效应，而是间接的、可预见的，就符合不伤害原则。例如，当妊娠危及胎儿母亲的生命时，可进行人工流产或引产，挽救母亲的生命是直接的、有益的效应，而胎儿死亡是间接的、可预见的效应。

在医疗中对患者的伤害主要表现为三种：技术性伤害、行为性伤害和经济性伤害。技术性伤害，即由于医务人员知识和技能低下，医疗技术使用不当对患者造成的伤害。行为性伤害，即由于医务人员对患者的呼叫或询问置之不理；歧视、侮辱、谩骂患者或家属；强迫患者接受某项检查或治疗；施行不必要的检查或治疗，开具不必要的药物等；医务人员的行为疏忽、粗枝大叶；不适当地限制约束患者的自由；拒绝对某些患者提供医疗，如艾滋病患者等；拖延或拒绝对急诊患者的抢救等原因，对患者造成的伤害。经济性伤害，即医务人员出于个人或团体的利益对患者过度医疗，使患者蒙受经济损失。例如，目前某些医疗单位和个人乱收费，开大处方吃回扣，为患者进行不必要的检查和治疗等。

四、公正原则

公正原则（principle of justice）是指医学服务中公平、正直地对待每一位患者。公正的一般含义是公平正直，没有偏私。在医疗过程中体现在两个方面，即人际交往公正和资源分配公正。人际交往公正对医方的要求是与患者平等交往和对有千差万别的患者一视同仁，即平等对待所有患者。资源分配公正要求以公平优先、兼顾效率为基本原则，优化配置和利用医疗卫生资源。

患者与医务人员在社会地位、人格尊严上是相互平等的；患者虽有千差万别，但人人享有平等的生命健康权和医疗保健权；患者处于医患交往的弱势地位，理应得到医学所给予的公平、正义的关怀。

第三节 临床诊疗和临床药学服务中的伦理

临床诊疗活动是医师、药师、护士共同配合完成的工作，在患者的临床诊断和治疗中，医生发挥主导作用，药师，尤其是临床药师，则以系统药学专业知识为基础，在一定的医学和相关专业基础知识与技能的辅助下，直接参与临床用药，与医师一起为患者提供和设计最安全、最合理的用药方案，给予正确的药物和剂量，促进药物合理应用，避免药物间不良的相互作用，保护患者用药安全，和医护人员一道，组成医疗战线上的兄弟连。临床诊治中的伦理学就包括了医师和药师的伦理要求。（见二维码15-3 医疗机构从业人员行为规范）

临床诊断是指医生给患者检查疾病，并对患者疾病的病因、发病机制做出分类鉴别，以此作为制订治疗方案的方法和途径。在诊断过程中需要询问病史、进行体格检查、做必要的辅助检查等。临床治疗是指通过询问病史、各种检查及临床查体明确患者疾病后，应用临床手段治疗疾病。临床治疗可分为内科治疗及外科治疗，内科治疗多通过药物控制疾病的进展，外科治疗指通过外科手术等治疗手段解决患者疾病。药师是临床诊疗过程中不可或缺的一部分，尤其是在现在大力倡导以患者为中心、提供主动药学服务的前提下，更是对药师的服务提出了更高的伦理要求。

一、询问病史的伦理要求

医师和药师在工作过程中均会询问患者的病史、用药史，在询问病史过程中应做到举止端庄，态度热情；全神贯注，语言得当；耐心倾听，正确引导。由于病痛的折磨，患者不同程度地存在着恐惧心理，精神负担较重，希望得到医生和药师的同情和安慰，因而往往对医生和药师的举止言谈十分敏感。语言亲切温和，能使患者感到亲近、温暖，消除对疾病的恐惧、焦虑，增加对医生和药师的信任。对于不同的诊治对象，要区别年龄、性别、职业和病情，采取灵活的语言技巧，做到通俗易懂，力争创造比较轻松的对话环境。专业性强的术语使患者难以理解，惊叹、惋惜、埋怨的语

笔记栏

言可增加患者的心理负担，生硬、粗鲁、轻蔑的语言会引起患者的反感。

二、体格检查的伦理要求

体格检查是医师运用自己的感官和简便的诊断工具对患者的身体状况进行检查的方法，西医采用望诊、触诊、叩诊、听诊的方式，中医则以望诊、问诊、闻诊、切诊为主要方式，在体格检查中应遵循如下三个原则：一是全面系统，认真细致，即根据病情和要求，细致全面地进行检查，尽可能不遗漏阳性体征或重要的阴性体征；二是关心体贴，减少痛苦，即检查时手法轻柔、敏捷、准确，切忌手法粗暴，避免因体格检查给患者带来痛苦，避免长时间检查同一部位，不频繁改换体位；三是尊重患者，公正无私，即尊重患者的人格，思想集中，表情严肃认真，不检查无关的部位，男医师检查女患者应有女护士或第三者在场。

三、辅助检查的伦理要求

辅助检查是临床诊断疾病的重要手段，是指使用各种仪器设备、检验方式获得反映机体功能状态、病理变化等客观资料，不但能对疾病做出早期诊断，而且对疗效与病情的观察、制订防治措施和判定预后等具有重要作用。在辅助检查过程中应注意以下五个方面。

1. 从诊治需要出发，目的纯正　以患者实际情况，有的放矢选用辅助检查，对诊治需要且患者又能耐受的辅助检查，即使是做多项检查、反复检查，也要合乎伦理。能用简单检查解决问题的，就不要做复杂且危险的检查，应克服"经济效益"或是"保险起见"多开检查单或是重复、做不必要的检查，增加患者的经济负担和不必要的痛苦。

2. 知情同意、尽职尽责　当确定了需要给患者做某些辅助检查项目以后，应详细向患者或家属说明检查的目的和意义，做检查时可能会有哪些不适或痛苦，尤其是一些复杂、费用昂贵或危险较大的检查，使其理解并表示同意再行检查。

3. 认真负责、实事求是　标本采集、运送、接收和检测时应认真、细心。珍惜患者的各种标本，严格操作规程，仔细核对检测结果，一旦发生操作失误，要积极和患者做好解释，尽可能采取相应的补救措施，以免延误患者的诊断和治疗。

4. 综合分析、切忌片面　辅助检查有助于深入、细致地了解患者的病情，但应意识到其局限性，必须将辅助检查的结果同病史、体格检查资料等一起进行综合分析，做出正确的诊断。

5. 密切联系、加强协作　辅助检查是一项团队工作，需要医师、护士、技师共同协作完成，此外，辅助检查要在不同的科室开展，如检验、放射、病理等，因此，各科室、各专业之间要共同协作，相互尊重彼此，共同完成患者的诊断。

四、外科治疗中的伦理要求

随着现代医疗技术的不断发展，科技的进步，外科技术有了突飞猛进的发展，从各种传统的手术方式进步为各种内镜手术、腔镜手术及机器人手术，各种全新的治疗手段及理念的不断提出，使"人文主导论"的传统医学模式悄然演变为"技术至善论"的新模式。不断更新的医疗技术导致了医生注重程序化的治疗，而忽视了与患者的交流，在外科治疗过程中应牢固树立在尊重技术的同时更要尊重给我们带来技术的载体——人，有利、尊重患者的知情权、隐私权等显得尤为重要。医生要在术前对患者的手术指征、条件、时机、风险等问题准确理解，仔细权衡患者的利弊得失。例如，恶性肿瘤有多种治疗方法，选择的唯一依据是患者最需要、最合适，而不是医生最会做、最想做。各种探查性手术虽存在疾病定性、定位上的某些不确定性，但不会有手术指征与条件方面的盲目性；由于式式的最后抉择取决于术中探查的结果，而此时手术范围、清除程度的把握则是保护患者最大利益的重要环节。

五、药物治疗工作中的伦理要求

药物是一把双刃剑，既能治病，亦可引起不良反应，给患者带来痛苦和不适，因此，在药物治疗过程中，应体现安全、有效、经济、适当和个体化的伦理要求。对于医师和药师各有侧重，又相互交叉。

1. 对症下药、剂量安全　据文献报道，因药品不良反应而住院的患者占住院患者的0.3%～5%，住院患者中因药品不良反应死亡的比例为0.24%～2.9%，住院患者中有10%～20%发生药品不良反应，不良反应中有相当部分是由于超说明书用药、过度用药和误诊用药所导致，因此，在药物治疗过程中，医师和药师应尽可能明确诊断，明确用药目的，根据患者的病情、病理生理状况、合并疾病、合并用药等选用合适的药物，注意用药时间、用药剂量、给药途径。作为药师，应帮助确定药物治疗是否存在问题，如是否存在无指征用药，给药剂量、剂型、时间、给药途径及方法是否适宜，是否存在重复给药，是否存在给予患者过敏的药物，是否发生和存在药品不良反应，是否会发生或潜在存在有临床意义的药物–药物、药物–疾病、药物–食物之间的相互作用。此外，药师还可通过治疗药物监测、药物基因组学检测等，为医师提供翔实的数据，促进合理用药。

案例 15-1 　　　　　　　　　**超说明书用药导致患儿死亡**

2014 年 6 月 25 日，某先生的妻子早产产下一对双胞胎女儿。其中一名女婴乐乐因先天性心功能不全、新生儿肺动脉高压等症，于 7 月 21 日到 × 市 × 医院就诊。治疗一周后，该院医生给该先生开具了西地那非的处方，由其外购后交给医生，再由医生给乐乐使用。用药后第二天，乐乐告病危。8 月 15 日，乐乐经抢救无效死亡。

西地那非药品说明书载明适应证为"男性勃起功能障碍"，并在注意事项中明示该药不适用于新生儿、儿童或妇女。该先生认为乐乐病情加重与医院错误使用西地那非有关。但目前研究证实：西地那非能选择性地对肺血管起到舒张作用，使得肺动脉高压症状好转，减轻肺动脉高压状态，使疾病得到改善，且《实用新生儿学》等新生儿医学书籍和教材均把西地那非作为治疗肺动脉高压的药物。

问题 西地那非用于肺动脉高压治疗的确有循证医学证据，但是否考虑到这属于超说明书用药，应给患儿监护人进行充分的知情同意，详细告知其疗效、不良反应、禁忌证、是否有其他的替代治疗方法等，使患儿监护人充分了解治疗过程并尊重患者的自主选择权？

分析 超说明书用药是临床普遍现象，2022 年 3 月 1 日起实施的《中华人民共和国医师法》中规定：在尚无有效或者更好治疗手段等特殊情况下，医师取得患者明确知情同意后，可以采用药品说明书中未明确但具有循证医学证据的药品用法实施治疗。一方面，超说明书使用的药物均为已上市的药物，安全性有保证；另一方面，超说明书用药，尤其是用于适应证之外的治疗时，其有效性、对特殊人群的安全性、禁忌证等难以明确，存在风险，一旦发生药品不良反应，容易招致"知情告知不充分，侵害受试者知情同意权"的问题，在超说明书用药方面，药师可以做的工作很多，为医生提供询证医学证据的文献，协助医生完善具体药物治疗的知情同意书，给患者做好知情同意，明确告知其疗效和安全性，避免扩大疗效、有意弱化不良反应甚至避而不谈不良反应，在此基础上，尊重患者做出自主选择的权利，并将已签名且注明日期的知情同意书副本交给患者，正本保留在病案中。该案例存在知情同意不详细、告知不充分的伦理问题。

案例 15-2 　　　　　　　　　**乙胺丁醇致视神经损伤**

患者，女，73 岁，体重 39kg，因间断咳嗽、咳痰、乏力、盗汗、低热 1 个月余，被诊断为肺结核。患者在 2016 年 8 月至 2017 年 1 月间经历了四个阶段的抗结核治疗，从第二阶段起，患者开始接受乙胺丁醇治疗，用药剂量为每次 0.75g qd，共持续了 110 天，在第三阶段治疗过程中，患者感觉脚趾麻木，未引起医师重视，第四阶段治疗中，患者告知医师麻木加重，且视物模糊、视力下降，医师仍未重视，2017 年 1 月，患者双眼视力急剧下降，视野缺损、色觉障碍，被诊断为乙胺丁醇用药不当导致永久性视神经损伤。

问题 分析患者在上述就诊、治疗、用药、不良反应观察中，从哪些环节或采取哪些措施可以避免患者的视神经损伤？

分析 乙胺丁醇在发挥抗结核治疗作用的同时，也存在不良反应，其最常见的不良反应是视力损害。在使用时必须遵循如下原则：一是治疗期间应检查眼部，包括视野、视力、红绿鉴别力等，尤其是疗程长、一日剂量超过 15mg/kg 的患者；二是要根据患者体重计算用量，对于肾功能减退或老年患者应用时需减量，该患者为老年、低体重患者（体重 39kg），根据说明书 15mg/kg

笔记栏

的给药剂量计算,该患者用药量不应超过 0.6g,但当患者长期超剂量用药,未行眼部视力检查,且在患者告知医生眼部不良反应时,医生未引起重视。该案例提示:医生是否对药物有深入的了解,包括疗效、不良反应及用药注意事项?药师在发药过程中是否对患者进行了仔细用药交代?对于超剂量的处方给予调配是否尽到了药师的责任?对慢病病患者,尤其是特殊人群(老年人、儿童、妊娠期及哺乳期女性),临床药师是否进行了重点关注,是否与医护患之间进行经常性的沟通、宣教?该案例属于违反了临床药物治疗中的伦理学原则。

2. 合理配伍、细致观察 仔细阅读说明书,了解药物的配伍禁忌和特殊人群用药注意事项,在给药过程中仔细巡查,及时发现不良反应;及时判定疗效,完善药物治疗方案。

案例 15-3 **头孢哌酮钠舒巴坦钠与阿米卡星联用导致患者死亡**

患者,男性,14 岁,因上呼吸道感染及扁桃体炎就诊。给予复方氨基比林 1 支肌内注射,并顺序静脉滴注三组液体,分别是甲硝唑 100ml;利巴韦林 1.0g、阿米卡星 0.4g、5% 葡萄糖注射液 500ml;注射用头孢哌酮钠舒巴坦钠 3.0g、地塞米松 5mg、0.9% 生理盐水 500ml。患者在输注第三组液体约 5min 时,出现胸闷、胸痛、四肢痉挛、口唇发绀、昏迷。立即停药,给予吸氧、肌内注射肾上腺素、静脉滴注葡萄糖酸钙、地塞米松,症状无明显改善,继续抢救无效,患者死亡。

问题 分析患者的用药过程,导致患者死亡的原因是什么?哪些环节和措施可以避免患者死亡?

分析 分析患者所用药物,主要治疗药物为头孢哌酮钠舒巴坦钠、甲硝唑和阿米卡星。头孢哌酮钠舒巴坦钠说明书"药物相互作用"项下明确指出:"与氨基糖苷类抗生素(庆大霉素和妥布霉素)联合应用对肠杆菌科细菌和铜绿假单胞菌的某些敏感菌株有协同作用。但本品与氨基糖苷类抗生素之间存在物理性配伍禁忌,因此两种药液不能直接混合。如需联合使用,可按顺序分别静脉注射这两种药物。注射时应使用不同的静脉输液管,或在注射间期,用另一种已获批准的稀释液充分冲洗先前使用过的静脉输液管。此外,应尽可能延长两种药物给药的间隔时间。"该案例的患者在输注过程中,采取顺序静脉滴注的方式,既没有保证用药间隔时间,也没有采取冲管措施,医生在开具医嘱过程中考虑到的是疗效,对不良反应了解不够深入;执行医嘱的护士对药物相互作用的了解不到位,且在临床输液过程中未加强巡查,没有及时发现问题;作为药师,也有失职之处,临床药师在下临床过程中,有没有对该类临床常见问题进行宣教?有没有及时提醒医生和护士注意此类问题?该案例违背了在临床药物治疗过程中应遵循的"合理配伍,细致观察"这一伦理原则。

---

3. 节约费用、公正分配 在用药物治疗时,应在确保疗效的前提下尽量节约患者的费用,减少不必要的用药。在特殊情况下,如果存在药品短缺等情况,应公正分配、秉公处置。不能因亲友、熟人、上级而随意滥开药物,更不能以药谋私。任何为追求药物回扣或为医院的经济效益而乱开大处方的现象都是不符合伦理道德的,作为药师,不能为医药代表统方,牟取私利。

4. 严守法规、接受监督 在用药治疗中,医师要执行《中华人民共和国医师法》第二十八条规定,医师应当使用经依法批准或备案的药品、消毒药剂、医疗器械,坚决抵制使用假、劣、变质、过期的药品,以免危害患者。药师在药物治疗中负责处方的审核及监督调配,提供用药咨询与信息,指导合理用药,开展药物治疗监测及药品疗效的评价等临床药学工作,当发现不当或错误的处方、医嘱,应及时沟通,以免发生更严重的后果。

药师在整个诊疗过程中,主要参与如下工作:面对门诊患者进行用药咨询;面对住院患者,在参与医院行政查房时,处理药品管理和合理用药的一般性问题;参与医院各类会诊,主要是有针对性地进行用药讨论,提出自己的见解;参与日常查房时,负责解答患者、护士及医师对药品使用方面的困惑。在上述过程中,第一,药师应具备扎实的药学基础知识,包括药剂学、生物药剂学、药理学等;第二,药师应具备基本的医学知识,包括病理生理学,诊断学等;第三,药师应了解医生和患者的需求;第四,学会与医生、护士和患者交流。

在参与诊疗过程中，药师除了以自己的专业赢得同行和患者的尊重外，还应学会处理工作中的人际关系。首先，药师与临床同行之间是一种平等、合作的关系，而非相互对立、拆台，在工作中应有团队意识，药师应以自己的专业技能，赢得医护的信任，让医师相信自己提供的信息、意见是有益的。在提出意见和建议的过程中，应善于把握时机，明白提出建议的最佳时机，例如，发现医师处方剂量方面的不适当或是所开处方之间存在配伍禁忌时，不要在众人面前，尤其是患者面前指出错误，而应找适当时机与其讨论，以达到最好的效果；当医师未按照说明书的适应证、给药剂量等用药时，药师如果有异议，也应为医生提供充足的循证医学证据或是高等级的文献证据，和医生探讨和交流。当药师和患者交流时，应注意倾听，体会患者的感受，尽量使用问句，引导患者多表达，使用通俗的例子、语言，让患者容易理解，建立一种信任关系。

六、药物临床试验过程中的伦理要求

临床试验（clinical trial），指以人体（患者或健康受试者）为对象的试验、研究，意在发现或验证某种试验药物的临床医学、药理学、其他药效学作用、不良反应，或者试验药物的吸收、分布、代谢和排泄，以确定药物的疗效与安全性的系统性试验。药物临床试验应当有充分的科学依据。临床试验应当权衡受试者和社会预期的风险和获益，只有当预期的获益大于风险时，方可实施或者继续临床试验。

药物临床试验应当符合《赫尔辛基宣言》原则及相关伦理要求，遵循《中华人民共和国药品管理法》、《药物临床试验质量管理规范》（good clinical practice，GCP）及 ICH-GCP 的要求进行，受试者的权益和安全是考虑的首要因素，优先于科学和社会获益。伦理审查与知情同意是保障受试者权益的主要措施。开始受试者的筛选之前必须取得受试者的知情同意，告知受试者可影响其做出参加临床试验决定的各方面情况后，受试者自愿确认同意参加临床试验，该过程应当以书面的、签署姓名和日期的知情同意书作为文件证明。（见二维码 15-2 　《药物临床试验质量管理规范》）

知情同意的内容应包括如下方面：明确是临床试验及其目的；试验治疗和随机分配至各组的可能性；受试者需要遵守的试验步骤，包括创伤性医疗操作；受试者的责任；临床试验所涉及试验性的内容；试验可能致受试者的风险或不便，尤其是存在影响胚胎、胎儿或哺乳婴儿的风险时；试验预期的获益，以及不能获益的可能性；其他可选的药物和治疗方法及其重要的潜在获益与风险；受试者发生与试验相关的损害时，可获得补偿及治疗；受试者参加临床试验可能获得的补偿；受试者参加临床试验预期的花费；受试者参加试验是自愿的，可以拒绝参加或有权在试验任何阶段随时退出试验而不会遭到歧视或报复，其医疗待遇与权益不会受到影响；在不违反保密原则和相关法规的情况下，监查员、稽查员、伦理委员会和药品监督管理部门检查人员可以查阅受试者的原始医学记录，以核实临床试验的过程和数据；受试者相关身份鉴别记录的保密事宜，不公开使用受试者的数据。如果发布临床试验结果，受试者的身份信息仍保密；有新的可能影响受试者继续参加试验的信息时，将及时告知受试者或其法定代理人；当存在有关试验信息和受试者权益的问题，以及发生试验相关损害时，受试者可联系的研究者和伦理委员会及其联系方式；受试者可能被终止试验的情况及理由；受试者参加试验的预期持续时间；参加该试验的预计受试者人数。

案例 15-4　　注射用雷贝拉唑钠治疗十二指肠溃疡出血安全、有效剂量和用法的多中心、随机、双盲、阳性药物平行对照的Ⅱ期临床研究

该临床研究的主要入选标准：24h 内表现为呕血和（或）黑便；24h 内经胃镜确诊为十二指肠溃疡出血，且符合 Forrest 分级Ⅰb～Ⅱc者。主要排除标准：收缩压＜90mmHg，脉压＜20mmHg，红细胞压积＜20%；妊娠期妇女或哺乳期妇女；怀疑胃泌素瘤或胃恶性肿瘤者；肝硬化伴食管 - 胃底静脉曲张破裂出血者；曾行胃切除、胃肠吻合术者。为了保证受试者的安全，方案规定，出现如下情况时受试者需要中止临床试验，包括临床治疗期间病情加重或 48h 内仍发生严重活动性出血或出现严重并发症者；出现患者不能耐受的不良事件者。对于提前中止研究的受试者，研究者应对受试者进行全面的检查，并将中止用药者的原因、受试者的相关检查结果及停药后的情况如实记录于病历及病例报告表中，并完成最后一次访视。

　　此外，尚规定了可以合并使用的药物：当患者因胃溃疡出血出现不能忍受的胃痛时，可给予铝碳酸镁片 2 片咀嚼，但 24h 用药总量不能超过 6 片；当试验药物引起不良反应，以及受试者因自身病情出现便秘、腹泻、失眠等症状时，可行对症处理，给予不影响疗效观察的药物；经主要研究者同意，可根据病情进行输血治疗。

　　临床试验方案中也明确规定：当受试者的实验室检查数值异常有临床意义时，研究者必须对受试者进行随访，并随访至数值正常、转归或稳定。

　　问题　临床研究方案设计时应如何平衡受试者的疗效和安全性？如何保证受试者的安全？有效性能否高于安全性而使试验得以推行？应如何保证受试者的充分知情？

　　分析　临床试验中需要保证方案的科学性和伦理性，在方案设计时，对于入选／排除标准、中止标准、合并用药、不良事件和严重不良事件的界定、随访、处置方面做详细规定，保证受试者的安全；在此基础上，撰写通俗易懂、告知详细的知情同意书，包括试验名称、目的、试验过程、方法、期限、随访节点、受试者需要配合的治疗或检查；可能的不良反应和风险；可选择的替代治疗；可能进入不同的组别，比例有多大；受试者参加试验应当是自愿的，且在试验的任何阶段有权退出而不会遭到歧视或者报复，其医疗待遇与权益不受影响；参加试验及其在试验中的个人资料均属保密；如发生与试验相关的伤害，受试者可以获得申办方治疗和（或）经济补偿；受试者可能获得的免费诊疗项目和其他相关补助。该案例方案设计较为科学，考虑到了患者在治疗过程中出现合并疾病时可以采取的治疗措施，制订了详细的中止标准，有力保证了受试者的安全和权益。（见二维码 15-3　思考题）

（刘琳娜）

本章二维码资源